现代脊柱外科技术

Modern Techniques in Spine Surgery

主　编

Arvind Bhave

主　译

梁　裕

上海科学技术出版社

图书在版编目（CIP）数据

现代脊柱外科技术／（印）阿尔温德·巴韦（Arvind Bhave）主编；
梁裕主译 . —上海：上海科学技术出版社，2017.4
ISBN 978-7-5478-3427-5

Ⅰ. ① 现… Ⅱ. ① 阿… ② 梁… Ⅲ. ① 脊柱病－外科手术
Ⅳ. ① R681.5

中国版本图书馆 CIP 数据核字 (2017) 第 006953 号

Modern Techniques in Spine Surgery
Edited by Arvind Bhave
ISBN 978-9351525301
Copyright © 2015 by Jaypee Brothers Medical Publishers (P) Ltd
All rights reserved.
Originally published in India by Jaypee Brothers Medical Publishers (P) Ltd
Chinese (in simplified character only) translation rights arranged with Jaypee Brothers
Medical Publishers (P) Ltd through McGraw-Hill Education (Asia)
本书封面贴有 McGraw-Hill Education 公司防伪标签，无标签者不得销售。
版权所有，侵权必究。

现代脊柱外科技术

主　编　Arvind Bhave

主　译　梁　裕

上海世纪出版股份有限公司
　　　　　　　　　　　　　　　出版
上 海 科 学 技 术 出 版 社

（上海钦州南路 71 号　邮政编码 200235）

上海世纪出版股份有限公司发行中心发行

200001　上海福建中路 193 号　www.ewen.co

浙江新华印刷技术有限公司印刷

开本 889×1194　1/16　印张 27　插页 4

字数：600 千字

2017 年 5 月第 1 版　2017 年 5 月第 1 次印刷

ISBN 978-7-5478-3427-5/R·1306

定价：268.00 元

内容提要

　　脊柱外科是近年来骨科领域中发展迅猛的亚学科之一，而微创脊柱外科技术、计算机导航技术辅助的脊柱手术以及脊柱非融合技术等，无一不是脊柱外科领域中受到广泛关注的热点。本书由近年来活跃在脊柱外科第一线的国际知名专家通力协作完成，涵盖了当今脊柱外科领域中的热点技术，如微创手术、脊柱畸形矫正和脊柱非融合技术等，文字详尽，配图生动，随书还附赠手术视频（DVD）。

　　与以往的脊柱外科专著不同，本书不以面面俱到的形式编排，而是对目前脊柱外科发展的热点问题进行深入探讨，从适应证、技术要点、并发症的预防以及临床评价等方面详细阐述。这对于年轻骨科、脊柱外科医生了解和掌握当今脊柱外科的发展趋势及技术具有重要参考价值，因此适合骨科、脊柱外科以及脊柱外科相关的康复科医生等阅读参考。

献 给

我的古鲁，我的所有老师

我的父母和家人

我的所有患者，朋友和祝福我的人

他们的指导和祝福让这本书的编写和出版成为可能

译者名单

主 译 梁 裕

副主译 吴文坚 周 跃 董 健

翻译审校委员会 (以姓氏拼音排序)

曹 鹏	上海交通大学医学院附属瑞金医院
陈华江	第二军医大学附属长征医院
程黎明	同济大学附属同济医院
董 健	复旦大学附属中山医院
海 涌	首都医科大学附属朝阳医院
贺石生	同济大学附属第十人民医院
李 明	第二军医大学附属长海医院
梁 裕	上海交通大学医学院附属瑞金医院
刘祖德	上海交通大学医学院附属仁济医院
吕飞舟	复旦大学附属华山医院
倪 斌	第二军医大学附属长征医院
齐 强	北京大学第三医院
钱济先	第四军医大学唐都医院
裘剑如	上海交通大学医学院附属瑞金医院
戎利民	中山大学附属第三医院
沈宇辉	上海交通大学医学院附属瑞金医院
孙 宇	北京大学第三医院
谭 军	同济大学附属东方医院
王新伟	第二军医大学附属长征医院
吴德升	同济大学附属东方医院
吴文坚	上海交通大学医学院附属瑞金医院
谢 青	上海交通大学医学院附属瑞金医院

叶晓健　第二军医大学附属长征医院

虞　佩　上海交通大学医学院附属瑞金医院

张　蒲　上海交通大学医学院附属第九人民医院

张伟滨　上海交通大学医学院附属瑞金医院

张西峰　中国人民解放军总医院骨科医院

张兴凯　上海交通大学医学院附属瑞金医院

赵　杰　上海交通大学医学院附属第九人民医院

周　跃　第三军医大学附属新桥医院

其他参译人员（以姓氏拼音排序）

富灵杰　李立钧　刘　铁　刘希麟　罗益滨　潘爱星

田建平　吴学铭　项　泱　晏美俊　张靖杰　张　凯

张云帆　赵海恩　赵衍斌　周　源　朱　博

编者名单

主 编

Arvind Bhave MS (Orth) IPTM FICOE FMISS
Professor, Department of Orthopedic Surgery
Bharati Vidyapeeth Medical College
Spine Surgeon
Deenanath Mangeshkar Hospital and
Inlaks and Budhrani Hospital
Pune, Maharashtra, India

参编人员

A Mezentsev MD
Sytenko Institute of Spine and
Joint Pathology
Kharkiv, Ukraine

Abhilash N Dhruv
MS (Orth) (Bom) D Orth FCPS Diploma (SICOT)
Consultant Spine Surgeon
Chief, Mumbai Spine Scoliosis and
Disc Replacement Centre
Specialist in Minimal Access Spine Surgery
Bombay Hospital
Mumbai, India

Ajoy P Shetty MS DNB (Ortho)
Consultant Spine Surgeon
Department of Orthopedics and
Spine Surgery
Ganga Hospital
Coimbatore
Tamil Nadu, India

Ali M Maziad MD MChOrth
Orthopedic Surgery Specialist
Spine Surgery and Surgical Informatics Fellow
California Spine Institute – IPILAB
University of Southern California
CA, USA

Ameer S Theruvath
Indian Spinal Injuries Centre
New Delhi
India

Amer F Samdani MD
Orthopedic Surgeon
Shriners Hospital, North Broad Street Clinic
South Philadelphia, USA

Arvind G Kulkarni
MS (Orth) (Bom) D Orth FCPS Diploma (SICOT)
Consultant Spine Surgeon
Chief, Mumbai Spine Scoliosis and
Disc Replacement Centre
Specialist in Minimal Access Spine Surgery
Bombay Hospital
Mumbai, India

Ashish S Ranade
Pediatric Orthopedic Surgeon
Deenanath Mangeshkar Hospital
Pune, India

Boissiere L MD PhD
Department of Spine Surgery
P Wertheimer Hospital
East Hospital Group
59 Boulevard Pinel, 69394 Lyon
France

Bong-Jin Lee MD PhD
Department of Orthopedic Surgery
Cheju Halla General Hospital Jeju
Korea
Department of Rehabilitation Medicine
Catholic University of Korea
College of Medicine
Seoul, Korea
Moon-Kim's Institute of Orthopedic Research, Seoul,
Korea

Cédric Barrey MD PhD
Department of Neurosurgery and Spine Surgery
Pierre Wertheimer Hospital
GHE, Claude Bernard Lyon 1 University

Hospices Civils de Lyon
Lyon, France

D Petrenko MD
Sytenko Institute of Spine and Joint Pathology
Kharkiv, Ukraine

D'acunzi G MD
Department of Spine Surgery
P Wertheimer Hospital
East Hospital Group, 59 Boulevard Pinel
69394 Lyon, France

Daniel Gastambide MD
International Intradiscal Therapy Society
(President–2010 and Member since 1994)
Founding Member
Ex-President and Current Treasurer of the GIEDA
Member of ISMISS, SICOT, SFCR
Paris, France

Darwono A Bambang MD
Division of Orthopedic and Spine
Gading-Pluit Hospital
Jakarta, Indonesia

Deduch N MD
Professor, Chief of Department of Pathomorphology
Sytenko Institute of Spine and Joint Pathology Kharkov,
Ukraine

Eric O Klineberg MD
University of California Davis Medical Center
Department of Orthopedic Surgery
Sacramento
CA, USA

Fujio Ito MD
Aichi Spine Institute
Gouhigashi
Aichi, Japan

George Huang MD
Oita Orthopedic Hospital
Oita-shi, Japan

HS Chhabra MBBS MS (Orth)
Chief of Spine Service and Medical Director
Indian Spinal Injuries Centre
New Delhi, India
Chairman, Prevention Committee—ISCoS, Board
Member—IGASS
Executive Member—AO Spine
Joint Secretary—ASSI
Executive Member—ASCoN, Secretary— SCS

Hanlim Moon MD PhD
Spine Center, Department of Orthopedic Surgery
Cheju Halla General Hospital
Jeju, Korea
Department of Rehabilitation Medicine
Catholic University of Korea
Seoul, Korea

Moon-Kim's Institute of Orthopedic Research Seoul,
Korea

Hideki Ohta MD
Oita Orthopedic Hospital
Oita-shi, Japan

Hirotaka Kida MD
Oita Orthopedic Hospital
Oita-shi, Japan

Ho-Yeon Lee MD PhD
Department of Neurosurgery
Wooridul Spine Hospital
Seoul, Korea

Ioannis Avramis MD
University of California Davis Medical Centre
Sacramento, CA, USA

Jang-Cheol Sihn MD
Department of Orthopedic Surgery and Traumatology
Cheju Halla General Hospital
Jeju, Korea
Moon-Kim's Institute of Orthopedic Research Seoul,
Korea

Janusz Bonkowski
Neurosurgeon
St. Georges Hospital
Christchurch
New Zealand

Jeong-Lim Moon MD PhD
Department of Orthopedic Surgery
Cheju Halla General Hospital
Jeju, Korea
Department of Rehabilitation Medicine
Catholic University of Korea
College of Medicine, Seoul, Korea
Moon-Kim's Institute of Orthopedic Research Seoul,
Korea

Jin-Fu Lin MD
Consultant Spine Surgeon
Department of Orthopedic Surgery
Bone Care Orthopedic Clinic
Taipei, Taiwan, China

Jiyoung Cho
Wooridul Spine Hospital
Seoul, Korea

John C Chiu MD DSc FRCS
Director, Neurospine Surgery
Department of Neurosurgery
California Spine Institute
Thousand Oaks
Carlifornia, USA

Kim-Soon Oh MBBS MSurg (Orth)
Consultant Surgeon
Island Hospital Spine Centre

Georgetown, Penang, Malaysia
Associate Professor
Department of Orthopedics
Allianze University College of Medical Sciences
Penang, Malaysia
Advisor, Faculty of Medicine and Health Sciences
Universiti Tunku Abdul Rahman
Kuala Lumpur
Malaysia

Koji Sato MD
Department of Orthopedic and Spine Surgery
Nagoya Daini Red Cross Hospital
Aichi, Japan

Lance K Mitsunaga MD
University of California
Davis Medical Center
Department of Orthopedic Surgery
California, USA

Malyshkina S MD
Deparament of Pathomorphology
Sytenko Institute of Spine and Joint Pathology
Kharkov, Ukraine

Manabu Ito MD PhD
Professor, Department of Advanced Medicine for Spine
and Spinal Cord Disorders
Hokkaido University Graduate School of Medicine,
Sapporo, Japan

Mehmet Zileli
Professor, Department of Neurosurgery
Ege University
Izmir, Turkey

Min Geun Yoon MD
Department of Orthopedic Surgery
Cheju Halla General Hospital
Jeju, Korea
Department of Rehabilitation Medicine,
Catholic University of Korea
Seoul, Korea

Minoru Yamada
Aichi Spine Institute
Aichi, Japan

Mohit Arora
Indian Spinal Injuries Centre
New Delhi, India

Motohide Shibayama
Aichi Spine Institute
Aichi, Japan

Munish Gupta MD
Professor, Davis Medical Center
Department of Orthopedic Surgery
University of California
California, USA

Myung-Sang Moon MD PhD FACS
Professor Emeritus
Catholic University of Korea
Seoul
Director, MKIOR
Seoul, Korea
President, International Society of Musculoskeletal
Infection
President, International Society for Study of Soft Lumbar
Spine Stabilization
Patron (Honorary), Neurospine Surgeon's Association-
India

Naresh Kumar MBBS MS (Orth) DNB (Orth) FRCS
Associate Professor
Department of Orthopedic Surgery
Yong Loo Lin School of Medicine
National University of Singapore
Senior Consultant
University Spine Centre
University Orthopedics, Hand and Reconstructive
Microsurgery Cluster
National University Health System
Singapore

Nicholas Pirnia MD
University of California Davis Medical Centre
Sacramento
CA, USA

Perrin G MD
Department of Spine Surgery
P Wertheimer Hospital
East Hospital Group
59 Boulevard Pinel
69394 Lyon, France

Petrenko D MD
Department of Minimal Invasive and
Instrumented Spine Surgery
Kharkiv, Ukraine

Pil Sun Choi
Coordinator of the Minimally Invasive Spine Surgery
Study Group
Institute of Orthopedics and Traumatology (IOT)
Hospital Das Clínicas (Hc)
School of Medicine of the University of São Paulo
(FMUSP), Hospital Abreu Sodré (AACD)
Av. Pacaembu 1003
São Paulo, Brazil

Radchenko Vladimir A MD
Professor, Chief of Department of Minimal Invasive and
Instrumented Spine Surgery
Vice-Director of the Institute
Sytenko Institute of Spine and Joint Pathology of
Academia of Medical Science
Kharkiv, Ukraine

Rajat Mahajan
Indian Spinal Injuries Centre
New Delhi, India

Rishi M Kanna MS MRCS FNB Spine
Associate Consultant Spine Surgeon
Department of Orthopedics and Spine Surgery
Ganga Hospital, Coimbatore, Tamil Nadu, India

S Rajasekaran
MS DNB FRCS (Ed) MCh (Liv) FRCS (Eng) PhD
Professor and Head, Department of Orthopedics
Trauma and Spine Surgery
Ganga Hospital, Coimbatore
Tamil Nadu, India

Sambhav Shah MBBS MS (Orth)
Clinical Fellow
University Spine Center
University Orthopedics
Hand and Reconstructive Microsurgery Cluster
National University Hospital
Singapore

Sang-Ho Lee MD PhD
Department of Neurosurgery
Wooridul Spine Hospital
Seoul, Korea

Satishchandra Gore
Prime Surgical Centre
Off Law College Road
Damle Path
Next to Kanchan Galli
Near Film and Television Institute of India
Pune, Maharashtra, India

Seog In Moon
Department of Orthopedic Surgery
Cheju Halla General Hospital
Jeju, Korea
Department of Rehabilitation Medicine
Catholic University of Korea, College of Medicine
Seoul, Korea
Moon-Kim's Institute of Orthopedic Research
Seoul, Korea

Shipra Chaudhary
Indian Spinal Injuries Centre
New Delhi, India

Shoji Ikeda
Aichi Spine Institute
Aichi, Japan

Shu Nakamura
Aichi Spine Institute
Aichi, Japan

Siddharth Shah MBBS MS (Orth)
Clinical Fellow, Department of Orthopedic
Surgery, National University Hospital
5 Lower Kent Ridge Road
Singapore

Suken A Shah MD
Division Chief, Spine and Scoliosis Center
Clinical Fellowship Director, Department of Orthopedics
Nemours/Alfred I duPont Hospital for Children
Associate Professor, Department of Orthopedic Surgery
and Pediatrics
Jefferson Medical College, Thomas Jefferson University, USA

Sung-Sim Kim MD PhD
Spine Center, Department of Orthopedic Surgery
Cheju Halla General Hospital
Jeju, Korea
Department of Rehabilitation Medicine
Catholic University of Korea, Seoul, Korea
Moon-Kim's Institute of Orthopedic Research Seoul,
Korea

Sung-Soo Kim MD PhD
Department of Orthopedic Surgery
Cheju Halla General Hospital, Jeju, Korea
Department of Rehabilitation Medicine
Catholic University of Korea, College of Medicine Seoul,
Korea
Moon-Kim's Institute of Orthopedic Research Seoul,
Korea

Tomohiko Yamada
Aichi Spine Institute
Aichi, Japan

Tsubasa Sakai MD
Oita orthopedic hospital
Oita-shi, Japan

Vishnu Prasad MS DNB Orth
Fellow in Spine Surgery
Department of Orthopedics and Spine Surgery
Ganga Hospital
Coimbatore, Tamil Nadu, India

Yasushi Miura
Aichi Spine Institute
Aichi, Japan

Yoshiharu Takemitsu MD PhD
Oita Orthopedic Hospital
Oita-shi, Japan

Yoshiyuki Matsumoto MD
Oita Orthopedic Hospital
Oita-shi, Japan

Young-Wan Moon MD PhD
Department of Orthopedic Surgery
Sam-Sung Medical Center
Sungkyunkwan University
Seoul, Korea

Yuichirou Morishita MD PhD
Oita Orthopedic Hospital
Oita-shi, Japan

中文版前言

1934 年，美国哈佛大学医学院的 Mixter 和 Barr 首先报道以明确的腰椎间盘突出的诊断而进行腰椎间盘切除手术，开启了脊柱手术的"椎间盘朝代"（Dynasty of Disc）。80 多年以来，脊柱外科学经历了长足的进步和发展。关于脊柱外科的未来发展趋势也逐渐形成共识，即微创脊柱外科、节段运动保留、计算机导航及机器人手术和生物学治疗等。在信息爆炸的当今社会，把握脊柱外科的最新进展和未来走向，顺势而为，无疑是脊柱外科医生们面临的重要课题。

由 Arvind Bhave 主编的这本《现代脊柱外科技术》，正是这样一部反映脊柱外科最新进展、把握脊柱外科未来发展趋势的脊柱外科专著。本书的内容涵盖了脊柱外科的几乎所有领域，如脊柱微创、畸形矫正、节段运动保留、脊柱骨折和脊髓损伤、脊柱感染和肿瘤等。对于时下风靡的脊柱微创技术，本书更是花了一半以上的篇幅，在脊柱内镜、通道辅助技术和显微内镜技术等诸多方面，从解剖学、手术技术和并发症预防等多重角度详加描述。

值得一提的是，本书的译者云集了当今活跃于国际脊柱外科领域临床一线的知名专家。本书的每一个章节，都倾注了他们对各自擅长领域的理论素养和实战经验，值得每一位脊柱外科医生认真咀嚼，细细品味。而本书的翻译过程本身，同样也是一次愉快而富于收获的学术体验。领衔翻译本书的是活跃于全国各地的脊柱外科专家们，他们无一不是本专业领域中首屈一指的代表性人物，他们的学养、专长和热情为本书中译版的成功完成平添了光彩。

本书专业性强，学术价值高，值得广大脊柱外科医生、康复科医生、疼痛科医生、放射科医生等作为临床参考经典和继续教育必修之书。

医学专著的翻译，从来就是一个艰苦的再创造的过程。虽然译者们锱铢必较，全力以赴，但难免挂一漏万，失之眉睫。不当和错谬之处，还请同道不吝批评指正。

上海交通大学医学院附属瑞金医院

2016 年 12 月 27 日

英文版序一

自然科学不同领域的现代技术发展为脊柱外科带来了巨大的改变。磁共振影像技术的出现、发展和传播为脊柱外科带来了诊断策略上的根本改变。新的光学技术促成了前路和后路脊柱内镜技术的进步。新型的金属和非金属材料也为脊柱手术技术带来某种改变，这种改变上自枕颈交界，下至骶髂关节。外科医生、工程师和制造商和谐互动，共同为脊柱外科的进步贡献自己的聪明才智。

《现代脊柱外科技术》是一本便携易用的教科书。这本教科书涵盖了脊柱外科的各个领域和脊柱的每个节段。Arvind Bhave 作为编者，在选择作者时，既重视其在基础脊柱科学和诊断方法方面的独创性，也强调作者在脊柱外科手术方面的创新性。因此，本书汇集了脊柱外科的创新技术。特别值得一提的是，在一些关于脊柱新技术的章节，作者从新技术实践者的角度来介绍相关的外科解剖。这些新技术将被标准化，并将在不远的将来传播四方。

读者将会发现，本书涉猎极广，基础科学与应用技术并重（如力学 / 化学工程、骨科、神经外科等）。Bhave 和其他章节作者为这本脊柱外科的精品专著的成书做出了巨大的贡献，我向他们表示祝贺。

Kuniyoshi Abumi MD

Director and Vice-President

Sapporo Orthopedic Hospital– Center for Spinal Disorders, Sapporo, Japan

Professor Emeritus, Hokkaido University, Sapporo, Japan

英文版序二

在过去的十年里，医学科学尤其是脊柱外科领域取得了巨大的进步，这使得每个脊柱外科医生都需要跟上这一发展的潮流。技术的进步、工具的革新以及设备的改良每时每刻都在世界的各个角落里发生着。医生们必须对这种进步保持足够敏感，并适时将其用于造福患者。这本专著起名《现代脊柱外科技术》，共38章，覆盖了脊柱外科的所有领域。我欣喜地看到，来自全世界的各领域专家乐于为本书撰写图文并茂的章节。我也深信，本书将成为每个脊柱外科医生的实用收藏品。

S Rajasekaran

MS DNB FRCS（Ed）MCh（Liv）FRCS（Eng）PhD

Professor and Head

Department of Orthopedics, Trauma and Spine Surgery

Ganga Hospital, Coimbatore

Tamil Nadu, India

英文版前言

　　《现代脊柱外科技术》是一本独特的教科书，涉及脊柱外科的新老技术。本书的各个章节均由国际知名、富于临床经验的作者撰写，致力于提供实用见解和技巧以克服治疗的困难。在对常用脊柱问题提供标准化技术的同时，也增加了本领域的最新进展。

　　我认为本书可以作为脊柱外科界的研究指南和参考书。

Arvind Bhave

致 谢

我谨此衷心感谢：

本书所有的作者为编写本书花费的时间、精力和智慧。

Abumi 和 Rajasekaran 教授为本书作序。

Shri Jitendar P Vij（集团主席）、Mr. Ankit Vij（集团总裁）、Mr. Tarun Duneja（出版总监），以及所有编委会成员和 M/s Jaypee Brothers 医学出版集团的全体工作人员，成就了本书的出版，并将此书献给所有脊柱外科爱好者。

目 录

第 1 章

腰椎椎间孔区域的解剖及其在经椎间孔手术中的应用

Pil Sun Choi

译者：钱济先　赵海恩

准确掌握椎间孔区域结构解剖，对于安全实施腰椎开放或经皮微创手术至关重要。具体而言，这些必要知识包括：手术三角区和安全三角区的解剖结构，椎弓根和邻近神经结构的位置关系以及脊神经节在椎间孔区的位置。

手术三角区

手术三角区，通常认为就是安全三角区，是由 Kambin[1,2] 于 1987 年首次提出。该区域包含了椎间孔区域的一个空间，前界是神经，下界是下位椎体的上缘平面，后界是下位椎体的上关节突。手术三角区是进入椎间孔区的入口（图 1.1）。

安全三角区

Mirkovic[5] 于 1995 年首次描述了安全三角区的概念。此后，Choi[3,4] 于 2000 年也提出了同样的概念。这个三角形区位于椎间孔区域，手术套管可以安全地插入这个区域而不会对周围神经结构造成危险。通过这个区域可以开展很多经椎间孔的手术，如椎间盘切除术、椎间孔成形术、髓核置换术、前路静态或动态腰椎稳定手术等。

Choi 对新鲜人体尸体标本进行了解剖学研究，结果表明安全三角区呈现以下结构特点：其外界是

脊神经，下界是下位椎体的上缘平面，内侧界是硬膜囊或下腰椎（L4-L5 和 L5-S1）的脊神经根。L2-L3 椎间孔到 L5-S1 椎间孔的安全三角区的大小足够逐级扩张手术通道的进入。L2-L3 椎间孔的安全三角区直径最小，平均约 7.55 mm。L5-S1 椎间孔的安全三角区的直径最大，平均约 12.59 mm。任何平面安全三角区的直径都远远大于我们目前使用的手术通道的直径——6.0~6.5 mm（图 1.2）。

椎弓根和邻近神经结构的位置关系

椎弓根是腰椎最重要的解剖结构。近年来，使用经椎弓根螺钉固定可获得腰椎的稳定，椎弓根的重

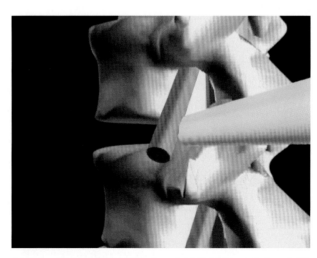

图 1.1　手术套管通过手术三角区的图解。手术三角区的前界是脊神经，下界是下位椎体的上缘平面，后界是下位椎体的上关节突

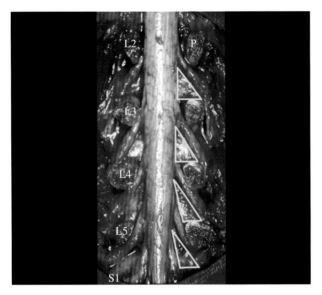

图1.2 新鲜尸体标本,从椎弓根水平截除椎板后半部分,清楚地显示了安全三角区(黄色标注)。安全三角区外侧是脊神经,其下缘是下位椎体的上缘平面,其内侧是硬脊膜或下腰椎平面(即L4-L5和L5-S1)的神经根

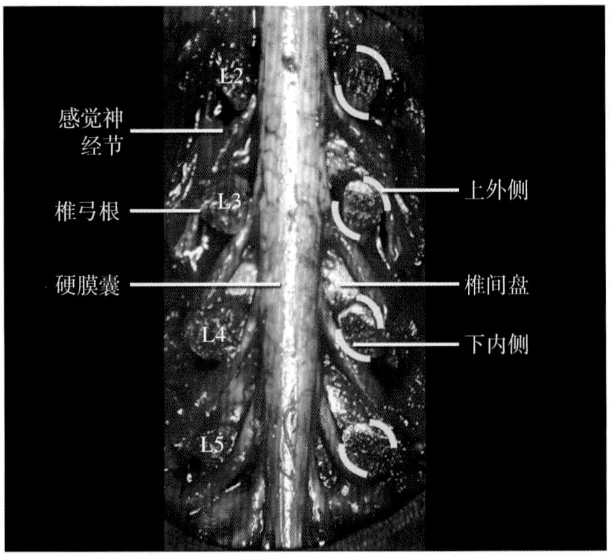

图1.3 新鲜尸体标本,从椎弓根水平截除椎板后半部分,显示椎弓根和邻近神经的位置关系。重点区域是椎弓根的内下区和椎弓根的外上区(黄色标注)

要性已日益明确。椎弓根螺钉固定大大增加了脊柱的稳定性,显著降低了脊柱手术后辅助外固定的需求。

与此同时,随着椎弓根螺钉的使用增多,相关的手术并发症发生率也有所增加。其中一个并发症就是由于螺钉位置不佳引起的椎间孔区神经根不同程度的损伤,导致感觉迟钝,很难恢复。

Matuoka[6]和Choi[3]于2000年对新鲜人体尸体标本进行了解剖研究,其研究结果于2002年发表。研究结果表明:从L2至L5,椎弓根的纵径和横径均逐渐增大,而椎弓根横径小于纵径。椎弓根和下方的神经根位置关系比较密切:在上腰椎(L2-L3和L3-L4),椎弓根的远端毗邻神经根,内侧毗邻硬膜;而在下腰椎(L4-L5和L5-S1),椎弓根内侧毗邻神经根(图1.3)。

脊神经节的定位

脊(感觉)神经节被认为是脊神经的"大脑",是椎间孔区域最重要和最易受伤害的结构。对神经节的任何损伤都可能导致灾难性的后果。因此,明确神经节在椎间孔区域的确切位置相当

重要。Matuoka[6]和Choi[3]的研究表明,87%研究对象的感觉神经节占据椎间孔最上方区域(GS2和GS3)。含椎间孔血管的结缔组织和脂肪包绕神经节。在上腰椎,神经节常位于椎管内;而在下腰椎,尤其是L5-S1节段水平,神经节位于椎间孔外(图1.4)。

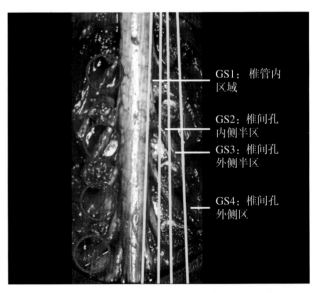

图1.4 脊神经节在腰椎的位置。感觉神经节由蓝圈标注

参考文献

1. Kambin P, Brager MD. Percutaneous posterolateral discectomy. Anatomy and mechanism. Clin Orthop. 1987;223:145-54.

2. Kambin P, Zhou L. History and current status of percutaneous arthroscopic disc surgery. Spine. 1996;21:57S-61S.

3. Choi PS. Contribuição ao estudo anatômico da zona triangular de segurança aplicado aos procedimentos percutâneos póstero-laterais lombar. São Paulo, 2000; p. 98. Tese (Mestrado) - Faculdade de Medicina, Universidade de São Paulo.

4. Choi PS, Basile JR. R. Estudo anatômico da zona triangular de segurança aplicada aos procedimentos percutâneos póstero-laterais lombares. Coluna/Columna, 2003;v.2(1):20-6.

5. Mirkovic SR, Schwartz DG, Glazier KD. Anatomic considerations in lumbar posterolateral percutaneous procedures. Spine. 1995;20:1965-71.

6. Matuoka CM. Estudo anatômico do pedículo vertebral lombare estruturas neurais adjacentes. São Paulo. Tese (Mestrado) - Faculdade de Medicina, Universidade de São Paulo. 2002;65.

第2章

微创脊柱外科的理念

Satishchandra Core

译者：梁裕

椎间盘手术已经风行数百年。近年来，临床重点从延迟诊断转向早期影像检查、早期诊断和早期治疗。由于大多数症状都与椎间盘、椎间小关节以及脊柱运动单位的退变及级联反应有关，因此临床表现与过去相比更可预测。临床重点的转变显著而清晰，主要聚焦于疼痛症状。由于社会和经济因素的改变，如今的患者开始寻求疼痛的治疗方案，我们也开始形成椎间盘治疗中的最小化理念。

椎间盘手术中的所谓最小化，并不是指更小的手术切口和通过小切口应用更新的手术器械，而是只做必要的手术操作。

如果我们回顾患者对于椎间盘手术的认知，会发现患者不仅困扰于手术切口的大小，也关注医生在切口里面会做些什么。这种关切是实实在在地与肌肉的失神经变、出血瘢痕、椎间盘残留的裂隙造成椎间盘突出复发的可能以及全身麻醉的并发症等有关。当出现手术失败或其他变故时，这种关切会被放大。当今的手术从技术到理念都基于固有的观念，并无创新。在过去的椎板间入路的基础上出现了一些新的技术样式如管道系统、新的拉钩以及更长的固定系统等，但这些都基于已有的手术理念，并且手术的决策仅仅根据影像学表现而做出。这些临床思考有一个重大弊端，即认为融合手术为大多数腰椎间盘退变性疾病患者减轻疼痛症状所必需。临床上常应用植骨和金属内植物来进行节段稳定和椎间盘置换，从而获得并不可靠的疼痛缓解。存在的问题是如何辨识疼痛的原因，而通过限制节段活动来减轻疼痛又未经证实。对于创伤等显性失稳应用稳定技术也许有效，但是否能推而广之到脊柱退变尚缺少科学依据支持。

疼痛减轻是基于这样一种理念，这种理念如今已经通过许多方法证实，患者术前通过MRI和椎间盘造影进行初步诊断，并在清醒和唤醒患者通过实时刺激观察到腰椎的致痛源。活体观察到致痛源让我们对腰痛的理解发生了显著的改变，反过来，又将这种理解用于临床的评估，并改变我们对疼痛诊断的基本认知。

临床评估和常规影像学检查不足以确定慢性腰腿痛的原因并据此制定手术计划。由于不能明确疼痛源究竟所在何处，需要在影像学检查的基础上通过诊断性或治疗性注射减轻疼痛的方法来进行诊断方法上的补充。现代影像学检查会产生高达28%的假阴性和假阳性结果。在经椎间孔脊柱内镜的手术中，术者可以在患者清醒的条件下，看到并触及腰椎退变的病理解剖，这就大大增加了疼痛性腰椎退变的治疗手段。一旦对患者在清醒状态下明确其疼痛来源，即可通过减压、切除和灌注冲洗疼痛源来进行治疗，这也就是生理性的经椎间孔椎间盘手术的基本原理。观察腰椎的病理解剖并与手术结果相关联，这明显改善了临床医生对腰椎致痛原因的理解和认知。这种认知的进步也有助于应用微创内镜手术治疗症状性腰椎退变的技术发展和改进（图2.1、2.2）。

椎间盘中无血管分布，损伤后不能自愈。营养通过终板弥散。终板为多孔结构，便于营养物质的渗透。在生长和衰老的过程中，这种对于营养物质的渗透和运送能力会随着椎间盘支配血管的减少而逐渐降低。这一变化出现在 10 多岁以后，启动了组织的退变。当出现椎间盘和终板的退变时，渗透能力也会降低。在正常情况下，神经纤维仅仅穿透纤维环的外层，但是，当出现椎间盘的退变时，神经纤维可长入纤维环内层，并进到髓核中。椎间盘内外形成的炎性颗粒组织成为产生疼痛的原因。疼痛可以表现为：①由椎间盘突出和纤维环撕裂引起的沿着神经的感觉和运动分布区域出现的下肢痛；②由椎间盘突出引起的腰背痛；③椎间小关节退变所致的沿椎旁区域的分布的腰痛；④由一侧的单节段或多节段椎管狭窄引起的下肢症状，导致间歇性跛行；⑤由软组织和骨性增生导致的中央椎管狭窄引起的双侧间歇性跛行；⑥由多个疼痛源引起的腰痛和下肢痛（与标准的临床指南不尽符合）。以上多种症状群通常可以进行临床鉴别，但是由于病理解剖学上存在重叠，因此可能需要增加一些新的诊断和治疗评估方法，如内镜探查和内镜评估等。椎间盘和椎间小关节组成了脊柱的运动单位，两者在退变过程中都可能成为疼痛的原因。骶髂关节和梨状肌综合征及相关症状都与腰腿痛症状有关，并越来越受到关注。

微创的诊断和手术技术可以在减少组织创伤的基础上收到良好的疗效。目前可用于：

1. 椎间盘内治疗时识别形态学改变：椎间盘造影是将疼痛复制和病理解剖相关联的重要诊断工具，其手段包括椎间盘和纤维环的活体探测和疼痛激发。

2. 对一些特定的稳定的或微动的腰椎滑脱患者，应用内镜下减压和激光辅助椎间孔成形术可以扩大腰椎侧方椎管的容积。

3. 在内镜直视下，对椎间小关节进行去神经操作（以及可能与痉挛相关的邻近肌肉组织）。

4. 在内镜直视下经同侧和对侧入路对中央椎管进行经椎间孔或椎板下减压。

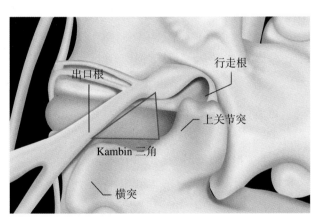

图 2.1　Kambin 三角

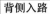

背侧入路

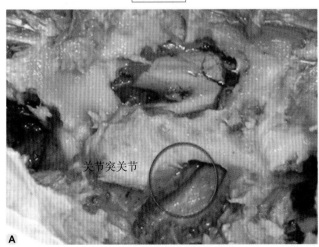

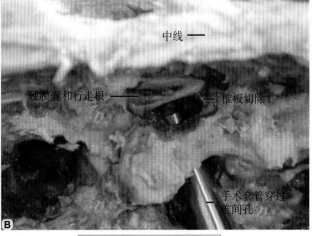

椎间孔入路
工作套管被用于保护出口根

工作套管的斜面设计保证了
较大的手术野

图 2.2　A、B. 手术解剖的比较

第 **3** 章

骶髂关节疼痛综合征：解剖、诊断和治疗 ——激光神经热切断术

John C Chiu
译者：董健

简介

- 慢性腰痛在临床上难以定位和诊断
- 骶髂关节（SIJ）的主要功能是连接骨盆、下肢稳定并与上半身连接
- 骶髂关节的功能异常可以有多种病因引起：包括较大的腰椎手术／融合
- 多种原因包括轻微伤都可能引起腰痛，其中骶髂关节痛占 25%~40%
- 39% 的骶髂关节疼痛的患者有腰痛

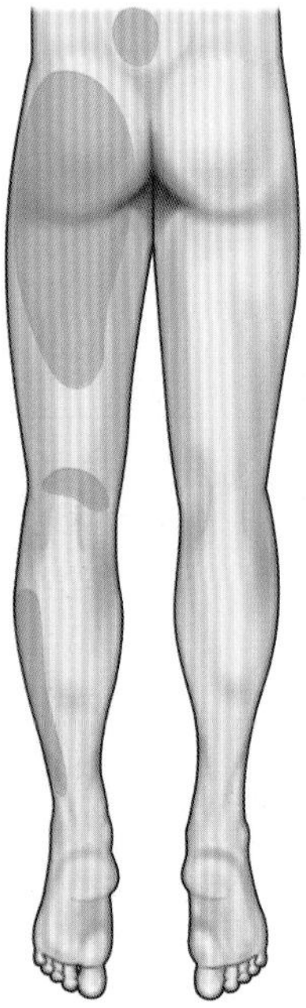

- 由于腰椎融合引起的生物力学改变可引起骶髂关节的功能异常／疼痛（约占后路融合术患者人数的 1/3）
- 骶髂关节的疼痛放射到下腰部、臀部、腹部、腹股沟和双下肢（图 3.1）

骶髂关节的解剖

- 骨盆由两侧的髂骨和骶骨组成
- 骶髂关节是全身最大的中轴关节（17.5 cm²）
- 关节的前方骶骨侧衬有一层较厚的透明软骨（图 3.2）
- 关节的后方髂骨侧衬有纤维软骨（图 3.3）
- 关节前 1/3——真正的滑膜关节

图 3.1 常见的疼痛区域

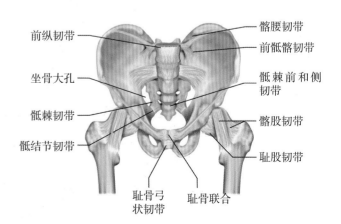

前纵韧带
坐骨大孔
骶棘韧带
骶结节韧带
耻骨弓状韧带
耻骨联合
髂腰韧带
前骶髂韧带
骶棘前和侧韧带
髂股韧带
耻股韧带

图 3.2 骶髂关节和周围结构的关节和韧带的前面观

- 关节其余的部分由一系列的韧带连接

骶髂关节的关节表面

图 3.4 和图 3.5 形象地阐明了骶髂关节的表面结构。图 3.5 展示了骶髂关节的点头运动。

骶髂关节的神经支配

骶髂关节的神经支配极其复杂，大体如下所述：

- 骶髂关节后方的神经支配主要来源于 L4、L5 和 S1-S3 脊神经后支的内侧分支

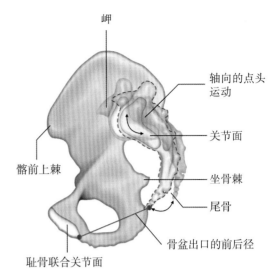

图 3.5 骶髂关节的垂头、摆动、摇摆或者点头运动

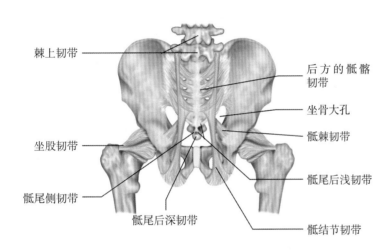

图 3.3 骶髂关节和周围结构的关节和韧带的后面观

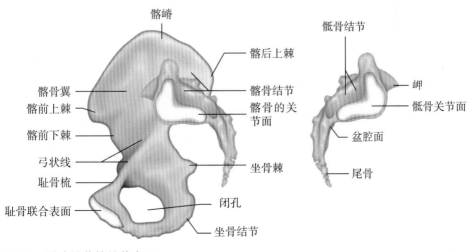

图 3.4 骶髂关节的关节表面

• 前方支配：L4-S2 脊神经的腹侧支

病理解剖学和病理生理学

病理解剖学

• 真正的骶髂关节位于骶骨和髂骨之间（图 3.7）

• 骶髂关节的生物力学是：内侧方向的力量大于腰椎承受力量的 6 倍多，但是扭转力量只有腰椎的一半，轴向的压力只有腰椎的 1/20

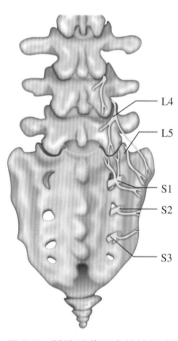

图 3.6 骶髂关节后方的神经支配

• 骶髂关节传递上肢所有的力量到达骨盆再下到双脚（图 3.8）

• 目前尚无治疗骶髂关节疾病的标准临床路线图

骶髂关节易于受伤的因素

• 关节囊和滑膜的紊乱

• 关节囊和韧带的张力

• 活动过少或者活动过度

• 关节承受外部的压力或应力过大

• 关节的力学异常

• 微骨折或者明显骨折

• 软骨软化

• 软组织损伤

• 炎症

• 关节松弛

• 退变性关节疾病

• 臀部着地所致轻微的直接损伤史

骶髂关节功能障碍综合征

病因

• 腰椎大手术和腰椎融合常可以引起骶髂关节功能障碍

• 轻微的外伤如臀部着地，或者推重物时滑倒，都可能引起 SIJ 各种轻微创伤而诱发骶髂关

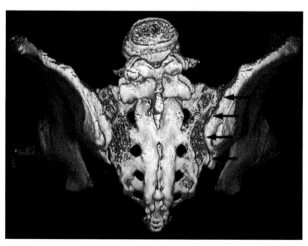

图 3.7 骶髂关节 CT 扫描的后面观

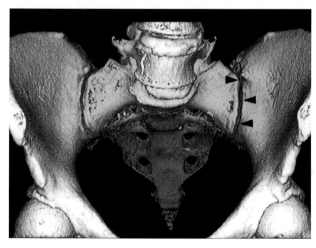

图 3.8 骶髂关节 CT 扫描的前面观

节疼痛

- 骶髂关节的症状会由于人体过渡性活动（transitional activities）而加重，比如攀爬楼梯、从椅子上起身和下车动作等（图 3.9、3.10）
- 如果活动需求与下肢和骨盆的负荷不匹配，则可能引起骶髂关节症状的加重
- 周围结构的病理变化
- 由于活动过少或过度导致的相关关节囊和韧带的张力、剪切力、关节力学异常，骨折，软组织外伤和炎症

如何诊断骶髂关节功能障碍

骶髂关节综合征的诊断标准

- 疼痛主要在骶髂关节区域，并可能放射到腹股沟区，臀部的内侧和大腿的后方
- 体征和常规检查：体格检查时可以复制疼痛
- 关节腔内注射局麻药物和行神经阻滞可以减少疼痛
- 关节形态正常，没有证据显示病理性的影像学异常
- 骶骨沟上和髂后上棘上的压痛点

常用体检方法

骶髂关节功能障碍的确认性检查和体征

- 手指指示试验——患者的一个手指指向疼痛的区域
- 从内下侧到髂后上棘的 1 cm 区域的阳性结果
- Gaenslen 试验（图 3.11）
- Patrick 试验（图 3.12）
- Yeoman 试验（图 3.13）

治疗的选择

骶髂关节疼痛综合征治疗的主要指证

- 先考虑行保守治疗，包括药物治疗、物理治疗、锻炼和针灸，如果治疗失败，考虑下面治疗
- 骶髂关节腔内和腔外的注射治疗
  - 注射麻醉药到关节来确认疼痛是否源于关节
  - 局部麻醉和糖皮质激素治疗可以帮助打破疼痛的循环，有利于康复锻炼计划的执行
- 如果上述治疗失败，骶髂关节疼痛依然存在，考虑 L4-S3 神经根阻滞

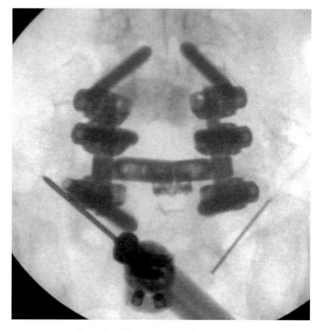

图 3.9　腰椎融合手术后 X 线的侧面观　　　　图 3.10　腰椎融合手术后 X 线的前后观

• L4-S3 神经根阻滞如果有效，然后进行下面治疗

• 激光神经热切断术 / 神经节背根切断术来达到去神经化的目的，包括内镜下的微减压和激光神经消融

手术步骤 / 技术

骶髂关节注射和神经阻滞

• 患者取俯卧位

• 给予轻度静脉镇静、局麻，22 号针在透视引导下插入到关节中（图 3.14）

• 关节内注射造影剂进行确认

• 关节内注射局麻和激素混合药物

• 注射后，可以佩戴腰围保护

骶髂关节的激光神经热切断术（LTN）

手术技术

• 俯卧位

• 调整 C 臂机角度，直至看清骶髂关节后方的关节线

• 球管从对侧进入，向尾端倾斜（与对侧身体成 15°~20° 角），辨认目标关节的后方关节线

• 在距离骶骨神经孔 5 mm 处进行激光神经热切断，沿着神经孔的上侧和外侧来进行 S1、S2、S3 骶神经以及 L4 和 L5 的内侧支神经的切除，从而达到骶髂关节的去神经化（图 3.15）

• 在进行神经切除术 / 神经节背支切断术前，必须要有两次成功的骶髂关节的神经封闭确认

手术步骤 / 技术

透视技术

• 俯卧位

• X 线透视与前后骶孔对齐

• 从前方拍骶骨 X 线片

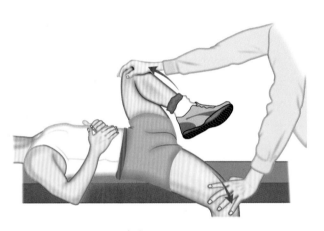

图 3.11　Gaenslen 试验

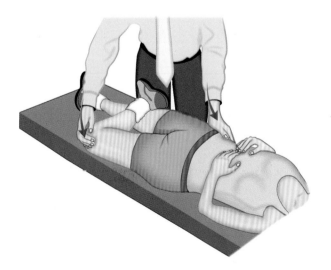

图 3.12　Patrick 试验

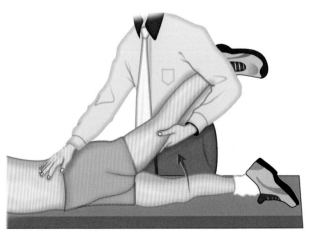

图 3.13　Yeoman 试验

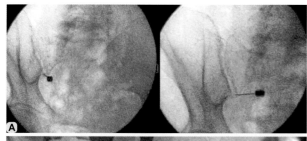

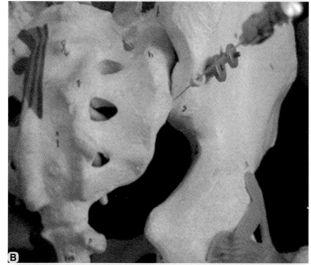

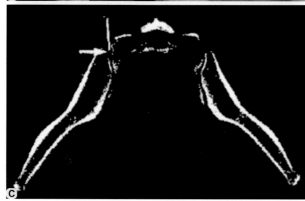

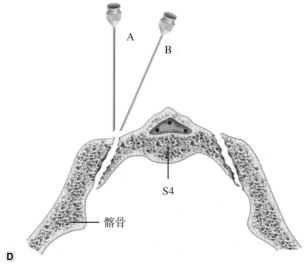

图 3.14　A~D. C 臂影像和骶髂关节阻滞的解剖学联系

- 前后骶孔对齐
- 骶骨的前后位 X 线片中前后骶孔对齐（图 3.16）

激光神经热切断术：组织的调控技术

应用微减压、激光神经热切断术（激光）甚至射频等手段来实现组织调控技术（图 3.17）。

- 钬激光仪器和侧边发射激光的探针用来进行激光致高温的神经毁损技术，在较低水平的激光能量下进行组织的消融

技术

- 红点和红色的曲线（L4-S3 后根的内侧支）是神经切除的目标，如图 3.15 所示

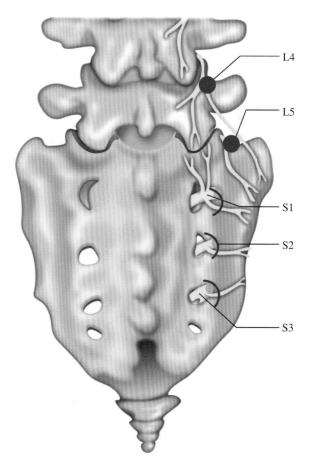

图 3.15　S1-S3 神经、侧支以及支配骶髂关节的 L4-L5 内侧支的激光神经热切断术

- 去神经化的操作可以由钬激光系统成功完成，每个点 / 神经的能量是 125 J（5 W、10 Hz）
- 在神经切除术过程中，使用冷生理盐水持续冲洗来降低激光神经热切断术中激光产生的热量

激光神经热切断术的手术仪器

激光神经热切断术的手术仪器如图 3.18 所示。

手术步骤 / 技术

- 患者的体位与定位
  - 俯卧位，下面垫 1~2 个枕头
  - 定位，在透视的指引下在皮肤上标记探针的入口和摆放的位置（图 3.19~3.29）

术后处理

- 在 30 分钟后可以下地行走，接下来可以出院
- 术后第 2 天可以淋浴
- 冰块冷敷有帮助
- 有时候可能需要轻微的止痛药和肌肉松弛剂

- 术后第 2 天可以渐进性的锻炼并可以开始运动疗法（图 3.30、3.31）
- 康复可以作为脊柱微创的补充，并保留运动（图 3.32）
- 3 天后可返回进行可承受范围内的工作（非重体力工作）

激光神经热切断术的手术效果

- 34 例患者，平均随访 24 个月（12 个月）
- 总体结果：31 例（91.2%）患者结果优良，结果一般的有 3 例（8.8%）患者
- 治疗的效果通过如下标准来评估：MacNab 标准、改进型 MacNab 标准、ODI 评分、VAS 评分、患者满意度评分、疼痛图表和（或）患者目标达成指数（PTA）
- 32 例（94%）患者满意度评分为满意
- 3 例（8.8%）患者有一些轻微的残余疼痛
- 手术中和手术后并发症：0 例
- 初步报告（图 3.33）

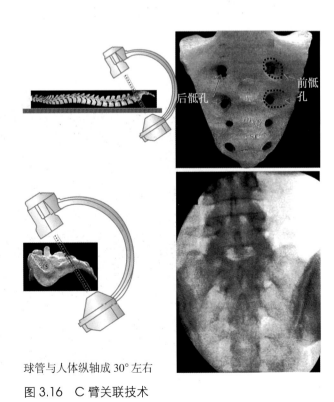

球管与人体纵轴成 30° 左右

图 3.16　C 臂关联技术

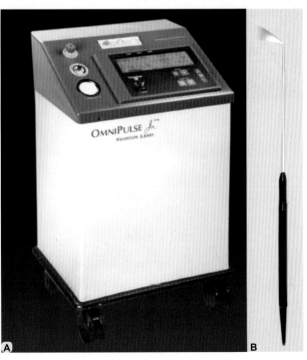

图 3.17　A. Trimedyne 公司的钬激光发射器；B. 右侧角状（侧边发射）的激光探针

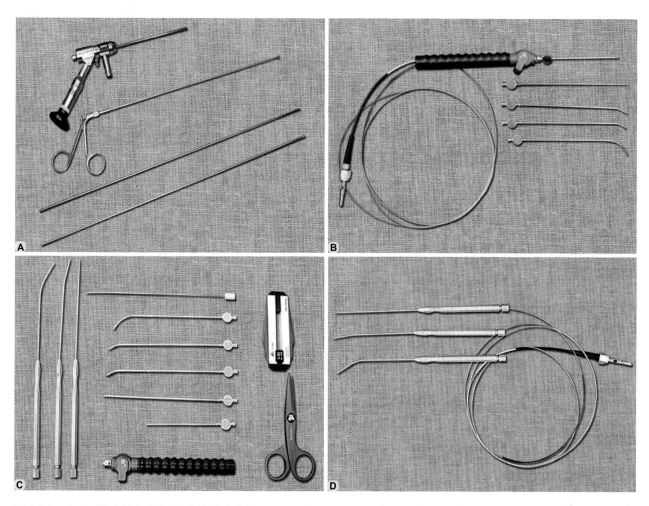

图 3.18 A~D. 激光神经热切断术的手术仪器

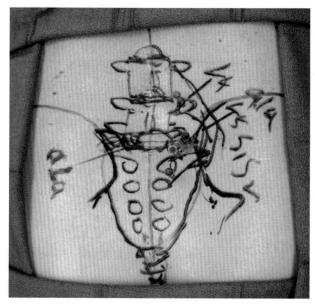

图 3.19 入口和探针插入的体表标记

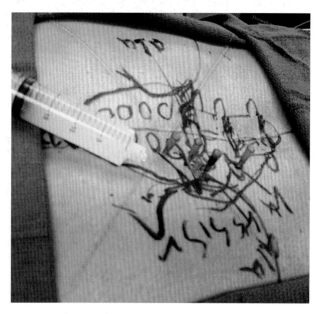

图 3.20 探针摆放的位置

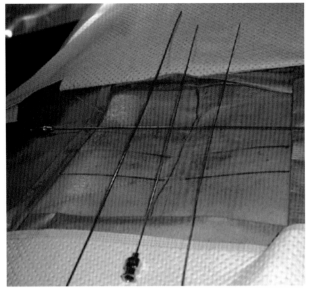

图 3.21　透视下确认骶神经孔

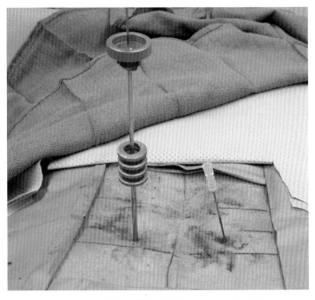

图 3.24　为减压的激光探针的插入建立工作通道

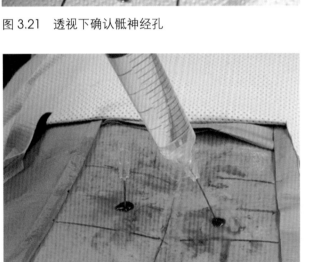

图 3.22　在去神经化前注射局麻药

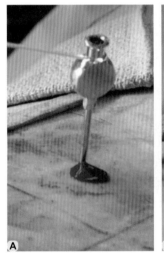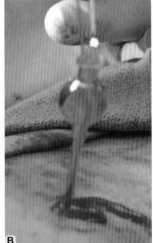

图 3.25　A、B. 工作探针通道的建立

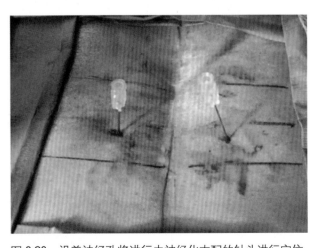

图 3.23　沿着神经孔将进行去神经化支配的针头进行定位

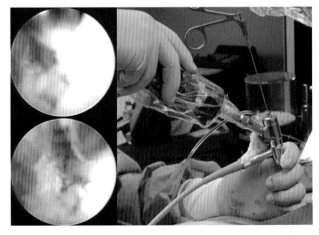

图 3.26　内镜下机械性减压，激光神经热切断术切除 L5 神经后支的内侧分支

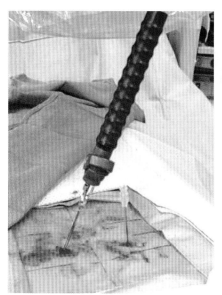

图 3.27　激光探针的位置

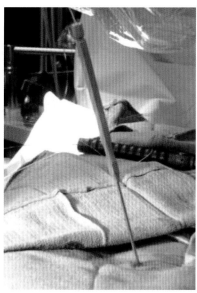

图 3.28　正在进行激光神经热切断术

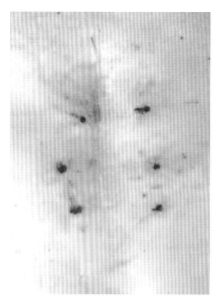

图 3.29　激光神经热切断术术后的小的手术切口

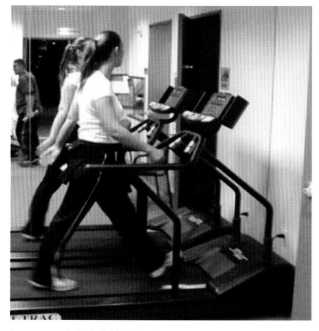

图 3.30　治疗患者的健身房（1）

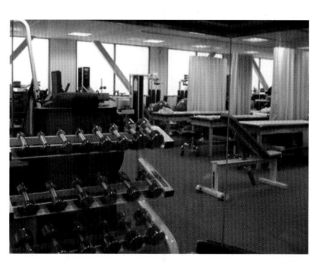

图 3.31　治疗患者的健身房（2）

总结 [1-10]

• 难治性骶髂关节疼痛可以通过药物、物理疗法、冰敷、热敷、注射甚至局部神经阻滞等保守治疗而得到一定的缓解

• 如果保守治疗失败，骶髂关节疼痛的症状持续

• 这些患者可以通过门诊骶髂关节神经阻滞，

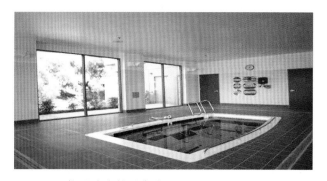

图 3.32　物理治疗的游泳池

以及接下来的激光神经热切断术和内镜下神经根切断术/减压进行治疗

• L4-S3 SIJ 的激光致高温的神经切除术和减压是一种安全有效的门诊手术方式

• 这种手术方法提供了一种经济节省和快速恢复的方式

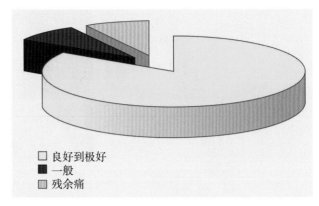

☐ 良好到极好
■ 一般
▨ 残余痛

图 3.33　激光神经热切断术的临床疗效

参考文献

1. Chiu J, Clifford T. Microdecompressive percutaneous discectomy: Spinal discectomy with new laser thermodiskoplasty for non extruded herniated nucleus pulposus. Surg Technol Int. 1999;VIII:343-51.

2. Chiu J, Maziad A, Rappard G, et al. Evolving Minimally Invasive Spine Surgery: a Surgeon's Perspective on Technological Convergence and Digital OR Control System. In Szabo Z, Coburg AJ, Savalgi R, Reich H, Yamamotto M (eds): Surgical Technology International XIX, UMP, San Francisco, CA; 2009. pp 211-22.

3. Cohen SR. Sacroiliac joint pain: A comprehensive review of anatomy, diagnosis, and treatment. Aires its Airalg. 2005;101:1440-53.

4. Dreyfuss P, Dreyer SJ, Cole A, Mayo K. Sacroiliac joint pain. J Am Acad Orthop Surg. 2004,12,255-65.

5. Dreyfuss P, Dryer SJ, Griffin J, et al. Positive sacroiliac screening tests in asymptomatic adults. Spine. 1994;19:1138-43.

6. Fenton DS, Czervionke LF (eds). Image-Guided Intervention. Philadelphia: WB Saunders; 2003.

7. Netter FH (ed). Atlas of Human Anatomy. Ciba Geigy Corporation; 1989.

8. Schwarzer AC, Aprill CN, llogduk N. The sacroiliac joint in chronic low back pain. Spine. 1995;20:31-7.

9. Waldman SD (ed). Atlas of Interventional Pain Management (2nd ed). Philadelphia: WB Saunders; 2004.

10. Wang LH, Mckenzie-Brown AM, et al. (eds). The Handbook of C-Arm Fluoroscopy-Guided Spinal Injections. Informa Healthcare; 2006.

第 4 章

骶髂关节疼痛的治疗：微创治疗的临床路径

John C Chiu, Ali M Maziad

译者：戎利民

简介

骶髂关节疼痛患者占腰痛患者的比例为25%，而25%~39%的骶髂关节疼痛患者同时伴有腰痛。骶髂关节病变可能引起腰背部、臀部、腹部、腹股沟区以及下肢疼痛等症状。骶髂关节主要的功能是维持骨盆和下肢的稳定性，上半部身体的所有应力通过骶髂关节传递到骨盆，并通过骶髂关节传递至下肢。

由于慢性腰痛发病的原因多样，临床上难以定位和诊断。目前针对骶髂关节疼痛，尚无标准的临床治疗路径。

我们将介绍骶髂关节疼痛的阶梯治疗方法。

骶髂关节的解剖

骨盆由两块髂骨和骶骨通过骶髂关节组成，其中骶髂关节是人体中最大的中轴关节（17.5 cm^2）。骶髂关节的前部排列着较厚的透明软骨，而其后方髂骨部分排列着纤维软骨。骶髂关节的前1/3为真性滑膜关节，而其余部分为一系列的韧带连结。

骶髂关节的神经支配十分复杂，目前大部分研究认为两部分参与其构成：L4、L5、S1-S3神经根背内支的后方分支与L4-S2腹侧支的前方分支（图4.1）。

骶髂关节疼痛原因

轻微外伤可以诱发骶髂关节疼痛，例如臀部着地跌倒或滑倒。某些活动，如爬梯子、从椅子上起身和下车等动作均可以加重疼痛。

需要下肢或骨盆承担不均衡负荷的活动，如滑冰、体操、高尔夫及踏板有氧运动均可引发骶髂关节疼痛。

既往的腰椎手术，特别是融合术，会改变腰部的生物力学，从而对骶髂关节产生不良应力，最后导致或加重疼痛。疼痛可能会放射至腹股沟区，甚至整个下肢，但是腰部L5支配平面以上的区域不会被累及。

邻近结构的病变：关节囊及韧带张力异常、关节活动过少或过多、剪切力、关节的异常力学环境、骨折、软组织损伤、炎症。

如果体格检查时按压骶髂关节能够复制出疼痛，那么就能够明确骶髂关节是疼痛的来源。

诊断

髂窝和髂后上棘有压痛点。X线片能够发现晚期的关节炎，然而，早期退变在X线片中很难被发现。可以通过关节腔注射局部麻醉药物和神经阻滞来消除疼痛。

骶髂关节的特殊检查：Patrick试验，Fortin、

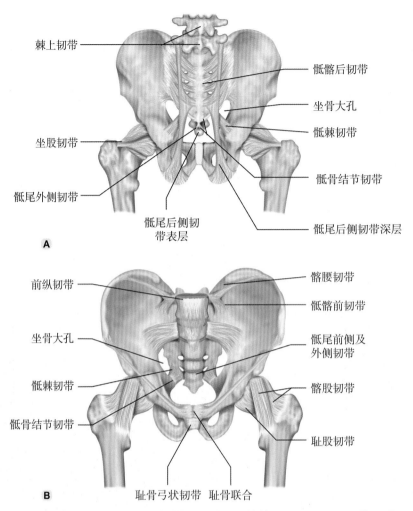

棘上韧带

骶髂后韧带

坐骨大孔

骶棘韧带

坐股韧带

骶骨结节韧带

骶尾外侧韧带

骶尾后侧韧带深层

骶尾后侧韧带表层

A

前纵韧带

髂腰韧带

骶髂前韧带

坐骨大孔

骶尾前侧及外侧韧带

骶棘韧带

髂股韧带

骶骨结节韧带

耻股韧带

B

耻骨弓状韧带　耻骨联合

图 4.1　骶髂关节的连结和韧带以后的邻近结构。A. 后面观；B. 前面观

Gaenslen 试验，Yeoman 试验。

骶髂关节损伤或功能障碍的易感因素

关节囊及滑膜的紊乱、关节囊和韧带拉伤、关节活动过少或过多、外源性挤压力或剪切切力、关节的异常力学环境、微骨折或显性骨折、软骨软化、软组织损伤、炎症、关节松弛、退行性关节疾病、臀部着地跌倒史等。

骶髂关节疼痛的治疗

● 首先应采用保守治疗，如药物、物理治疗和

针灸治疗。如果这些治疗未能显效，后续治疗可以先尝试关节囊内注射、腰骶神经根阻滞，应用射频消融或激光消融行神经切断术

● 骶髂关节囊内或囊外注射：关节内注射麻醉药物可以确认疼痛是否来自关节

局部麻醉和糖皮质激素能够有助于打破疼痛循环，有助于康复锻炼

骶髂关节注射技术

● 患者取俯卧位

● 给予局麻及轻度静脉镇静镇静药，在透视引导及定位下，用 22 号针穿刺入关节（图 4.2）

- 关节内注入造影剂（碘帕醇）以确认穿刺针位置正确

- 将配置好的局麻药物和激素混合液注入关节（5~10 ml 0.25% 利多卡因和 30 mg 氟羟氢化泼尼松）

- 在关节注射后，一些患者可能需要佩戴骶髂关节保护支具缓解症状

骶髂关节神经热切断术操作要点

- 必须有两次骶髂关节神经阻滞证实有效后，才能进行内镜下显微减压术及激光神经热切断术

- 患者取俯卧位

- 调整 C 臂机位置，直至看到骶髂关节后方关节线

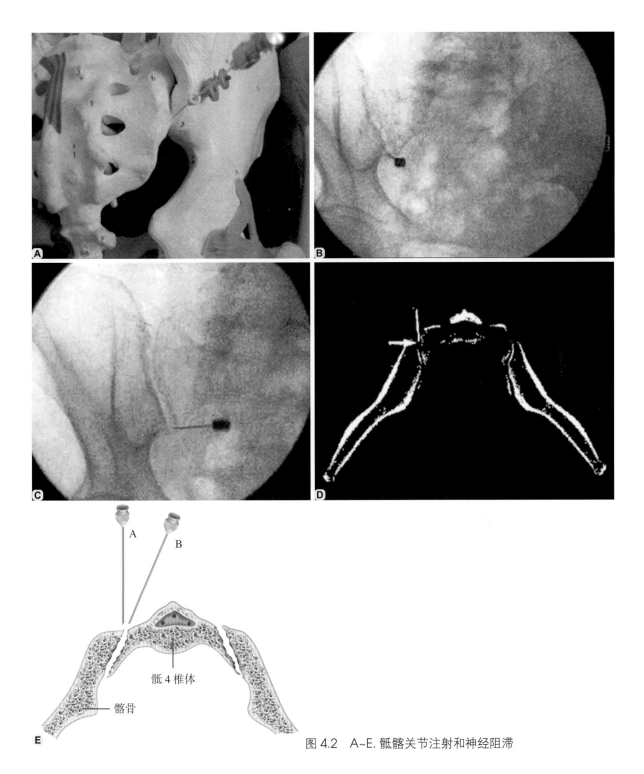

骶 4 椎体

髂骨

图 4.2　A~E. 骶髂关节注射和神经阻滞

• 球管从需治疗的骶髂关节对侧进入，向尾侧成角、并向对侧倾斜 15°~20° 角，以看到骶髂关节后关节线，该关节线沿骶孔外侧 5 mm 向上延伸（图 4.3、4.4）

透视技术

• 脊柱处于俯卧位

• 透视射线与前部及后部骶孔相平行

• 前后位骶骨透视

• 前、后骶孔对齐

• 前后骶孔对齐的前后位骶骨摄片

• 红色标记点及红色曲线是激光神经热切断术的目标部位

• 激光神经消融术的成功实施需要将 Ho：YAG 激光系统的设置调整至：每个部位 / 神经的消融能量为 125 J（5 W，10 Hz）

• 内镜引导同样可以用于准确定位支配骶髂关节的神经

• 在激光神经热切断术过程中，可以持续滴入冷盐水以吸收激光所产生的热量（图 4.5~4.8）

术后处理

• 术后 30 分钟可下地活动，随后即可出院

• 术后第 1 天即可以淋浴

• 冰敷有益

• 有时可能需要给予温和的镇痛药及肌松剂

• 术后第 1 天开始循序渐进地锻炼和物理治疗

• 康复治疗是对微创手术的补充，有利于保持节段活动

• 3 天后可以在力所能及的前提下重返工作（不要从事重体力劳动）

激光神经热切断术的手术效果

• 34 例患者，平均随访 12~24 个月

• 总体效果：31 例（91.2%）患者疗效优良，3 例（8.8%）患者疗效一般

• 采用不同的评价疗效的指标，包括改良 MacNab 标准、Oswestry 功能障碍分数 / 指数（ODI）、视觉疼痛模拟评分（VAS）、患者满意度评分、疼痛图表和 / 或患者目标完成分数（PTA）

• 32 例（94%）患者总体满意

• 3 例（8.8%）患者总体疼痛减轻，但残留轻度疼痛和感觉异常

• 术中及术后并发症发生率：0 例

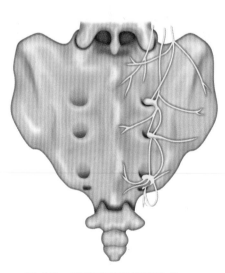

图 4.3　骶髂关节神经消融术

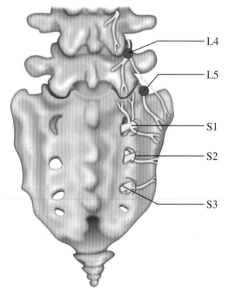

图 4.4　激光神经热切断术的目标定位

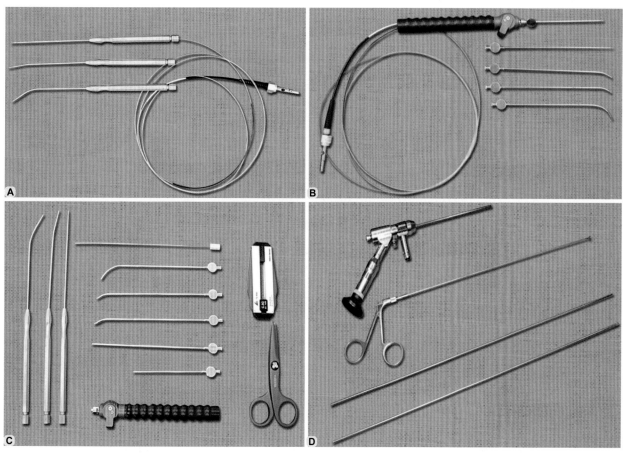

图 4.5　神经根切断术所需设备：激光光纤、各式定位通道及内镜

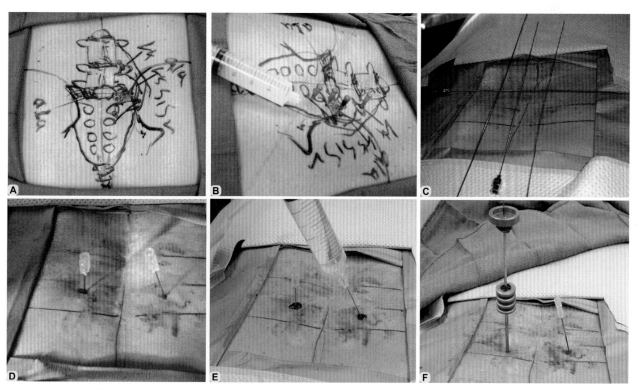

图 4.6　在透视引导下定位支配骶髂关节的神经

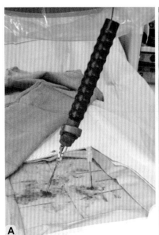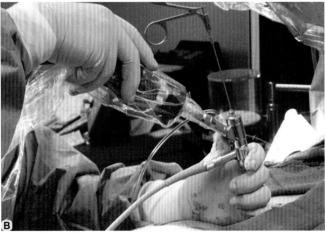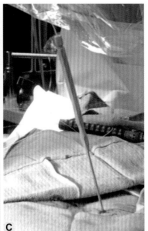

图 4.7　工作探针通道的置入，内镜视野下直视神经

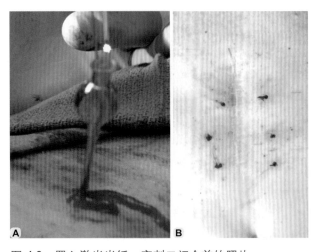

图 4.8　置入激光光纤，穿刺口闭合前的照片

总结 [1-11]

骶髂关节疼痛的保守治疗手段包括药物、物理治疗、冷疗及热疗，也可通过注射药物及局部神经阻滞获得部分缓解。如果保守治疗失败，骶髂关节疼痛症状持续存在，可以在门诊采用激光神经热切断术和结合 L3-S3、骶髂关节显微减压的激光神经热切断术。对于保守治疗无效的患者来说，它是一种安全和有效的门诊手术方式，既可以节省花费，也能够促进康复。

参考文献

1. Chiu J, Clifford T. Microdecompressive percutaneous discectomy: Spinal discectomy with new laser thermodiskoplasty for non extruded herniated nucleus pulposus. Surg Technol Int. 1999;VIII:343-51.

2. Chiu J, Maziad A, Rappard G, et al. Evolving Minimally Invasive Spine Surgery: a Surgeon's Perspective on Technological Convergence and Digital OR Control System, In Szabo Z, Coburg AJ, Savalgi R, Reich H, Yamamotto M (eds): Surgical Technology International XIX, UMP, San Francisco, CA; 2009. pp 211-22.

3. Chiu J, Savitz MH. Use of Laser in Minimally Invasive Spinal Surgery and Pain Management. In Kambin P (ed): Arthroscopic and Endoscopic Spinal Surgery – Text and Atlas (Second ed). New Jersey: Humana Press; 2005. Chapter 13, pp 259-69.

4. Cohen SR. Sacroiliac joint pain: A comprehensive review of anatomy, diagnosis, and treatment. Aires its Airalg. 2005;101:1440-53.

5. Dreyfuss P, Dreyer SJ, Cole A, Mayo K. Sacroiliac joint pain. J Am Acad Orthop Surg. 2004;12:255-65.

6. Dreyfuss P, Dryer SJ, Griffin J, et al. Positive sacroiliac screening tests in asymptomatic adults. Spine. 1994;19:1138-43.

7. Fenton DS, Czervionke LF(eds). Image-Guided Intervention. Philadelphia: WB Saunders; 2003.

8. Netter FH (ed). Atlas of Human Anatomy. Ciba Geigy Corporation; 1989.

9. Schwarzer AC, Aprill CN, llogduk N. The sacroiliac joint in chronic low back pain. Spine. 1995;20:31-7.

10. Waldman SD (ed). Atlas of Interventional Pain Management (2nd ed). Philadelphia: WB Saunders; 2004.

11. Wang LH, Mckenzie-Brown AM, et al.(eds). The Handbook of C-Arm Fluoroscopy-Guided Spinal Injections. Informa Healthcare; 2006.

第5章

应用 Disc-Fx 的纤维环髓核成形术在腰椎间盘疾病治疗中的作用

Naresh Kumar, Sambhav Shah, Siddharth Shah
译者：钱济先　赵海恩

简介

下腰痛（LBP）在全世界的发病率约为 30%~40%[1,2]。在美国，每年由于下腰痛引起的经济损失达 1 000 亿美元[3]。其中大约 40% 下腰痛来源于椎间盘[4]。这些椎间盘源性下腰痛可能是由椎间盘突出或者椎间盘退行性疾病（DDD）引起。有很多关于椎间盘突出症患者行椎间盘切除术的成功案例报道[5,6]。但值得注意的是，对于包容性较小的椎间盘退变病例不适合行椎间盘切除术，因为这类疾病的手术效果并不理想[7]。

对于由 DDD 导致的椎间盘源性下腰痛，传统的治疗方法包括非手术治疗[8]或手术治疗，如脊柱融合术[9,10]和人工椎间盘置换术[11-13]。然而，手术治疗也存在着固有的缺点：脊柱融合术后可能出现假关节形成或者邻近节段退变[14-18]。人工椎间盘置换术则存在手术损伤较大、术后可能出现假体下沉、远期临床效果不明确等问题[19-22]。因此，近年来出现了一些微创的方法治疗椎间盘源性下腰痛。

Disc-Fx®（Elliquence，LLC，Baldwin，NY）就是这样一种结合了经皮椎间盘切除术、髓核射频消融术以及纤维环成形术的微创系统。

作用机制

除了经皮椎间盘切除术，Disc-Fx® 还能够应用于髓核射频消融术和纤维环修成形术。这一技术利用 Elliquence Surgi- Max® 发生器产生的 1.7 MHz 较高频率的射频能量，通过两种不同的调制方式——双极涡轮模式和双极性血流模式发挥作用。通过双极涡轮模式行髓核消融，而通过双极性血流模式皱缩纤维环而达到纤维环修补的目的[23,24]。使用高频率能量的优点是降低产热并且使周围组织的损伤减到最小[23,24]。射频能量通过可控的探针（Trigger-Flex®，Elliquence）传递。

尸检结果表明，通过射频消融术可以去除平均 0.8 g 的椎间盘组织，同时降低相应椎间盘内压力[23]。通过纤维环背侧的纤维成形术可以灼烧炎性组织，使纤维环皱缩大约 30%，硬膜外空间因而增大 9%[23]。另外，纤维环成形术还可以减少椎间盘退变纤维环中的神经纤维引起的疼痛。Trigger-Flex® 可控探针可以使射频能量准确地传递到病变部位。可视化内镜可以实时地观察各个步骤中髓核的减压情况。

适应证

1. 伴腰痛和 / 或腿痛的局限性腰椎间盘突出。
2. 纤维环撕裂引起的化学性坐骨神经痛或下腰痛。
3. 伴有椎间盘退变的轴性下腰痛。

只有经过保守治疗至少 3 个月后没有效果者，才建议进行手术治疗。

禁忌证

1. 椎间盘突出或游离。

2. 椎间盘高度丢失 50% 以上。

3. Pfirmann 分级[25]< 2 或者 > 4。

4. 感染。

5. 肿瘤。

6. 骨折。

7. 怀孕。

相对禁忌证

1. 高髂嵴患者（进入 L5 - S1 椎间盘比较困难）。

2. 椎弓峡部裂。

3. 脊柱滑脱。

所需设备

• Surgi-Max® 能量源

• Trigger-Flex® 系统

• 监控显示器、摄像机和光源

• 透视机（Ⅱ）

• 脊椎穿刺针 16 G×8

• 导丝（粗的和细的）

• 锥形扩张器

• 环钻

• 斜套筒

• 直套筒

• 髓核钳

• 不透 X 线的造影剂（Omnipaque™ 350，GE Healthcare，Cork，Ireland）

手术技术

Disc- Fx® 手术在清醒镇静（麻醉管理）下行局部麻醉即可进行。将患者置于俯卧位并在腹侧骨突起处加以软垫。通过 X 线透视确认定位目标椎间盘。采用后外侧入路，16/18 号的脊椎穿刺针通过上关节突（SAP）的外侧、神经根的内侧进入椎间盘。进针的角度取决于椎间盘病变的位置。常用的进针角度大约在 10°~30°（在 L5-S1 水平由于髂嵴的存在，这个进针角度可能需要调整）。首选从病变侧进行穿刺。为便于说明，通过以下 4 个步骤对手术过程进行说明（图 5.1~5.12）：

1. 椎间盘造影术。

2. 椎间盘摘除术。

3. 髓核消融术。

4. 纤维环成形术。

椎间盘造影术：使用 2 ml 造影混合溶液 [配方：10 ml 溶液＝5 ml 欧乃派克（Omnipaque）＋3 ml 的生理盐水＋2 ml 的靛胭脂] 进行椎间盘造影并记录造影结果。通过穿刺针插入导丝，插入至髓核并穿过髓核直达对侧的纤维环。皮肤上做一个 3 mm 的小切口以便于放入套管或者软组织扩张器，抵达纤维环或者破碎的髓核。此时可以插入内镜确认套管位置是否正确。

椎间盘摘除术：通过小的髓核钳切除纤维环内或者游离于韧带下的椎间盘组织。

把 Trigger- Flex® 可控探针插入椎间盘，使用 Surgi-Max® 发生器采用双极 Turbo 模式进行髓核消融。通过这种局部生热的方式可以使髓核组织收缩并变硬。在 6 个不同的方位对髓核进行 6 次射频消融术。然后，用髓核钳把所有的髓核组织取出来。通过内镜可以看到掏空以后的椎间盘背侧的腔隙。

然后调整 Trigger- Flex® 可控探针在椎间盘背侧的腔隙中的方向，使探针位于病变的区域，并使用 Hemo 模式进行纤维环成形术。通过不同的方位对纤维环进行 4 次成形术。通过这种方式可以去除向髓核内生长的肉芽组织和神经末梢，并且可以使敞开的纤维环萎缩。

通过内镜可以清楚地看到硬膜外腔和神经根，并可确认减压是否充分。手术结束后，使用 5 ml 的糖皮质激素和局麻药物的混合液（曲安奈德＋布比卡因）对纤维环进行浸润。前面所提到的所有步骤都

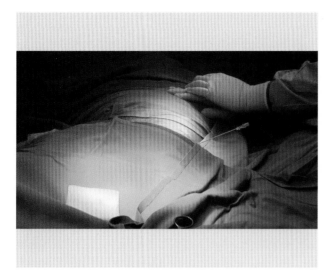

图 5.1　插入穿刺针行椎间盘造影

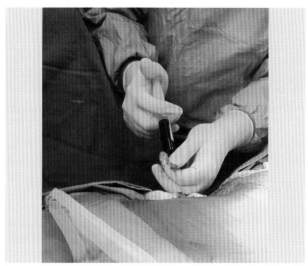

图 5.3　向椎间盘中注射造影剂

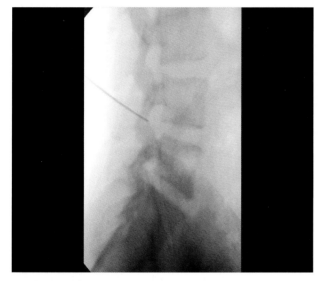

图 5.2　穿刺针在透视指导下进入目标椎间隙

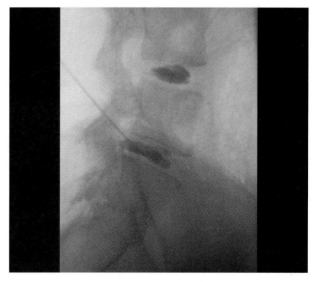

图 5.4　椎间盘造影结果显示：正常的椎间盘（L4–L5）呈"棉球"样表现，有症状的椎间盘（L5–S1）呈"裂隙"样表现

在透视监视下进行。手术时间需要 30~40 分钟。术后观察患者是否出现神经损伤症状或者手术相关的问题；如果没有，则允许患者在手术的当天出院。

优点

1. 微创。

2. 组织损伤小。

3. 可在清醒镇静下进行操作。

4. 内镜可视下行椎间盘切除术（使用内镜的情况下）。

5. 有针对性地应用椎间盘切除术和热能。

6. 工作套管直径小（3 mm），避免刺激椎间孔附近的背根神经节（DRG）。

7. 感染风险低。

8. 避免术后瘢痕和纤维化的形成。

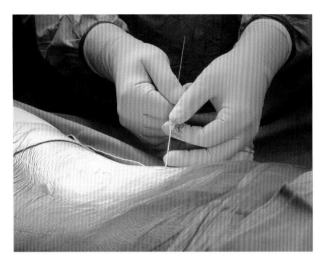

图 5.5 通过穿刺针插入导丝行 Disc-Fx® 手术

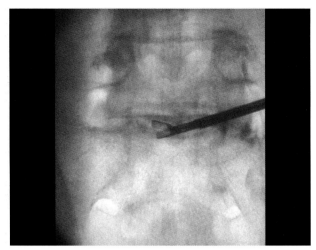

图 5.8 透视下进行经皮椎间盘切除术

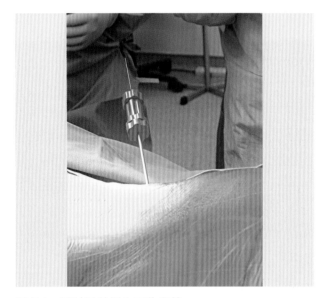

图 5.6 通过导丝插入工作套管

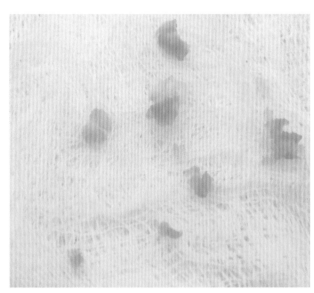

图 5.9 切除的椎间盘组织

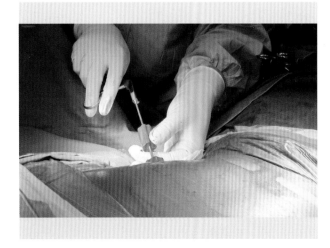

图 5.7 通过工作套管行经皮椎间盘切除术

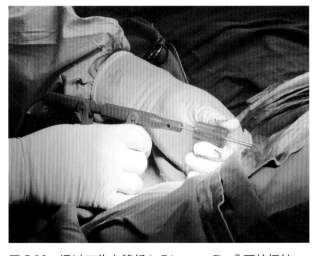

图 5.10 通过工作套管插入 Trigger-Flex® 可控探针

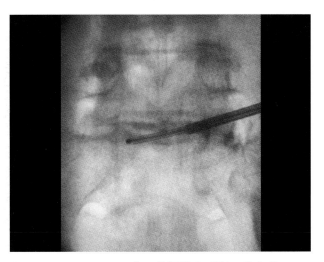

图 5.11　Trigger– Flex® 可控探针在透视下的表现

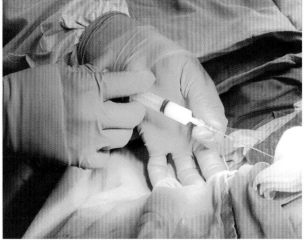

图 5.12　在纤维环内注射糖皮质激素和局麻药物的混合液（曲安奈德 + 布比卡因）

9. 康复快并早期重返工作。

缺点

1. 循证医学证据有限。

2. 对于高髂骨嵴患者 L5-S1 椎间盘使用受限。

3. 必须进行小范围的纤维环切除术。因此，理论上存在再突出的风险。

4. 如果不使用内镜，很难看见病变部位。

5. 特殊的一次性手术器械增加了手术成本。

6. 对于经皮手术操作不熟练的医生，存在学习曲线长的问题。

循证依据

在一项 Disc-Fx® 手术（25 例患者）和开窗减压术（25 例患者）治疗伴有单侧神经根性疼痛的包含型腰椎间盘突出症的比较研究中，Liao 等[26]研究发现，前者的手术时间、出血量和住院时间显著低于后者（$P = 0.01$）。两组患者术后 12 个月的 Oswestry 功能障碍指数评分（ODI）和视觉模拟评分（VAS）均比术前显著改善（$P = 0.01$）。两组之间相比较，术后 ODI 评分和 VAS 评分无明显统计

学差异（$P = 0.05$）。

Ramirez 等[27]通过对 130 例患者 198 个椎间盘的 Disc-Fx® 手术的回顾性研究表明，该手术的并发症的发生率为 4.5%，并发症包括硬脊膜撕裂、脊神经根炎以及椎间盘炎。再手术率为 3.8%。术后重返工作岗位的平均时间为 8 天。平均 VAS 评分由术前的 7.6 分降低到术后 3 年的 1.6 分。

在一项对于接受 Disc-Fx® 手术的 72 例患者的前瞻性对照研究中，Stefan Hellinger[23]发现患者的腰腿痛症状得到了明显的改善，平均 VAS 评分从术前的 8.5 分下降至术后 6 个月的 3.3 分。术后 6 个月，70% 以上患者的 MacNab 指数达到优或良。所有的患者表示如果有必要，他们会再次选择相似的手术方式，并且愿意向类似的疾病患者推荐该术式。

小结

简而言之，Disc-Fx® 手术是一个较新的微创手术，对于保守治疗无效的局限性的腰椎间盘突出症患者或者退行性椎间盘疾病患者群体具有潜在应用价值。这一术式的早期疗效明确，但是尚缺少高质量的长期随访的循证医学证据。

参考文献

1. Papageorgiou AC, Croft PR, Ferry S, et al. Estimating the prevalence of low back pain in the general population. Evidence from the South Manchester Back Pain Survey. Spine (Phila Pa 1976). 1995;20:1889-94.

2. Skovron ML, Szpalski M, Nordin M, et al. Sociocultural factors and back pain. A population-based study in Belgian adults. Spine (Phila Pa 1976). 1994;19:129-37.

3. Katz JN. Lumbar disc disorders and low-back pain: socioeconomic factors and consequences. J Bone Joint Surg Am. 2006;88 (Suppl 2):21-4.

4. Kallewaard JW, Terheggen MA, Groen GJ, et al. Discogenic Low Back Pain. Pain Pract. 2010;10:560-79.

5. Mirza SK, Deyo RA. Systematic review of randomized trials comparing lumbar fusion surgery to nonoperative care for treatment of chronic back pain. Spine (Phila Pa 1976). 2007;32:816-23.

6. Weinstein JN, Lurie JD, Tosteson TD, et al. Surgical versus nonoperative treatment for lumbar disc herniation: four-year results for the Spine Patient Outcomes Research Trial (SPORT). Spine (Phila Pa 1976). 2008;33:2789-800.

7. Dora C, Schmid MR, Elfering A, et al. Lumbar disk herniation: do MR imaging findings predict recurrence after surgical diskectomy? Radiology 2005;235:562-7.

8. Singh V, Derby R. Percutaneous lumbar disc decompression. Pain Physician. 2006;9:139-46.

9. Gerges FJ, Lipsitz SR, Nedeljkovic SS. A systematic review on the effectiveness of the Nucleoplasty procedure for discogenic pain. Pain Physician. 2010;13:117-32.

10. Manchikanti L, Derby R, Benyamin RM, et al. A systematic review of mechanical lumbar disc decompression with nucleoplasty. Pain Physician. 2009;12:561-72.

11. Pfirrmann CW, Metzdorf A, Zanetti M, et al. Magnetic resonance classification of lumbar intervertebral disc degeneration. Spine (Phila Pa 1976). 2001;26:1873-8.

12. Lee JS, Hobden E, Stiell IG, et al. Clinically important change in the visual analog scale after adequate pain control. Acad Emerg Med. 2003;10:1128-30.

13. Copay AG, Glassman SD, Subach BR, et al. Minimum clinically important difference in lumbar spine surgery patients: a choice of methods using the Oswestry Disability Index, Medical Outcomes Study questionnaire Short Form 36, and pain scales. Spine J. 2008;8:968-74.

14. Chen YC, Lee SH, Chen D. Intradiscal pressure study of percutaneous disc decompression with nucleoplasty in human cadavers. Spine (Phila Pa 1976). 2003;28:661-5.

15. Chen YC, Lee SH, Saenz Y, et al. Histologic findings of disc, end plate and neural elements after coblation of nucleus pulposus: an experimental nucleoplasty study. Spine J. 2003;3:466-70.

16. Lee MS, Cooper G, Lutz GE, et al. Histologic characterization of coblation nucleoplasty performed on sheep intervertebral discs. Pain Physician. 2003;6:439-42.

17. O'Neill CW, Liu JJ, Leibenberg E, et al. Percutaneous plasma decompression alters cytokine expression in injured porcine intervertebral discs. Spine J. 2004;4:88-98.

18. Bokov A, Skorodumov A, Isrelov A, et al. Differential treatment of nerve root compression pain caused by lumbar disc herniation applying nucleoplasty. Pain Physician. 2010;13:469-80.

19. Mirzai H, Tekin I, Yaman O, et al. The results of nucleoplasty in patients with lumbar herniated disc: a prospective clinical study of 52 consecutive patients. Spine J. 2007;7:88-92; discussion -3.

20. Gerszten PC, Welch WC, King JT, Jr. Quality of life assessment in patients undergoing nucleoplasty-based percutaneous discectomy. J Neurosurg Spine. 2006;4:36-42.

21. Cohen SP, Williams S, Kurihara C, et al. Nucleoplasty with or without intradiscal electrothermal therapy (IDET) as a treatment for lumbar herniated disc. J Spinal Disord Tech. 2005;18 Suppl:S119-24.

22. Singh V, Piryani C, Liao K, et al. Percutaneous disc decompression using coblation (nucleoplasty) in the treatment of chronic discogenic pain. Pain Physician. 2002;5:250-9.

23. Hellinger S. Disc-FX – A Treatment for Discal Pain Syndromes Combining a Manual and Radiofrequency-assisted Posterolateral Microtubular Decompressive Nucleotomy. European Musculoskeletal Review. 2011;6(2):100-4.

24. Hellinger S, Liao X, Mermelstein L, Kumar N, Nucci R, Ramirez J. Radiofrequency assisted lumbar semi- endoscopic manual discectomy using the Disc- Fx system- Preliminary results of various ongoing clinical outcome studies worldwide. European Musculoskeletal Review. 2011;6(4):265-71.

25. Pfirrmann CW, Metzdorf A, Zanetti M, et al. Magnetic resonance classification of lumbar intervertebral disc degeneration. Spine (Phila Pa 1976). 2001;26:1873-8.

26. Liao X, Jiang J, Xiong DL et al. the comparison of clinical outcomes of percutaneous lumbar discectomy with Disc- fx system with fenestration and decompression for contained lumbar disc herniation (LDH) with radicular pain. Chinese J Pain Med. 2011;17(1):25-29.

27. Ramirez JF, Sierra JM. Rugeles JG et al. Thermodiscoplasty with RF: An alternative to the management of discogenic pain. Presented at: 4th Congress of the Inter American Society for Minimally Invasive Spine Surgery, Cartagena, 12th May 2011.

第6章

应用内镜的微创脊柱外科技术的重点和技巧

John C Chiu, Ali M Maziad

译者：吴文坚　周跃

简介

椎间盘退变是影响很多中年人的常见疾病，随着年龄的增长而加重。缺乏锻炼、姿势习惯不良、肥胖和反复的损伤都可能加速疾病的发展，导致症状的发生。根据累及节段的数量和椎间盘退变的程度不同，患者中轻者仅表现为轻度的肌肉疼痛，重者则可能因为神经的压迫影响运动和感觉，甚至导致残疾。

椎间盘退变的治疗通常遵循阶梯治疗原则和临床路径，从休息和药物治疗到大范围手术不等。传统手术常需要做大的切口，进行广泛的深部软组织剥离才能到达病变的部位。

在开放手术以后，患者恢复时间较长，有时恢复不完全。广泛的肌肉剥离可能成为患者新的疼痛源，可能延续数月，直至患者适应了手术的疼痛和脊柱获得融合为止。

单独后方融合常常不足以获得坚强的机械融合。而如果通过前路经腹腔入路进行椎体间融合，则可能导致更严重的手术创伤和风险。

由于担心手术风险，很多患者不愿意接受常规的开放手术。最近，依靠影像学、内镜技术和激光系统的长足进步，微创脊柱外科手术[1-3]的安全性和有效性得到了保证，手术风险大大降低。

微创脊柱外科手术的目的在于通过小的通路切除突出的椎间盘，减压神经根，给硬膜囊提供更大

的空间（对腰椎管狭窄症患者），同时不影响脊柱结构的稳定性。对于有明显脊柱不稳定的患者，仍然需要进行脊柱内固定。但是，如果患者手术风险高或者拒绝进行切开手术，结合网格定位系统（grid positioning system，GPS）的脊柱微创手术也可以是一个手术选项。

我们应用了新的GPS[1]概念，在术前精确地定位病灶或者手术目标，还能在术中帮助定位椎间孔。

在本章中，我们将阐述GPS[1]如何帮助医生方便地进行微创脊柱外科手术[4-12]，缓解由于椎间盘退变和神经压迫造成的症状[13-22]，降低手术的风险，加速患者的恢复[23-33]。

我们还将总结我们这些年积累的经验和手术技巧，这将有助于医生避免手术的困难，降低手术风险，提高手术的疗效。

手术适应证 [7-12]

- 难治性腰腿痛（神经根性疼痛）
- 神经性跛行
- 神经根压迫导致感觉和运动异常
- 椎间盘突出或者游离脱出导致严重腰痛或者下肢痛
- 经关节突关节封闭后腰痛仍持续存在
- 侧隐窝狭窄伴动力性压迫或非压迫性根性痛
- 既往切开手术失败伴神经周围粘连，腰椎手

术失败综合征，腰椎融合术后邻近节段退变和突出

- 经保守治疗至少 12 周无效
- Ⅰ度腰椎滑脱
- 多节段椎间盘广泛退变，如果不进行微创手术可能需要进行大的切开手术

经验

- 在很多情况下，患者的影像学检查尤其是 MRI 检查会提示多节段椎间盘退变，可能导致假阳性的结果。因此，在进行 MRI 和其他的检查"之前"应该详细询问患者的病史，进行仔细的体格检查。这样确保医生通过引起患者症状的病因建立诊断

- 先尝试进行保守治疗，例如锻炼、药物治疗、物理治疗、痛点或关节突关节封闭等，有助于排除由于肌肉或者小关节病变引起症状的可能。混合使用短效麻醉剂（利多卡因）、长效麻醉剂（吗卡因）和皮质激素（地塞米松）有助于缓解某些患者的症状

- 如果怀疑患者症状由于椎间盘疾病引起，可进行诱发椎间盘造影。在轻度镇静的情况下，如果可以复制患者的症状，则可以确认患者下腰痛和根性疼痛的来源，并提供选择手术的可靠依据。同时在手术前也可以进行硬膜外的封闭，一定程度上可以缓解患者症状

- 与很多手术一样，术前计划是手术成功的关键。确认症状的关联部位和症状的方向，将避免一些低级而严重的错误，例如错误的节段或者错误的手术方向

- 很多患者可能同时伴有其他的问题，例如老年患者可能合并骨质疏松，会加重腰痛的症状。对于 60 岁以上患者，我们常规进行骨密度的检查，如果 T 值低于 -2.5 SD，即开始给予抗骨吸收药物的治疗

- 术前必须确认患者是否有椎体的异常，例如多余肋骨（extra ribs）、腰椎骶化、骶椎腰化或椎体缺失等。如果发现有这样的异常，我们建议拍摄脊柱全长 X 线片，准确计算椎体和肋骨的数量，避免手术节段错误（图 6.1）

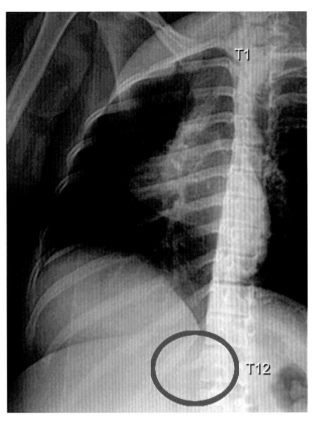

图 6.1 T12 单根肋骨患者——通过胸椎全长 X 线片进行准确的计数

禁忌证

- 马尾综合征
- 肿瘤
- 脊柱退变合并显著不稳定（滑脱 2°~3°）
- 创伤性不稳定脊柱骨折

经验

对于这些患者，由于患者有生物力学的问题或者疾病本身较复杂，脊柱微创手术可能不能完全解决患者的问题，但如果患者的一般情况不适合开放手术，则微创手术可能是唯一的选择。

麻醉和体位放置 [7-12]

与传统开放手术不同，微创手术可以在清醒、静脉使用镇静药局麻条件下进行手术，这有助于避

免全麻的并发症。

我们改进了我们的手术技术，患者置于侧卧位，患侧在上面。与俯卧位相比，侧卧位可以减少腹腔的压力、静脉压力、骨盆淤血，降低 DVT 的风险，同时由于侧卧位可以保持肺活量，因而可以减少肺部的并发症。俯卧位还可以更好地进行节能型气道管理。如果需要进行双侧手术，先一侧卧位进行一侧的手术，然后再翻身进行另外一侧的手术。

经验

- 放置体位时屈膝屈髋 90°可以减少神经根的牵拉，手术过程更加安全
- 对于所有患者即使是年轻患者都应该使用抗 DVT 的弹力袜，以避免血管淤滞
- 在骨突部位垫好以避免压疮
- 患者俯卧位时（胸椎椎间盘摘除），使用一个带有垫子的架子把患者置于屈曲位，使得后方椎间隙打开
- 使用肌电图监测由于神经刺激引起的肌肉活动
- 用胶带把患者牢固地固定到手术台上，以免手术时患者活动，轻微的活动或者体位改变都可能增加手术的难度且需要重新放置体位
- 手术辅助团队应该熟悉手术过程，确保手术野中没有不透射线的物质，以节约手术时间
- 本手术高度依赖于术中的透视。一个熟练的 C 臂机技师可以节约医生许多宝贵时间，减少不必要的射线暴露
- 术前的影像学检查结果放在手术室的显著位置（如果有大屏幕的数字显示屏则更好），这有助于手术时确认病变的确切部位，尤其对于多节段的手术（即正中、旁正中、极外侧型椎间盘，骨赘，黄韧带肥厚等）
- 应用术中外科信息系统，例如为脊柱微创手术特别设计的 Surgmatix® 系统，有助于让手术以患者为中心，便于医生及工作人员持续监测手术的所有情况（患者的生命体征、BIS、心电图、C 臂机、内镜、激光机器等），使得手术更加安全（图 6.2）

持续术中监护 [9-12]

放置消毒的电极进行持续的术中神经肌电图监护。对于脊柱微创手术，术中肌电图的监护对于避免神经根损伤是绝对必要的。此外，还可以应用表面 EEG 监测优化麻醉，降低麻醉药的使用。

即使在局麻下手术，仍然需要监测患者的生命体征。

应用网格定位系统定位病变部位 [1]

网格定位系统是一个解剖定位系统，它把腰椎分为 24 个网格区，通过该系统可以把突出或脱出的椎间盘准确的定位。手术医生应该了解 24 个网格区和其他的解剖标志如椎弓根、椎板和硬膜囊等的相对关系，这有助于医生精准地进行脊柱内镜微创手术。

根据突出椎间盘的部位，选择不同的经椎间孔径路（病灶同侧或者对侧）做切口，到达病变部位。中央型椎间盘突出可以采用椎板间入路。术前对于病灶准确的定位非常重要，这样可以精确地到达病灶部位，避免神经、血管、背侧神经节、硬膜甚至脊髓的不必要损伤。

病灶或者目标手术部位可以在 GPS 系统的网格中精确定位（图 6.3）。这个网格定位系统把腰椎分为 24 个不同的网格区域（A、B、C、D 与 1、2、3）。

腰椎椎体的 4 个垂直分区分别为：

A. 椎间孔外。

B. 椎间孔。

C. 关节突下。

D. 旁正中（左侧和右侧）。

腰椎椎体的三个水平分区分别为：

1. 椎间盘水平。

2. 椎间盘和椎弓根之间，在椎间孔水平。

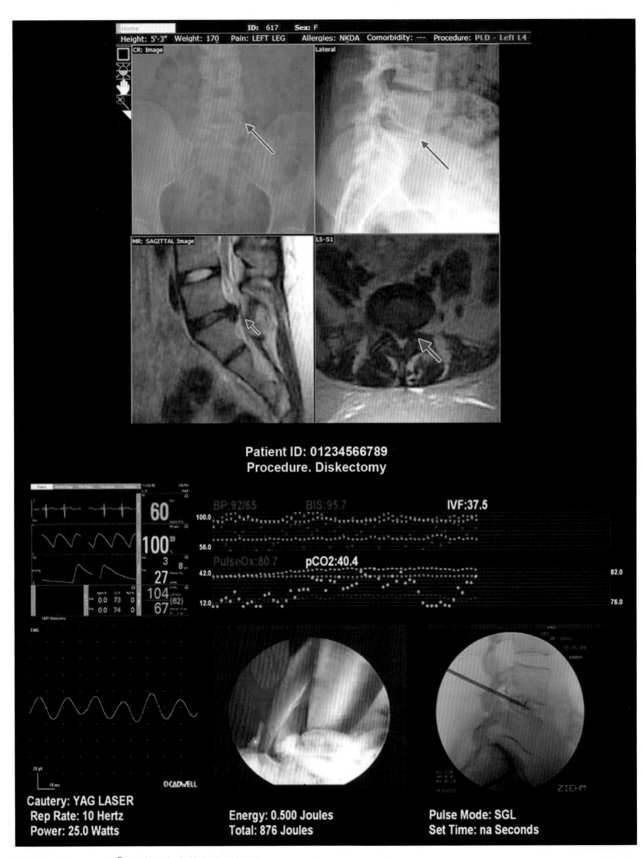

图 6.2　Surgmatix® 术前和术中数字化监视屏

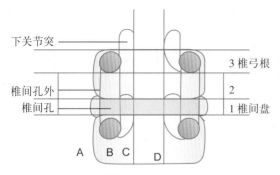

图 6.3　不同区域的网格定位系统（GPS）

3. 椎弓根水平。

手术设备、工具（图 6.4）和准备 [7-11]

如果要进行内镜激光手术和 / 或腰椎椎间孔成形术，需要以下的手术器械：

- 数字化透视设备（C 臂机）和监视器
- 可透视的碳纤维手术床
- 带有数字化视频监视器的内镜工作塔
- 广角经皮后外侧椎间孔镜，6°、6 mm 工作袖套、3 mm 工作通道
- 术中用于软组织扩张和保护神经结构避免受伤的逐级软组织扩张器，逐级套管（3.5~5.8 mm）；一套带鸭嘴延伸器的逐级套管（不同长度，一侧 5~10 mm）等。
- 逐级带齿环锯
- 带有逐级扩展器的 9.9 mm 通道扩张器
- 广角内镜，0° 和 30°、4 mm 外径（Karl Storz）
- 环锯、刮匙、抓持器和勺状镊子、2 mm 旋转咬骨钳、锉刀和磨钻
- 腰椎间盘切除器械盒（2.5 mm、3.5 mm、4.7 mm）

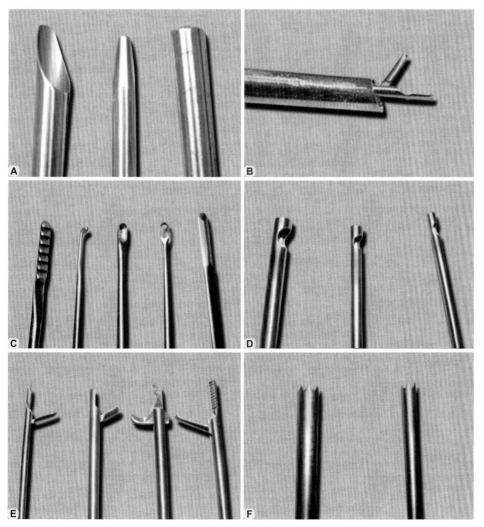

图 6.4　A~F. 不同的椎间盘切除器械：鸭嘴通道和扩张器、内镜下抓持器、骨锉刀、刮匙、椎间隙骨刀、刀片、抓持器和环锯

● 内镜抓持和切割钳、探针、刀片、剪刀、椎间盘切除钳和刮匙（图 6.4）

● 手动或者机械的冲洗、吸引器械

● 钬：钇铝石榴石（Ho：YAG）激光或射频发生器

● 不同大小的平头和右侧弯探针（侧烧）的钬 550 μm 激光裸露纤维，带或者不带冲洗系统，2 mm 侧烧冲洗的激光探头

经验

对于这个手术而言，良好的手术装备和器械非常重要。即使很小的细节，比如手术床不透光，都可能给手术造成很多麻烦。同样的，如果没有特别为内镜手术设计的器械，则可能影响手术的顺利进行，同时也给患者带来风险。

手术过程

术中通过网格定位系统决定通道入口[1]

使用 C 臂机透视确定需要手术的腰椎节段。透视下用弹性的针首先确定脊柱中线（透视下连接各棘突）和椎间孔连线（透视下连接椎间孔）。

透视下画出椎间隙水平线（代表椎间隙的水平面），从椎间孔线向内与中线交叉。

使用记号笔在椎间隙水平线标记切口和通道入口的位置。切口到中线的距离根据患者的身高和体重有所差别，一般平均为 12 cm。越是肥胖的患者，由于皮下脂肪较厚，中线旁开的距离越大。

手术技术[9, 11]

● GPS 定位以后，从切口到 Kambin 三角的路径上给予局麻浸润（图 6.5~6.11）。把一枚长的弹性导针从切口处（如前所述，图 6.12）插向 Kambin 三角（安全区，图 6.5）。Kambin 三角是进行后外侧入路内镜下椎间盘切除的入口，它是椎间盘后外侧方的直角三角形，斜边是出口神经根，基底（宽）是尾端椎体的上缘，高是行走神经根和硬膜

● 在导针的导引下，逐级插入扩张器至椎间盘

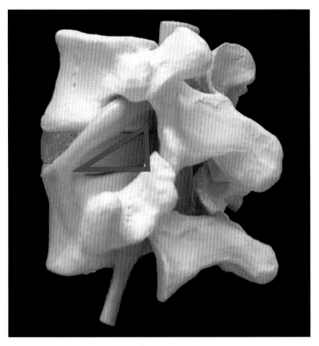

图 6.5　Kambin 安全三角

（图 6.13A）

● 进行椎间盘造影，确认病变椎间盘（图 6.13B）

● 在透视下和内镜指引下，使用不同类型的抓持器、环锯和刮匙机械地切除椎间盘（图 6.13C~G、6.14、6.17C）

● 可以用咬骨钳、刮匙或者高速磨钻去除骨赘（图 6.15）

● 减压后，使用 Ho：YAG 激光进行纤维环的成形，激光烧灼可以使得椎间盘皱缩，破坏痛觉末梢，封闭纤维环的破口，对于终板上的出血进行凝固止血。使用激光进行倒锥形烧灼，这样通过一个较小的切口就可以烧灼较大的范围（图 6.15）

● 激光烧灼以后，用椎间盘工具把椎间盘的碎屑冲洗吸出（图 6.16）

● 在手术最后，在椎间隙内和手术径路上注入皮质激素和局麻药，以减轻术后疼痛和炎症反应（图 6.17A）

● 切口只需要缝合一针（图 6.17C）

有时候，通过改变穿刺的路径，同一个切口可

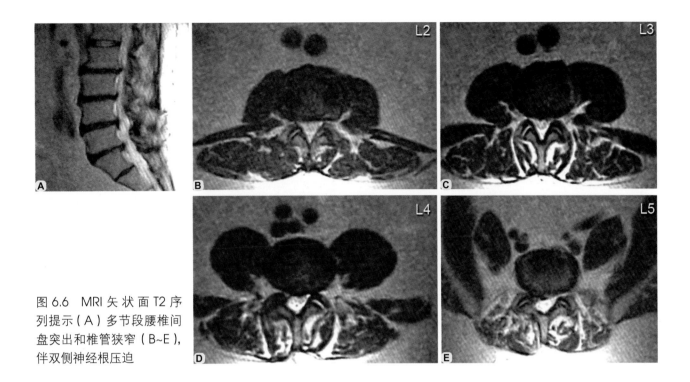

图 6.6　MRI 矢状面 T2 序列提示（A）多节段腰椎间盘突出和椎管狭窄（B~E），伴双侧神经根压迫

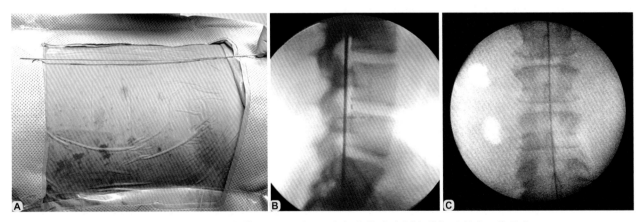

图 6.7　A. 确定患者的椎间孔线；B. 透视侧位片；C. 透视下确定中线或者侧方椎间孔线（正位片）

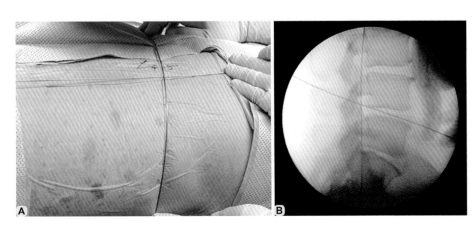

图 6.8　A、B. 透视下使用弹性导针确认 L4-L5 的椎间隙线

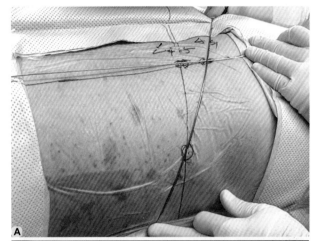

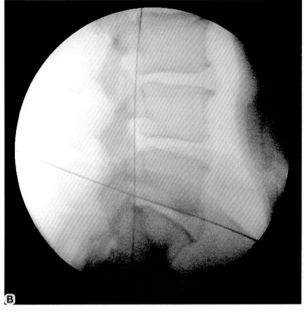

图 6.9　在同一个切口下，可以加大倾斜的角度，到达 L5–S1 间隙

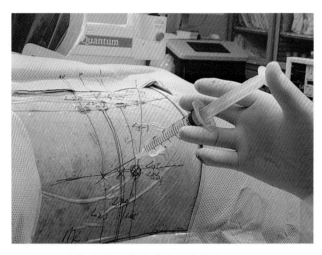

图 6.11　在每个切口处均进行局麻浸润

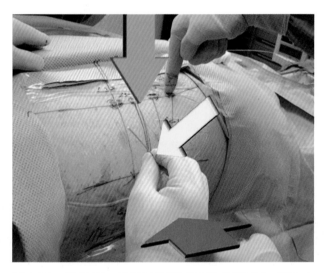

图 6.12　透视下，导针以接近 45° 的角度穿向 GPS 中的椎间孔

以做两个节段的手术（图 6.10）。

对于胸椎，患者置于俯卧位，可以通过以下的方法置入通道。

在中胸椎（T5-T8），通道入口在相应椎间隙中线旁开 4~5 cm；下胸椎（T9-T12）和上胸椎（T1-T4）通道入口在相应椎间隙中线旁开 6~7 cm。C 臂机透视下，导针与矢状面成角约为 35°~45°，朝向椎间盘中央穿刺进入"安全区"，这个区的内侧是椎弓根连线，外侧是肋椎关节的肋骨头，在肋横关节的内侧。在插入导针的过程中，必须保持针尖一直贴着肋骨头的内侧缘以免进入内侧的脊髓内，

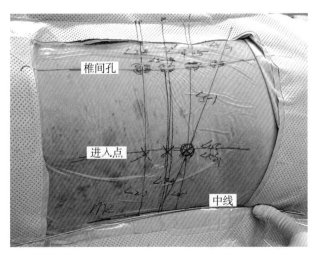

图 6.10　已完成的网格定位系统

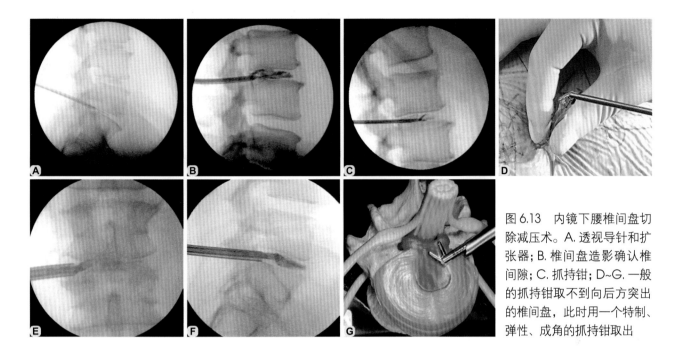

图 6.13　内镜下腰椎间盘切除减压术。A. 透视导针和扩张器；B. 椎间盘造影确认椎间隙；C. 抓持钳；D~G. 一般的抓持钳取不到向后方突出的椎间盘，此时用一个特制、弹性、成角的抓持钳取出

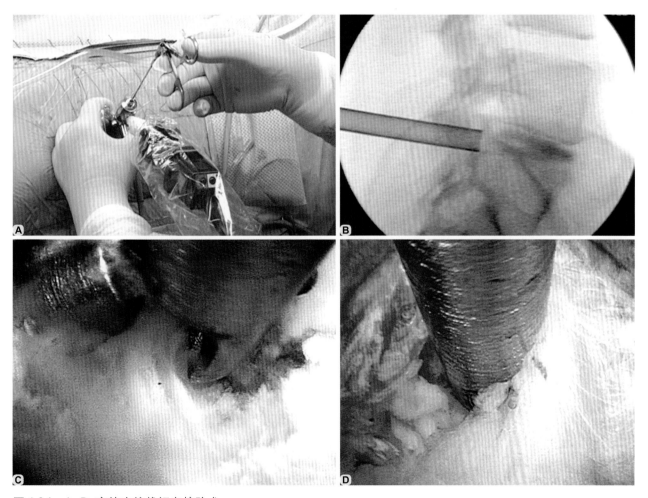

图 6.14　A~D. 实施内镜椎间盘摘除术

保持针尖在肋椎关节内侧以免穿破胸膜（图6.18）。

建立工作通道以后，与腰椎一样进行椎间盘摘除。

对于颈椎，手术技术略有不同，因为我们是从前方进入椎间盘。

通道入口（手术切口）在右侧胸锁乳突肌内侧缘，用示指按压胸锁乳突肌和气管之间的间隙，直接压到椎体表面，食管和气管向内侧推，颈动脉推向外侧，用指尖触及颈椎的前缘（图6.19）。

用一枚标准的18号椎管穿刺针经皮穿入到椎间盘内，透视确认。进行椎间盘造影确认节段。做一个3~4 mm皮肤切口，经椎管穿刺针插入更细的12英寸（1英寸=2.54 cm）导针，然后拔出椎管穿刺针。通过导针置入2.5 mm或3.5 mm内径的空心扩张器至椎间盘。建立好工作通道以后，用同样的方法进行椎间盘的摘除。

经验

- 在手术的每个步骤中使用C臂机引导非常重要，特别在使用内镜进行手术的时候。正侧位透视可以提供手术器械和重要结构与器官相对位置的立体定位。有时候医生可能认为某次的透视并不重要，这可能导致尖锐的手术器械穿破肠管或者大血管而导致灾难性后果。我们乐于称之为"智慧之眼"，如果怀疑可能损伤到某个重要结构，则最好多透视一下

- 有时候可能需要调整C臂机角度以获得真正的正侧位片，尤其是伴有退变性侧弯或后凸的患

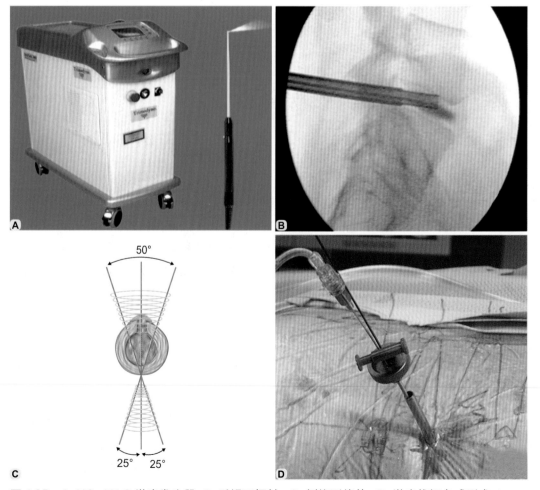

图6.15 A. HO：YAG 激光发生器；B. 透视下探针；C. 倒锥形烧灼；D. 激光椎间盘成形术

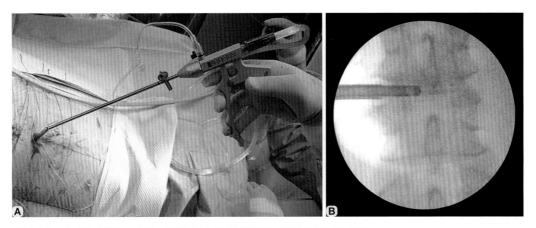

图 6.16 A. 激光烧灼以后，用椎间盘工具灌洗和吸引碎屑；B. 透视

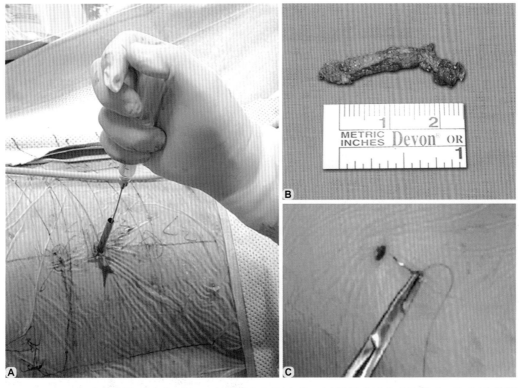

图 6.17 A. 在手术的最后一步，注入皮质激素和局麻药，以缓解术后疼痛和炎症；B. 切除椎间盘组织和骨赘；C. 缝合切口

者，直到患者透视下椎间隙平行，以保证穿刺径路安全

• 对于颈椎手术，在插入针的时候要保持收缩压在 130 mmHg（注入 5~10 mg 肾上腺素），这使得颈部血管更容易扪及，同时插入胃管便于触及食管

• 在肩胛骨下面放置一个小枕头，便于颈部过

伸，扩张椎间隙。在两侧肩膀贴上黏性胶带往远端牵拉，便于显露颈椎，尤其是下颈椎和颈胸交界部区域

• 对于胸椎手术，需要从颈胸椎或者胸腰椎逐个计数手术的节段。即使患者没有症状，在术后应该拍摄胸片，确认是否有气胸

• 使用管道系统进行软组织扩张比锐性切割更

好。这有助于减少术中出血,同时减少术后瘢痕形成,因此减少术后疼痛,加快患者的恢复,提高患者的疗效

• 激光烧灼功率应该与椎间盘的大小和部位相对应,一般说来,对于腰椎间盘我们使用900~1 200 J,胸椎间盘 500~700 J,颈椎间盘200~ 400 J。在进行椎间孔烧灼时务必小心,避免损伤神经根

术后处理[8-11]

在麻醉复苏以后即可下地行走,一般情况下患者手术以后 1 个小时即可出院,第 2 天即可淋浴。可给予患者非甾体抗炎药(NSAIDs),必要时给予轻度止痛药和肌肉松弛剂。术后 10 天至 3 周,患者可以逐渐恢复日常活动,但是应避免重体力劳动和久坐。

病例介绍

病例 1:腰椎

一例 63 岁患者,腰椎管狭窄伴多节段椎间盘突出(L2-L3、L3-L4、L4-L5 和 L5-S1),合并肥胖症和 I 型糖尿病。椎间盘突出最严重的是在 L5-S1,突出超过 6 mm。患者体重 280 磅(1 磅 = 0.45 kg),身高 5 英尺 8 英寸(图 6.6~6.17、6.20)(1 英尺 =12 英寸 =0.304 8 m)。

患者主诉腰痛和下肢放射性疼痛,包括双侧大小腿前方和表面及足的后方,右侧更为明显,伴有神经性间歇性跛行。

由于肥胖和糖尿病患者手术风险更高,多节段融合手术费用较贵,起初患者拒绝开放性融合手术。

在评估了患者的 MRI 影像以后(图 6.6),我们建议他进行内镜辅助微创减压术,患者同意。

对于肥胖的患者,皮下脂肪较厚,可能误导脊柱与皮肤表面的相对位置,穿刺进入椎间孔需要花费更多的时间。应用网格化定位系统,我们可以在透视下进行椎间孔的三角立体定位,并确定软组织与椎间孔的相对高度、宽度和深度,然后进行内镜手术。对于该患者侧卧位下进行了双侧 L2-L5 内镜显微减压术(图 6.7~ 6.17、6.20),每一侧手术时间不超过 1 小时,以免手术时间过长。

术后第 2 天,患者腰痛和下肢麻木症状明显改

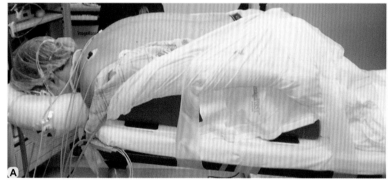
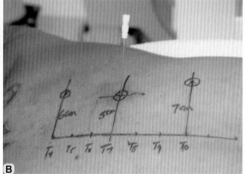
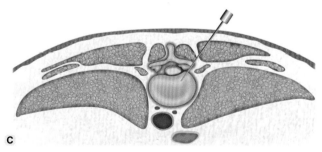
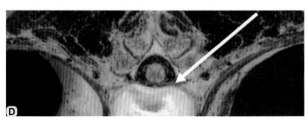

图 6.18　A. 体位;B. 标记;C~D. 穿刺针的入路

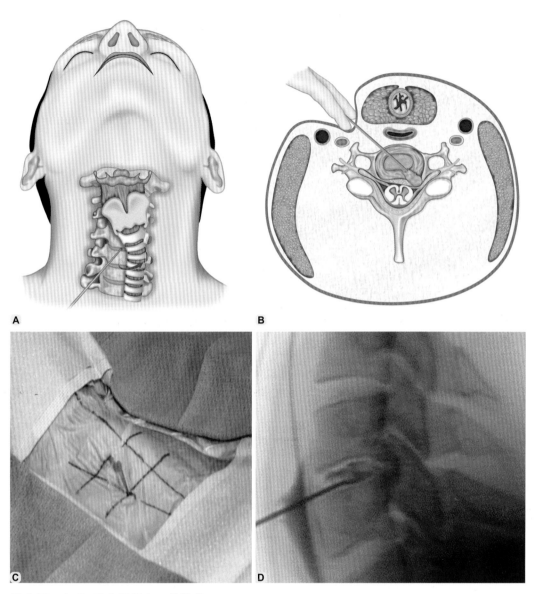

图 6.19　A~D. 建立通道入口的技术

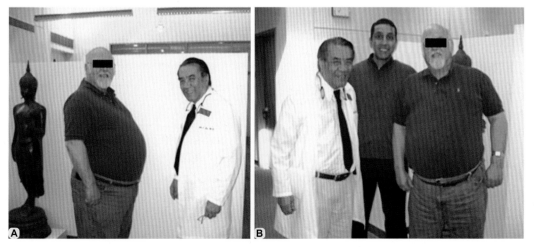

图 6.20　A、B. 一名肥胖患者在进行多节段 GPS 微创腰椎间盘摘除术后即刻可下地活动

善，腰椎活动度和行走也明显进步。

注意：通过调整穿刺路径的角度，L4-L5 水平的切口可以同时进行L4-L5 和L5-S1 的椎间盘切除，L4-L5 间隙的角度较垂直而L5-S1 椎间隙的倾斜角度更大。

病例 2：颈椎（图 6.21~6.23）

一名 22 岁男性武术运动员，主诉持续左侧颈肩痛，伴左手指麻木加重。MRI 提示 C5-C6 椎间盘突出。患者拒绝切开手术。于是我们建议他进行 C5-C6 突出椎间盘的 AECM 手术治疗，并进行椎间孔减压。我们对于该患者成功地进行了门诊手术。

病例 3：胸椎

一名 20 岁男性运动员，在一次摩托车车祸以后出现持续的轻度胸背部疼痛，沿着左侧第 9 肋骨

和 T9 的皮区麻木。MRI 检查提示 T8-T9 椎间盘突出。物理治疗、止痛药和硬膜外封闭都不能缓解症状。患者不愿接受开放手术，因而我们建议他进行

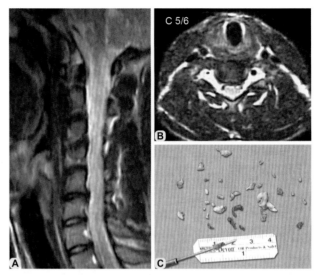

图 6.21　A、B. MRI 显示 C5–C6 突出；C. 取出的椎间盘组织

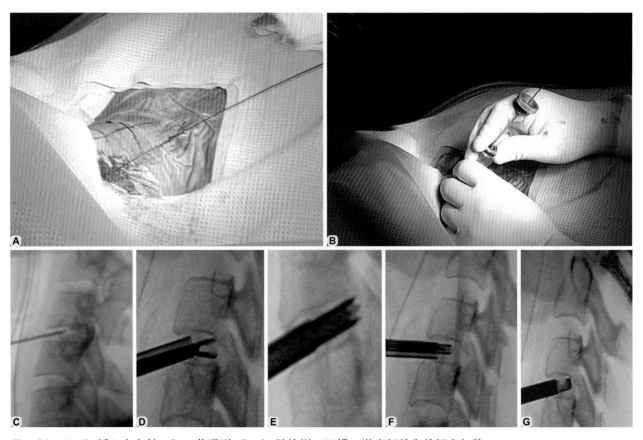

图 6.22　A、B. 插入空心针；C. 工作通道；D~G. 髓核钳、环锯、激光纤维和椎间盘切除

内镜椎间盘摘除术（图 6.24~6.27）。

讨论

我们开发了一个网格化定位系统，该系统便于对目标手术部位及路径进行精确的定位，可大大增加手术的准确度，缩短手术时间，改善手术的效果，尤其是对于高危的患者。对于腰椎间盘突出症和腰椎管狭窄患者进行内镜减压手术可以有效地切除突出椎间盘，减压狭窄的椎管，缓解患者症状。然而，对于不熟练的医生，准确的定位椎间孔和病灶有一定的挑战，尤其是如果患者以前做过手术或者由于脊柱畸形如退变性脊柱侧弯，局部解剖结构异常，则更加困难。对于肥胖患者，由于与脊柱相关的形态解剖与常人不同，因此椎间孔的定位可能比较困难。在这种情况下，GPS 仍然有助于微创手术的进行。

GPS 引导下的微创手术有多种样式，如扩大

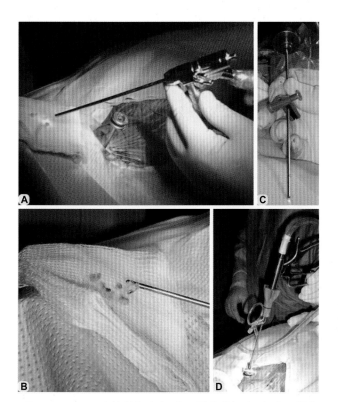

图 6.23 A~D. 内镜椎间盘切除，激光椎间盘成形，灌洗

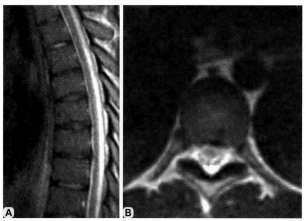

图 6.24 A、B. MRI 提示 T8-T9 椎间盘突出

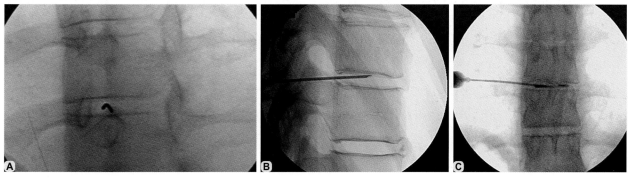

图 6.25 A~C. 针插入到位于椎弓根连线和肋骨头之间的神经根孔"安全区"，然后进行椎间盘造影

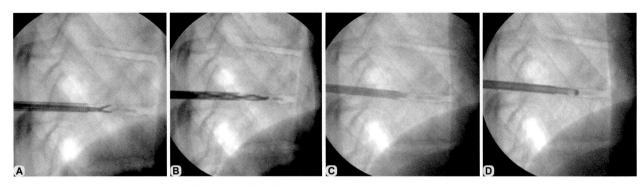

图 6.26　A~D. 髓核钳、钻头、激光和椎间盘切除

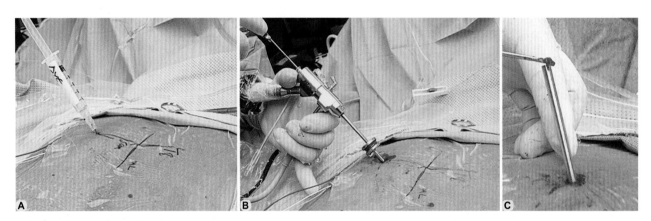

图 6.27　A~C. 胸椎内镜下椎间盘切除

机械减压、激光烧灼、椎间盘切吸、皮质激素和止痛药减轻炎症等，可以处理不同的脊柱疾病。该技术可以有效地治疗多节段疾病而不需要担心广泛暴露可能出现的并发症。手术时间过长、感染、内植物失败、传统切开手术常出现邻近节段椎间盘突出。同时，由于不需要植入内植物，极大地降低了手术的费用，恢复更快更容易，且需要的止痛药物更少。

而且，对于很多由于腰椎管狭窄或者椎间盘疾病而出现症状的老年患者（即使 80 岁或者更高龄），为了避免大手术，这是唯一可行的解决方案。其疗效对于患者和医生来说可能是非常愉快的体验。

虽然 GPS 引导下微创手术不可能解决所有的脊柱疾病，但我们相信，该手术可以解决很多脊柱退变相关的问题，该手术不影响脊柱的稳定性，不影响活动节段的弹性。我们建议，在患者进行不可逆转的融合手术前，先进行微创手术，在几个月恢复以后进行重新评估。

微创手术需要手术医生对于脊柱的解剖有深入的了解，因此我们相信如果医生有传统切开手术的基础，将有助于医生理解这种手术。微创脊柱外科医生应该在专家的指导下先进行解剖的操作训练，以便顺利通过学习曲线。

微创脊柱手术技术可以用于脊柱的不同部位，不同部位的微创手术技术略有不同且需要一定的调整。应用现有的快速推进技术，微创手术将可以用于更多的脊柱疾病[1]。

结论

本章介绍的技术和技巧将有助于手术医生安全而有效地进行微创脊柱手术，同时还有助于医生迅速地确定手术的切口及通往椎间盘和目标部位的径路，避免损伤重要的解剖结构，并且顺利完成必要的减压手术。GPS 对于高危患者，例如肥胖和既往进行过手术的患者更有意义。如果能选择合适的患者，有过硬的手术技术，微创手术就可应用于不同区域的脊柱退变性疾病。

参考文献

1. Chiu J, Maziad A. Rappard, G et al. Evolving Minimally Invasive Spine Surgery: a Surgeon's Perspective on Technological Convergence and Digital OR Control System. In Szabo Z, Coburg AJ, Savalgi R, Reich H, Yamamotto M (eds) Surgical Technology International XIX, UMP, San Francisco, CA. 2009. p.211-22.

2. Chiu J. Surgeon's Perspective and Consideration: OR Digital Technology Convergence and Control System for Minimally Invasive Spine Surgery, Presented at Special Session, Minimally Invasive Spine Surgery, CARS 2008, Computer Assisted Radiology and Surgery 22nd International Congress and Exhibition, Barcelona, Spain, Proceedings. 2008;23-8.

3. Chiu JC. A surgeon's perspective on digital technological convergence and control system for minimally invasive spine surgery, abstract published in Computer Assisted Radiology and Surgery, Proceedings of the 24th International Congress and Exhibition, Geneva, Switzerland, Volume 5, Supplement 1: S5-S10, DOI 10.1007/211548-0101-0431-x - Springer Verlag, Heidlberg, Germany; 2010.

4. Chiu J. Digital Technology Convergence and Control System: Minimally Invasive Spine Surgeon's (MISS) Perspective and Technological Consideration, "Interdisciplinary PACS" The Second Iranian Imaging Informatics Conference Syllabus, Tehran, Iran; 2008; p.30-1.

5. Chiu J. Therapeutic Application of Surgical ePR Control System Beyond Radiology PACS, presented at the SPIE Medical Imaging Advanced PACS Based Imaging Informatics and Therapeutic Applications, Orlando, Fl, February 8-12, 2009.

6. Chiu J, Savitz, MH. Use of Laser in Minimally Invasive Spinal Surgery and Pain Management. In Kambin P (ed): Arthroscopic and Endoscopic Spinal Surgery – Text and Atlas. Second Edition. New Jersey: Humana Press; 2005. Chapter 13. p. 259-69.

7. Chiu J. Anterior Endoscopic Cervical Microdiscectomy. In Kim D, Fessler R, Regan J (eds): Endoscopic Spine Surgery and Instrumentation. New York: Thieme Medical Publisher; 2004. Chapter 5 p. 48-58.

8. Chiu J. Posterolateral Endoscopic Thoracic Discectomy. In Kim D, Fessler R, Regan J, (eds) Endoscopic Spine Surgery and Instrumentation. New York: Thieme Medical Publisher; 2004. Chapter 11 p.125-36.

9. Chiu J, Clifford T, Princenthal R. Junctional Disc Herniation in Post Spinal Fusion Treated with Endoscopic Spine Surgery: In, Szabo Z, Coburg AJ, Savalgi R, Reich H, Yamamotto M, (eds): Surgical Technology International XIV, UMP, San Francisco, CA. 2005. p. 305-15.

10. Chiu J. Endoscopic Assisted Microdecompression of Cervical Disc and Foramen. In Szabo Z, Coburg AJ, Savalgi R, Reich H, Yamamotto M, (eds): Surgical Technology International XVII, UMP, San Francisco, CA; 2008, p. 269-79.

11. Chiu J. Endoscopic Assisted Lumbar Microdecompressive Spinal Surgery with a New Smart Endoscopic System. In Szabo Z, Coburg AJ, Savalgi R, Reich H, Yamamotto M, (eds): Surgical Technology International XV, UMP, San Francisco, CA; 2006, p. 265-75.

12. Chiu, J. Cervical Endoscopic Microdecompressive Discectomy and Foraminal Decompression, Presented at the annual meeting of the Rome Spine Society, Rome, Italy. 2009;6:265-75.

13. Savitz MH, Chiu JC, Yeung AT. History of Minimalism in spinal medicine and surgery. In: Savitz MH, Chiu JC, Yeung AD (eds). The practice of minimally invasive spinal technique. Richmond, VA: AAMISMS Education, LLC. 2000;pp.1-12.

14. Chiu JC The Decade of Evolving Minimally Invasive Spinal Surgery (MISS) and Technological Considerations. The Internet Journal of Minimally Invasive Spinal Technology. 2008; 2(3).

15. Liu BJ, Law YY, Documet J, Gertych A, Image-Assisted Knowledge Discovery and Decision Support in Radiation Therapy Planning, Computerized Medical Imaging and Graphics. 2007;31:4-5;pp 311-21.

16. Hijikata S. Percutaneous nucleotomy: A new concept technique and 12 years' experience. Clin Orthop. 1989;238:9-23.

17. Ascher PW, Choy D. Application of the laser in neurosurgery. Laser Surg Med. 1986;2:91-7.

18. Kambin P, Saliffer PL. Percutaneous lumbar discectomy: reviewing 100 patients and current practice. Clin Orthop. 1989;238:24-34.

19. Schreiber A, Suezawa Y, Leu HJ. Does percutaneous nucleotomy with discoscopy replaces conventional discectomy? Eight years of experience and results in treatment of herniated lumbar disc. Clin Orthop. 1989;238:35-42.

20. Chiu J, Endoscopic Assisted Lumbar Microdecompressive Spinal Surgery with a New Smart Endoscopic System. In, Szabo Z, Coburg AJ, Savalgi R, Reich H, Yamamotto M (eds): Surgical Technology International XV, UMP, San Francisco, CA. 2006; p.265-75.

21. Destandau J. Endoscopically assisted microdiscectomy. In: Savitz MH, Chiu JC, Yeung AD (eds): The practice of minimally invasive spinal technique. Richmond, VA: AAMISMS Education, LLC. 2000; pp.187-92.

22. Chiu J. Evolving Transforaminal Endoscopic Microdecompression for Herniated Lumbar Discs and Spinal Stenosis: In Szabo Z, Coburg AJ, Savalgi R, Reich H, (eds): Surgical Technology International XIII, UMP, San Francisco, CA. 2004;pp.276-86.

23. Chiu J. Endoscopic Lumbar Foraminoplasty In: Kim D, Fessler R, Regan J (eds): Endoscopic Spine Surgery and Instrumentation.

New York: Thieme Medical Publisher. 2004;Chapter 19: pp.212-29.

24. Chiu J, Clifford T, Princenthal R. The new frontier of minimally invasive spine surgery through computer assisted technology. In Lemke HU, Vannier MN, Invamura RD (eds), Computer assisted radiology and surgery, CARS 2002. Berlin: Springer-Verlag. 2002;p.233-7.

25. Chiu J, Clifford T. Microdecompressive percutaneous discectomy: Spinal discectomy with new laser thermodiskoplasty for non extruded herniated nucleus pulposus. Surg Technol Int. 1999;VIII:343-51.

26. Chiu J, Stechison M, Percutaneous Vertebral Augmentation and Reconstruction with an Intervertebral Mesh and Morecelized Bone Graft: In Szabo Z, Coburg AJ, Savalgi R, Reich H, Yamamotto M (eds) Surgical Technology International XIV, UMP, San Francisco, CA. 2005;p.287-96.

27. Chiu JC, Hansraj K, Akiyama C, et al. Percutaneous (endoscopic) decompressive discectomy for non-extruded cervical herniated nucleus pulposus. Surg Technol Int. 1997;VI:405-11.

28. Kambin P, Casey K, O'Brien E, et al. Transforaminal arthroscopic decompression of lateral recess stenosis. J Neurosurg. 1996;84:462-7.

29. Chiu JC, Clifford T. Multiple herniated discs at single and multiple spinal segments treated with endoscopic microdecompressive surgery. J Minim Invasive Spinal Tech. 2001;1:15-9.

30. Knight M, Goswami A. Endoscopic laser foraminoplasty. In: Savitz MH, Chiu JC, Yeung AD (eds): The practice of minimally invasive spinal technique. Richmond, VA: AAMISMS Education, LLC. 2000;pp.337-40.

31. Clifford T, Chiu JC, Rogers G. Neurophysiological monitoring of peripheral nerve function during endoscopic laser discectomy: J Minim Invasive Spinal Tech. 2001;1:54-7.

32. Chiu J. SMART Endolumbar System for Microdecompression of Degenerative Disc Disease, presented at the Practical Course on Minimally Invasive Technique in Spinal Surgery, Russian Spinal Cord Society, Moscow Russia. 2007;April 26-29.

33. Chiu J, Complications and Avoidance in Endoscopic Spine Surgery, presented at the North American Spine Society Minimally Invasive Spine Technique: Hands-on Course, Barrow Neurological Institute (BNI), Phoenix, AZ.

第 **7** 章

经椎间孔椎间盘摘除技术在困难性 L4-L5 及 L5-S1 突出中的应用

Daniel Gastambide
译者：贺石生

困难性 L4-L5 突出

要点

• 患者手术体位及并发症与 L5-S1 突出相似

• 需评估椎间孔的宽度及最佳穿刺角度，从而避免切除髓核过程中损伤硬膜。即使椎间孔较宽大，也可能因疏忽而损伤硬膜（图 7.1、7.2）

技术

大多数 L4-L5 突出的手术难度都不大。但对于少部分紧张焦虑的患者，手术难度可能会有所加大。对于此类患者需要等待较长时间以获得更好的镇静效果。

对于游离至中央椎管的髓核（图 7.3~7.5），矢状面穿刺角度需增大至 70°，接近于 L5-S1 节段的穿刺角度。

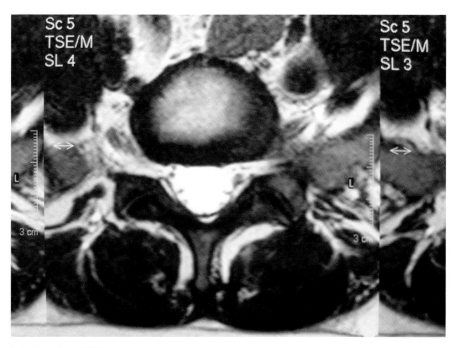

图 7.1　宽大硬膜

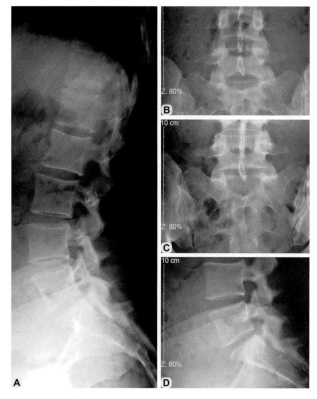

图 7.2 宽大椎间孔

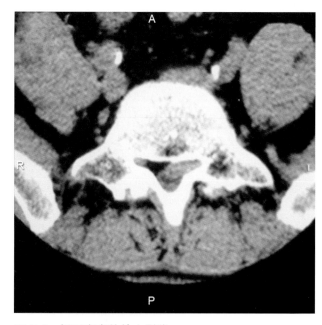

图 7.4 相同患者的放大影像

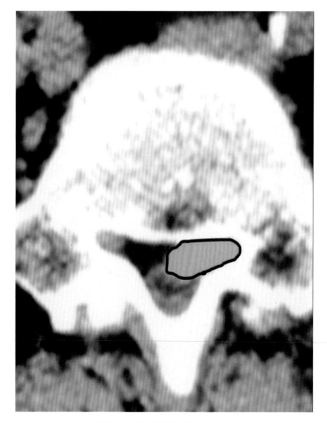

图 7.3 突出的髓核从侧隐窝到椎管中央

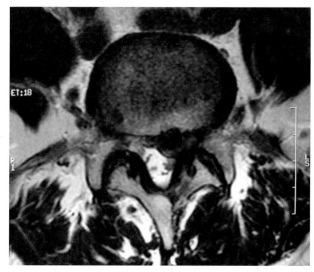

图 7.5 MRI 影像，兼顾使用 CT 及 MRI 可以更好地确定手术入路

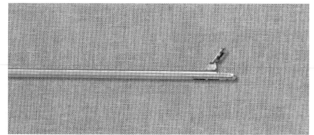

图 7.6 可张口的 70° 髓核钳

三角工作区的面积可能较小，因此操作必须格外小心以免损伤出口根。

必要时，可以使用环锯磨除关节突的前方（椎间孔的后方），从而利于髓核的摘除。

有时，你能够取出一大块椎间盘，一端蓝染的位于椎间盘内，而红白色一端来自硬膜外。

但在更多时候，你可能无法如此顺利地找到大块突出髓核，因此不得不借助内镜探查硬膜外间隙。

增生肥大的关节突往往不容易打磨和通过，必须花上很大努力才能到达椎间盘。

手术工具相关技巧

精良的手术工具非常重要。有些厂商的髓核钳前方张角可以达到 70°。从而使钳夹及摘除髓核变得更加容易。

困难性 L5-S1 突出

对于高髂嵴 L5-S1 突出行经椎间孔髓核摘除术的要诀与技巧 [1-5]

要点

• 与麻醉师说明镇静的目的（图 7.7）。有时镇静药物反而产生相反效果，导致部分患者出现焦虑不安

• 手术医生也可根据不同患者对药物的敏感性及焦虑程度自行调整术前镇静药物的用药方式及剂量

• 鉴于椎间盘组织血供差，抗生素渗入过程漫长，应于术前 24 小时常规给予抗生素

• 良好的监护设备（图 7.8）

• 高质量的内镜设备（图 7.9）

• 精确可靠、相互配套且长度逐级递减的工作管道（图 7.10）

• 高质量的髓核钳（图 7.11）、优质的 C 臂机及垂直投照图像、配套打印机（图 7.12）、关节冲洗泵及可注射血清（图 7.13）

• 庆大霉素（40 mg/L）以及肾上腺素（0.5 mg/L）

简介

对于一个高髂嵴的 L5-S1 突出，往往你的第一反应是行后路手术。然而，我仍然更倾向于行侧路经皮内镜治疗，主要有两个原因：

• 侧方入路损伤神经的概率较椎板间入路更小

• 侧方入路内镜技术仍然是脊柱内镜专家最常用的手术方式

手术操作

建议患者采用侧卧位。理由：

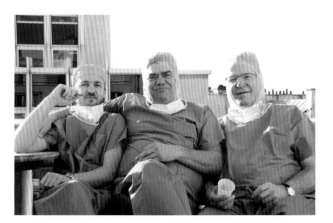

图 7.7　一个优秀的团队包括麻醉师（居左）、助手（居中）及术者（居右）

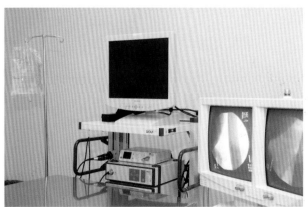

图 7.8　监护设备

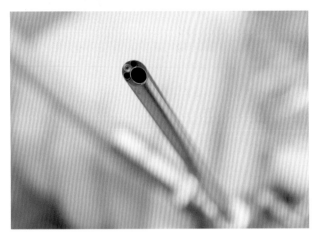

图 7.9 内镜前端有 4 个管道，分别容纳髓核钳、光源摄像以及水流（双管道）

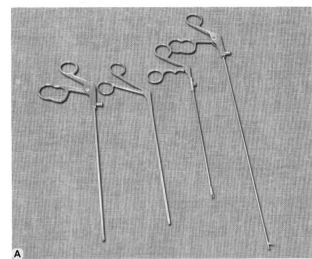

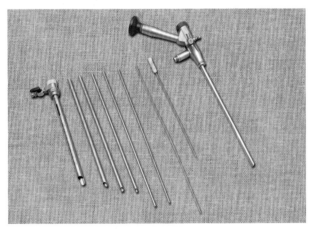

图 7.10 精确的套管通道工具

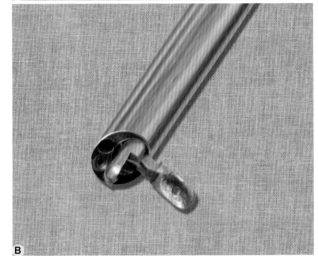

图 7.11 高质量的髓核钳

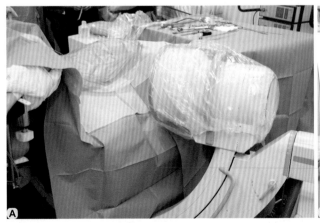

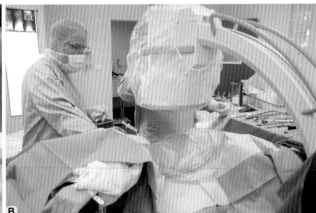

图 7.12 C 臂机。A. 侧位；B. 正位

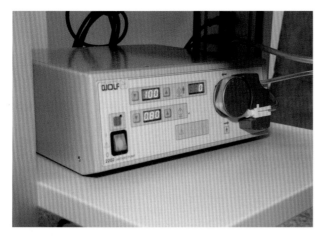

图 7.13　良好的关节冲洗泵

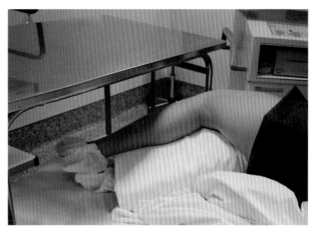

图 7.14　术中在患者双腿间放置枕头

- 便于麻醉师观察患者

- 患者舒适程度较高

- 可通过调节手术床曲度折顶于健侧臀部的外侧，从而撑开椎间隙，方便手术操作。一般情况下，侧卧于平板手术床通常不能耐受

- 有时，术中不易通过使用垫子来稳定膝关节，尤其在患者术中需要活动下肢的情况下（图 7.14）

- 可以使用束带固定患者限制患者术中活动。但当术中出现移位时，不利于再次调整体位

- 你会倾向于让麻醉师使患者进入睡眠状态，从而对伤害性刺激无反应。但这样会增加手术风险，并容易损伤神经，导致下肢感觉、运动功能障碍

术前需在侧位片及 CT 上评估 L5-S1 倾斜角。倾斜角往往大于 30°（图 7.15、7.16），并且椎间隙高度足以穿入第一根穿刺针（图 7.17）。

皮肤表面的定位标记需足够精确（图 7.18）。你需以矢状面上 70° 的角度穿刺进椎间盘。在正侧

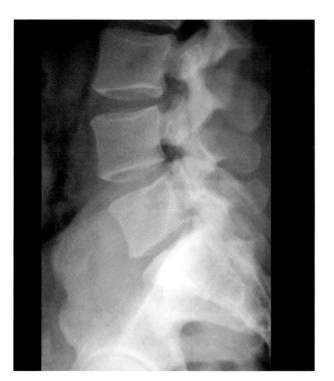

图 7.15　重要的斜坡

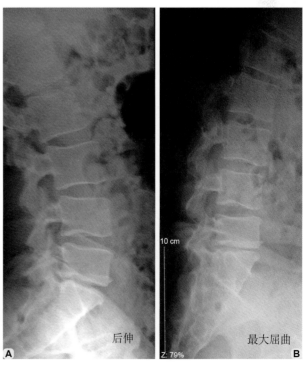

后伸　　　　　最大屈曲

图 7.16　A、B. 不那么重要的斜坡

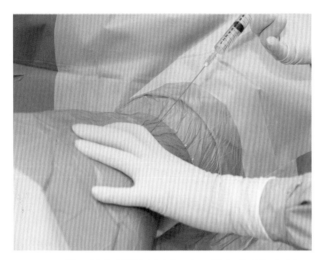

图 7.17 第一根穿刺针以水平面 30° 的角度进行穿刺

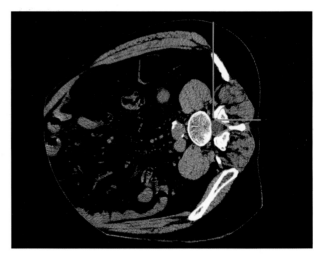

图 7.19 CT 扫面定位患者右侧绿色框内的虚拟定位区域

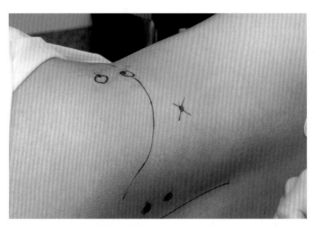

图 7.18 根据表皮定位标记，以矢状面 70° 的角度穿刺进椎间盘

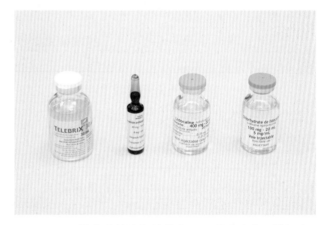

图 7.20 显影葡胺钠液与靛蓝（1/10 稀释）注入椎间盘。在这之前，注入肾上腺素 5% 利多卡因（橙色盖子）并且可在神经根周围局部注入 0.5% 利多卡因（蓝色盖子）

位透视下使金属针进行定位，使得穿刺的径路指向椎间孔（图 7.19）。

当然，你首先需使用细针头注入利多卡因进行皮下浸润麻醉。

然后使用 18 号细针缓慢穿刺并注入利多卡因（图 7.20）。细针头端触及关节突关节囊前缘，然后顺其向内滑入，穿过椎间孔直至进入间盘内。

如果需要进行硬膜外局部麻醉，只能使用 0.5% 利多卡因。这可以在不影响运动功能的条件下使局部感觉减退，同时患者对伤害性刺激仍然有反应，因此可以保证手术的安全性。

通过 18 号穿刺针可以插入 22 号穿刺针，进行椎

间盘造影，确认穿刺针位于椎间盘内（图 7.21），通过在椎间盘内注入靛蓝和不透光造影剂的混合物，可以评估椎间盘退变的程度，同时把椎间盘染成蓝色。

这样就可显示突出椎间盘之所在。当置入 22 号穿刺针后，你可以顺着 22 号穿刺针以更加精确且略弯的角度将 18 号穿刺针置入间盘内。

往往需要将斜角的 18 号穿刺针头进行轴向旋转从而使穿刺过程更加平顺，以免触碰到上位椎体的终板。

然后抽出 22 号穿刺针，在 18 号穿刺针内置入细的钝头克氏针。再抽出 18 号穿刺针，透视下确保不要连同导针一起抽出。

接下来可以置入扩张套管（图 7.22）。

以 25°的角度刺入椎间盘。完成此操作后，需确保穿刺进入了间盘而非 S1 骨质。如果患者疼痛剧烈，需使用内镜观察位于前上方的 L5 出口根。当插入倾斜的套管，应该把套管的斜面正对前上方，给出口根留下足够的空间。操作中应该使用内镜反复确认出口根（图 7.23）。

然后，轴向旋转置入通道，将出口根轻轻推开。

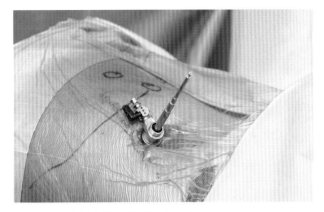

图 7.22　使用套管及通道互相匹配

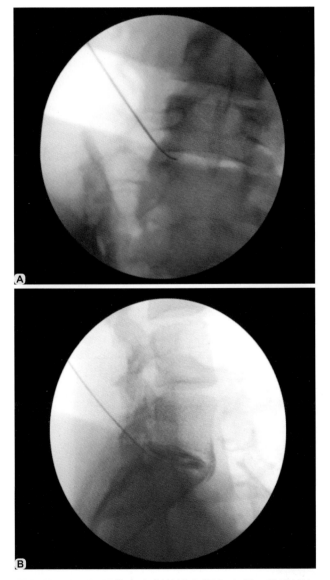

图 7.21　A、B. 正位上穿刺针进入间盘中部，然后注入造影剂。此处骶骨后方有一个裂隙。在前期研究中，相同的针头穿入间盘边缘但造影不彻底。因此，间盘前缘出现浑浊时有发生

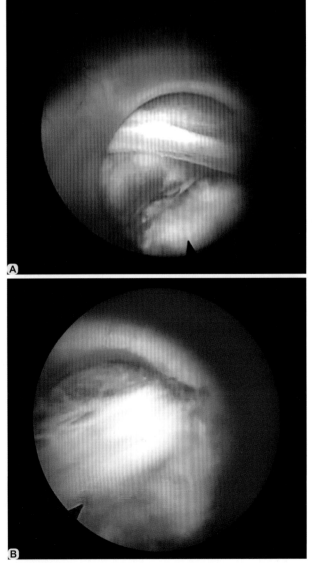

图 7.23　A、B. 内镜下显示出口根

神经交通支起源的变异

有时，通道的旋转可导致疼痛，这与神经节的粗细及粘连有关（神经节的吻合支在解剖上存在变异，图7.24）。

此时需检查视野的前上方，然后缓慢轻柔地使工具向沿着出口根的后下方滑移。

假如在推入通道的过程中并无产生疼痛感，可在无需借助内镜的情况下用4~5 mm髓核钳快速取出较大的髓核碎片（图7.25、7.26）

通常在手术将要结束前，或者有时在手术开始时，可看到硬膜外脂肪（图7.27），甚至直视硬膜，硬膜搏动的节奏与关节泵一致，可以判断下位神经

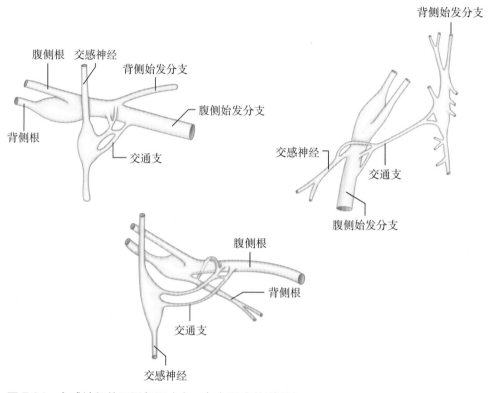

图 7.24　交感神经的不同起源（白、灰交通支的联系）

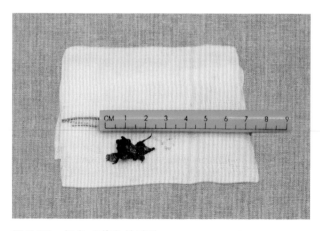

图 7.25　红色 / 蓝色的碎片

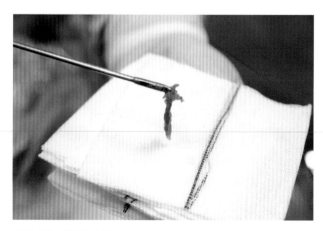

图 7.26　蓝色碎片

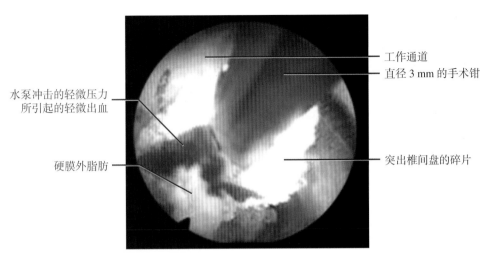

工作通道
直径 3 mm 的手术钳
水泵冲击的轻微压力所引起的轻微出血
硬膜外脂肪
突出椎间盘的碎片

图 7.27　硬膜周围的硬膜外脂肪

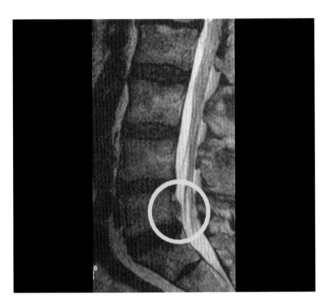

图 7.28　L5 椎体后方残余的碎片

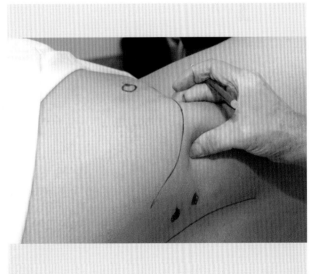

图 7.29　腰间赘肉

根是否已经足够松弛。

如果担心髓核碎片位于 L5 或 S1 椎体的上方、下方或后缘（图 7.28），可使用髓核钳沿椎体后方探查是否有突出物。术中透视监控十分必要。

在手术的最后，使用内镜检查突出物是否被完全摘除。

值得指出的是，对于在髂嵴周围（腰间赘肉）有约 5 cm 厚脂肪的肥胖患者来说，该术式操作起来要更困难些（图 7.29）。

这就要求术者在穿刺皮肤时选择更高的穿刺点以跨越髂嵴，同时又不伤及髂骨翼的外侧面。

要点

• 椎间盘越倾斜，穿刺越便捷
• 正交点需分别在正、侧位准确地标记
• 勿盲目将针头穿向前方而忽视侧位片上的位置
• 勿超越椎体中线
• 勿使患者入睡

手术并发症

在少数病例中，术者因对手术工具材质不熟悉，致使手术钳的咬齿断裂在椎间盘中，在这种情况下于相同通道下将其取出就比较困难。但在本人最初实施该术式的一年间，曾发生过 5 例类似的情况，本人均使用另一把手术钳将断裂物成功取出。

由于患者仅接受单次手术，故术中患者受到放射线照射的时长不值一提。患者受到的放射线剂量与其在长途乘飞机旅行时因太阳活动受到的 γ 射线或 X 线照射剂量相比可以忽略不计。护士和麻醉医师则需要穿戴铅衣。对于术者而言，由于穿戴铅衣体感较热，手术操作的时间就只能控制在半个小时左右。目前有仅保护骨盆的"半体式"铅衣。

低剂量放射所引起的毒物兴奋效应（或互惠效应）是持续存在的问题。其影响因素众多，包括年龄、组织或细胞的敏感度等。

增加关节泵的流量可有效防止出血，但要谨记的一点是关节泵对硬膜外空间造成的压力可能对头颅等引起一系列不良后果，造成头痛和颈痛。

对于该手术而言，为了获得清晰的视野，关节

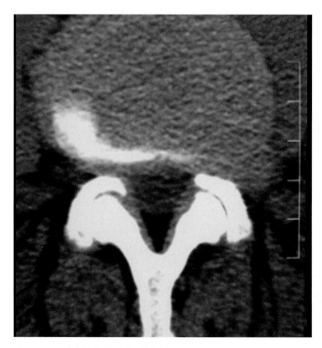

图 7.30　侧方突出，极外侧

泵冲洗是必需的，而射频消融有用而非必要。

何时对极外侧突出进行融合？

约 7%（3%~11%）的椎间盘突出为极外侧型突出。如果你足够幸运，镜下在出口神经根下方就能迅速发现突出物（图 7.30、7.31）。不要被术式的简单所误导，椎间盘退变的程度往往比其他类型的突出更重要：复发再手术或融合的概率至少是旁中央型突出的 3 倍（图 7.32）。

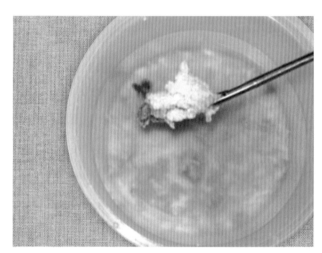

图 7.31　长径达 3 cm 的巨大椎间盘碎片，蓝色部分为椎间盘造影时亚甲蓝染色的组织，在容器的下方可以见到椎间盘中取出的其他小碎片

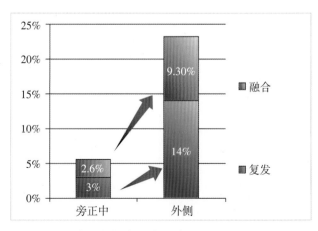

图 7.32　再次手术与突出类型的关系

在该类型的突出中，当术者犹豫是否要行融合时，往往最终都会选择融合。如当椎间盘高度较正常不足一半，患者年龄超过 70 岁，以及患者伴有休门氏病时，应当毫不犹豫地实施融合。

高危脊柱手术中经皮置入腰椎融合器

在少数病例中，患者因心衰或脑血管中风而存在全麻禁忌证，故要考虑经皮置入融合器和螺钉。

术者需评估患者是否能耐受不插管俯卧 1 小时以上。

手术的第一个阶段是将融合器置入椎体两侧的椎间隙。术者需在 C 臂机引导下双侧倾斜穿刺至椎间孔外侧、椎间盘 1/2 处。

术者需沿患者背部进行标记，包括：中线垂直表皮标记；椎间盘平面水平标记；距中线垂直标记 5 cm、6 cm、7 cm 处再分别标记垂直线（图 7.33）。然后选择最合适的穿刺路径以接近椎间盘中线和前部。术者在一侧进行局部麻醉，细针穿刺，触及关节突关节囊，然后向其注入 0.5 ml 2% 利多卡因，之后经安全三角（工作区域）通过椎间孔，并向椎间盘注射 0.5% 利多卡因以消除疼痛。

插入导丝后，插入扩张通道（图 7.34）。应用环锯和刮匙显露椎间盘（图 7.35）。

如图 7.36 所示，置入扩张通道并将神经根推开后，可置入融合器。

经过 6~7 mm 的扩张后，在获得宽度足以插入直径最大的扩张通道的缝隙前，要保持神经根拨在一旁。例如，如果需要植入 10 mm 的融合器，所使用的最后一级扩张通道直径需达到 14 mm。

如果椎间盘高度为 5 mm，你可以选择高度 6 mm 融合器、直径 8 mm 扩张通道（图 7.37）。

有时插入最后一级的扩张通道比较困难，此时向已准备妥善的椎间隙里直接插入融合器会更可取

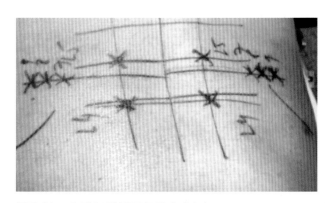

图 7.33　C 臂机引导下标绘表皮标记

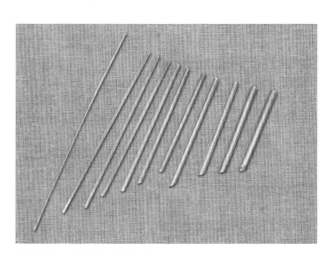

图 7.34　扩张器（通道）

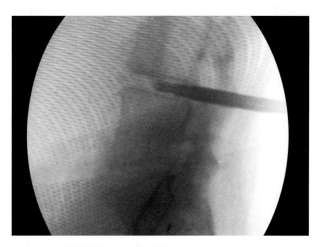

图 7.35　用环锯进行椎间隙准备

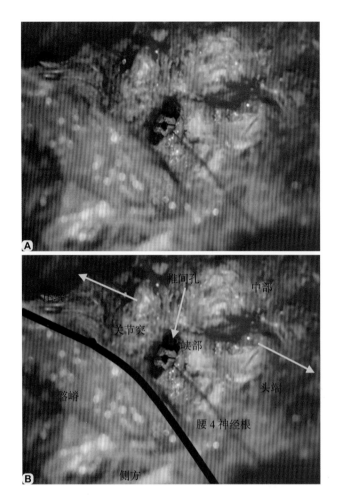

图 7.36　A. 小关节、神经根与底部之间的安全三角，可见已置入的融合器；B. 相同解剖视角

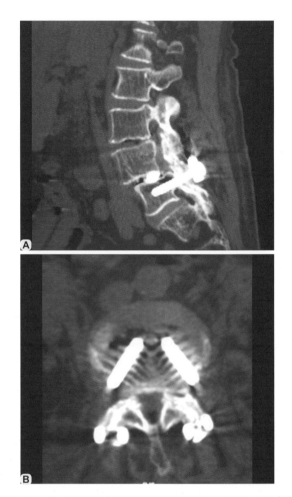

图 7.38　A. 相同患者的 CT 矢状位重建；B. 同一患者的 CT 冠状位重建，2 个融合器，2 块钢板，1 个螺钉头在左侧

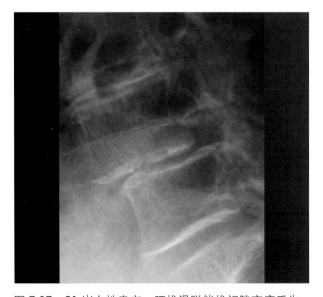

图 7.37　91 岁女性患者，腰椎滑脱伴椎间隙高度丢失

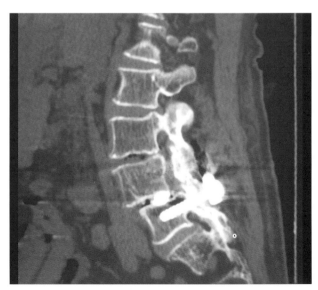

图 7.39　同一患者 L4-L5 CT 矢状位重建，应用钢板使椎体滑脱部分复位

一些（图 7.38）。融合器中填入植骨替代物。若使用 BMP，应将其填满融合器。

经皮插入钢板（图 7.39）。当术者将穿孔器推入上关节突的后方并穿破，使相关工具穿刺于椎体中央，开辟空间并通过经皮钢板置入椎弓根螺钉时，需检测骨硬度。

要诀和技巧

钢板放置于关节囊与肌肉之间，是由特殊的工具间接引导至下关节突的（图 7.40）。

有时由于手术耗时过长患者会出现自主活动。因此，术者标绘的体表标记会出现不断地变化并增加手术难度。

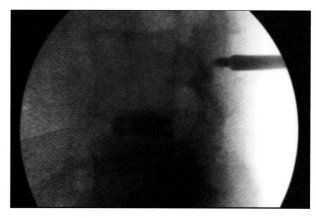

图 7.40　达到关节突关节下的特殊工具

并发症

若术者准备行上述经皮手术，若要避免转行开放手术，要谨记的一点是患者需要保持清醒状态。

参考文献

1. Cameron J. Radiation increased the longevity of British radiologists, British Journal of Radiology. 2002;75:637-40.
2. Fred A. Mettler, Jr, Arthur C. Upton, Medical Effects of Ionizing Radiation, Third Edition Chapter 12, Saunders Elsevier; 2008. p.474-6.
3. Personal presentation, IITS-AMCICO International Congress, Cancun 2011.
4. Personal presentation, ISMISS Congress, Zurich 2011.
5. Roux A, Bronsard N, Blanchet N, de Peretti F. Can fluoroscopy radiation exposure be measured in minimally invasive traima surgery? Revue de chirurgie orthopédique er traumatologique. 2011;97:p644-51.

第8章

应用经椎间孔内镜椎间盘切除术切除椎管内椎间盘突出时如何预防术后感觉异常（漂浮牵开技术）

Jiyoung Cho, Ho-Yeon Lee, Sang-Ho Lee

译者：晏美俊　张靖杰　谭军

简介

经皮内镜腰椎间盘切除术（PELD）已经从早期的高级技术发展为现在的常规技术，并广泛应用于椎间盘突出症、髓核游离脱出，以及椎管狭窄症。该技术仍合并诸多并发症，如减压不充分、感染以及术后麻木（出口根背根神经节损伤）等，目前尚无有效的预防方法。术后麻木（POD）是PELD治疗椎管内椎间盘突出特有的并发症，而在显微椎间盘切除术中却不常见。一旦POD发生，即便不是永久的，也会使PELD作为微创技术所带来的优势大打折扣。因此，PELD技术的成功与推广的关键在于对POD的预防。

适应证

漂浮牵开技术适用于所有的经皮内镜腰椎间盘切除术，尤其适用于有椎管内椎间盘突出的患者。

手术目的

该技术应用的目的是为了避免PELD治疗腰椎椎管内椎间盘突出术后麻木（出口根背根神经节损伤）。

术式选择及依据

方案1：漂浮牵开技术（FRT）。
方案2：椎间孔成形术（FRT）。
方案3：椎间盘造影术（DT，穿刺平行于椎间隙）。

十多年前，椎间盘造影已成为标准操作。方法是在行椎旁入路前常规采用椎间盘穿刺定位后再切开的技术（图8.1、8.2）。当时大多数术者对椎间孔区解剖毗邻关系尚不熟悉，若操作不当，可能导致背根神经节压迫，甚至贯通损伤（图8.2）。

同样，在实施PELD时，假设患者没有椎间孔

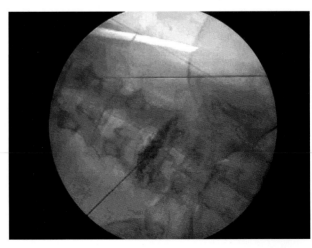

图8.1　术前常规行椎间盘造影，穿刺针平行于椎间隙

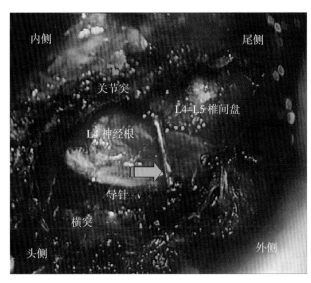

图 8.2　导针（箭头）压迫背根神经节

外的椎间盘突出并且背根神经节的解剖位置正常，沿导针置入的扩张管或者工作套管有可能接触到或者压迫背根神经节。这就能解释为什么合并有小关节外向性退变增生的患者有较高的概率发生术后麻木。因此，选择 FPT（方案 2）或 FRT（方案 1）时要注意，置入工作套管要尽可能轻柔，避免接触背根神经节。

椎间孔成形术的关键步骤是去除部分上关节突，可借助于特制可弯曲磨钻、环锯或者内镜下磨钻完成。该技术特别适用于 L5-S1 节段的椎间盘突出症伴椎间孔狭窄。但是，这是一项耗时的工作，并且需要一套特殊的设备。

漂浮牵开技术其实是椎间盘造影术的一个简单改良版，该技术并不需要额外的时间或是特殊的设备。相比而言，FRT 和 DT 主要有 3 个不同之处：导针的最终位置，椎间孔内的路径以及皮肤进针点。在椎间盘造影术中，导针的尖端应落在椎间盘中央 / 后 1/3（椎间盘内位置）。漂浮牵开技术中，导针的理想定位点在正位片上是下位椎弓根的上边界靠内侧，在侧位片上是椎弓根上切迹（硬膜外）。由于导针并没有被纤维环固定，在扩张后置入套管时，套管对背根神经节的压力要小于固定导针的情况。

漂浮牵开技术

术前准备

患者俯卧于手术台，调整 C 臂机以获取标准正侧位图像，然后固定手术台并锁定 C 臂的角度。对患者的手术野进行消毒及铺单，同时用无菌套罩住 C 臂机。

手术入路

皮肤进针点

在正、侧位片上分别沿 A 点和 B 点做两条延长线，其交点即为皮肤进针点（图 8.3、8.4）。A 点在正位片上是下位椎弓根的内上部，在侧位片上是下位椎体椎上切迹的基底部。B 点在正位片上是下位椎体的上关节突外侧缘，在侧位片上是上关节面头侧 1/3 点。通常皮肤进针点位于侧位片上的上位椎弓根水平，与正中线旁开的距离为手术节段上、下椎体数相加后再加 2 cm。例如，L4-L5 节段的皮肤进针点通常是正位片 L4 椎弓根水平正中线旁开 11 cm（4+5+2），而 L2-L3 则通常为正位片 L2 椎弓根水平正中线旁开 7 cm（2+3+2）。这种定位的依据是关节面从下往上变得越来越靠内侧，并且硬膜囊能伸展填充整个椎管。因此，旁开距离并非是一个绝对值，它会随着患者的体型或是病变部位而改变。

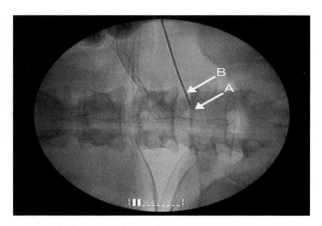

图 8.3　正位片。A 点为下位椎弓根的内上界，B 点为下位椎体的上关节突外侧缘

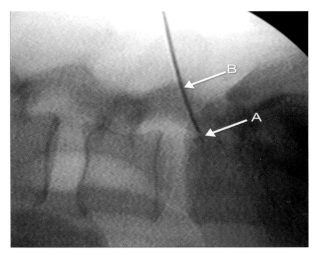

图 8.4　侧位片。A 点为下位椎体椎上切迹的基底部，B 点为上关节面头侧 1/3 位置

与此相反，L5-S1 节段的关节面更加靠外侧，并且椎管的两侧并没有被硬膜囊填充。因此，在实际操作中要特别注意：L5-S1 节段的 B 点在正位片位于峡部的下缘，在侧位片位于 S1 上关节突的尖部。皮肤进针点通常是 L5 椎弓根水平正中线旁开 9~10 cm，避免来自髂嵴的阻挡。

一旦确定进针点，即可沿该点周围 2 cm 的范围做分层浸润麻醉。

从穿刺点至 B 点

利用 23 号的腰穿针能很好达到这个目的。因为在肌肉里面不容易操控，若穿刺未准确到达 B 点，须将腰穿针退回到皮肤浅层，调整好角度再次

进针，直至准确定位于 B 点。在利多卡因浸润麻醉的过程中，穿刺到达 B 点准确的角度和方向，须在侧位片引导下反复穿刺尝试。因为在侧位片上无法判断穿刺外倾角度，极易穿破硬脊膜，这可能是腰穿针穿刺引起的最严重并发症。如果能确保在利多卡因注射之前将腰穿针撤出，则硬脊膜被 23 号的腰穿针刺破不会引起太大的问题。然而在正位片无法判断穿刺深浅，穿刺过程中有可能损伤腹腔内肠管引起污染，尤其易发生于肌肉不发达的瘦弱女性患者。在上外侧的滑膜隐窝进行小关节封闭可有效减少手术疼痛。此外，在用 18 号腰穿针穿刺前，可用 23 号的腰穿针做原位引导。

从 B 点至 A 点

在侧位片引导下，用一根长约 15 cm 的 18 号腰穿针先穿刺至 B 点，再通过正位片投影确认其正确位置。从 B 点到 A 点，外科医生须在侧位片引导下通过手感来定位（位于关节囊的外侧和上关节突的外侧之间），再通过正位片投影确认 A 点的正确位置（图 8.5）。一旦位置确定，用 1% 的利多卡因 1~1.5 ml 注射到椎间孔硬膜外的位置，再通过腰穿针插入导丝。导丝在 A 点应触及骨面但不能插入到纤维环中。

在正位引导下，扩张器沿着导丝插入到椎间孔位置，然后再将套管插入。当扩张器和套管通过 B 点时，医生应提醒患者会引起的剧烈腰背痛。提醒

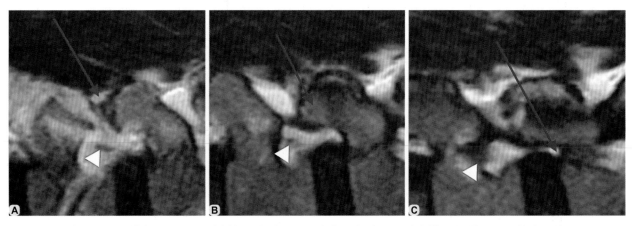

图 8.5　T2 序列的矢状位椎间孔。A. 外侧椎弓根线；B. 正中椎弓根线；C. 内侧椎弓根线。A 图箭头所指是图 8.3 和图 8.4 的 B 点，C 图箭头所指是图 8.3 和图 8.4 的 A 点。三角形所指是出口根

能够使患者安心，知道引起腰背痛是在医生预期范围内而非因错误操作引起。在这个时候，套管的开口仍朝向下于椎弓根的内上部，通过靠内侧轻柔地推入来改变套管的角度，避免过度牵拉椎间孔内神经周围的组织（图 8.6、8.7）。

讨论和实用要点

MD 和 PELD 在操作过程中都存在手术盲区，两者的差别在于前者是发生于减压过程，而后者发生于置管过程。在 MD 中局部的半椎板切除后能够看到行走根，但在探查神经根下方时，手术视野中无法直接看到。相反，内镜下能实现全程直视的椎间盘切除，但在套管插入过程中无法直视操作，这点跟 MD 椎板切除过程中无法直视一样。在 MD 减压过程中，如果神经受到微小损伤，通常都发生在行走根上，而行走根因长期受到突出的椎间盘压

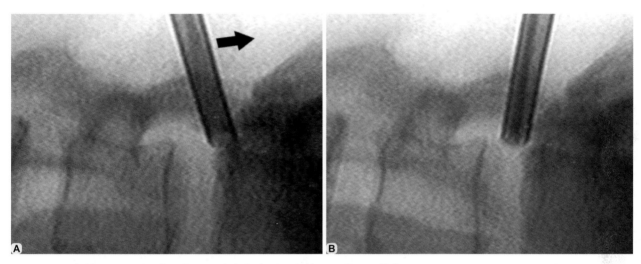

图 8.6　A. 套管开口正对下椎弓根；B. 改变角度后，套管开口处于工作位置

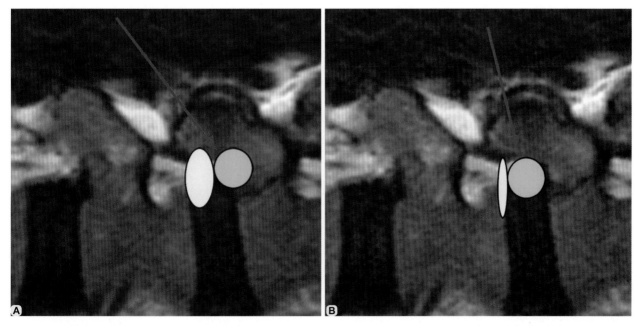

图 8.7　套管方向如箭头所示。A. 正对椎弓根的套管开口如圆圈所示；B. 神经周围的脂肪在旋转套管（箭头）的方向后被压缩，如图中的椭圆所示

迫，都能够很好地耐受。在 PELD 置管过程中，神经的损伤通常发生在出口根背根神经节而不是神经根，患者因此常会抱怨出现新的症状即 POD，哪怕行走根已经很好地被解除压迫。因为不像血管损伤以及感染等是威胁生命的并发症[1-3]，临床上的病例报道中只有少于 5% 与 POD 相关。该并发症跟经皮手术路径本身相关，在临床工作中破坏了患者对于一个简单的内镜下椎间盘切除术的期望值，故对该并发症的研究是当前问题中的首要任务[4]。即使存在这个特有的并发症，经皮内镜下椎间盘切除术因其术后恢复时间相对显微内镜下椎间盘切除术而言时间大大缩短，故而经皮内镜下椎间盘切除术越来越普及[5]。此外，目前最先进的应用套管系统进行的 MD，与传统椎间盘切除术相比，对于椎旁肌的损伤发生率没有明显的差别（Love 的方法）[6]。

DT 的尸体研究发现，哪怕经验最丰富的医生，也会发生 POD[7]。在该项研究中，插入直径 2.7 mm 的椎间盘镜会在纤维环上留下一个破口，出口神经根距离该破口大概在 2~3 mm（平均 2.3 mm）。设想一个直径 7 mm 的套管应用在此处，出口根要么

被压缩 0.15 mm 或者离套管只有 0.75 mm。如果一些与出口神经根相连的组织被拉到套管和扩张管间隙，当套管系统到达纤维环水平时，就会对出口神经根造成牵拉损伤。除了 POD 发生的可能性之外，由于套管与出口神经根距离较近，其操作的角度也受到一定的限制。这个限制的结果就是 PELD 的适应证范围缩小（如巨大的椎间盘突出、移位的韧带）[8,9]，因此 DT 虽然容易，但仅能处理椎间盘内的问题。为解决 DT 的缺点，医生在应用内镜时已经开始尝试 FRT 技术，或者在孔洞内应用双轨道细小套管的技术[8,10,11]。这两种技术都要求有附加设备或者有较高的操作要求，但 FRT 仅涉及 DT 手术步骤中的一个简单改变，适用于硬膜外操作。

有关于 1 年内对 126 例椎管内椎间盘突出的患者应用 FRT 技术来进行 PELD 手术的报道，目前该研究结果已公开发表[12]。该组病例中无 POD 以及术中改成显微椎间盘切除术的情况发生，同时 ODI 评分由 73% 降低到 9%[13]。该组患者相对于行 DT 手术的对照组患者而言，关于椎管压迫的范围或者突出椎间盘的范围两者无明显的差别，同时在椎管高度压迫和椎间盘高度突出的病例中，该组患

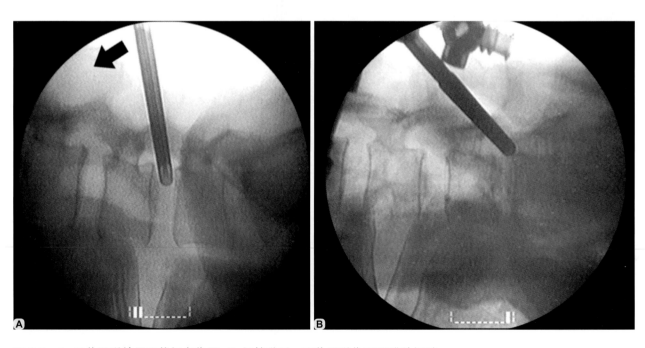

图 8.8　A. 工作通道放置于椎间盘位置；B. 经抬升后，工作通道位于硬膜外间隙

者中也无失败的病例[8,9]。特别是在侧隐窝内椎间盘向下轻度突出非常靠近椎弓根的病例中，通过腹侧减压技术可以很容易地将突出和压迫侧隐窝的椎间盘清除[12,14,15]。

实际上，正如 Ditsworth 描述的那样（图 8.8），

FRT 入路是椎间孔内其他两种入路的折中。通过这条折中的入路，置入大口径套管能充分显露椎管内容，不会造成出口根背根神经节的损伤，这类似于在显微内镜下椎间盘切除术中应用管状牵开器一样。

参考文献

1. Ruetten S, Komp M, Merk H, Godolias G. Use of newly developed instruments and endoscopes: full-endoscopic resection of lumbar disc herniations via the interlaminar and lateral transforaminal approach. J Neurosurg Spine. 2007;6:521-30.

2. Tsou PM, Yeung AT. Transforaminal endoscopic decompression for radiculopathy secondary to intracanal noncontained lumbar disc herniations: outcome and technique. Spine J. 2002;2:41-8.

3. Yeung AT, Tsou PM. Posterolateral endoscopic excision for lumbar disc herniation: Surgical technique, outcome, and complications in 307 consecutive cases. Spine. 2002;27:722-31.

4. Yeung AT, Yeung CA. Minimally invasive techniques for the management of lumbar disc herniation. Orthop Clin North Am. 2007;38:363-72. abstract vi.

5. Mayer HM, Brock M. Percutaneous endoscopic discectomy: surgical technique and preliminary results compared to microsurgical discectomy. J Neurosurg. 1993;78:216-25.

6. Muramatsu K, Hachiya Y, Morita C. Postoperative magnetic resonance imaging of lumbar disc herniation: comparison of microendoscopic discectomy and Love's method. Spine. 2001;26:1599-605.

7. Osman SG, Marsolais EB. Posterolateral arthroscopic discectomies of the thoracic and lumbar spine. Clin Orthop Relat Res. 1994;304:122-9.

8. Lee S, Kim SK, Lee SH, Kim WJ, Choi WC, Choi G, Shin SW. Percutaneous endoscopic lumbar discectomy for migrated disc herniation: classification of disc migration and surgical approaches. Eur Spine J. 2007;16:431-7.

9. Lee SH, Kang BU, Ahn Y, Choi G, Choi YG, Ahn KU, Shin SW, Kang HY. Operative failure of percutaneous endoscopic lumbar discectomy: a radiologic analysis of 55 cases. Spine. 2006;31:E285-90.

10. Ahn Y, Lee SH, Park WM, Lee HY, Shin SW, Kang HY. Percutaneous endoscopic lumbar discectomy for recurrent disc herniation: surgical technique, outcome, and prognostic factors of 43 consecutive cases. Spine. 2004;15:E326-32.

11. Ditsworth DA. Endoscopic transforaminal lumbar discectomy and reconfiguration: a postero-lateral approach into the spinal canal. Surg Neurol. 1998;49:588-97.

12. Lee HY, Ahn Y, Lee S, Lee SH. Percutaneous endoscopic lumbar discectomy. J Korean Assoc for the Study of Spinal Pain. 2004;5:71-7.

13. Kim DY, Lee SH, Lee HY, Lee HJ, Chang SB, Chung SK, Kim HJ. Validation of the Korean version of the Oswestry disability index. Spine. 2005;30:E123-7.

14. Lee HY, Ahn Y, Kim DY, Shin SW, Lee SH. Percutaneous ventral decompression for L4-L5 degenerative spondylolisthesis in medically compromised elderly patients: technical case report. Neurosurgery. 2004;55:E455-9.

15. Lee HY, Lee SH, Shin SW. Percutaneous ventral decompression for degenerative lumbar spondylolisthesis in medically compromised geriatric patients. JDRS. 2005;16:133-6.

第9章

经皮内镜腰椎间盘切除术治疗游离型椎间盘突出症

Fujio Ito, Yasushi Miura, Motohide Shibayama, Shu Nakamura,
Shoji Ikeda, Minoru Yamada, Tomohiko Yamada
译者：戎利民

简介

经皮内镜腰椎间盘切除术（PELD）是一种局麻下进行的脊柱外科手术，切口仅 7 mm，术后只需住院观察一晚。它有 3 种基本的术式：经椎间孔入路（TF），即经椎间孔入路实施手术；椎板间入路（IL），即经椎板间隙；椎间孔外入路（EF），适用于外侧型椎间盘突出[1]。在游离型椎间盘突出症的传统手术中，处于学习曲线早期阶段的外科医师操作起来更容易出现并发症，如突出髓核摘除不彻底，硬膜外血肿，硬脊膜损伤和粘连性脊神经根炎。我们设计了新的方法以避免上述情况发生。游离型椎间盘突出症可以分为 4 度：椎间盘水平的突出、轻度游离型突出、中度游离型突出和重度游离型突出。经椎间孔入路行"half-half"（"一半一半"）技术适用于椎间盘水平及轻度游离型突出，即让工作通道的斜面口恰好同等程度地置于椎间盘内部和硬膜外间隙。应用"inside-out"（"从内到外"）技术从椎间盘取出髓核以获得减压，随后自硬膜外间隙取出突出物。"half-half"技术最初是用于 L4-L5 节段以上的中度游离型椎间盘突出症，必须预先进行椎间孔扩大成形，如果需要的话，可以切除数毫米的上关节突，以便于实施硬膜外内镜技术，即将内镜置于硬膜外间隙中[2]。对于 L5-S1 节段的中度游离型椎间盘突出，通常采用椎板间入路，即切除

椎板的上部边缘，随后行部分椎板成形术以扩大椎板间隙，这样可以轻松置入内镜。对于自 L4-L5 节段向 L5-S1 水平的重度向下游离型椎间盘突出症，采用联合入路方法，即于 L4-L5 水平经椎间孔入路切除突出物的上 1/3 部分，于 L5-S1 水平经椎板间入路切除突出物的下 2/3 部分[3]。

对于 L3-L4、L4-L5 节段重度向上游离型椎间盘突出症，我们设计了一种新颖的经椎板入路，该入路在椎板上钻 9 mm 孔。下文将阐述这些已被应用的 PELD 技术。

材料

患者资料

自 2007 年 4 月至 2010 年 10 月，我们对 1 181 例腰椎间盘突出症患者实施了经皮内镜腰椎间盘切除术（PELD），其中 320 例为女性，748 例为男性，平均年龄为（48.3±16.1）岁。病例纳入标准是：接受至少 6 周保守治疗，如封闭、非甾体消炎药及康复治疗后症状无明显缓解者，由于剧烈疼痛导致肢体活动障碍，根据 MRI、CT 或动力位 X 线片获得明确诊断且出现进行性加重的神经功能障碍患者。上述患者如出现以下情况：中央型椎管狭窄、侧隐窝 ≤ 3 mm、椎间孔 ≤ 7 mm、动力位 X 线片显示椎体间不稳者将被排除。

在本研究中，我们从上述患者中选取了320例摘除髓核的重量均超过2g的患者进行分析。这些患者属于椎间盘水平的巨大中央型突出和游离型突出，平均髓核摘除量为（2.72±0.75）g（最大的为6.3 g），本组病例包括252例男性及68例女性，其中年龄最小的为14岁，年龄最大的为93岁。采用经椎间孔入路200例，经椎板间入路68例，椎间孔外入路26例，采用新颖的经硬膜入路26例。手术时间为（78.09±30.45）分钟。根据手术节段，本组病例中L5-S1节段107例，L4-L5节段174例，L3-L4节段26例，L2-L3节段12例，L1-L2节段1例。我们对上述患者中的305例进行术后1个月、3个月、6个月的随访评估。对手术及新近应用的技术进行效果评价。

选用改良MacNab问卷对于手术效果进行评估。"优"指的是患者无疼痛，并且能够无障碍地进行工作和体育活动。"良"指的是患者偶尔会感觉到疼痛及麻木，但不需要镇痛药物进行干预，同时，患者也可以不受限制地进行工作。"一般"指

的是患者尽管感觉有改善，但仍间断性地需要药物及封闭治疗，而且日常活动能力也受到一些限制，这种情况可能需要再次手术。"失败"指的是患者症状没有改善，甚至加重以致严重影响到其日常生活，并需要再次手术。同时，我们也根据视觉疼痛模拟评分（VAS）对下肢疼痛进行评估（"0分"代表无痛，而"10分"代表无法忍受的疼痛）。

游离型椎间盘突出的分型（图9.1）

按照突出方向，游离型椎间盘突出可以分为向上及向下，其中又可以根据严重程度分为轻度、中度及重度[4]。

0区（椎间盘水平）为无纵向的游离，在305例中占153例，这些都是单侧巨大突出、中央型巨大突出及偏中央型突出，会引起双侧神经根症状。大部分椎间盘突出都位于此区。

1区（轻度向下游离型）位于下位椎体的上方5 mm以内区域，65例患者位于此列。

2区（中度向下游离型）是指低于下位椎体上

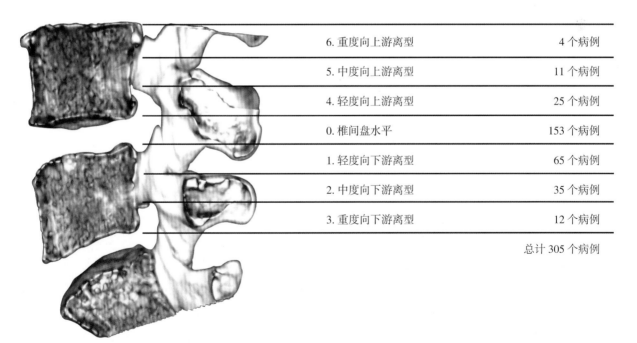

6. 重度向上游离型	4 个病例
5. 中度向上游离型	11 个病例
4. 轻度向上游离型	25 个病例
0. 椎间盘水平	153 个病例
1. 轻度向下游离型	65 个病例
2. 中度向下游离型	35 个病例
3. 重度向下游离型	12 个病例

总计305个病例

图9.1 游离型椎间盘突出症的分型。0区：椎间盘平面——无纵向的游离。1区：轻度向下游离型——在下位椎体上方5 mm以内的区域。2区：中度向下游离型——低于下位椎体的上方5 mm，但高于椎弓根下缘水平。3区：重度向下游离型——超过下位椎体椎弓根下缘。4区：轻度向上游离型——在上位椎体下方5 mm以内的区域。5区：中度向上游离型——高于上位椎体下方5 mm，但低于椎弓根中点水平。6区：重度向上游离型——超过上位椎体椎弓根中点水平

方 5 mm，但高于椎弓根下缘水平的区域，35 例患者属于此型。

3 区（重度向下游离型）是指突出达到或超过下位椎体椎弓根下缘水平，我们发现有 12 例 L4-L5 节段突出游离至 L5-S1 节段。

向上游离型突出的分区：

4 区（轻度向上游离型）相当于上位椎体的下方 5 mm 以内区域，25 例患者位于此列。

5 区（中度向上游离型）是指高于上位椎体下方 5 mm，但低于椎弓根中点平面的区域，11 例患者属于此型。

6 区（重度向上游离型）指超过上位椎体椎弓根中点平面的区域，有 4 个病例。

手术技术

"half-half" 技术治疗椎间盘平面水平（0 区）及轻度游离型（1 区及 4 区）椎间盘突出症

这种技术适用于椎间盘平面水平无游离和位于下位椎体上方 5 mm 以内区域的病例。进针点和针道路径需要在术前的 MRI 或 CT 轴位图像中进行测量。采用极外侧入路，进针点尽可能位于躯干外侧。同时，必须保证穿刺轨迹不会损伤腹膜后间隙及内脏器官[5]。使用 18 号穿刺针进针至椎间孔，并触及上关节突。随后，穿刺针被置入硬膜外间隙。出口根及行走根的腋下部是安全区域，如果医生经验不足，应该通过硬膜外造影来确认进针点位置的安全。理想的穿刺结果是：在侧位透视影像中，穿刺针平行于椎体后缘穿透椎间盘，同时在前后位透视影像中位于椎间盘的中央部分。工作套筒的斜面一半位于椎间盘内，而透过另一半可以看到硬膜外间隙。当采用"自内而外"的手术技术时，需要先切除椎间盘的背侧部分和部分纤维环以扩大间隙。然后，把工作套筒尖端置于硬膜外间隙，使用叶片为 5 mm 长的髓核钳取出突出物。纤维环通常会卡住向外突出的椎间盘组织。当硬膜囊或者行

走根开始随着灌洗液的压力改变而浮动时，手术就可以结束了（图 9.2）[2]。

硬膜外内镜技术治疗 L4-L5 及以上节段的中度向下游离型椎间盘突出症（2 区）

除了碎裂的腰椎间盘突出，对于 L4-L5 及以上节段的中度游离型椎间盘突出都可以利用钳子抓住根部来清除致压物。但这些突出物往往会被拽断。我们设计了一种硬膜外内镜技术，它能够在硬膜外间隙进行器械操作。直接进入硬膜外间隙是危险的，因此标准操作步骤包括起初在椎间盘内部创造间隙，随后自内而外地进行手术操作。在大部分病例中，需要行椎间孔扩大成形术以到达硬膜外间隙[6]。当把工作通道撤回至椎间孔入口时，可以在内镜直视下利用钬激光气化椎间孔韧带。同时，也可以使用适当的工具，如高速磨钻或环锯，切除上关节突的椎间孔侧。如果中度向下游离型的致压物进入了椎弓根平面，切除椎弓根的上部分区域或者下位椎体的后部边缘将会有利于工作通道的操作，所有这些步骤都可以在内镜直视下完成（图 9.3）。

椎板间入路结合部分椎板成形术治疗中度向下游离型 L5-S1 节段椎间盘突出症（2 区）

L5-S1 节段的解剖学特点包括高髂嵴、较大的 L5 椎体横突，以及 L4 与 L5 椎体横突之间的狭窄间隙。除此之外，椎间孔的直径也与腰骶角呈反比例减小。上述这些情况使得在 L5-S1 节段椎间盘突出症中难以开展经椎间孔入路技术。但幸运的是，由于存在较大的椎板间隙，椎板间入路是一个可行的选择[7]。选用椎板间入路时，穿刺针需定位在 L5-S1 间隙中央，沿着椎板的内侧壁从体表逐步进针，直至黄韧带被穿破，随后行硬膜外造影。在确认穿刺针已经位于 S1 神经根肩部时，使用逐级扩张器扩张或分离黄韧带，应用套管分离 S1 神经根至内侧。当然在某些病例，工作通道不能像手柄一样被自由地向下摇动。这种情况下，可使用高速磨

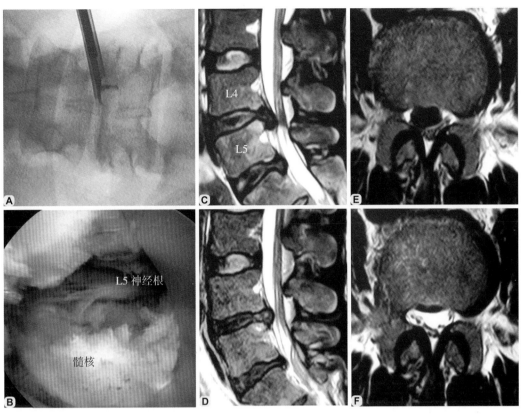

图 9.2 L4–L5 节段轻度向下游离型椎间盘突出症。A. 使用叶片为 5 mm 长的钳移除脱垂的突出物；B. 应用"half-half"技术对行走根的腹侧进行减压；C、D. 术前及术后 MRI 矢状面图像；E、F. 术前及术后 MRI 轴位图像

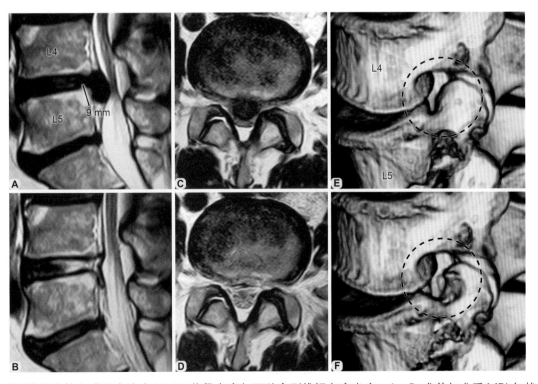

图 9.3 采用椎间孔扩大成形术治疗 L4–L5 节段中度向下游离型椎间盘突出症。A、B. 术前与术后 MRI 矢状位图像；C、D. 术前与术后 MRI 轴位图像；E. 较小的椎间孔间隙阻止了工作通道的进入；F. 通过切除上关节突、椎弓根的上部及 L4 椎体后部边缘可以扩大椎间孔间隙

钻、2 mm 宽的凿或环锯磨除 S1 椎板的上缘。随后行部分椎板成形术以扩大椎板间隙，这样就可以使得髓核钳能够充分地被向下置入，有利于清除中度向下游离型椎间盘突出症（图 9.4）。

联合应用经椎间孔入路（L4-L5 节段）和椎板间入路（L5-S1 节段）治疗 L4-L5 节段重度向下游离型椎间盘突出症（3 区）

在治疗 L4-L5 节段重度向下游离型椎间盘突出症的标准后路手术中（MED 和 MD），为了能到达 L5-S1 水平而行半椎板切除术是不可避免的。在 PELD 中，先采用经椎间孔入路的"half-half"技术以清除 L4-L5 节段向下游离突出物的上 1/3 部分，然后采用 L5-S1 的椎板间入路技术清除突出物的下 2/3 部分[8]。工作通道低位置入，向上倾斜，使之朝向位于 S1 神经根肩部剩余部分的突出物。逐步伸入内镜至 L5 神经根的腋下腹侧部分，同时逐步向上移动，清除残留的突出物（图 9.5）[3]。

应用硬膜外内镜技术治疗 L4-L5 及以上节段的中度向上游离型椎间盘突出症（5 区）

对于 L4-L5 及以上节段的中度向上游离型椎间盘突出症，硬膜外内镜技术是将通道向上置于行走根和出口根的腋下部分以移除突出物。由于上腰椎椎体的椎间孔更宽大，通常并不需要行椎间孔扩大成形术。但在下腰椎椎体，需要实施椎间孔扩大成形术以到达硬膜外间隙。对于中度向上游离型椎间盘突出症，椎间孔扩大成形术包括去除上关节突上部的腹侧部分。如果骨赘像平常那样，位于上位椎体的后下方边缘，那么就需要额外应用 3 mm 宽的环锯或 2 mm 宽的凿切除骨赘，以便把工作通道置于硬膜外间隙（图 9.6）。

硬膜外内镜技术治疗合并有椎体滑脱的重度向上游离型椎间盘突出症（6 区）

即使对于合并有椎体滑脱的重度向上游离型椎间盘突出症病例，椎间孔的前后径也能够使得工作

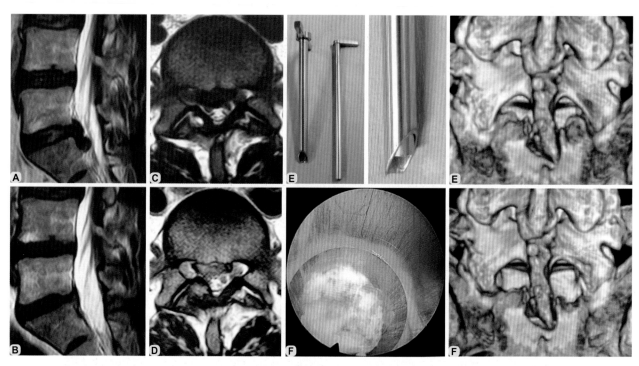

图 9.4 应用部分椎板成形术治疗 L5-S1 节段中度向下游离型椎间盘突出症。A、B. 术前与术后 MRI 矢状位图像；C、D. 术前与术后 MRI 轴位图像；E. 由 Nakamura 设计的圆柱状半圆形凿（直径为 9 mm）（左侧：圆柱状半圆形凿；中间：直径为 8 mm 的工作通道；右侧：包绕工作通道的凿）；F. 在经皮内镜视野中，应用圆柱状半圆形凿行部分椎板成形；G、H. 术前与术后的三维 CT 图像显示部分椎板成形术扩大了 L5-S1 节段双侧椎板间隙的外下部分

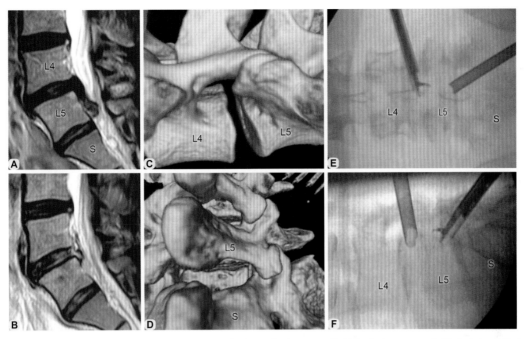

图 9.5　联合应用经椎间孔入路（L4–L5 节段）和椎板间入路（L5–S1 节段）治疗 L4–L5 节段重度向下游离型椎间盘突出症。A、B. 术前与术后 MRI 矢状位图像；C、D. 经椎间孔入路（TF）与经椎板间入路（IL）的内镜置入轨迹；E、F. 硬膜外间隙入路的前后位及侧位影像。在 L4–L5 节段应用经椎间孔入路清除突出髓核的上 1/3 部分。在 L5–S1 节段应用椎板间入路清除突出髓核的下 2/3 部分

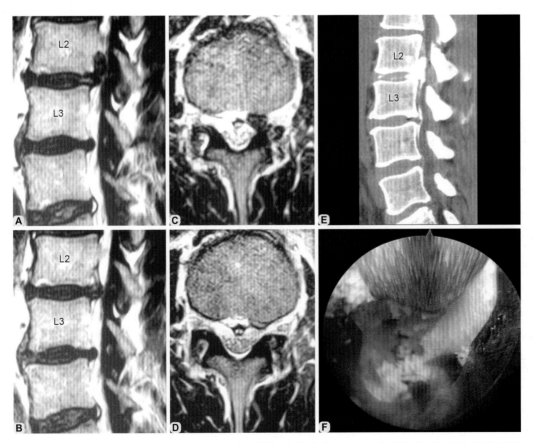

图 9.6　硬膜外内镜技术治疗 L2–L3 节段中度向上游离型椎间盘突出症。A、B. 术前与术后 MRI 矢状位图像；C、D. 术前与术后 MRI 轴位图像；E. 椎间盘在 CT 矢状面的图像；F. 使用环锯切除上关节突行椎间孔扩大成形术

通道尖端被轻松地置于硬膜外间隙中。然而，采用此术式的前提条件是没有不稳和因为滑脱所产生的马尾综合征。在 L4-L5 节段，由于椎间孔间隙在 L4 神经根的背侧是较大的，因而钳子尖端能够在内镜视野中很快到达 L4 椎体的上部边缘。

经椎板入路治疗重度向上游离型椎间盘突出症（6 区）

对于没有合并滑脱的重度向上游离型椎间盘突出，经椎间孔入路到达其上部是不太可能的。然而，我们可以在椎板上凿一个直径为 9 mm 的通道，并利用它将工作通道置于硬膜外间隙中的行走根肩部。当突出位于 L4-L5 节段时，在透视下将患者皮肤进针点定位于症状侧椎板中央略靠上的部位，同时穿刺针正好指向椎板。应用尖端平坦的工作通道刮除椎板上附着的数毫米肌肉组织，以便暴露椎

板的皮质部分。使用直径为 5 mm 的环钻磨透椎板的内侧骨皮质，当阻力消失且在侧位透视影像确认下即可完成此步骤。随后，空洞可以被磨钻扩大至直径最大为 9 mm 的通道，这样就可以使得直径为 7 mm 的斜面工作通道轻松到达 L5 神经根肩部。这个步骤能够在 15 分钟内完成。在这个部位没有黄韧带存在，但是硬膜外脂肪及硬膜囊是存在的。在此部位，斜面工作通道（同时也作为管状扩张器）被置于硬膜外间隙。利用工作通道将硬膜囊及 L5 神经根向内侧牵拉，通过纵向摇杆式操作即可清除突出物，可以将突出物从其上端清除至 L4 和 L5 神经根的分叉点。至于突出物的末端，突出至 L5 椎体下部边缘的部分也能够被清除掉（图 9.8）。经椎板入路适用于清除 L3-L4、L4-L5 节段的重度向上游离型椎间盘突出症，但此技术对于上腰椎，如 L1-L2、L2-L3 节段是困难的，这是因为在其肩部

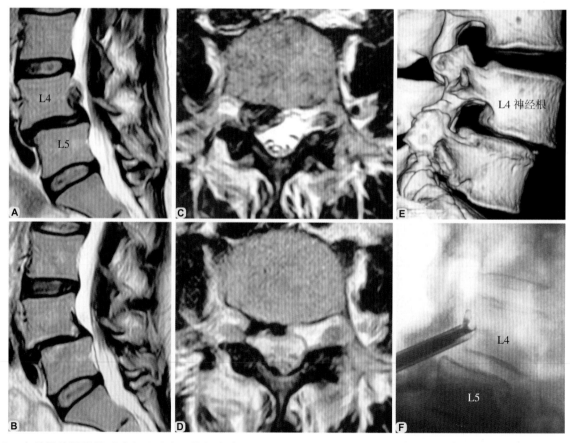

图 9.7　合并椎体滑脱的重度向上游离型椎间盘突出症。A、B. 术前与术后 MRI 矢状位图像；C、D. 术前与术后 MRI 轴位图像；E. 由于滑脱的原因，椎间孔的前后径得以增加；F. 在出口根的背侧间隙可以很容易地操作钳

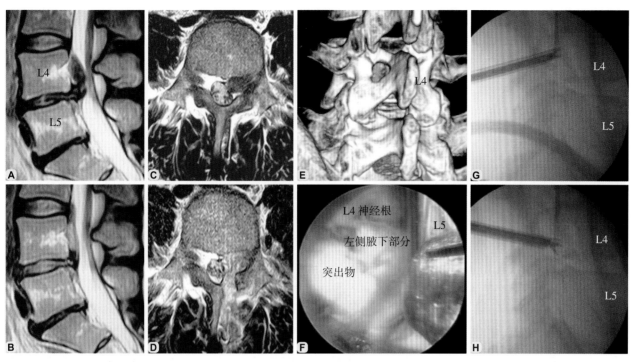

图 9.8 经椎板入路治疗重度向上游离型椎间盘突出症。A、B. 术前与术后 MRI 矢状位图像；C、D. 术前与术后 MRI 轴位图像；E. 需在椎板上凿一个直径为 9 mm 的孔洞；F. 在 L5、L4 神经根的腋下部分行髓核摘除术；G、H. 钳可以沿着 L4 椎体后壁向上或向下进行操作

没有足够的空间来牵拉硬膜囊。对于上位腰椎的重度游离型椎间盘突出症，采用经椎间孔入路并利用带角度叶片的钳摘除突出物或许是可行的。但是，它有可能在此过程中被拽断。如果存在遗漏残余髓核的可能，手术方式可立即更换为全身麻醉下的 MED 术，以便行半椎板切除术。

结果

根据改良的 MacNab 标准，患者对初次手术的满意度（"优"及"良"）随着游离严重程度的增加而降低，具体表现在：0 区（椎间盘平面）的满意度是相对较高的，为 90%（138/153）；1 区（轻度向下游离型）为 88%（57/65）；2 区（中度向下游离型）为 71%（25/35）。对于向上游离型椎间盘突出症，也可以发现类似的满意度逐渐下降的趋势：4 区（轻度向上游离型）的满意度是 84%（21/25），而 5 区（中度向上游离型）的满意度是 73%（8/11）。由于对于 3 区（重度向下游离型），所采用的是特殊的联合应用技术，因此患者满意度是 100%（12/12）。对于 6 区（重度向上游离型），尽管满意度数值为 75%（3/4），由于病例数过少，因而其统计学意义有限。总体而言，游离的程度越严重，突出残留可能性越大，因疏忽所导致的再手术率也会增加。这种情况更多地发生在处于陡峭学习曲线的初学者，而由经验丰富的外科医师在翻修手术中所实施的 PELD 或 MED 可以弥补初学者令人不满意的手术疗效。再次手术的满意率与突出游离程度呈反比例关系，平均为 66%。初次手术与翻修手术的总体最终满意率为 94%（表 9.1）。椎间盘突出症的主要症状——坐骨神经痛的 VAS 评分术前为（7.11 ± 2.64）分，而术后 1 个月降低为（2.59 ± 2.61）分（配对 t 检验，$P<0.005$），术后 3 个月为（2.1 ± 2.43）分（$P<0.05$），术后 6 个月为（1.6 ± 2.07）分（$P<0.01$）。

讨论

游离的髓核与突出椎间盘相连，必须明确使用什么技术去清除突出物，以及能够清除多少。我们已经通过示意图对椎间盘突出进行了分类，同时对于不同类型的突出也设计了相适应的手术技术。这些技术针对突出物残留可能导致疗效不尽如人意而进行改良，相对于传统手术，它对技术的要求更高，对于初学者来说存在风险。为了避免风险，利用经椎间孔入路所开展的"half-half"技术和治疗中度游离型突出所采用的硬膜外内镜技术是基于"自内而外"技术而发展起来的[9]。手术初期操作是在突出物下方进行的（定位于硬膜囊及纤维环之间），而不是在硬膜囊及神经根下方，因而手术安全性较高。在"half-half"技术操作中，当纤维环被切除后，利用撬拨技术可安全操纵工作通道，这就有利于镜下迅速地清除硬膜外间隙中的突出物。在硬膜外内镜技术中，由于存在硬膜外血肿、神经损伤及围手术期疼痛的可能性，切除部分上关节突行椎间孔扩大成形术是必要的。手术是从椎间盘内部开始，并且通过实施椎间孔扩大成形术以增大椎间孔，有利于工作通道到达纤维环的外层。这也反过来便于游离型椎间盘突出的清除。如果突出物游离至尾端，那么工作通道就要向下倾斜；如果突出物游离至头端，那么工作通道就要向上倾斜。在MED和MD手术中，椎板切除或对下关节突进行大范围的截骨是不可避免的。然而，我们所介绍的PELD就能够减少过度截骨的必要。对L4-L5节段重度向下游离型椎间盘突出症所采用的经椎间孔及椎板间联合入路并不需要切除椎板。反而，在透视引导下，这种入路可以清除从L4椎体上部边缘延伸至下部边缘的突出物。本研究中12例患者的疗效是令人满意的。在经椎板入路治疗重度向上游离型椎间盘突出症中，工作通道是通过一个直径为9 mm的孔洞直接被置入至硬膜外间隙外侧。然后，在镜下沿着几乎整个椎体高度的范围摆动髓核钳以摘除突出物，在此过程中，利用工作通道本身对

行走根进行牵拉。然而，由于上腰椎（L1-L2、L2-L3）的空间较小，导致工作通道不能进入到硬膜囊的外侧，因而经椎板入路不适用于此部位的椎间盘突出症。由此，可以替换为带曲度叶片的钳。如果还存在担心遗漏残留突出物，那么采用MED技术是更好的选择[10,11]。

我们对这些病例的手术过程进行了分析，同时也对他们的疗效进行了最长为6个月的随访。中度游离型病例与轻度游离型病例相比疗效较差，这与术后MRI评估所反映出来的趋势是一致的。这可能是源于初学者遗漏了后方的残余突出物，并将突出物弄碎了。因此，对于重度游离型椎间盘突出症，我们认为MED比PELD更适合初学者，这是因为前者可以做到更广泛的截骨。在经过100例或更多的椎间盘水平病例的手术经验积累之后，手术技术臻于熟练，就可以尝试高难度的手术技术了，如椎间孔扩大成形术、部分椎板成形术、联合应用经椎间孔入路及椎板间入路及经椎板入路，这样在为患者提供更微创手术方案时能够获得更好的疗效。

此临床研究报告发表以及在论文及学术会议中需要使用研究数据时，我们获得了患者的书面知情同意，谨此说明。

小结

腰椎间盘突出症的游离程度可以分为椎间盘水平、轻度、中度及重度。前两种分级可以采用经椎间孔入路的"half-half"技术来治疗，在此过程中，纤维环下的髓核组织及硬膜外脱垂的髓核组织能够通过"自内而外"技术切除，同时在相同视野中可以看到椎间盘内部及硬膜外间隙。在L4-L5及以上节段，椎间孔扩大成形术用于治疗中度游离型椎间盘突出症，此外，硬膜外内镜技术有利于硬膜外间隙中的器械操作。对于L5-S1节段中度游离型椎间盘突出症，采用部分椎板成形术能够扩大椎板间隙，利于摇杆式操作。联合应用经椎间孔入路及椎

板间入路用于治疗 L4-L5 和 L5-S1 节段的重度向下游离型椎间盘突出症。对于 L3-L4、L4-L5 节段重度向上游离型椎间盘突出症，利用经椎板入路可以在椎板上钻一个直径为 9 mm 的孔洞。上述这些技术适用于经验丰富的高年资外科医师，强烈建议初学者在他们的监督、指导下开展工作。

表 9.1　初次手术与翻修手术的满意率

游离型分级	优	良	满意组	一般	失败	不满意组	再次手术	再次手术满意度（%）	总计
(6区) 重度向上脱垂型	3 (75%)	0 (0)	3 (75%)	1 (25%)	0 (0)	1 (25)	0 (0)	—	4 (1%)
(5区) 中度向上脱垂型	4 (36%)	4 (36%)	8 (73%)	1 (9%)	2 (18%)	3 (27%)	3 (27%)	1 (9%) (33%)	11 (4%)
(4区) 轻度向上脱垂型	10 (40%)	11 (44%)	21 (84%)	2 (8%)	2 (8%)	4 (16%)	3 (12%)	2 (8%) (67%)	25 (8%)
(0区) 椎间盘水平	85 (56%)	53 (35%)	138 (90%)	6 (4%)	9 (6%)	15 (10%)	12 (8%)	9 (6%) (75%)	153 (50%)
(1区) 轻度向下脱垂型	30 (46%)	27 (42%)	57 (88%)	3 (5%)	5 (8%)	8 (12%)	8 (12%)	6 (9%) (75%)	65 (21%)
(2区) 中度向下脱垂型	10 (29%)	15 (43%)	25 (71%)	3 (9%)	7 (20%)	10 (29%)	9 (26%)	5 (14%) (56%)	35 (11%)
(3区) 重度向下脱垂型	8 (67%)	4 (33%)	12 (100%)	0 (0)	0 (0)	0 (0)	0 (0)	—	12 (4%)
总计	150 (49%)	114 (37%)	264 (87%)	16 (5%)	25 (8%)	41 (13%)	35 (11%)	23 (8%) (66%)	305 (100%)

注：根据改良 MacNab 调查问卷进行评估
　优：患者无疼痛，并且能够无障碍地进行工作和体育活动
　良：患者偶尔会感觉到疼痛及麻木，但这并不需要镇痛药物进行干预，同时，患者也可以不受限制地进行工作
　一般：患者尽管感觉有改善，但仍间断性地需要药物及封闭治疗，而且其日常活动能力也受到一些限制。这种情况可能需要再次手术
　失败：患者症状没有改善，甚至加重后导致严重影响到其日常生活，并且需要再次手术

参考文献

1. Fujio Ito, et al. Percutaneous Endoscopic Lumbar Disc Herniation Extraction—Clinical Examination of 197 Cases, The Journal of Japanese Society of Lumbar Spine Disorders. 2009; 15(1): 180-9.

2. Fujio Ito, Miura Y, Nakamura S, et al. Percutaneous endoscopic lumbar discectomy (PELD) —Transforaminal approach and indications. Asian Journal of Neurosurgery. 2008; 11: 41-6.

3. Choi G, Prada N, Modi HN, et al. Percutaneous endoscopic lumbar hernietomy for high-grade down-migrated L4-L5 disk through an L5-S1 interlaminar approach: a technical note. Minim Invas Neurosurg. 2010; 53:147-52.

4. Lee S, Kim SK, Lee SH, et al. Percutaneous endoscopic lumbar discectomy for migrated disc herniation: classification of disc migration and surgical approaches. Eur Spine J. 2007; 16(3): 431-7.

5. Ruetten S, Komp M, Godolias G, et al. An extreme lateral access for the surgery of lumbar disc herniation inside the spinal canal using the full-endoscopic uniportal transforaminal approach-technique and prospective results of 463 patients. Spine. 2005; 30(22): 2570-8.

6. Choi G, Lee SH, Lokhande P, et al. Percutaneous endoscopic approach for highly migrated intracanal disc herniations by foraminoplastic technique using rigid working channel endoscope. Spine (Phila Pa 1976). 2008; 1; 33(15): E508-15.

7. Ruetten S, Komp M, Merk H, et al. Full-endoscopic interlaminar and transforaminal lumbar discectomy versus conventional microsurgical techunique. Spine. 2008; 33(9): 931-9.

8. Fujio Ito, et al. Minimally Invasive Percutaneous Endoscopic Spine Surgery, J Spine Res. 2010; 1: 1674-81.

9. Fujio Ito. Percutaneous Endoscopic Lumbar Discectomy (PELD)-Transforaminal and Interlaminar approaches- Essential Practice of Neurosurgery, Access Publishing Co,. Ltd. 2010; 939-46.

10. Fujio Ito. Percutaneous Endoscopic Lumbar Disc Herniation Extraction — Three Techniques and Adaptations— The Central Japan Journal of Orthopaedic Surgery & Traumatology. 2008; 51:1053-61.

11. Fujio Ito. Percutaneous Endoscopic Lumbar Discectomy for central large herniation. The Central Japan Journal of Orthopaedic Surgery & Traumatology. 2011; 54: 637-46.

第10章

经皮后外侧内镜治疗脊柱感染

Manabu Ito

译者：朱博　张西峰

简介

目前，在发达国家，脊柱感染的患者数量有上升的趋势[1,2]。脊柱感染增加的原因有：①老年人口迅速增加；②由于医疗服务和治疗水平的发展，免疫缺陷的患者增加；③糖尿病患者增多；④近年来，接受脊柱手术的患者人数增多。有些时候，脊柱感染会严重损害患者一般情况，这不仅仅对患者本人，同时也会对其家属和社会造成严重影响[3]。由于传统手术治疗脊柱感染创伤很大，产生多种并发症，因此，对于患者和医疗、护理来说，开发出创伤更小的方法治疗脊柱感染非常必要。在这个章节，我们将向大家介绍一种微创治疗方法：经皮后外侧脊柱内镜治疗脊柱感染。

脊柱感染治疗方法的选择

脊柱感染的治疗原则首先是应用对致病菌敏感的抗生素。在开始治疗时，通过在感染部位采集血液及组织标本培养，找出致病菌及敏感抗生素。对于最常见的化脓性脊柱感染，间隔6小时静脉予以大剂量第一代头孢类抗生素。最近的动物实验研究认为，由于椎间盘没有血管，即使是利奈唑胺（对小分子如 MRSA 感染最有效的药物）也很难渗透进入椎间盘[4]。因此，必须改善椎间盘的血流来确保抗生素更好地渗入椎间盘，从而有效地治疗椎间盘炎症。

如果患者出现脊柱前柱严重破坏造成局部后凸畸形和硬膜外脓肿，会出现神经损伤症状[5]。常规手术治疗方法包括感染部位的清创，植骨和内固定物植入。由于在大部分脊柱感染情况中前柱为原发灶[6]，所以前方清创、使用髂骨或腓骨进行前方融合被认为是治疗脊柱感染最好的手术方式。目前，对于脊柱结核感染患者的手术治疗提倡使用脊柱内固定，而越来越多的文献报道对于化脓性感染，如果清创彻底，也可以植入金属内固定[7-9]。但据报道化脓性脊柱感染患者接受脊柱重建手术后的相关并发症发生率超过40%[10]。

治疗脊柱感染的微创方法是：在脓腔打开一个通道，并在感染部位放置引流管[11]。这种做法可以有效地降低脓腔压力，迅速缓解患者疼痛。另外一个好处就是，可以直接从感染部位取组织标本做常规检查。然而，它的局限性在于很难刮除附着在椎体上的骨性终板，不能通过增加血流来提高椎间盘抗生素浓度。因为，无论哪种微创方式，都需要提高感染部位的血液流量。

应用经皮内镜椎间盘切除术（PELD）对感染部位进行清创

经皮内镜椎间盘切除术起源于 Hijikata 的经皮腰椎间盘切除术[12]。他的技术在美国被 Kambin 和 Yeung 采用，后改进为后外侧脊柱内镜系统，命名为

"YESS"（Yeung's endoscopic spinal system）[13,14]。这个系统允许术者使用钬激光、射频消融、自动切吸器以及多种型号的咬骨钳。应用该技术治疗腰椎间盘突出已经在除日本外的其他亚洲国家广泛传播。

这项技术治疗脊柱感染的优势在于：①只需要在皮肤切开 1 cm 小口，便可以完成对感染组织的清除；②可以刮除感染附近的骨性终板和椎体，增加椎间盘的血流，提高感染区域抗生素的渗透；③双通道技术可以允许术者同时完成灌输冲洗和引流；④可以在手术结束时放置引流管，可以在术后持续引流；⑤由于是微创手术，所以即使患有多重疾病的患者也能接受治疗；⑥直接从感染组织中取样可以提高致病菌的检出率。

PELD 手术可以治疗包括化脓性感染、结核性或非结核性分枝杆菌感染、真菌感染等各类感染[15-17]。最佳适应证为脊柱还没有遭受较大破坏的早期感染。如果采用非手术的方法予以抗生素和矫正术治疗 1~2 周没有明显效果，或需要在微创的情况下行感染组织的清除和致病菌鉴定时，该技术是一个很好的选择。

PELD 手术治疗脊柱感染 [15]

患者选择

胸椎或腰椎感染，但是没有严重的破坏性改变或严重的局部后凸畸形的患者，最适合接受这种手术。由于这项手术治疗颈椎感染的安全性还没经过验证，目前还不适合颈椎感染的患者。在胸腰段存在严重破坏性改变及局部严重后凸畸形患者也不适合接受这种手术，因为胸腰段结合处存在严重破坏的患者术后有很高的概率会加重后凸畸形。对于这类患者，传统手术更加可靠。因为传统重建手术可以用髂骨或腓骨重建坍塌的脊柱前柱。但是对于同时存在椎间盘炎症和下腰椎严重破坏的患者，PELD 是一个非常好的治疗方法。因为对于下腰椎，术后出现坍塌并不会成为临床上的难题。因为在这

个部位，不仅前柱承担载荷，脊柱后方结构也参与分担应力。

感染部位的手术入路

实施腰椎手术，放置手术工具最好的角度是在感染部位 45° 倾斜放置。45° 的倾斜角可以使术者尽可能多地接近和清除感染的椎间盘。选择这一进入角度，皮肤切口应该标记在目标节段距离后正中线 8~10 cm 的地方。如果轨迹太陡峭，器械只能到达脊柱侧方，就不能很好地完成椎间盘的切除。相反如果太平，则会增加损伤神经的风险。基本要点就是将器械放置在由出口神经根、行走根和横突构成的三角形工作区域。如果在 X 线片上观察到椎间盘压缩非常严重，保护出口根最安全的方法就是在横突尾部放置工作套管，然后向前方拨开出口根。对于 L5-S1 的感染，大的关节突和宽的横突有时候会阻碍手术器械的落点。遇到这种情况，需要用环锯磨除一部分骶骨峡部的骨表面，从而为器械留出空间。尽管可以选择切除一部分 L5 横突，但是术者应该时刻牢记 L5 神经根就在横突的正下方。对于胸椎感染的患者，切口较腰椎更靠内。在对术前胸椎 CT 图像认真读片后，推荐选择后正中线 4~5 cm 处作为进针点。术前应该在 CT 图像上确认主动脉的位置以及肺与手术器械入路的毗邻关系。对于位于中间部位的胸椎感染患者，安全的做法是从非主动脉侧（即主动脉的对侧）进入。

麻醉

对于腰椎感染，推荐地西泮联合芬太尼静脉麻醉结合局部麻醉。保持患者清醒的原因是确保神经根的安全。一旦手术器械接触了神经根，患者会立刻出现反应。感染椎间盘的纤维环外层由于红肿而变得格外敏感，常因手术工具触碰而产生剧痛。在术中，当快接近最外层纤维环时，需要告诉麻醉师增加静脉麻药的量来加深麻醉。一旦套管突破最外侧纤维环，工作通道牢固地置于远离神经的纤维环区域后，就可以提高麻药的剂量使患者入睡。

手术室的布置

患者俯卧位置于 Jackson 手术床的 U 形架上。用 C 臂机获取正位和侧位 X 线片。如果术者站在患者的左侧，那么 C 臂机和内镜设备应该摆放在对侧（图 10.1）。推荐应用双侧入路，如此可以更好地清除感染组织，并且在灌注冲洗时，一侧注入，一侧流出冲洗液。但对于胸椎手术，为保障安全，不建议将入口选择在主动脉一侧。

手术过程（图 10.1、10.2）

按顺序依次放置椎间盘穿刺针、导丝、扩张器和工作通道。一旦工作套管正确的到达椎间盘后外侧区域，放入内镜并确保神经根没有进入到内镜视野内。用一个较细的环锯插入纤维环，紧接着用较粗的环锯扩开一个较大的洞。这样就可以插入髓核钳和其他手术器械。在器械使用过程

中应经常用 C 臂机侧位透视确认位置。尽可能多地清除掉感染的椎间盘组织和终板，然后用刮匙刮除椎体上的骨。对于腰椎，工作管道应该倾斜 45° 来确保能够最大程度的清创。对于胸椎，手术器械进入的位置相较于腰椎更靠内侧，而这个点可以在术前通过影像资料确定。通过双侧切口清除尽可能多的感染组织后，用 2 L 以上生理盐水加压灌洗。对于感染部位的灌洗，将两侧通道在椎间盘内贯通非常重要。这样就可以一侧注入，在另外一侧流出。灌洗后，从一侧插入 5 mm 引流管。如果需要，可以在对侧也放入另一条引流管。尽管在术后也可以进行持续的灌注引流，但是微创手术术后持续灌注的必要性并不是那么高。在我们连续治疗的 100 例患者中只有 2 例采用了术后持续灌洗，这 2 例患者有明确涉及多个节段椎体及相邻软组织的大范围感染。

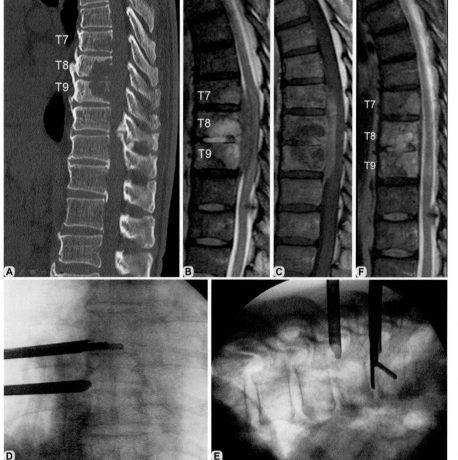

图 10.1　61 岁男性，T7-T9 椎体结核伴有进行性神经功能损害。A. 术前 CT 片显示 T7 至 T10 节段无局部后凸畸形；B. 术前 T1 WI 显示胸段脊髓有硬膜外脓肿压迫；C. 术前 MRI 增强图像显示有典型的边缘增强效应；D. 术中前后位片来确认器械尖端的位置；E. 术中侧位片图像；F. 术后 1 个月矢状位 T2 WI 显示硬膜外脓肿完全消失，且没有发现后凸畸形进行性加重的迹象

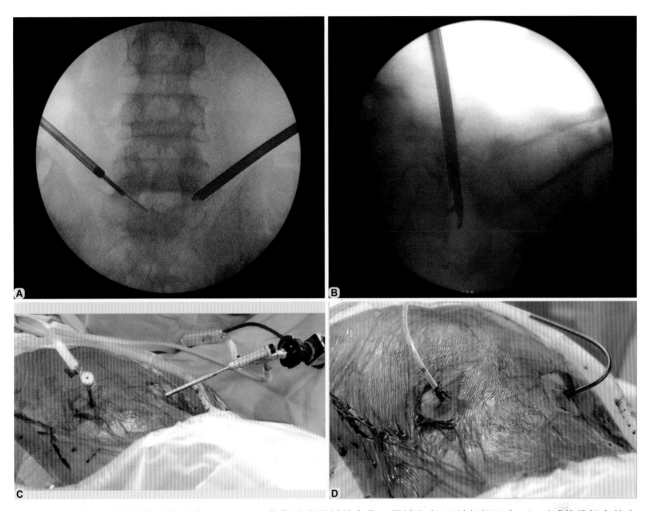

图 10.2 经皮后外侧脊柱内镜手术。A. L5–S1 节段手术器械的定位。器械应在 L5 神经根下方；B. 对感染椎间盘的去除和终板的刮除以周围健康骨质出血为度；C. 应该从两个术口进行灌注，一个入水，一个出水；D. 术后放置引流管

术后处理

根据整体情况，患者可以在术后 1 天佩戴软的腰围和硬的胸腰骶矫形支具（TLSO）行走。根据术后脊柱稳定性被破坏的程度选择不同种类的矫形支具。引流管可以根据引流出的脓液及分泌物的量放置 1~2 周。对于大多数化脓性椎间隙感染，术后脓液的量会逐渐减少，一般在 2 周内都可以拔除引流管。另一方面，对于结核患者，引流管持续引流的时间相对于化脓性感染会长很多。由于引流管就放置在出口神经根的下方，而且感染阶段可能会发生进行性的局部后凸畸形，因此常见的经皮内镜椎间盘切除术（PELD）术后并发症是由引流管引起的神经根刺激征。如果神经根刺激症状逐渐加

重，应该尽快拔除引流管，防止出现神经功能损害的症状。

临床效果

从 2001 年至 2008 年，我们治疗了 70 例脊柱感染患者。其中胸椎脊柱感染 5 例，胸腰段感染 10 例，腰椎感染 43 例以及 12 例腰骶段感染。其中 44 例患者还合并有如恶性肿瘤、长期激素治疗的胶原病、糖尿病等其他疾病。CPR 术前平均 4.65 mg/dl；术后 1 周平均 1.59 mg/dl；术后 2 周平均 0.73 mg/dl。下腰部疼痛由术前 86/100 于术后 1 周显著性地降低至 26/100。经过手术，从 49 例患者中找到 10 个致病菌。

17 例患者为 MRSA 感染（35%）。在随访中，合并有其他疾病的 7 例患者再次复发（10%），如恶性肿瘤和胶原病。与手术相关的并发症而言，5 例患者由于引流管的位置出现神经根刺激症状，在拔除引流管后完全恢复。4 例患者由于手术部位进行性的后凸畸形需要行脊柱重建手术，他们大部分在术前都存在胸腰段严重的破坏性改变。

讨论

当患者存在其他合并症导致一般状况不佳时，可选择微创脊柱手术。需要植骨和内固定物的传统手术方式治疗脊柱感染并发症发生率超过 40%[10]。我们的微创手术技术可以将并发症发病率降低到 13%，而且术后的并发症不严重。由于在传统大手术后，较难维持患者的一般状况，微创入路手术治疗脊柱感染对患者及医护人员都有益处。

过去有关于经皮引流治疗化脓性脊柱感染的临床报道[12]。在大部分报道中，微创手术比传统大手术有更好的临床效果和更少的并发症。但这个手术方式的局限性在于不能刮除终板和椎体骨质，因此不能增加感染部位的血流量。由于椎间盘内没有血管，所以仅仅通过静脉内给药，抗生素扩散到整个椎间盘很困难[4]。即使是最新的抗生素，例如利奈唑胺，也无法到达纤维环和髓核。椎间盘没有血管的特性阻碍了抗生素发挥作用，也增加了治疗脊柱感染的困难。通过刮除感染区域附近的终板和部分椎体骨质来引起出血，可以使抗生素浓度超过最低抑菌浓度（MIC），这样治愈脊柱感染的可能性就会更高。

这种新的内镜手术对于早期脊柱感染效果最好，无论感染由于何种病菌引起。我们的临床结果显示，通过微创内镜手术，化脓性感染、结核感染甚至是真菌感染都可以顺利地治愈。尽管有这些优点，但是这项手术不适用于脊柱感染合并严重的脊柱破坏。对于这些患者需要传统的植骨和脊柱内固定来重建脊柱形态，为破坏的脊柱提供稳定性。

治疗脊柱感染的基本原则是在治疗一开始就使用对致病菌最敏感的抗生素[18]。不使用有效的抗生素，脊柱感染不能根治。这项微创技术可以帮助抗生素进入整个椎间盘区域发挥更有效的作用。适用范围不仅包括新发的脊柱感染，还包括术后脊柱感染[19]。

结论

这章介绍的微创经皮后外侧内镜清创加灌洗方法可以治疗各种脊柱感染。此方法最适合治疗早期脊柱感染。对于传统保守治疗 1~2 周无效的患者，可以用这种方法确定病原体，清除感染组织。该手术不会对患者较差的身体情况造成任何伤害，因此也可以用来治疗存在多种合并症的患者。

参考文献

1. Grammatico L, et al. Epidemiology of vertebral osteomyelitis (VO) in France: analysis of hospital-discharge data 2002-2003. Epidemiol Infec. 2007;136:653-60.

2. Pigrau C, et al. Spontaneous pyogenic vertebral osteomyelitis and endocarditis: incidence, risk factors, and outcome. Am J Med. 2005;118:1287,e17.

3. Hadjipavlou, A.G., et al. Hematogenous pyogenic spinal infections and their surgical management. Spine. 2000;25:1668-79.

4. Komatsu M, et al. Penetration of linezolid into rabbit intervertebral discs and surrounding tissues. Eur Spine J. 2010;19(12):2149-55.

5. Myloma E, et al. Vertebral osteomyelitis: a systematic review of clinical characteristics. Semin Arthritis Rheum. 2009;39(1):10-7.

6. Emery SE, et al. Treatment of hematogenous pyogenic vertebral osteomyelitis with anterior debridement and primary bone grafting. Spine. 1989;14(3):284-91.

7. Fukuta,S. et al. Two-stage(posterior and anterior) surgical treatment using posterior spinal instrumentation for pyogenic and tuberculotic spondylitis. Spine. 2003;28:E302-8.

8. Oga M, et al. Evaluation of the risk of instrumentation as a foreign body in spinal tuberculosis. Clinical and biologic study. Spine. 1993;18(13):1890-4.

9. Carragee EJ, lezza A. Does acute placement of instrumentation

in the treatment of vertebral osteomyelitis predispose to recurrent infection: long-term follow-up in immune-suppressed patients. Spine. 2008;33(19):2089-93.

10. Carragee EJ. Instrumentation of the infected and unstable spine. A review of 17 cases from the thoracic and lumbar spine with pyogenic infections. J Spinal Disord. 1997;10:317-24.

11. Yu WY, et al. Percutaneous suction aspiration for osteomyelitis. Report of two cases. Spine. 1991;16(2):198-202.

12. Hijikata S. Percutaneous nucleotomy. A new concept technique and 12 years' experience. Clin Orthop Relat Res. 1989;238:9-23.

13. Kambin P, et al. Transforaminal arthroscopic decompression of lateral recess stenosis. J Neurosurg. 1996;84(3):462-7.

14. Yeung AT. Minimally invasive disc surgery with the Yeung endoscopic spine system. Orthopaedic Surgery. Surg Tech Inter 8. 1999;P1-11.

15. Ito M, et al. Clinical outcome of posterolateral endoscopic surgery for pyogenic spondylodiscitis. Results of 15 patients with serious comorbid conditions. Spine. 2007;32(2):200-6.

16. Ito M, et al. Minimally invasive surgical treatment for tuberculous spondylodiscitis. Minim Invasive Neurosurg. 2009;52(5-6):250-3.

17. Iwata A, et al. Fungal Spinal Infection Treated with Percutaneous Posterolateral Endoscopic Surgery : A report of four cases. Minim Invasive Neurosurg. In press 2012.

18. Brodke DS, et al. Infections of the spine. Chapter38. Orthopedic Knowledge Update Spine 3 (ed by Spivak JM et al), AAOS. 2006;367-75.

19. Jimenez-Mejias ME, et al. Postoperarive spondilodiskitis: etiology, clinical findings, prognosis, and comparison with nonoperative spondylodiskitis. Clin Infect Dis. 1999;29:339-45.

第11章

应用管道牵开器的显微内镜减压技术治疗腰椎管狭窄症

Arvind G Kulkarni, Sambhav Shah

译者：项泱　张云帆　李立钧　谭军

简介

腰椎管狭窄症是引起老年患者下肢痛的主要原因。椎管减压是治疗此类患者最常采用的手术方法。显微内镜辅助椎管减压通过后方 2 cm 的皮肤切口，只需去除少量的骨质，较少的软组织损伤，在同一切口内就可以对中央椎管、同侧以及对侧的侧隐窝、椎间孔进行充分的减压 [1-6]。

适应证和禁忌证

腰椎管狭窄症通常继发于黄韧带肥厚、小关节增生和骨赘形成。这项技术只需切除少量骨质即可实现中央椎管、关节突下方以及侧隐窝的减压，有助于维持运动节段的稳定性（图 11.1），即使是较

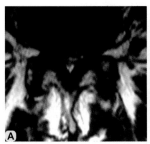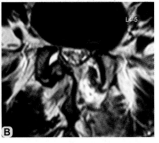

图 11.1　A. 术前 MRI 轴位像显示严重的中央椎管和双侧侧隐窝狭窄；B. 术后 MRI 显示双侧减压充分，软组织、后方韧带和骨结构得以相对完整地保留

大的滑膜囊肿也能安全切除。椎管狭窄合并节段不稳定是该术式的禁忌证，但对于某些 I 度退变性滑脱但未表现明显节段失稳的患者并不是本手术的禁忌证。如果手术医生经验不足，可能会出现减压不充分或相关并发症。

优点

和传统的减压手术相比，该微创术式对软组织的损伤很小，表现为使用通道的患者术后白介素 -6 和 C 反应蛋白水平明显低于开放手术和小切口腰椎手术患者 [1,2]。减压不需要剥离软组织、不损伤后方韧带复合体，有助于维持节段的稳定性。通过一个锁孔即可实现对中央椎管、双侧侧隐窝、椎间孔的减压，对侧的解剖结构亦得以保留。入路侧的选择应该依据患者的症状侧、MRI 轴位关节突关节的倾斜角以及脊柱的排列情况而定。

手术并发症发生率低、疼痛轻微、瘢痕小为该手术的特点。术中极少失血，接近零感染率，住院时间和费用均明显降低。患者术后 2~3 小时即可离床活动。切口美观也是该术式具有吸引力之处 [3,4]，特别是那些体重指数高的肥胖患者是最大的受益者，否则即使是单节段的开放手术，他们也需要很长的切口。工作通道的置入通常需要影像定位以避免节段位置错误。

缺点和并发症

该项技术的学习曲线陡峭，早期手术时间长，并发症多。然而，随着减压经验的积累，操作会变得安全和快捷。小的硬膜囊撕裂无需处理，而大的撕裂则需用纤维凝胶进行封闭（图 11.2）。偏外置入通道，在进行同侧减压融合时，容易造成内侧关节突的损伤。多个节段的减压手术会更加耗时以及更多的放射线暴露。另外在使用磨钻处理棘突基底部时，可能会发生棘突骨折。一些特殊的工具是完成该术式所必需的。

术前准备

在术前常规进行 MRI 检查，以明确狭窄的部位。如果术前 X 线片和 MRI 提示有动态不稳，则为禁忌证。因为术中暴露有限，术者必须清楚病变的精确位置。术前必须进行彻底细致的体格检查，体征应与影像学检查符合一致。

麻醉

麻醉方式选择全麻。

体位

患者俯卧于可透视的手术床上，胸部和髂嵴下方垫软垫，避免腹部受压，减少硬膜外静脉丛的压力。头高 10°~15°，可以减少眼部静脉充血（图 11.3）。因为手术台头侧被升高，尾侧应该适当屈曲，以防患者滑落。患者身体的受压部位必须用软垫保护好，患者应该被牢固地固定在手术床上，避免倾转手术床时滑落。腰桥置于手术节段，可以帮助术中张开椎板间隙。术者站在减压侧（根据 MRI 的表现和下肢的症状来选择），可获得良好的视线，轻松实现对侧侧隐窝的减压。在做切口前，确认使用固定基座和自由臂连接手术通道并锁紧。

手术技术

在侧位透视下用 20 号脊柱穿刺针定位手术的椎间盘，穿刺针通常在距中线外侧 1.2 cm 处插入，C 臂机透视确定位置。然后取 5 ml 0.5% 布比卡因 + 15 ml 生理盐水稀释后，局部浸润超前镇痛麻醉。以穿刺针为中心做 2 cm 切口，切至深筋膜。虽然工作通道只有 18 mm，切口略长些（2 cm）有助于改善术后瘢痕的外观。在 C 臂机引导下置入导针的钝头一侧至上方椎体的椎板下方，沿导针置入初始扩张套筒后，去除导针。用初始扩张套筒剥离棘旁

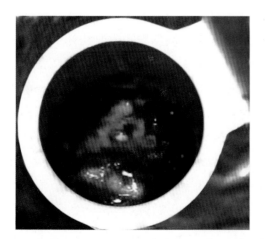

图 11.2 术中影像显示：硬膜囊撕裂和闪亮的脑脊液

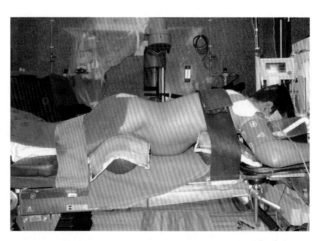

图 11.3 患者 10°~15° 头高位能够预防眼部静脉充血，特别是 L4-L5、L5-S1 处于腰椎前凸能够帮助调整工作通道与患者垂直

肌并感受周围骨性标志（图 11.4），内侧的棘突和外侧小关节复合体像两座突起的山峰，而椎板位于二者之间的山谷。C 臂机透视证实节段正确后，依次置入扩张套管扩张软组织。

扩张套管表面有刻度标记，皮肤水平处的刻度就是操作通道的深度。如果刻度介于 4~5，选择 5 号通道。操作通道直径为 18 mm，与自由臂连接固定，与地面成垂直角度，方便医生手术操作。由于腰椎前凸，做 L4-L5、L5-S1 减压时可以通过升高手术台头侧来调整。接下来调整显微镜使之正对手术视野。如果需要，可将内镜摄像头与通道连接。

用长柄电凝分离软组织，显露椎板，理想的暴露应该包括椎板下部和黄韧带（图 11.6）。用 4 mm 磨钻磨除部分椎板显露内侧皮质与黄韧带交界处（图 11.7A），用曲柄的分离器从椎板上分离黄韧带，2 号椎板咬骨钳做同侧的椎板开窗，保留黄韧带完整，可以避免损伤硬膜囊，同时可以减压至对侧。为了获得对侧减压的良好视野，必须切除棘突基底部及棘突间韧带。可通过向内倾斜通道或者向对侧倾斜手术床（远离术者）来获得对侧侧隐窝清晰的视野。在通道内用高速磨钻从棘突基底部磨除对侧椎板的内层骨质，直至对侧小关节增生的内侧界（图 11.7B）。这种通道内的去顶（de-roofs）技术可以完整地暴露黄韧带，用 4 号 Penfield 神经剥离子分离黄韧带止点，逐片切除黄韧带，减压硬膜囊及对侧神经根至显露对侧的下位椎弓根。减压侧隐窝时，使用弯的椎板咬

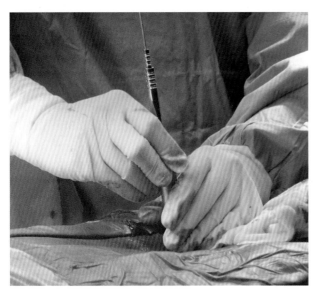

图 11.4　沿导针插入系列扩张套管

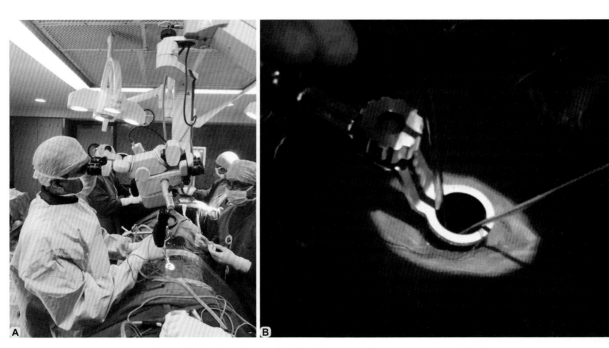

图 11.5　A. 术中图片显示应用显微镜以及术者和助手的位置；B. 直径 18 mm 的工作通道

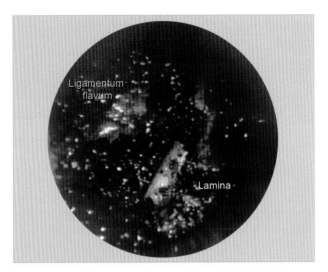

图 11.6　准确置入工作通道，显露上位椎板下缘

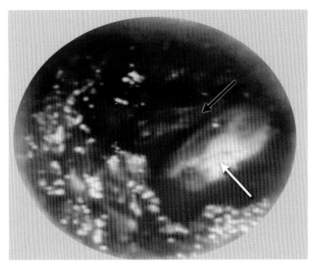

图 11.8　通道向内侧倾斜，手术床向对侧倾斜时术中镜下图像。磨钻磨除棘突基底部和椎板，切除黄韧带，图中显示硬膜囊（白色箭头）对侧神经根（黑色箭头）已减压充分

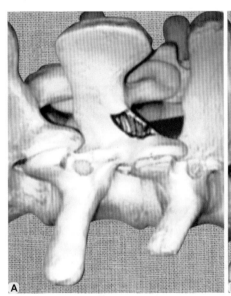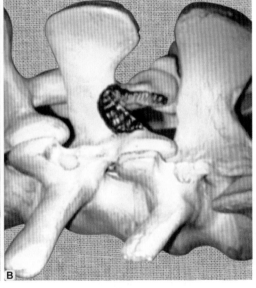

图 11.7　切除骨质的范围。
A. 同侧；B. 对侧

骨钳更加有效。使用硬膜拉钩或神经根拉钩确认减压范围是否足够，神经根可以从根袖起始处一直探查至出椎间孔处（图 11.8）。向上、向下调整通道方向或者倾斜手术床可以帮助完成减压（图 11.9）。这项技术保留了对侧结构的完整性。将通道移回内侧，手术床向术者倾斜，同样方法减压同侧神经根。

　　应用双极电凝、骨蜡、明胶海绵止血，2-0 微乔缝线缝合深筋膜和皮下组织，3-0 单乔可吸收缝

线闭合伤口，胶条粘合皮缘，覆盖防水敷料。如果还有其他节段需要减压，重复上述步骤。因为当腰椎前凸时，有时 L4-L5、L5-S1 的减压可以在同一切口内完成。

术后处理

　　患者当晚即可离床活动，次日出院。手术当晚可给予单剂量静脉用抗生素，手术当天给予注射类

止痛药物，次日改口服类止痛药物，术后第 5 天停用口服止痛药。患者术后可立即洗澡，10 天后允许从事轻的日常工作，禁搬重物。6 周后，可逐渐开始加强腰背肌功能锻炼。切口瘢痕通常在 3 个月左右挛缩至 1.0~1.5 cm（图 11.10）。

要点

• 在同一切口内可完成对侧的充分减压

• 在同一切口内可完成 L4-L5、L5-S1 两个节段的减压

• 导针应钝头侧置入，以免穿入椎管

• 通道应置入至椎板表面，并能向各方向摆动

• 患者应牢固固定在台上，以保证倾斜手术台时的安全

• 小的硬膜囊撕裂可以不予处理或者使用纤维凝胶封闭，大的撕裂需要开放手术修复

• 弯头椎板咬骨钳在处理侧隐窝时非常有效

• 显微镜下需要长的曲柄器械以便提供更好的视野

必备工具

1. 可扩张套管和通道。
2. 曲柄长器械。
3. 可任意倾斜的手术床。
4. 弯的椎板咬骨钳。

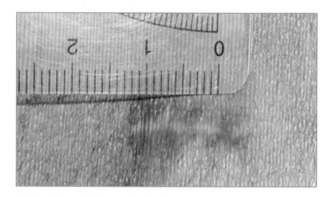

图 11.10　术后切口瘢痕最终缩至 1 cm

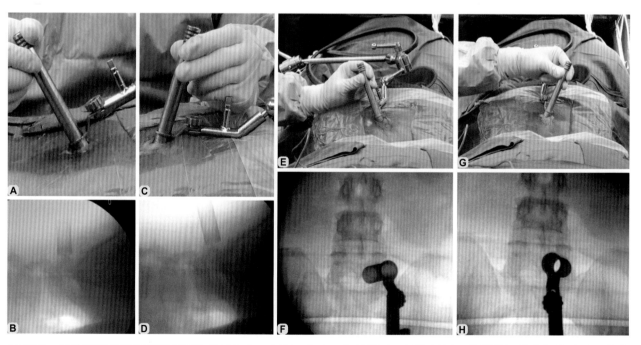

图 11.9　工作通道的位置可根据工作区域向上、向下、向内、向外移动，图片显示工作通道不同方向移动时，术中 C 臂机透视的影像

5. 长柄电刀。

6. 高速磨钻。

7. 神经根拉钩。

8. 神经剥离子。

9. 明胶海绵、长柄双极电凝。

10. 纤维蛋白凝胶。

参考文献

1. Houten JK, Tandon A. Comparison of postoperative values for C-reactive protein in minimally invasive and open lumbar spinal fusion surgery. Surg Neurol Int. 2011;2:94.

2. Schick U et al. Microendoscopic Lumbar Discectomy versus open surgery: an introp EMG study. European Spine J. 2002;11(1):20-6.

3. Khoo LT, Fessler RG. Microendoscopic decompressive laminotomy for the treatment of lumbar stenosis. Neurosurgery. 2002;51:S146-54.

4. Katayama Y, Matsuyama Y, Yoshihara H, Sakai Y, Nakamura H, Nakashima S, et al. Comparison of surgical outcomes between macro discectomy and micro discectomy for lumbar disc herniation: A prospective randomized study with surgery performed by the same spine surgeon. J Spinal Disord Tech. 2006;19:344-7.

5. Larry Khoo, Fessler Richard. Microendoscopic Decompressive Laminotomy for the Treatment of Stenosis. Neurosurgery. 2002;Suppl 51:146-54.

6. David Rosen, John O, et al. Minimally invasive Lumbar Spinal Decompression in the Elderly. Outcomes of 50 patients aged 75 years and older. Neurosurgery. 2007;Suppl 60:503-10.

第12章

骨质疏松性椎体骨折行椎体成形术时注入多少骨水泥适宜以减少相邻椎体骨折机会

Arvind Bhave

译者：张兴凯

材料与方法

入组标准是大于 4 周的亚急性骨质疏松性压缩骨折（OVCF）患者。大部分是在保守治疗包括卧床休息、NSAIDs 药物和支具固定无效后行椎体成形术。患者疼痛和功能障碍进行性加重。

临床检查

1. 棘突处局部骨性压痛表明疼痛来源于骨折的椎体节段，VAS 评分大于 7 分，背痛影响日常活动（ADL）。

2. 详细的神经学检查排除脊髓神经受压迫引起的感觉、运动及根性损害。

辅助检查

1. 实验室检查：血液检查全血计数，血糖和凝血指标。对引起骨质疏松性压缩骨折的原发疾病进行必要的检查。

2. X 线片：脊柱正、侧位片，最好进行侧位前屈和后伸位拍片。

3. CT 扫描：CT 扫描加 3D 以及矢状位和冠状位重建影像可用于诊断复杂的椎体骨折。重建影像可以显示骨折线和椎体后壁的完整性。

4. MRI：是诊断骨质疏松性椎体压缩骨折最重要的手段之一。MRI 中骨髓水肿或终板水肿信号是预后良好的重要标志。MRI 有助于评价所有骨折节段，发现椎体间裂隙，判断是否可能有病理性骨折的信息。T2 加权或 STIR 序列高信号表明骨内水肿（图 12.1），椎弓根、软组织或硬膜外间隙受累提示恶性肿瘤或感染。椎体信号改变可以预期椎体成形术效果良好。STIR 序列是发现急性骨折的最敏感指标。

脊柱 MRI 是影像学检查的首选，因为：

- 敏感性高
- T2 序列信号增强表明是新鲜骨折，因为水肿会引起 T1、STIR 以及 T2 信号增强[1-3]。MRI STIR 信号增强 100% 与 OVCF 有关，是椎体骨折的标志[4]

结果

104 例患者共 137 个椎体，34 例男性，71 例女性，年龄 50~90 岁。手术节段是 T5-L4（表12.1）。137 个手术节段见表 12.2。

表 12.1 研究人群性别分布（例）

患者	男性	女性	总数
50~60 岁	19	18	27
60~70 岁	14	37	51
70~80 岁	7	11	18
80~90 岁	4	4	8
合计			104

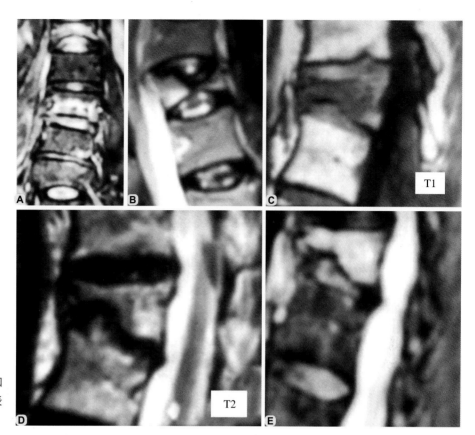

图 12.1　A~E. MRI 显示 T2 加权或者 STIR 序列高密度信号表示骨内水肿

表 12.2　研究人群椎体成形术椎体节段分布（个）

椎体节段	总数	男	女
T5	2	1	1
T8	2	1	1
T10	6	2	4
T11	2	0	2
T12	41	15	26
L1	51	20	31
L2	14	3	11
L3	14	4	10
L4	5	0	5
合计	137		

　　所有椎体成形术都在 C 臂机持续透视引导下完成。所有患者都采用局麻加镇静。使用"椎体成形术 AB 针"进行手术。术后患者卧床 2 小时。大部分当天可以去卫生间，第 2 天出院。平均骨水泥

注入量：胸椎 2.2~4.0 ml，腰椎 3.5~5 ml，大约相当于椎体体积 16%~30%。

　　表 12.3 和图 12.1 显示，术后 1 小时 VAS 评分比术前明显下降（$P<0.000\,1$），即手术后患者疼痛明显改善。

表 12.3　术前和术后 VAS 疼痛评分（均值 ± 标准差，分）

	N	VAS 评分	P^*
术前	102	7.78 ± 0.64	
术后 1 小时	102	3.06 ± 1.12	0.000
2 天	102	2.16 ± 0.89	0.000
1 月	102	1.27 ± 0.63	0.000
3 月	100	0.66 ± 0.65	0.000
6 月	97	0.33 ± 0.52	0.000
1 年	97	0.14 ± 0.38	0.000

注：* 与术前 VAS 评分相比差异显著

所有患者术后 3 月内常规每月随访 1 次，以后每 6 月 1 次。包括临床检查局部压痛，疼痛减轻（VAS 评分）和 X 线片确认没有相邻椎体骨折。最少随访 2 年，最长随访 8 年。

讨论

椎体成形术的主要目标是缓解疼痛。Lindsay 和 Silvermann 报道 1 年内再骨折发生率是 20%[5]。

在 Uppin 的另外一项回顾研究中，177 例椎体成形术后 2 年随访再骨折的发生率是 12%[6]。

在 Lin 等的一项前瞻研究总共 38 例经皮椎体成形术中，1 年随访中发现 36% 发生新发椎体压缩骨折[7]。

Voormolen 的另一项前瞻性研究中发现，1 年随访新发椎体压缩骨折的发生率是 24%[8]。

椎体成形术注入多少骨水泥是医生经常要考虑的问题。手术最重要的风险是椎体过度强化。过多的骨水泥注入会引起一些生物力学改变，包括终板坏死，泄漏到椎间隙、椎管和血管区域，椎体硬度增加会增加相邻椎体的应力引起再骨折。因此，有些作者针对骨折椎体内最佳骨水泥注入量进行研究。与手术相关的相邻椎体骨折中，手术椎体相邻的终板常常受累及。最常见的是手术椎体的邻近椎体下终板发生骨折，这种骨折在骨质疏松的自然病程中非常少见[9]。

Chen 等研究了椎体成形术后伴或不伴骨水泥泄漏者术后 24 月发生新的骨折的发生率。平均骨水泥注入量是 6.78 ml（2~18 ml）。106 例患者中 20 例（18.9%）22 个相邻椎体发生骨折。骨水泥泄露到椎间隙组再骨折发生率是 42%[10]。

生物力学研究认为，有诸多因素会削弱治疗椎体节段周围力学结构。第一，成形的椎体硬度增加改变了传导到相邻未增强椎体的负荷。第二，椎体内骨水泥阻止了终板的内陷，增加了对相邻终板和椎间隙的冲击力[11]。

Liebschner 等报道，椎体成形术手术椎体硬度主要受注入骨水泥量影响。仅需要少量的骨水泥（14% 或 3.5 cm³）就可以使伤椎的硬度恢复到受伤以前[12]。注入 30% 会使椎体硬度超过受伤前 50%。他们得出结论，仅需要少量的骨水泥（约 15% 的体积）就可以恢复到受伤前硬度，更多的填充量使硬度大大增加。他们使用有限元模型技术，研究了 L1 骨折，发现少量骨水泥，14% 或约 3.5 mm³ 就可以使伤椎的硬度恢复到受伤以前。注入 30% 会使椎体硬度超过受伤前 50%。椎体的硬度恢复主要与注入的骨水泥体积有关，与骨水泥分布关系较少。最少的骨水泥量是 4% 体积，可以增加 10% 的硬度。14% 的注入量就可以使伤椎的硬度恢复到受伤以前。最大注入量可以使椎体硬度超过受伤前 50%[12]。

在一篇题为"注入体积有关：2009 年 2 项随机对照椎体成形术详细操作综述"的文章中[13]，Bronek Boszczyk 引用了 Molloy S、Mathis JM、Belkoff SM 的研究[14]（表 12.4）。

表 12.4 Molloy 确定的不同节段平均椎体体积和估计 16% 的体积

椎体节段	平均椎体体积（ml）	16% 体积（ml）
T6	12.3	2
T7	13.9	2.2
T8	19.3	3.1
T9	20.6	3.3
T10	23.4	4.4
T11	27.4	4.4
T12	31.9	5.1
L1	33.9	5.4
L2	40.3	6.5
L3	42	6.7
L4	44	7
L5	44.8	7.2

第一列数字提供了 Molloy 等测定的每一节段

椎体的体积。第二列数字列出了计算出的恢复椎体硬度所需最少的骨水泥量（16%）。

Kaufmann 等[15] 回顾性分析了 158 例经皮椎体成形术病例，认为无泄漏的最少骨水泥注入量可以获得最佳临床效果。骨水泥量的增加会导致并发症的发生。他们的骨水泥注入量在胸椎和腰椎分别是 2.5 ml（0.8~6.1 ml）和 3.5 ml（0.5~10.3 ml）。

Nieuwenhuijse 等[16] 在一项包含 196 例椎体成形术患者的前瞻性研究中发现，注入椎体体积 24% 的骨水泥量是最佳剂量，可以获得满意的止痛效果，较少发生相邻节段椎体骨折。椎体体积 24% 的骨水泥量被认为是最佳剂量。这个剂量可以获得 93%~100% 满意的止痛效果，而无骨水泥泄漏或发生相邻节段椎体骨折的风险。研究表明，24% 或更高的 CVBF（骨水泥椎体体积比）可以保证经皮椎体成形获得满意的止痛效果，而且是骨水泥泄漏或发生相邻节段椎体再骨折的安全阈值。

我们对于骨水泥注入量比较少（椎体骨折前体积 16%~30%）的患者进行长期随访，所有患者都获得长期满意的疼痛缓解。有 2 例相邻节段椎体骨折，这可能是骨质疏松自然病程进展的结果。我们的临床研究结果与前面的结论相一致，椎体体积 16%~30% 的骨水泥注入量足够获得满意的止痛效果，可以减少长期相邻节段椎体骨折的发生率。适当的骨水泥量也可以减少骨水泥漏出及相关并发症的发生。

图 12.2~12.6 列出了有代表性的前瞻、回顾性、长期随访的较少骨水泥注入量椎体成形术患者的图片。

结论

我们的研究中，上胸椎平均骨水泥注入量是 2.5 ml，下胸椎 3~3.5 ml，腰椎 5 ml。长期随访中，仅有 2 例发生相邻节段骨折。我们认为，椎体成形术中少量骨水泥、椎体体积 16%~30% 的骨水泥注入量足够达到椎体骨折前硬度。不会过度增加相邻椎体的压力，可以减少椎体成形术后相邻节段椎体骨折的发生率。

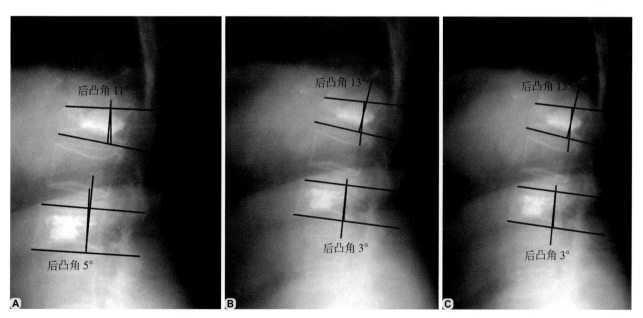

图 12.2　病例 1。A. 2 节段椎体成形术后 X 线片；B. 3 年后同一个患者 X 线片。后凸角保持不变；C. 同一例患者椎体成形术后 5 年的 X 线片

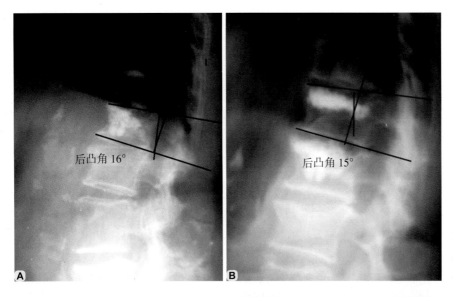

图 12.3　病例 2。A. 单节段椎体成形术后 X 线片；B. 3 年后同一例患者 X 线片，没有塌陷

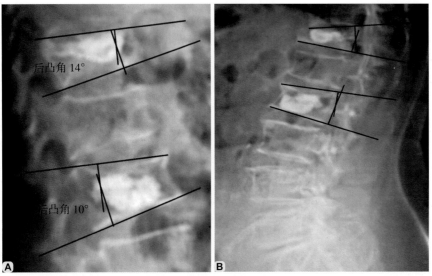

图 12.4　病例 3。A、B. 2 节段椎体成形术后和 3 年随访 X 线片，后凸角保持 14° 和 10° 没有变化

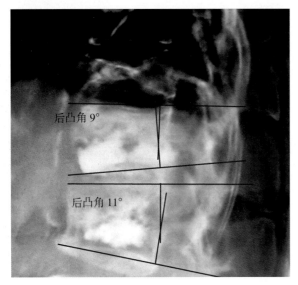

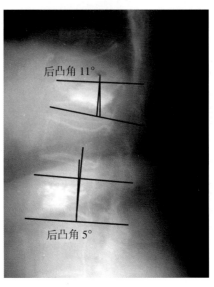

图 12.5　相邻两节段椎体成形术后 8 年随访 X 线片。畸形没有进一步发展

图 12.6　术后 42 月随访没有相邻节段骨折发生的证据

参考文献

1. Meyers SP, Wiener SN. Magnetic resonance imaging features of fractures using the short tau inversion recovery (STIR) sequence: correlation with radiographic findings. Skeletal Radiol. 1991;20:499-501.

2. Quaiyun M. MRI detection of unsuspected vertebral injury in acute spinal trauma: Insidence and significance. Skeletal radiology. 2001;30:299-304 .

3. Yamato M, Nishimura G, Kuramochi E, Saiki N, Fujioka M. MR appearance at different ages of osteoporotic compression fractures of the vertebrae. Radiat Med.1998;16:329-34.

4. Gaitanis IN, Hadjipavlou AG, Katonis PG, et al. Balloon kyphoplasty for the treatment of pathological vertebral compression fractures. Eur Spine Journal. 2005;14:250-60.

5. Lindsay R, Silvermann SC, Cooper C. Risk of new vertebral fracture in the year following the fracture. JAMA. 2001; 285:320-3.

6. Uppin AA, Hirsch JA, Centevera LA, Pfiefer BA. Recurrence of new vertebral compression fracture after percutaneous vertebroplasty in patients with osteoporosis. Radiology. 2003; 266:119-24.

7. Lin EP, Ekholm S, Hiwatashi A, Westessen PL. Vertebroplasty: cement leakage into disc increase the risk of new fracture of adjacent vertebral body. Am J Neuroradiol. 2004; 25:175-80.

8. Voormolen MHJ, Lohle PNM, Juttmann JR. The risk of new osteoporotic vertebral compression fracture in year following percutaneous vertebroplasty. J Vasc Interv Radiol. 2006; 17(1):71-6.

9. Melike Mut, Sait Naderi. Risk of Refracture and Adjacent Vertebra Fracture after Vertebroplasty and Kyphoplasty. WSJ. 2006;2(1):1-4.

10. Impact of Cement Leakage Into Disks on the Development of Adjacent Vertebral Compression Fractures.Wen-Jer Chen, MD,* Yu-Hsien Kao, MD,w Shih-Chieh Yang, MD,w z Shang-Won Yu, MD,wYuan-Kun Tu, MD,w and Kao-Chi Chung, PhD Chen et al J Spinal Disord Tech _ Volume 23, Number 1, February 2010 38 | www.jspinaldisorders.com r 2010 Lippincott Williams & Wilkins

11. Trout AT, Kallmes DF. Does vertebroplasty cause incident vertebral fractures? A review of available data. Am J Neuroradiol. 2006; 27:1397-403.

12. Liebschner MAK, Rosenberg WS, Keaveny TM. Effects of bone cement volume and distribution on vertebral body stiffness recovery after vertebroplasty . Spine(Phila Pa 1976).2001; 26: 1547-54.

13. Boszczyk B. Volume matters: a review of procedural details of two randomized controlled vertebroplasty trials of 2009. Eur Spine J. 2010 Nov;19(11):1837-40.

14. Molloy S, Mathis JM, Belkoff SM. The effect of vertebral body percentage fill on mechanical behaviour during percutaneous vertebroplasty. Spine, 2003; 28:1549–54.

15. Kaufmanna TJ, Trouta AT, Kallmesa DF. American Journal of Neuroradiology. 2006; 27:1933-37. © 2006 American Society of Neuroradiology SPINE The Effects of Cement Volume on Clinical Outcomes of Percutaneous Vertebroplasty From the Department of Radiology, Mayo Clinic, Rochester, Minn Please address correspondence to Timothy J. Kaufmann, MD, Mayo Clinic, Department of Radiology, Mayo Building E2, 200 1st St SW, Rochester, MN 55905; e-mail:kaufmann.timothy@mayo.edu .

16. Dijkstra PD, Nieuwenhuijse MJ, Bollen L, van Erkel AR Optimal intravertebral cement volume in percutaneous vertebroplasty for painful osteoporotic vertebral compression fractures. Spine (Phila Pa 1976). 2012; 15;37(20): 1747-55.

第13章

导航下微创脊柱稳定术治疗胸腰椎疾病的要点

Koji Sato

译者：张兴凯

简介

2005 年，一些微创脊柱稳定系统（MISt）被引入日本[1]这些系统主要是经皮（小切口）植入经皮椎弓根螺钉（PPS）和连接棒治疗胸腰椎疾病。目前，使用的系统包括用于腰椎管狭窄的单节段系统和用于脊柱转移肿瘤或损伤的多节段系统[2]。这些系统多数由需要从中线向左右两侧打开背部肌肉的传统开放内固定系统改进而来。然而，导针引导下植入经皮椎弓根螺钉，在很小的视野下穿入连接棒都需要一定的手术经验。由于脊柱和器械的尖端是无法在直视下看到的，微创脊柱稳定术需要花费更多的时间，而且有发生穿破椎体前壁这一严重并发症的风险。本文描述如何安全而快速地植入这些内植物的要点和易发生的错误。

经皮内固定系统的特点和结构

与传统开放系统相比，经皮内固定系统有以下特点：通过导针置入空心螺钉，固定棒经皮植入。不同厂商的经皮系统结构不尽相同，医生在使用这些系统之前应该在假骨上练习使用。如果有动物实验和尸体操作的练习机会则更好。

术前计划

进行微创脊柱稳定手术，术前计划特别重要。

如同开放手术一样，术前必须进行准备。应该进行详尽的影像学检查。评估侧弯、椎体旋转、硬化、关节突增厚等情况。根据术前 CT 图像决定经皮椎弓根螺钉的直径和长度。

手术床

为了方便地使用影像系统，应使用窄手术床（如 Jacson 脊柱手术床），首选透光碳素床。床的基座安放不要影响影像系统。如果手术床使用大的 4 脚支撑系统，影像系统和手术区域的空间较小，很难有足够的工作空间。建议使用卷状衬垫。

患者体位放置和 C 臂机的安装

首先，患者体位放置应便于器械置入，病变椎间隙与地面垂直，如腰骶部区域 L5 滑脱，PPS 植入角度倾斜度很大，患者头部需要抬高，把臀部固定到 4 点支撑系统阻止身体滑向尾端；防止腹压增高，腹压增高会增加硬膜外静脉出血的危险。

调整 C 臂机的方向显示椎弓根和椎间盘的正确形态。C 臂机透视下插入针头标记病变节段棘突的位置。在切开以前，拍正侧位片显示最高点，可以作为术中的标志。

患者 360°铺巾，影像系统使用塑料套覆盖，保持无菌并且快速获取正侧位图像（图 13.1）。

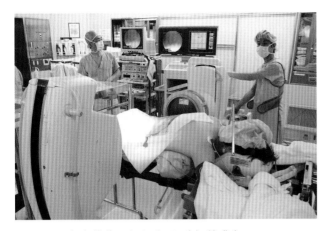

图 13.1　患者体位、标记和 C 臂机的准备

手术中 C 臂机的使用

由于器械植入体内后无法看到，手术中需要使用影像系统引导，然而，影像是用来证实器械的位置，不能仅靠影像来置入器械。应该了解与放射暴露相关的知识，尽量减少放射暴露。注意影像系统射线的方向和距离等。首先必须远离放射线。其次，争取一次透视得到准确的正位或侧位图像。最好由熟悉手术过程的放射技师操作，而不是对病情不了解的护士或住院医生操作。特别是对于退变性侧弯，必须熟悉侧弯的方向及椎体的旋转。我们最近的平均放射暴露时间是 0.6 分钟（包括 0.4 分钟 CT 扫描时间）。

脊柱导航系统的应用

脊柱导航在器械准确植入、确定减压位置、培训微创操作技术、减少放射线暴露、减少手术时间等方面有优势[3]。作为第三只眼，脊柱导航使医生在更少的时间内更加安全地完成手术。最好结合术中 CT 扫描与导航一起使用。微创脊柱稳定术不允许进行多点注册。最好使用可以扫描带参考架的棘突影像的第三代脊柱导航软件系统，不需要注册就可以进行导航（图 13.2）。

插入 Jamshidi 或 PAK 针的要点

使用 Jamshidi 针插入导针。如果通过小切口可以伸入手指，指尖触摸关节突关节外缘或横突（手指导航）。用针尖触及横突，并逐渐向横突基底移动。用针尖去感觉。

一旦决定了插入点，用锤子把 Jamshidi 针敲入约 1 cm 深度。影像确认针尖位置，Jamshidi 针应该准确穿过椎弓根。腰椎正位片的椎弓根内侧壁和侧位片的椎体后缘可以作为置入的标记（图 13.3A、B）。

如果存在横突骨折，则另做一小切口。手指触摸并移动针尖到适当位置，切开进针点，沿着穿刺针置入小的牵开器（如 Quadrant）。空心椎弓根探

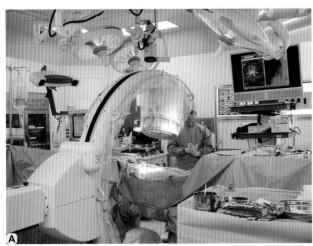

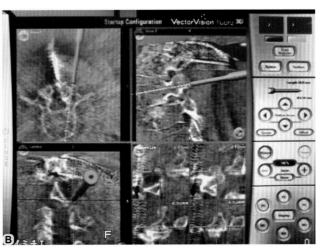

图 13.2　脊柱导航的放置和图像

测器有助于钉的植入。

使用导航系统引导,可以准确快速置入穿刺针。使用预先校准过的导钻(直径 2.6 mm),用钻头在适当地方钻孔,可以立即置入导针(图 13.3 C)。

PPS 的植入通常做纵行切口,技术熟练后,可以改为横行切口,以减少瘢痕。

置入导针的困难

准确置入导针对于准确置入 PPS 非常重要。影像确认导针的位置。如果导针位置不能确认,应该再次进行影像检查证实。为防止导针穿破椎体前壁,需要清晰显示导针尖的位置。导针尖触及骨质。不要超过椎体一半的位置。

导针如果弯曲,植入 PPS 后会无法取出。在扩张和攻丝过程中,保持导针不打弯。不要过分用力。技术熟练后,单根导针可以使用 4 次(一次关节突关节稳定,1 节段融合)。

如果丝攻堵塞,导针可能会跟着拔出。在插入和取出器械过程中,导针也会掉出来,给医生造成压力。Jamshidi 针植入后,用持针钳夹住导针,用锤子再打入约 1 cm。

如何使用扩张器、开口器和丝攻

带丝攻的扩张器(图 13.4)可以缩短手术过程。

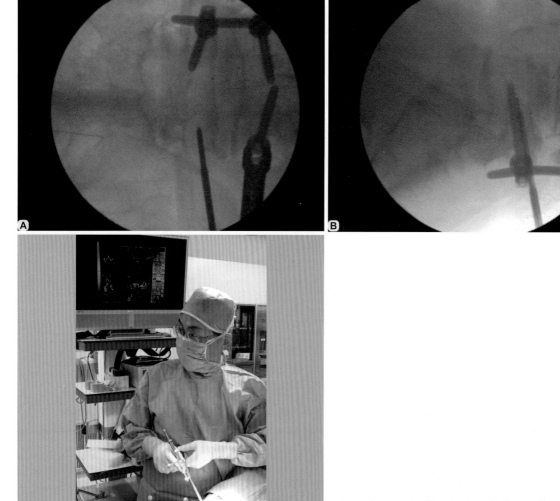

图 13.3　A~C. 椎弓根内缘和椎体后缘。影像系统得到的图像和导钻的使用

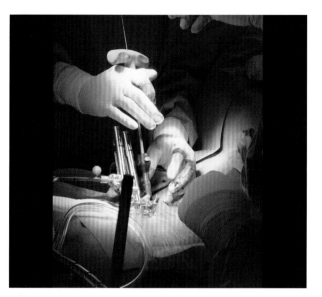

图 13.4　带丝攻的扩张器

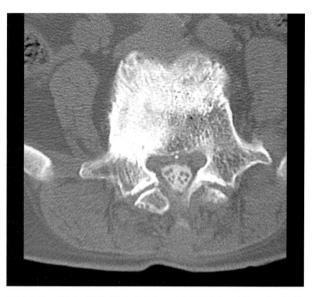

图 13.5　椎体硬化植入困难。CT 显示右侧椎弓根和椎体硬化

如果关节突关节增厚，丝攻插入较困难。可先用空心开口器开口。

选择丝攻尺寸时，应该考虑到骨质疏松的情况，选择小一号的丝攻。如果我们选用直径 6.5 mm PPS，一般使用 5.5 mm 丝攻。使用 45 mm 长度时，丝攻攻入约 30 mm。

随着椎弓根硬度的增加，丝攻尺寸逐渐增加，用 4.5 mm 丝攻攻丝后，使用 6.5 mm 直径丝攻。攻入长度与 PPS 长度相同。

PPS 植入困难

当 PPS 滑丝无法插入时，应该再次攻丝。术前应该使用 CT 扫描评价椎弓根和椎体上缘的硬度（图 13.5）。毫无疑问，术前应根据 CT 影像确定椎弓根钉的直径和长度。

植入 S1 螺钉时，脑子里必须记住由于前凸的关系，L5 和 S1 的螺钉可能会靠得很近。在 L5-S1 节段手术时，应选用小直径的螺钉延伸器。S1 钉植入方向应由是由尾端朝向骶骨岬。也可以考虑通过髂骨植入螺钉（图 13.6）。这时，用髂骨凿在髂骨凿出弧形口，用小扩张器作指引。

为增强螺钉固定力，可使用羟基磷灰石或骨水

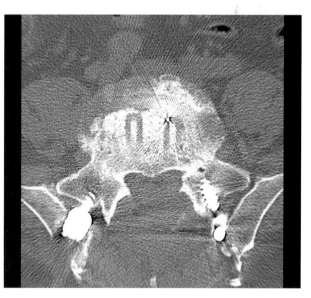

图 13.6　通过髂骨植入 PPS。右侧 PPS 穿过髂骨

泥加强椎体。特殊螺钉正在开发中。微创手术首选短节段融合。

连接棒置入困难

目前有多种连接棒可用（图 13.7）。主要方法分为 2 类：抓持棒边缘和抓持棒中央。前者易用于多节段稳定，后者用于腰椎前凸区域的单节段下腰椎稳定术。

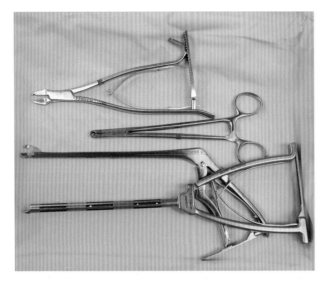

图 13.7　各种样式的持棒器

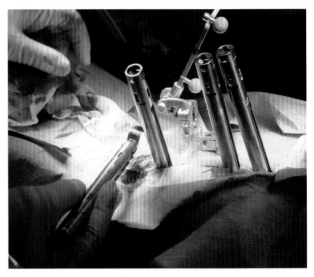

图 13.8　经皮钩

如果棒无法连接螺钉，应该是有东西使棒抬高阻止了插入。如果螺帽无法拧入，可以使用复位器。复位器主要是用来使棒连接到螺钉上，而不是用来复位。使用强力复位器可能会使螺钉拔出，应该避免。由于螺钉和棒的连接是看不到的，应该根据手上手感仔细调整。

每个系统预弯棒的弧度都不一样，不能过分依赖，应该在使用之前再弯一次。

应该检查棒的边缘对筋膜的压迫。棒置入后，使用黏膜剥离器把卷入的筋膜去除。

经皮钩的改进

对骨质疏松等引起的假关节进行短节段融合稳定手术需要使用钩。尽管开放系统的偏距钩可以用在胸腰交界处（图 13.8），但在腰椎区域就不适用了。经皮钩正在开发中，钩的形状和偏距大小正在研究中。

腰骶部稳定术

Ito 等 [4] 的报告很有用。可以在导航引导下轻松正确地植入 S1、S2 或髂骨螺钉。经皮植入技术可以治疗 AO 分型的 C 型骨盆骨折，提供稳定固定。

然而，因为 PPS 很难与 L5 通过棒连接，使用改良 Galveston 技术，把 L3 和 L4 连接到髂骨。

多节段稳定术的要点

根据螺钉延伸器的排列进行连接棒的矢状面和冠状面的预弯，夹住棒的一端插入（图 13.9）。一手握住棒的一端，另一手握住并旋转螺钉延长器。直视下确认棒通过了螺钉延长器。

插入遇到困难时，再次检查 PPS 的高度，换个方向再插入。

为了更加有效地矫正排列，需要破坏关节突关节，去除椎间盘。

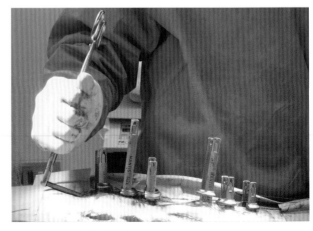

图 13.9　多节段棒的插入

关节突关节融合技术

作者发明了一项技术，使用 13 mm 管道和骨凿破坏关节突关节（图 13.10）。然而，非直视下使用会引起出血。通过管道可以用电刀止血，也可以使用可吸收止血纱布填充止血。

工具损坏的问题

空心工具尖端比较脆弱。我们碰到螺钉延长器、丝攻和螺丝刀尖端断裂的情况。由于断裂不会有前兆，每次使用后应该进行检查。另外，使用大约 50 次后，应该更换工具。

结论

安全快速进行微创脊柱稳定术的关键是了解系统的结构，提高手术技术。除了术前准备，包括适当的手术床和手术体位，人员的培训也是必需的。而且，最重要的是用工具的尖部触及骨和软组织，并用尖端感觉。经皮内固定系统正在持续开发中。预期将来会有广泛的应用。我们需要开发适合亚洲人的系统。

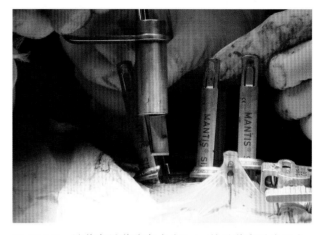

图 13.10　关节突关节稳定术（Sato 的关节突融合器）

参考资料

1. Sato K. Comparison of instruments and implants for minimally invasive spine stabilization. J Spine Res. 2010;1(9): 1669-73.
2. Sato K. Minimally invasive spine stabilization for multiple level lesions: New instrument for less invasive spinal surgery. J Spine Res. 2010;1(8):1475-80.
3. Sato K. Spinal navigation surgery using isocentric C-arm. Journal of Minimally Invasive Orthopaedic Surgery. 2008;49:2-8.
4. Ito Y, Toda K, Yagata Y, et al. Experience with treatment for posterior unstable pelvic fracture using iliosacral-screws combined with C-arm mobile computed tomography and navigation system. Orthopedic Surgery. 2006;57(5):549-53.

第 14 章

齿状突螺钉固定术治疗Ⅱ型齿状突骨折

Arvind G Kulkarni, Abhilash N Dhruv

译者：吴文坚

前言

齿状突骨折占成人颈椎骨折的 9%~15%[1-3]。老年人齿状突骨折常由于低能量损伤例如跌倒引起，而中青年患者常由于高能量损伤如车祸引起。70 岁以上颈椎骨折和 80 岁以上的脊柱骨折中，齿状突骨折是最常见的，根据文献报道，80 岁以上患者齿状突骨折的发病率不断上升[4]。齿状突骨折的男女发病率并无差别。

一般认为，齿状突骨折的损伤机制是由于颈椎的过伸或者过屈引起。关于齿状突骨折的确认、分型和治疗仍然存在争议，而新的固定方法也在不断地进展。

分型

对于齿状突骨折，最常用的是 Anderson 和 D'Alonzo 提出来的分型[5]。根据这个分型，Ⅰ型骨折为横韧带以上的齿状突尖端骨折，Ⅱ型骨折为横韧带和 C2 椎体之间的齿状突基底部骨折，Ⅲ型骨折为延伸到 C2 椎体的骨折（图 14.1）。

由于Ⅰ型和Ⅲ型骨折相对稳定，因此多使用颈围制动治疗。然而对于Ⅱ型骨折的治疗则缺乏共识。制动的方法包括颈围、halo 支架、前方或者后方内固定。患者的增龄、骨折移位的方向和程度、延迟诊断、骨折粉碎程度都可能影响骨折的愈合[1,2,5]。

Ⅱ型齿状突骨折可以根据 Grauers 治疗方向分型进一步分为Ⅱ A，Ⅱ B，Ⅱ C 等亚型[6]。Ⅱ A 型骨折没有移位或仅轻度移位，骨折不粉碎。Ⅱ B 骨折有移位，骨折线从前上到后下或为横行骨折。Ⅱ C 骨折骨折线从前下到后上或明显粉碎的骨折（图 14.2）。

适应证 / 禁忌证

手术适用于急性Ⅱ型骨折，高位、浅基的Ⅲ型齿状突骨折（Anderson 和 D'Alonzo 分型），Ⅱ B 型齿状突骨折（Grauer 改良分型）和不能耐受 halo 支架的患者。除了寰枢椎融合之外，齿状突螺钉固定是治疗齿状突骨折不愈合的另一选项，愈合率（92%~100%）与后方寰枢椎融合相近，并发症较低[7-11]。对于骨折可复位但不能维持的患者，如果不愿意接受 halo 支架治疗，可以进行直接的固定骨连接。

在齿状突螺钉固定之前必须进行解剖复位，不

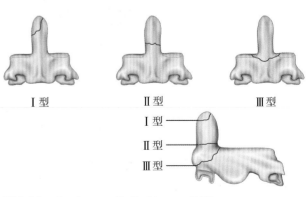

图 14.1　Anderson 和 D'Alonzo 分型

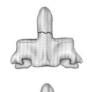

ⅡA 型
（无移位）

ⅡB 型
（有移位的横型或前
上 - 后下骨折）

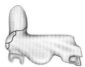

ⅡC 型
（粉碎性或前下 - 后
上骨折）

图 14.2　Ⅱ 型骨折的 Grauer 改良分型

能获得解剖复位是本技术的绝对禁忌证。相对禁忌证包括寰椎横韧带（TAL）撕裂，骨折不愈合，骨折线前下到后上（Grauer ⅡC 型）的骨折在拉力螺钉拉紧压缩时可能导致骨折向前剪切移位。对于骨质较差的患者，需要特别注意。

此外，桶状胸、短颈、胸椎后凸畸形、需要屈曲才能获得复位都可能影响螺钉的径路，这些情况也是手术的相对禁忌证。

基本理念

本手术的基本理念是在坚强内固定的同时保留

C1-C2 旋转，避免支具固定和植骨融合相关的并发症 [9, 12, 13]。

很多因素可能导致 Ⅱ 型齿状突骨折不愈合率增加：骨折向后移位、移位 4~6 mm、骨折成角 10°、粉碎性骨折、随访时出现骨折对线不良、患者年龄在 40~65 岁之上 [14,15]。外固定制动如 halo 支架，有其自身的并发症，例如难以维持骨折复位、肺炎、伤口感染、脑脊液漏甚至死亡。很多研究也发现并发症发生率更高，包括固定钉不稳定、肺支气管疾病，老年患者耐受程度比年轻患者差 [16, 17]。

检查和评估 / 病理

对于创伤患者标准的初始颈椎 X 线片包括正位、侧位和张口位摄片，这 3 张片子的筛选可以检测 65%~95% 的枢椎损伤 [10]。对于 C2 骨折，薄层 CT 扫描是最好的评估检查手段 [18]。CT 矢状面重建非常重要，因为横截面的扫描可能不能发现横行骨折。

对于多发性损伤患者，如果怀疑有隐匿的韧带损伤引起的不稳定，可以考虑进行动力位前屈 / 后伸侧位片，确认颈椎是否损伤 [19]（图 14.3）。

对于有神经损伤患者，磁共振（MRI）可以确

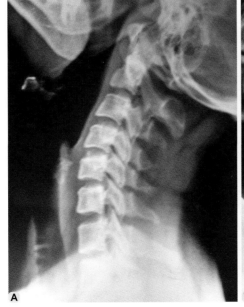
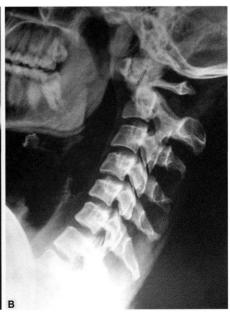

图 14.3　A、B. 术前前屈和后伸 X 线片

A　　　　　　　　　　B

认是否有脊髓损伤，MRI 检查对于评估韧带结构例如寰椎横韧带（TAL）损伤日益重要。

对于齿状突骨折患者，TAL 完整性的评估对于决定恰当的治疗方案非常重要[20]。TAL 损伤可能导致齿状突骨折后寰枢椎不稳定，骨折不愈合的危险明显增加。

手术

体位

在手术前，手术医生应该确认可以通过纵向牵引、患者清醒时的手法复位获得解剖复位（图14.4）。把头放在颈圈上，在肩膀下肩胛骨之间放置软垫，颈部过伸以获得复位。头部也可以用 Mayfield 三点头架。此外，还可以用 Gardener-Wells 钳获得理想的复位。钳子或 Mayfield 固定架只能用于固定头部的位置而不是进行牵引，因为牵引可能导致骨折的分离。

很重要的一点是调整颈部的位置，把整个颈椎前移，远离胸部。可以用胶带把肩膀向下拉并固定到手术台上，以便获得良好的侧位片。

应用二维 X 线透视确认骨折解剖复位。需要使用两台 C 臂机，其中一台放在头部上面与颈部垂直，另外一台进行侧位透视，必须在两个位置的

透视上都清楚地看到齿状突骨折的情况（图14.5）。在口腔里塞一小卷纱布有助于在张口位透视时更好地识别齿状突。

在切皮之前，侧位透视时在颈部放置一枚斯氏针或者克氏针决定钻头的路径（图14.6）。在此后进一步调整体位如颈椎前移远离胸部时，也有助于确定手术体位。

在二维 X 线透视下获得解剖复位。根据复位所需要的屈曲或后伸程度不同，可以选择经口正位片。

手术过程

根据 Smith 和 Robinson 的描述，在 C5-C6 水平做一个横切口，钝性分离至椎体前缘，然后向上分离至 C2-C3 椎间盘水平。分离时可以使用大号的 Penfield 剥离子为钻头分开一个空间。在整个过程中，注意保护食管。进钉点在侧位片上位于 C2 下终板的前缘，正位片上位于 C2 椎体基底的中点（图14.7、14.8），可以用磨钻把进钉点磨平。也可以使用 7 mm 空心钻头在 C2 椎体前下方中点处钻开一个进钉点。

使用螺钉生产厂商提供的齿状突螺钉器械套装可以帮助螺钉植入，手术使用动力钻头。用 7 mm

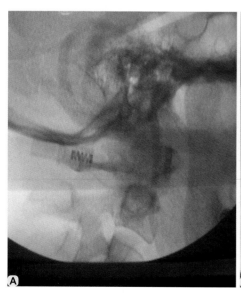
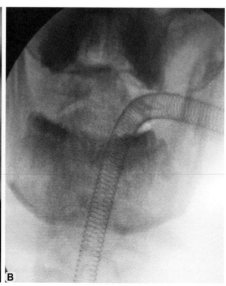

图 14.4 A、B. 正侧位片提示骨折复位

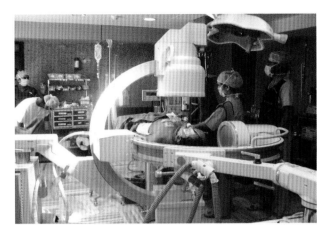

图 14.5　手术室中的 X 线透视

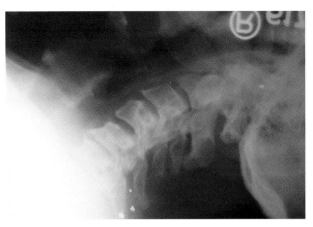

图 14.6　钻头的路径从 C2 前下终板朝向齿状突的中心

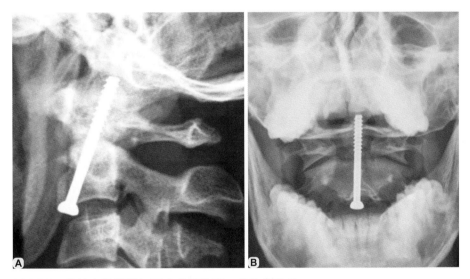

图 14.7　齿状突骨折螺钉固定的正位张口位和侧位片

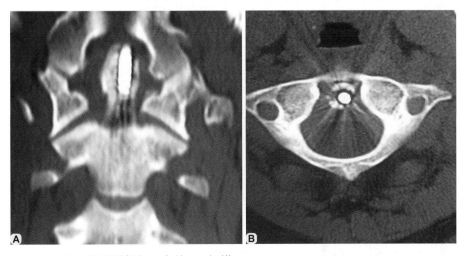

图 14.8　齿状突骨折螺钉固定的 CT 扫描

钻头钻开进钉点以后，选取 2 mm 导针放在保护套筒内从进钉点处置入，导针在透视的监视下进入，穿过骨折线，进入齿状突尖部但不穿出远端皮质。正位透视下，导针应该从 C2 椎体中心朝向齿状突的中心；侧位透视下，导针从 C2 椎体前下皮质朝向齿状突尖部的中心。用 2.5 mm 空心钻头透视下沿着导针轻轻拧入，钻头不应该超过导针头部。轻轻取出钻头，注意不要拔出导针，在拔出钻头的时候用 Kocher 钳钳住导针预防拔出。使用测深器测量螺钉长度，另外也可以选用同样长度导针插到进针点处，这根导针露出原来那枚导针的长度就是螺钉的长度。选取合适长度的直径 4 mm 半螺纹螺钉，轻轻拧入，拧入时用 Kocher 钳钳住导针，注意螺钉尖端不要超过皮质。螺钉头碰到皮质下终板后，再拧入螺钉将压缩骨折断端。伸屈颈部确认固定稳定性。

经验

Hottet 等[21] 描述了一个独特的固定头部的装置，在侧方有带关节的臂，便于保持张口位。

可加用垫子的咽喉镜对于骨折块直接加压复位，通过这种方式也可以直接维持骨折块复位。

与单枚螺钉固定相比，两枚螺钉固定技术上更困难，解剖上也经常很难，也没有生物力学优点[9,22-24]。而且，作者也研究过印度人群的齿状突解剖，我们发现齿状突直径很小，不可能同时容纳 2 枚 3.5 mm 直径的螺钉[25]。

除了半螺纹螺钉外，也可以使用全螺纹螺钉进行固定。如果选用全螺纹螺钉，应该使用 2.5 mm 螺钉穿过骨折部位，用 3.5 mm 钻头扩大近端皮质，做出"滑动孔"，然后用 3.5 mm 丝攻对于钉道全程攻丝。逐步拧入 3.5 mm 或 4 mm 全螺纹螺钉，也可以使用非空心螺钉。

如果不能找到合适长度的螺钉，可以选取较长的螺钉，使用哈氏棒剪棒器把螺钉剪断然后植入。

困难

齿状突螺钉固定对于技术要求较高，需要进行充分的术前计划和手术技术训练。确定正确的进钉点非常重要。此外，近端骨折块螺钉植入不佳可能导致螺钉切割。螺钉必须固定到齿状突的尖端皮质，确认固定可靠。在手术的全过程都需要进行正、侧位透视的监控。

术后处理

在术后早期就可以逐步行走，佩戴颈围或 Philadelphia 颈围 6 周，在术后 1 周内可以使用硬颈围。

并发症

总体而言，文献报告该技术对于治疗齿状突骨折非常有效[26-29]。文献报告，前路齿状突螺钉固定的并发症包括螺钉位置不佳、螺钉拔出、神经或血管损伤。据报道，该手术的齿状突骨折愈合率为 94.5%。

最常见的问题是不能获得骨折的解剖复位，患者胸廓可能阻挡钻头的径路，由于患者骨量减少而可能导致的齿状突辨识不清。如果使用半螺纹拉力螺钉，骨折线较高的话，螺纹不一定可以全部进入近端齿状突骨折块。如果螺纹横跨骨折线，可能导致骨折分离。

最新进展

Apfelbaum 等[30] 和 Dickman 等[31] 提出使用通道结合切开手术技术准确地植入齿状突螺钉。Hott 等[32] 提出了一个固定在手术床上的通道系统，通过该系统可以减少颈长肌的分离和气管食管的牵拉，同时还可以精细地调整螺钉的径路。

在以前，曾经有作者使用全螺纹的树脂螺钉或

Herbert 螺钉。Lee 和 Sung[33] 报道使用 4.5 mm 直径空心 Herbert 螺钉固定齿状突骨折。他们认为这种螺钉的临床结果与 4 mm 空心松质骨螺钉相近，但是生物力学特性上有不少优点。Magee 等[34] 利用尸体研究比较 Herbert 螺钉和传统的半螺纹空心螺钉，结果表明 Herbert 螺钉可以替代空心拉力螺钉和垫圈治疗 II 型齿状突骨折。由于 Herbert 螺钉没有钉头，不需要双皮质穿破，因此安全性优于现有的内植物。由于 Herbert 螺钉不需要穿过远端骨皮质，因此避免了螺钉头穿破而可能造成的血管和神经损伤。

很少有研究比较空心的可吸收的聚乳酸共聚物螺钉和钛合金螺钉的不同[35]。这些可吸收的螺钉在临床上并没有使用。

随着影像学技术的进步，以及微创手术技术的兴起，有很多关于齿状突骨折固定的新技术出现。

神经导航的应用使得手术医生的工作更加的简单。同中心的三维透视机（Iso-C 3D）在此中困难骨折手术中的应用越来越多。Yang 等[36] 等评估了 Iso-C 三维透视机下植入前方齿状突螺钉，他们得出的结论认为，这个技术可以安全地推广应用到一些难度很高的脊柱损伤，以减少手术医生和患者的放射线暴露。Martirosyan 等[37] 比较了传统二维透视和 Iso-C 三维透视治疗齿状突骨折，这是一个关于术中实时导航辅助治疗齿状突骨折的最大的队列研究，他们得出结论认为 Iso-C 三维透视可以显著地缩短手术时间，增加融合率，减少并发症。

近年来，经皮螺钉固定技术开始应用于齿状突骨折的固定。相对于切开手术，经皮固定技术切口更小，使用通道、套管或者中空护套等钝性分离至目标区域，剩下的步骤和切开手术一样。Kazan 等[38] 最早提出了前路齿状突螺钉固定作为一项微创固定技术。

Chi 等[39] 提出了他们原创的经皮固定技术和相关器械。Wang 等[40] 比较了切开和经皮螺钉技术，得出结论认为经皮固定技术的手术时间明显缩短，手术出血减少，而手术的结果近似。前路经皮螺钉固定对于治疗 II 型齿状突骨折安全而可靠。

对于严重的骨质疏松患者，进钉点的皮质可能被破坏，齿状突与椎体之间的接触可能也不够好。Harrop 和 Przybylski[41] 提出在这种情况下，对于某些患者可以使用骨诱导剂 Norian SRS 填充骨缺损，从而促进骨愈合。然而，这一方法仍然有待于进一步研究。

参考文献

1. Subach BR, Morone MA, Haid RW Jr, et al. Management of acute odontoid fractures with single-screw anterior fixation. Neurosurgery. 1999;45:812-9.

2. Lee PC, Chun SY, Leong JC. Experience of posterior surgery in atlanto-axial instability. Spine. 1984;9:231-9.

3. Vaccaro AR, Madigan L, Ehrler DM. Contemporary management of adult cervical odontoid fractures. Orthopedics. 2000;23:1109-13.

4. Ryan MD, Henderson JJ. The epidemiology of fractures and fracture-dislocations of the cervical spine. Injury. 1992;23:38-40.

5. Anderson LD, D'Alonzo RT. Fractures of the odontoid process of the axis. J Bone Joint Surg Am. 1974;56:1663-74.

6. Grauer JN, Shafi B, Hilibrand AS, et al. Proposal of a modified, treatment oriented classification of odontoid fractures. Spine J. 2005;5:123-9.

7. Aebi M, Etter C, CosciaM. Fractures of the odontoid process: treatment with anterior screw fixation. Spine. 1990;14:1065-70.

8. Bohler J. Anterior stabilization for acute fractures and non unions of the dens. J Bone Joint Surg Am. 1982;64:18-27.

9. Jenkins JD, Coric D, Branch CL. A clinical comparison of one and two screw odontoid fixation. J Neurosurg. 1998;89:366-70.

10. Marchesi DG. Management of odontoid fractures. Orthopaedics. 1997;20:911-6.

11. Montesano PX, Anderson P, Schehr F, et al. Odontoid fractures treated by anterior odontoid screw fixation. Spine. 1991;16:5337.

12. Apfelbaum RI. Screw fixation of the upper cervical spine: Indications and techniques. Contemp Neurosurg. 1994;16:1-8.

13. Lesoin F, Autricque A, Franz K, et al. Transcervical approach and screw fixation for upper cervical spine pathology. SurgNeurol. 1987;27:459-65.

14. Clark CR, White AA III. Fractures of the dens. A multicenter study. J Bone Joint Surg Am. 1985;67:1340-8.

15. Hadley MN, Browner C, Sonntag VK. Axis fractures: A comprehensive review of management and treatment in 107 cases. Neurosurgery. 1985;17:281-90.

16. Garfin SR, Botte MJ, Waters RL, et al. Complications in the use of the halo fixation device. J Bone Joint Surg Am. 1986;68:320-5.

17. Lind B, Nordwall A, Sihlbom H. Odontoid fractures treated with halo-vest. Spine. 1987;12:173-7.

18. Blacksin MF, Lee HJ. Frequency and significance of fractures of the upper cervical spine detected by CT in patients with severe neck trauma. AJR Am J Roentgenol. 1995;165:1201-4.

19. Harris MB, Waguespack AM, Kronlage S. "clearing" cervical spine injuries in polytraumapatients. Is it really safe to remove the collar? Orthopaedics. 1997;20:903-7.

20. Dickman CA, Mamourian A, Sonntag VKH, et al. Magnetic resonance imaging of the transverse atlantalligament for the evaluation of atlantoaxial instability. J Neurosurg. 1991;75(2): 221-7.

21. Hott JS, Deshmukh VR, Papadopoulos SM, Spetzler RF. Application of a novel headrest system for odontoid screw fixation. Technical note. J Neurosurg Spine. 2007;6(1):90-1.

22. Doherty BJ, Heggeness MH. Quantitative anatomy of the second cervical vertebra. Spine. 1995;20:513-7.

23. NucciRC, Seigal S, MerolaAA, et al. Computed tomographic evaluation of the normal adult odontoid: Implications for internal fixation. Spine. 1995;20:264-70.

24. Sasso RC, Doherty BJ, Crawford MJ, et al. Biomechanics of odontoid fracture fixation:comparison of the one and two screw techniques. Spine. 1993;18:1950-3.

25. Kulkarni AG, Shah Siddharth. CT-based study of odontoid morphology in the Indian population: Implications in fixation of type 2 odontoid fractures. Paper presented at WIROC 2008, IOACON 2010, MOACON 2010, ASSICON 2012.

26. FujjiE,Kobayashi K, Hirabayashi K. Treatment in fractures of the odontoid process. Spine. 1988;13:604-9.

27. GeislerFH,ChengC,Poka A, et al. Anterior screw fixation of posteriorly displaced type II odontoid fractures. Neurosurgery. 1989;25:30-8.

28. Nakanishi T, Sasaki T,Tokit N, et al: Internal fixation for the odontoid fracture. Orthop Trans. 1982;6:176.

29. Borne GM,Bedou BL, Pinaudeau M,et al: Odontoid process fracture osteosynthesis with a direct screw fixation technique in nine consecutive cases: J Neurosurg. 1988;68:223-6.

30. Apfelbaum RI, Lonser RR, Veres R, Casey A.Direct anterior screw fixation for recent and remote odontoid fractures. J Neurosurg. 2000;93(Suppl):S227-36.

31. Dickman CA, Foley KT, Sonntag VK, Smith MM. Cannulated screws for odontoid screw fixation and atlantoaxial transarticular screw fixation technical note. J Neurosurg. 1995;83:1095-100.

32. Hott JS, Henn JS, Sonntag VK A new table-fixed retractor for anterior odontoid screw fixation: technical note. J Neurosurg. 2003 Apr;98(3) Suppl:294-6.

33. Lee SH, Sung JK. Anterior odontoid fixation using a 4.5-mm Herbert screw: The first report of 20 consecutive cases with odontoid fracture. Surg Neurol. 2006 Oct;66(4):361-6; discussion.

34. William Magee et al. Biomechanical Comparison of a Fully Threaded, Variable Pitch Screw and a Partially Threaded Lag Screw for Internal Fixation of Type II Dens Fractures Spine. 2007; 32(7): E475-9.

35. Ames CP, Crawford NR, Chamberlain RH, Deshmukh V, Sadikovic B, Sonntag VK. Biomechanical evaluation of a bioresorbable odontoid screw. J Neurosurg Spine. 2005;Feb; 2(2):182-7.

36. Yang YL, Fu BS, Li RW, Smith PN, Mu WD, Li LX, Zhou DS.Anterior single screw fixation of odontoid fracture with intraoperative Iso-C 3-dimensional imaging. Eur Spine J. 2011 Nov;20(11):1899-907.

37. Nikolay L, Martirosyan et al. Comparative Analysis of Isocentric 3-dimensional C-arm Fluoroscopy and Biplanar Fluoroscopy for Anterior Screw Fixation in Odontoid Fractures. J Spinal Disord Tech. 2011.

38. Kazan S, Tuncer R, Sindel M Percutaneous anterior odontoid screw fixation technique. A new instrument and a cadaveric study. Acta Neurochir (Wien). 1999;141:521-4.

39. Yong-Long Chi et al. Management of odontoid fractures with percutaneous anterior odontoid screw fixation. Eur Spine J. 2007;16:1157-64.

40. Jian Wang et al. Comparison of Percutaneous and Open Anterior Screw Fixation in the Treatment of Type II and Rostral Type III Odontoid Fractures. Spine. 2011;36:1459-63.

41. Harrop JS, Przybylski GJ. Use of an osteoconductive agent (Norian) in anterior surgical management of odontoid fractures. Technical note. Neurosurg Focus. 2000; B.A8(6):e8.

第15章

前路椎间孔切开术治疗颈椎间盘疾病

Janusz Bonkowski

译者：刘希麟　吴学铭　叶晓健

当颈椎间盘突出症最初被定义为临床疾病时，所采用的手术是经颈椎后路进行的手术，术式包括椎板切除、有限开窗手术和椎间孔切开术。后来，Cloward[1,2] 与 Smith、Robinson[3] 各自独立设计出目前最常用的 2 种颈椎前路手术方法。这两种术式可更直接地到达突出椎间盘或骨赘，而无需要处理致压物后方的神经根。椎体间融合被认为是整个手术过程中的重要步骤，有报道显示不使用植入物的颈前路椎间盘切除术可以取得与常规融合手术相当的成效，但并没有被广泛接受[4,5]。近期的文献报道大多是聚焦于通过椎间隙植入物或钢板提高局部强度和骨整合，从而提高融合率，还有些更新的文献对颈椎人工椎间盘置换术进行了研究。

颈前路椎间盘切除融合术被认为是保守治疗无效的颈椎神经卡压引起上肢疼痛治疗的"金标准"。基于这种金标准被广泛认同，颈椎人工间盘置换术的随机试验才可以有一个合适的对照组。而这种"金标准"确实已经得到了业界的公认。Cloward（1953 年报道）发现前路手术能够获得更令人满意的手术效果，手术过程中为了到达突出的致压间盘或者骨赘处，必须开一个比较大的骨道，并填充骨移植物。Smith 和 Robinson（1953 年报道）用融合作为另外一种选择方案来替代减压，他们认为节段间的固定融合可以使致压物随着关节活动的消失而消失。经过技术发展，这两种术式形成了我们今天应用的前路颈椎间盘切除融合术，它并没有与后路椎间孔切开术或者保守治疗方案进行过严格的对比试验。因此，将前路颈椎间盘切除融合术视为"金标准"实际上并不符合现严格的现代循证医学标准。

后路颈椎间孔切开术一度濒临淘汰，但由于其容易经过改良成为适合微创入路的显微椎间盘切除术或内镜技术，近期又引起关注[6]。这些对于微创神经减压的支持观点，是基于神经根压迫综合征自然病程的认识、费用优势，以及通过腰椎神经根压迫类比得出的。

大多数造成上肢痛的颈椎间盘突出是"良性"的[7-10]，可以自行缓解，其复发率也相对较低。因此，通过大手术进行脊柱融合可能有些过度治疗之嫌。

在费用方面，椎间孔切开术显然是比人工椎间盘置换术（ACDF）低廉（甚至相对 ACDF 也更便宜，而 ACDF 所附加的钢板融合器增加了一定的手术边际效益，但同时也增加了费用）。

腰椎神经根的压迫源自突出的椎间盘或者骨赘增生造成的侧隐窝狭窄，因此仅靠简单的减压是不够的。同样的，颈神经根压迫也应该采用相似的入路方案。

但是，后路椎间孔切开术也有一个缺点。由于对于神经根的压迫几乎总是从其前方造成的，而神经根也是相对固定的，因此通过后入路进行手术时，神经根总会挡在视野前面。与腰椎手术时的情况是不同的，颈神经根不像腰神经根那样容易拉开。因此，颈后路椎间孔成形术实际上可能仅能解决很靠外侧的椎间盘和骨赘的压迫，从而只能进行有限的单纯减压，后路开窗目的是希望神经根也能向后充分移动来规避或削弱来自前方的挤压影响。而对于更多的中央型的或者较大的椎间盘突出，脊髓牵拉伴随着相当的风险。事实上，在20世纪五六十年代，脊柱外科医生广泛使用前路颈椎手术的原因就是他们认为后路椎间孔成形术是个相当"受限"的手术。

尽管现代显微镜和内镜设备不断发展，大多数外科医生仍然倾向于使用前路颈椎手术。前路椎间孔切开术实际上是传统Cloward术式的改良版：其原始术式是直接钻出一个通向致压物的偏心钻孔，不管致压物是椎间盘还是骨赘。由于当时没有显微镜或内镜的辅助，术中的孔径必须相当大，在大多数病例中直径至少要达到12~14 mm。在显微镜和现代显微器械的帮助下，Cloward的入路孔可以相对小些，通道可以倾斜到椎间盘极外侧并仅进行局部的钩状突切除。由于保留了充分的椎间盘完整性，因此不需要再进行椎间融合[11]。然而，前路椎间孔切开术的根本优势在于保留了术者熟悉的颈椎前方入路方式，同时直接处理致压物，不需要牵拉脊髓和神经根。

颈前路椎间孔切开术的历史

经钩突的极外侧入路椎间孔切开术是由Verbiest[12]和Habuka[13]首先描述的。他们分别描述了切除钩状突后直接经椎间孔到达极外侧椎间盘和骨赘的方法。他们认为正中入路的方式很难切除钩状突，由外侧向中线入路的切除优于由中线向外侧的入路，所以他们提出了经钩突极外侧入路椎间孔切开术。然而在这些病例中，椎间孔切开术仍然需要进行椎间盘切除和椎间融合。后来George[14]又完成了不切除椎间盘的钩状突切除单纯椎间孔切开术。他丰富的椎动脉手术经验使他可以在椎动脉旁边进行手术时游刃有余，并通过椎动脉游离来改善椎间孔外侧入路的暴露。

随后，Jho[15-17]对钩状突切除进行了最缜密的描述，并且提出术中游离椎动脉并不是必需的。他成了这项技术的推广者，后续又发表了一系列相关的文章，大多数是赞扬使用这项技术解决神经根压迫的效果，主要包括一些病案报道[18,19]。然而，目前尚没有使用设计盲法来比较此术式与其他方式优劣的报道（在颈椎人工间盘置换术引入前事实上被认为是最好的手术方案）。

当然，也有些非常负面的报道。比如Hacker[20]提出这种手术有很高的复发率（50%，33例）；Savolainen[21]在尸体上进行实验，发现钩状突切除可以导致脊柱的旋转不稳定，然而，并没有临床证据证实这一现象。

George[14]和Jho都对这项技术进行了推广，应用它进行更彻底的椎管减压，这表明椎间孔减压通道可以对导致椎管狭窄的椎间盘突出进行更大范围的切除。需要更大减压范围的患者常有严重的脊柱炎性退变，并伴有椎间高度丢失。此时，由于患者脊柱硬度及稳定性的增加，术者可以更广泛地进行椎间盘和骨赘切除。这同样是比较明智的处理方法。

手术

这项技术主要是由Jho[15]描述的，其本质上是在颈动脉鞘、喉管以及颈部带状肌群之间进行的标准颈前入路手术。其更倾斜的入路角度可以通过穿越胸锁乳突肌、颈动静脉后方来达到，但这通常是不需要的。因此在到达椎体前方时，这样的入路与传统的颈前路手术其实基本没有区别。一旦将减压节段进行标记和透视确认后，这项技术就与标准的正中入路椎间盘切除术大相径庭了。术中只需牵开致压侧的颈长肌即可完成暴露。通常术者可以在对侧颈长肌下方放置牵开器叶片以牵开中线组织，而笔者发明了一种可以通过Caspar针固定在椎体上的叶片，使得对侧减压在中线处即可完成，这样避免了咽部的牵拉，从而也降低了术后嘶哑和吞咽困难的风险。

可以在椎体外缘（可达横突基底部）将同侧的颈长肌从椎体和椎间盘上分离下来。通常我们会留下居中的一部分颈长肌，这部分肌肉保留下来可以起到填塞止血的作用。

此术式的关键在于切除位于椎体背侧缘的钩状突。术中先用 3 mm 磨钻在骨中央钻出一个空腔，慢慢扩大腔隙直到仅剩薄薄的侧方皮质。在孔的外侧行骨膜下剥离，在骨和骨膜之间建立一个平面，这个平面相对血供较少，并且可以尽量地保留椎体结构（通常无法直视到）。通过这层不全骨折的薄骨板，术者可以打开椎间孔更外侧的部分，较大的外侧骨赘也能够满意地切除并从中心（由内向外）取出。更换 2~3 mm 的磨钻，小心地继续磨除椎间孔周围的骨质，直到打开神经根管。在这一步骤中，椎间孔内侧通常需要使用精细的刮匙来显露隐蔽位置的椎间盘脱出组织或软骨骨赘组织，并以小的咬骨钳或者精细的 Kerrison 钳将其取出，最终达到神经根的完全松解。尽管后纵韧带外侧缘的膜也可以打开并充分显露神经根鞘，但往往不必

要这么做，因为椎间盘组织和骨赘已经得到了充分的切除。

术中双极电凝止血一般能够得到满意的效果，也可以用取下的部分颈长肌肌肉在骨缺损处填塞止血。最后常规关闭手术切口，负压引流。

术后处理与常规颈前路手术基本相同，引流一般放置 6~8 小时即可。患者术后活动无异常，24 小时内可以出院（图 15.1~15.9）。

讨论

在首次描述治疗颈神经根压迫的颈前路手术时，Cloward 提出椎间的骨性融合是这项技术的最基本的部分。这是因为在前路术中需要通过椎间盘、邻近椎体及软骨来钻出一个足够大的通道，以便下一步的减压操作，而这样的缺损又需要填充和固定以防止椎体塌陷。尽管神经根管随着椎间隙撑开得到了扩大，但脊柱的稳定性对于防止神经卡压刺激也同样至关重要。Cloward 认为，一旦椎间盘发生了破裂，由于其功能的缺陷，椎间盘切除和融合是必需的（这在腰椎手术中也是一样的）。Smith 和 Robinson 也认为节段活动可以刺激骨赘生长和

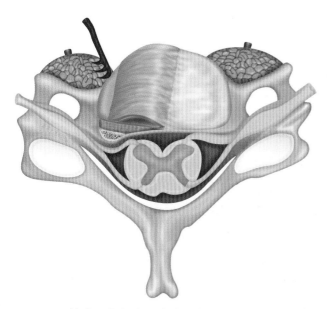

图 15.1　前路颈椎间盘切除术。来源于 Cloward RA. J Neurosurg. 1958；15：602–17

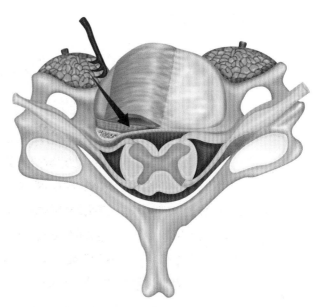

图 15.2　椎间盘切除术入路

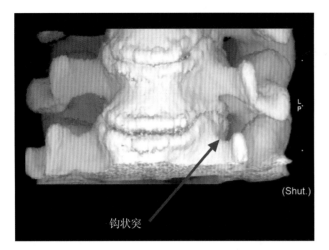

图 15.3　钩状突

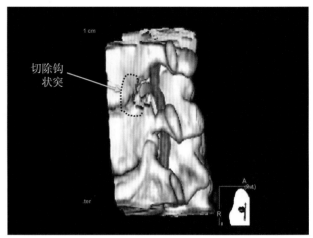

图 15.4　切除钩状突

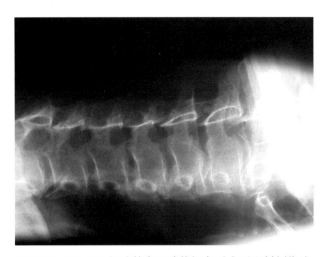

图 15.5　C6–C7 经钩状突入路椎间盘手术后左斜侧位片

增加突出椎间盘对神经的机械刺激，因此他们提倡的术式开始时仅为单纯的椎间融合，并不包含直接的压迫物切除，在固定融合后，椎间盘突出和骨赘会自行好转。

　　尽管上述方案很有吸引力，但其原理尚未得到合理的实践检验。目前，融合是治疗神经根卡压性颈前路手术的中心环节。虽然通过实验设计来评估这些原理是非常困难的，但在疾病的自然转归以及一些非融合手术的数据中，我们还是可以看出一些端倪的。

　　首先，颈椎间盘突出有其自然病程，并不是所有由于椎间盘突出或骨赘导致的神经痛都需要手术。事实上，大部分病例都能够在几周到几个月时

间内自发缓解，据估计只有不到 20%~30% 的患者需要手术。此外，由于保守治疗患者的纵向随访资料难以获得，大部分医生根据经验认定极少数的患者会因为反复发作的疼痛和神经症状而不断就诊。因此，颈神经根压迫其实是良性疾病，并且通常只发作一次。可能的情况是，这些没有复发的患者颈椎出现了自发性融合或得到了足够强度的纤维连接，从而提高了节段稳定性，但是笔者认为这并不是普遍现象。更可能的情况是，病变节段尽管存在一定脊柱炎性病变，但仍保留了活动度，因此患者没有或仅有很少的局部症状。因此，如果一项手术能够单纯地切除局部压迫，其效果就应该与自然病程的结果相当，而且往往是非常令人满意的。

　　颈椎后路手术可以满足上述基本要求。临床应用 60 年来，尽管受欢迎程度几经沉浮，颈后路手术目前仍然是相当成功的临床术式。后路手术会导致后方颈椎后方肌肉的损伤，这在现代的微创椎间孔成形术中是较少出现的。这些微创术式通常保留了大部分的椎间盘，仅对局部致压部分进行切除（部分病例中甚至仅行椎间孔扩大）。尽管缺乏长期随访数据，大部分报道此术式的结果都是满意的。笔者认为，如果伴有远期严重神经压迫、力学或盘源性症状的病例数量足够多，应该会有相应的报道。然而，除了一些偶发病例，颈后路椎间盘切除术相关失败报道几乎没有。

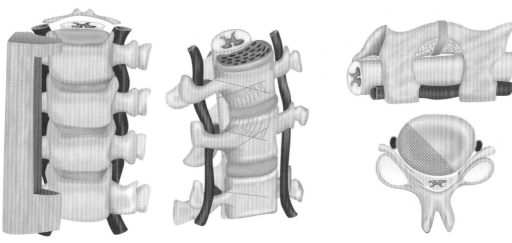

图 15.6　多种经椎间孔减压治疗颈椎病

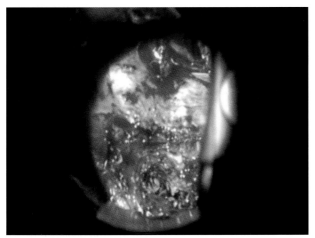

图 15.7　右侧 C5-C6 手术

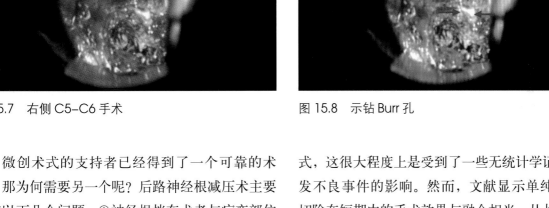

图 15.8　示钻 Burr 孔

　　微创术式的支持者已经得到了一个可靠的术式。那为何需要另一个呢？后路神经根减压术主要存在以下几个问题：①神经根挡在术者与病变部位之间，手术视野受限；②硬膜外的静脉出血可能非常棘手；③不牵开神经很难切除较硬的压迫组织或者骨赘；④可能会造成医源性神经损伤（神经创伤综合征）。因此，一些医生认为此技术的局限性较大，难以很好地适应。

　　前路手术的优势在于可以直视压迫部位，有限的神经牵拉即可得到满意的视野，甚至切除骨质也不存在很大的困难或风险。经椎间隙入路的颈前路手术已成功应用了 40 年，尽管文献报道的临床效果满意，但它仍然并非颈椎病治疗的"金标准"术式，这很大程度上是受到了一些无统计学证据的偶发不良事件的影响。然而，文献显示单纯椎间盘切除在短期内的手术效果与融合相当。从长期角度看，缺损的椎间隙会逐渐连接起来，最后达到一种默认的椎间融合，或者说"半愈合"的状态。

　　多年来，不少作者都反复报道了这类微创的颈前路手术方式。通过较小的经椎间孔的前方入路，此术式可以达到神经和硬膜前方的硬膜外间隙，明显减少了肌肉的损伤。最初，这些术式包含椎动脉的游离和外侧钩状突的全部切除。由于担心血管损伤和骨质去除可能造成颈椎失稳，此术式受关注的程度并不太高。后来 Jho 和 Gill 再次细化了需要骨切除的范围，认为有时只需切除部分钩状突和致压

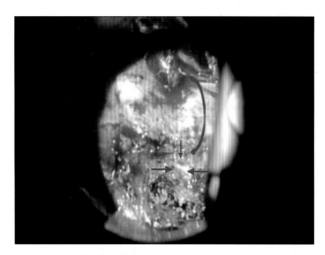

图 15.9　打孔后暴露椎间盘

的增生组织，除了增生骨赘外，实际并未影响主要的解剖结构。Hacker 的负面报道是难以解释的，除非其切除的解剖结构与椎间盘次全切以及 Cloward 入路的切除范围相当。伴有严重的椎间盘退变和纤维化时，可能需要切除更多的椎间盘组织。在这些病例中，急性的椎间隙降低可能在一段时间里加重患者的颈痛症状。笔者的经验是，通常只有少数颈痛加剧的患者需要对症保守治疗之外的特殊处理。笔者进行的超过 250 个微创前路椎间孔成形术中，仅仅有 1 例发生了位于手术部位对侧的椎间盘再次脱出。因此，如果椎间隙没有被过度切除或者骚扰，那么椎间盘突出复发的风险其实是很小的。

在患者选择或者向患者解释手术预期时也存在一些问题：此手术仅针对神经根的压迫和上肢疼痛，不一定能够解决颈部疼痛、颈部僵硬或者头痛。如果患者主要表现为机械性不稳定及相关

症状，往往手术效果并不好。在术前沟通时，伴有神经痛和非特异性症状的患者一般都会表示可以接受手术仅对神经痛有所改善。然而，他们在术后还是会失望地认为手术没有将他们的颈部症状全部解决。如果这些患者还不断要求进行再次手术来改善残余症状，则可能使得整个治疗过程陷入麻烦。

目前，没有任何手术能够使颈椎解剖结构完全保持正常。经钩状突的入路是一种能使患者达到最近"自然"结果的一种手术方式，它对颈椎运动节段的影响较小，可以适用于大量的颈椎病患者。这种手术应该被每一位脊柱外科医生所熟悉，并且能为不接受颈椎融合的患者提供这种手术选择。不应该引导这些患者进行融合手术，因为并没有证据表明融合能够提供更优的手术效果。

保留椎间盘术式的坚实论据是：所有椎外关节的融合实际上都只是治疗最后阶段的补救措施。目前人工关节置换已经开展的很多了，人工椎间盘置换也已经通过了实验阶段，并在很多医学中心得到了积极开展，它很可能很快成为新的手术标准之一。人工椎间盘可能不适合慢性自发融合的椎间隙，有的甚至连置入都十分困难，这说明椎间融合相当于排除了重建该节段运动功能的可能性。术中保留椎间盘能够维持足够的节段运动功能，从而保留二期再次行人工椎间盘置换术的机会。在笔者随访的 250 例患者中，6 例在二期进行了人工椎间盘置换术。由此可知，将微创椎间孔成形术应用于无骨桥形成的病例时具有一定的优势。

参考文献

1. Cloward RB. The anterior approach for removal of ruptured cervical discs. J Neurosurg. 1958;15:602-17.
2. Cloward RB. The anterior surgical approach to the cervical spine. Spine. 1998;13:823-7.
3. Smith GW, Robinson RA The treatment of certain cervical spine disorders by anterior removal of the intervertebral disc and interbody fusion. J Bone Joint Surg AM. 1958;40:607-24.
4. Adamson TE. Microendoscopic posterior cervical laminoforam-inotomy for unilateral radiculopathy: results of a new technique in 100 cases. J Neurosurg (Spine 1). 2001;95:51-7.
5. Johnson JP, Filler AG, McBridge DQ, Batzdorf U. Anterior cervical foraminotomy for unilateral radicular disease. Spine. 2000;25:905-9.
6. Tan LC. Medial cervical facetectomy for radiculopathy due to foraminal stenosis: 71 personal consecutive cases. J Clin Neurosc. 1999;6:207-11.

7. Maigne J-Y, Deligne L. Computed tomographic follow-up study of 21 cases of nonoperatively treated cervical intervertebral soft disc herniations Spine. 1994;19(2):189-91.

8. Mochida K, Komor H, Okawa A, Muneta T, Haro H, Shinomiya K. Regression of cervical disc herniation observed on Magnetic Resonance images. Spine. 1998;23(9):990-7.

9. Radhakrishnan K, Litchy WJ, O'Fallon M, Kurkland LT. Epidemiology of cervical radiculopathy. A population-based study from Rochester, Minnesota, 1976 through 1990. Brain. 1994;117:325-35.

10. Saal JS, Saal JA, Yurth EF. Nonoperative management of herniated cervical intervertebral disc with radiculopathy. Spine. 1996;21(16):1877-983.

11. Savolainen S, Rinne J, Hernes-Niemi J. A prospective randomized study of anterior single-level cervical disc operations with long-term follow-up: surgical fusion is unnecessary. Neurosurg. 1998;43:51-5.

12. Verbiest H. A lateral approach to the cervical spine: technique and indications. J Neurosurg. 1968;28.

13. Hakuba A. Trans-unco-discal approach. A combined ant-erior and lateral approach to cervical discs. J Neurosurg. 1976;45:284-91.

14. George B, Gauthier N, Lot G. Multisegmental cervical spondylitic myelopathy and radiculopathy treated by multilevel oblique corpectomies without fusion. Neurosurgery. 1999;44:81-90.

15. Jho HD. Microsurgical anterior cervical foraminotomy for radiculopathy: a new approach to cervical disc herniation. J Neurosurg. 1996;84:155-60.

16. Jho HD. Decompression via microsurgical anterior foraminotomy for cervical spondylitic myelopathy. Technical note. J Neurosurg. 1997;86:297-302.

17. Jho HD. Failed anterior cervical foraminotomy: Editorial. J Neurosurg (Spine 2). 2003;98:121-5.

18. Grundy PL, Germon TJ, Gill S S. Transpedicular approaches to cervical uncovertebral osteophytes causing radiculopathy. J Neurosurg (Spine 1). 2000;93:21-7.

19. Snyder GM, Bernhardt M. Anterior cervical fractional interspace decompression for treatment of cervical radiculopathy. A review of the first 66 cases. Clinical Orthop. 1989;246:92-9.

20. Hacker RJ, Miller C G. Failed anterior cervical foraminotomy. J Neurosurg (Spine 2). 2003;98:126-30.

21. Schmieder K, Kettner A, Brenke C, Harders A, Pechlivanis I, Wilke H. In vitro flexibility of the cervical spine after ventral uncoforaminotomy. J Neurosurg. 2007;7:537-41.

第16章

颈椎前路椎体次全切除治疗脊髓型颈椎病

Ajoy P Shetty, Vishnu Prasad, Rishi M Kanna, S Rajasekaran
译者：倪斌　吴文坚

简介

1952 年，Brain 等首先提出了脊髓型颈椎病（CSM）的定义[1]。根据定义，脊髓型颈椎病是脊髓或其血供或者两者同时受到颈椎退变引起的外来压迫而导致的脊髓损害。CSM 可以分为两个年龄组：①小于 55 岁患者，致压的原因多为软性椎间盘突出（图 16.1）；② 55 岁以上患者，椎管狭窄的最常见原因为骨赘增生、椎间盘后方的钙化、纤维环膨隆和黄韧带肥厚[2]（图 16.2）。动脉的直接压迫和静脉回流受阻而导致的静脉淤血可能导致脊髓缺血。

虽然对于 CSM 的临床研究很广泛，但是对于 CSM 的自然史了解并不多。有证据表明，CSM 的自然史可能与很多患者出现缓慢、阶梯式加重混淆。长期沉寂者并不少见，而有少数患者可能有所改善。严重的椎管狭窄可能导致灰质和白质的坏死。因此早期的手术干预是影响 CSM 的关键，可能改善神经学预后。事实上，有明确的证据表明，起病后 1 年内进行手术可以有效地改善临床疗效[1,3-5]。

脊髓型颈椎病的手术治疗

手术的主要目的在于解除脊髓压迫，改善颈椎的排列，恢复或者维持稳定性。手术技术可以分为前路、后路和前后路联合手术。前路手术包括前路颈椎间盘切除术和前路椎体次全切除术。后路手术包括椎板切除（融合 / 不融合）、椎板成形术和这些手术的改良术式。选择正确的手术方式并不简单，需要考虑很多因素（表 16.1）。

表 16.1　影响脊髓型颈椎病术式的因素

● 主要致压的部位
● 致压的节段数
● 颈椎的排列
● 是否存在失稳
● 前次手术史
● 是否伴有椎管狭窄
● 颈椎轴性痛
● 医生的喜好

主要致压因素的部位

如果脊髓压迫主要来自于前方的椎间盘突出

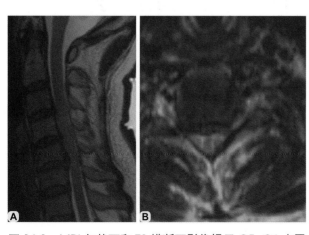

图 16.1　MRI 矢状面和 T2 横断面影像提示 C5–C6 水平软性椎间盘突出压迫脊髓

或骨赘增生，更多考虑前路手术（图 16.3）。对于黄韧带肥厚患者，压迫主要来自于后方，应该考虑后路手术。后路手术可以通过扩大椎管而达到间接减压的目的，因而也可以应用于前方压迫的患者。

压迫的节段数目

1~2 节段的压迫更适合前路手术，而多节段（≥3）压迫应该进行后路手术。1~3 节段前路颈椎间盘切除融合术（ACDF）对于解除腹侧压迫是安全而有效的。随着 ACDF 的节段数目的增加，手术时间更长，失血增加，麻醉时间延长等均可能导致早期的手术并发症，而植骨也可能导致远期并发症。多节段 ACDF 假关节发生率明显上升，3 节段融合假关节发生率可以高达 54%[6]，因而可能导致钢板固定失败和植骨块移位[7]。Yonenobu 等建议对于 3 个节段或以下的患者选用前路手术，而对于 4 个结果或以上的患者选用后路手术[8]。

颈椎的排列

正常的颈椎有 30°~50° 的生理前凸。对于后路减压手术，患者颈椎必须有至少 10° 的前凸，这样脊髓才可能向后漂移。对于颈椎后凸患者，前路手术或后路结合固定的手术都可以选择（图 16.4~16.6）。

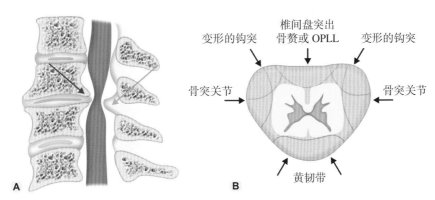

图 16.2　脊髓型颈椎病的病理生理。A. 后方椎间盘骨赘复合体（红色箭头）和黄韧带皱褶（蓝色箭头）360° 压迫脊髓；B. 骨突关节的骨赘和钩突一起造成脊髓和神经根压迫症状

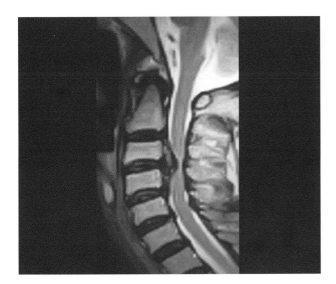

图 16.3　MRI 显示前方严重压迫

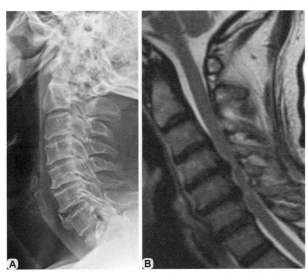

图 16.4　A、B. 侧位 X 线片和 MRI 矢状面提示多节段颈椎脊髓压迫，颈椎前凸排列良好

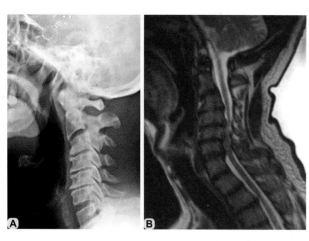

图 16.5　A、B. 侧位 X 线片和 MRI 矢状面提示多节段颈椎脊髓压迫伴颈椎后凸

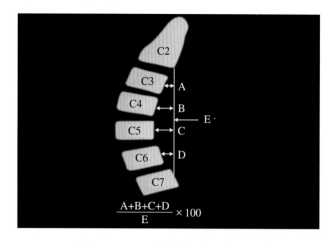

$$\frac{A+B+C+D}{E} \times 100$$

图 16.6　应用 Ishiharas 指数测量颈椎的矢状面排列。从 C2 后下缘到 C7 椎体后上缘划一直线（E），测量 C3-C6 椎体后缘到该直线的距离并求和（A + B + C+ D），这个值除以 E 再乘以 100，正常值为 - 10~11，低于这个值提示颈椎后凸畸形

是否存在节段不稳定和轴性颈痛

合并有节段不稳定或者轴性颈痛的 CSM 患者应该进行前路或后路的固定和融合。后路手术，尤其是椎板成形术后轴性颈痛的发生率更高。

既往手术史

如果患者以前进行过颈椎前路手术，那么应该考虑从对侧入路进行前路手术，或者从后路进行手术。

多发性椎管狭窄

在选择手术入路时应该考虑是否同时共存胸椎或者腰椎管狭窄。对于多发性椎管狭窄的老年患者，最好进行一期后者二期的后路减压手术。

颈椎前路椎体次全切除融合术（ACCF）

1. 颈椎前路椎体次全切除术对于 CSM 的手术治疗意味着什么？对于颈髓腹侧压迫超过一个节段以上的患者，应该考虑是进行椎体次全切除术还是多节段椎间盘切除术。对于那些椎体后方水平的严重的椎管狭窄患者，后纵韧带骨化（OPLL），椎体后方的软性椎间盘突出，延伸到椎体后方的骨赘，颈椎后凸等患者应该更适于进行椎体次全切除术

（图 16.7）。椎体次全切除术切除了椎体的中间部分，从而达到脊髓减压的目的。切开的骨槽在两侧钩椎关节之间，确保骨槽正对脊髓，而确保完全的减压。

2. 前路手术的优点在哪里？前路手术的优点包括直接减压受压结构和脊髓前动脉，恢复颈椎的前凸，缓解轴性颈痛。换言之，它可以解决颈椎病的轴性、根性和脊髓压迫症状。

3. 什么是 ACCF 的临床适应证？颈椎前路椎体次全切除的其他适应证有创伤、感染和矫正后凸畸形。

4. ACDF 和 ACCF 在治疗多节段压迫的比较：在某种情况下，如果脊髓压迫都在椎间隙水平，多节段 ACDF 优于 ACCF[9]（图 16.8）。同时，多节段 ACDF 出血更少，植骨块脱出和灾难性失败的风险更小[10]。但是多节段 ACDF 假关节形成的危险明显较高，3 节段融合的假关节发生率可高达 54%[11]。ACCF 的一个可能的优点为比多节段 ACDF 融合界面更少（例如对于 C4-C5/C5-C6 减压，ACDF 需要 4 个融合界面而 ACCF 只需要 2 个融合界面）。应用现代的钢板固定技术，两种技术的融合率相近。

5. 前路手术的禁忌证：前路手术的禁忌证很少

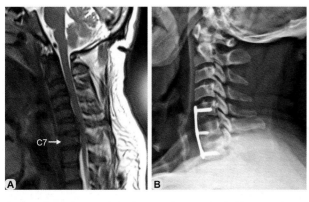

图 16.7　A、B. C6 椎体后方突出椎间盘伴后凸畸形，应用 ACCF 治疗

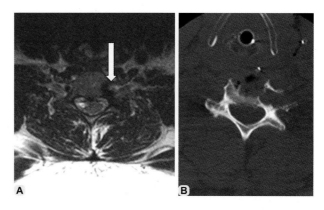

图 16.9　椎动脉异常的进入椎体。A. MRI；B. CT

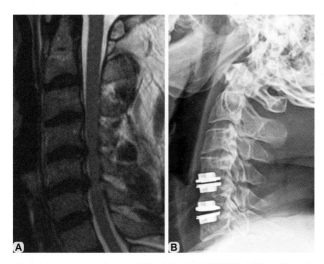

图 16.8　A、B. C4–C5 和 C5–C6 椎间隙水平压迫，应用前路椎间盘切除和人工椎间盘置换

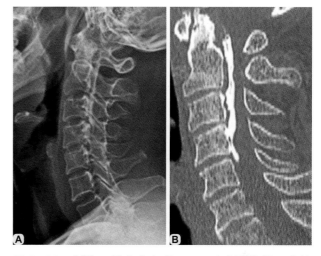

图 16.10　侧位 X 线片和矢状面 CT 重建影像提示连续型 OPLL 从 C2 到 C4

见，包括颈部前方放疗史、椎动脉畸形（图 16.9）、下颌 - 胸廓畸形导致前方入路不能完成。

放射学检查和术前评估

所有患者均需要拍摄颈椎的正侧位 X 线片，评估颈椎的矢状面排列、椎间隙高度、骨赘和退变程度、后纵韧带骨化的情况（图 16.10）。评估 X 线片下颈椎的显露程度，动力位前屈后伸位 X 线片评估是否有动力性不稳定（图 16.11）。

MRI 是评估脊髓型颈椎病的金标准。MRI 检查内容见表 16.2（图 16.12），所有这些内容都有助于手术决策。在横截面上仔细评估椎动脉是否有异常，例如一侧椎动脉发育不全、扩张、椎动

脉进入椎体畸形等，这些都是椎体次全切除的禁忌证。如果有 MRI 检查的禁忌证，应该进行椎管造影 CT 检查。

表 16.2　MRI 诊断脊髓型颈椎病时应注意发现的问题

● 致压的节段
● 前路致压为主还是后路致压为主
● 致压位于椎间隙水平还是椎体后方
● T2 高信号，提示脊髓的炎性反应或水肿
● T1 低信号，提示神经胶质增多、脊髓软化或缺血
● 脊柱的其他区域

不需要常规进行 CT 扫描，但是 CT 可以很清楚地显示骨性解剖、OPLL 的大小和形态、中央椎

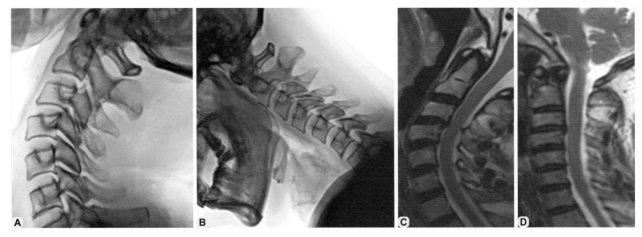

图 16.11　动力位前屈后伸位 X 线片和动力位 MRI 均提示 C3–C4 水平不稳定（反向滑脱）

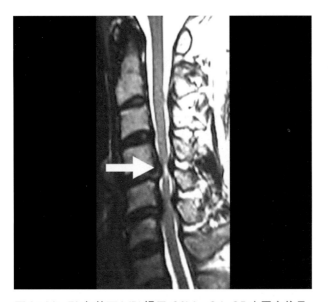

图 16.12　T2 矢状面 MRI 提示 CSM，C4–C5 水平高信号

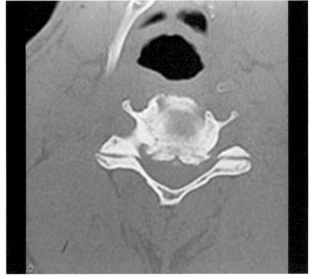

图 16.13　CT 横断面显示后方骨赘压迫脊髓和神经根

管和神经孔的压迫范围以及需要减压的范围（图 16.10~16.13）。同时 CT 扫描也可以提示椎动脉和椎管的关系，有时候椎管的位置偏内，那么减压的范围不能太靠外侧。

临床评估

清楚地记录患者的神经学状态以便于手术前后比较（改善 / 恶化），记录的内容包括确切的肌力、感觉减退、腱反射、脊髓压迫的特异性手部体征、大小便异常。如果脊髓压迫症状的同时存在神经根损害，在进行脊髓减压的同时应该注意同时减压神经根，术前的完整记录对于术后的结果有利。

在术前应该和患者充分讨论，包括手术的必要性、手术的目的、手术的局限性和可能的并发症。必须向患者说明手术的主要目的在于阻止疾病的进展，而神经改善的预后可能不满意。同时应该向患者说明术后的病程、切口的护理、物理治疗和随访等。

手术技术

对于 CSM 患者施行手术（颈椎前路减压）时的重要问题可以通过表 16.3 中表述的手术不同阶段进行阐述和解释。

表 16.3 手术的步骤

1. 麻醉
2. 进行 ACCF 手术需要的工具
3. 体位放置
4. 手术步骤 （1）步骤 1：入路 （2）步骤 2：椎间盘切除 （3）步骤 3：椎体切除 （4）步骤 4：缺损部位的重建 （5）步骤 5：放置钢板
5. 术后处理

麻醉

术前颈椎活动度决定了插管的技术并决定患者的体位。如果患者颈部过伸以后出现脊髓神经根症状，建议采用光纤插管。对于上颈椎（C4 以上），建议采用鼻插管，这样便于把下颌骨推开远离手术视野。在作者的医院里使用 RAE North Pole（R）插管以防放置体位时插管扭曲。插管以后，手术中维持颈部在中立位。如果患者以前做过颈部手术，应该评估声带的功能。如果声带功能异常，则应该选择同侧入路以避免双侧声带功能障碍。

进行 ACCF 手术所需要的器械

所需要的器械列在表 16.4（根据手术中使用的次序）。

表 16.4 ACCF 的手术工具

• 手术显微镜
• 长柄拉钩 / 自动拉钩
• 自动拉钩
• Caspar 牵开器和牵开针
• 不同规格的直的或成角的刮匙
• 髓核钳和椎板咬骨钳
• 高速磨钻 / 超声骨刀
• 咬骨钳
• 止血用品：凝血酶，明胶海绵，脑棉，骨腊
• 取骨和植骨工具：骨刀和摆锯
• 颈椎钢板 /Cage 系统

患者的体位

全麻以后，患者仰卧于手术台上。把手术巾卷放在肩胛骨中间，使得肩膀向后，在取骨侧髂嵴下面放置沙袋。颈椎处于中立位或轻度过伸，应避免颈椎过伸而导致脊髓压迫和神经损伤。在头下和颈椎后方放置沙袋用于稳定枕部。使用胶带固定肩膀并轻轻地往远端牵拉以便透视下颈椎（图 16.14）。手术床头侧轻度抬高以减少静脉淤血和减少出血。不同的解剖标志可以提示不同的手术节段。舌骨对应 C3 椎体，甲状软骨对应 C4 和 C5 椎体，而环状软骨对应 C6 椎体（图 16.15）。也可以用透视对于拟切除椎体进行标记。

确定手术节段以后，皮肤和皮下组织用 1:500 000 肾上腺素浸润，有助于止血。可以用

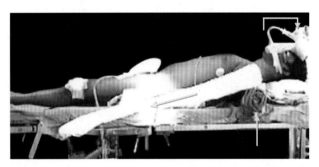

图 16.14 颈椎前路手术的患者体位放置。使用 North pole 气管插管，毛巾卷起来放在肩胛骨下面使颈部过伸。双侧上肢用胶带往下拉固定在手术台上便于下颈椎透视

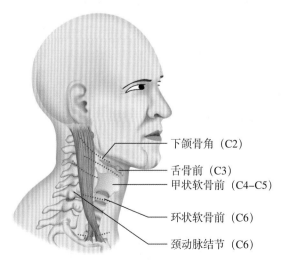

下颌骨角（C2）
舌骨前（C3）
甲状软骨前（C4–C5）
环状软骨前（C6）
颈动脉结节（C6）

图 16.15 颈椎的体表解剖标志

Gardner-Well 钳进行牵引，重量 4~5 kg，以便矫正后凸畸形。神经电生理监护用于监护脊髓的功能（SSEP 和 MEP），对于脊髓型颈椎病，应用 MEP 更好，在手术前应该测定其基线值。

手术步骤（图 16.16、16.17）

第 1 步：显露

颈椎前方通过 Southwick 和 Robinson（Smith–Robinson）入路进行显露（图 16.18）。虽然文献提示

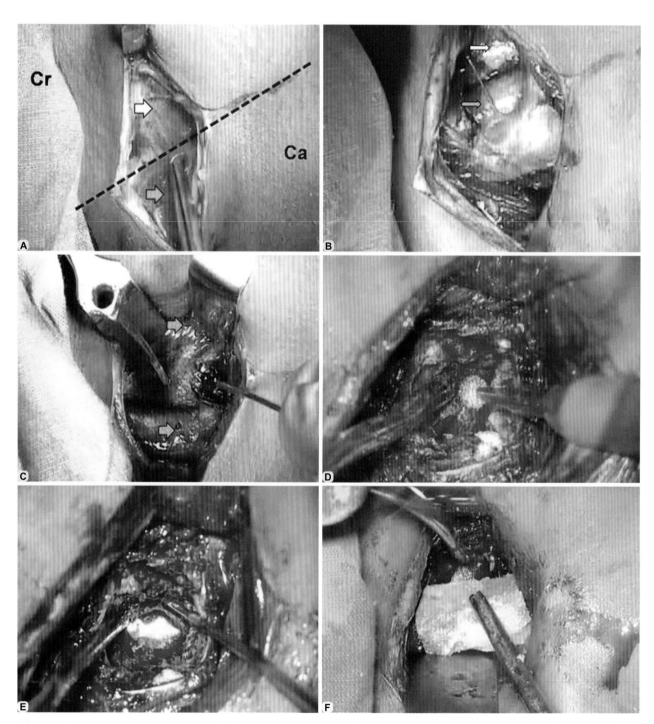

图 16.16　颈椎椎体切除的前方分离。A. 中线用黑色实线表示，黑色虚线表示胸锁乳突肌前缘，做一个垂直的切口。分辨胸锁乳突肌（蓝色箭头）和带状肌（白色箭头）之间的间隙；B. 下一个层次是颈动脉鞘（蓝色箭头）和食管之间的间隙（白色箭头）；C、D. 在两侧颈长肌（蓝色箭头）之间切开椎前筋膜，暴露椎体，用磨钻和咬骨钳切除椎体，减压脊髓；E、F. 植入一块合适大小的三面皮质骨，重建缺损（Cr，头端；Ca，尾端）

通过左侧入路可以减少喉返神经（RLN）的风险，但是作者常规使用右侧入路而没有出现 RLN 损伤的情况。左侧入路更适合于颈胸交界区域，在这个区域通过右侧入路易于损伤 RLN。作者坚持不时地放松拉钩，以减少对于气管食管沟内的 RLN 的压力。

对于 1~2 节段的椎体切除选用横切口，横切口更美观。横切口跨过中线，切开颈阔肌，向近端和远端分离颈部中层筋膜，这样可以暴露多至 3 个节

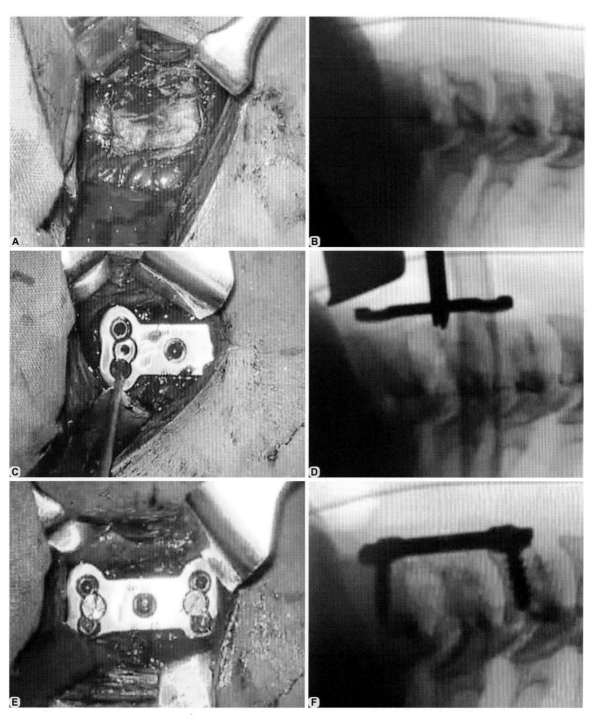

图 16.17　A、B. 植入植骨块重建前柱缺损；C、D. 选择合适长度的锁定钢板，确认钢板和螺钉的长度和直径；E、F. 通过钢板在上下椎体植入单皮质锁定螺钉，固定植骨块

段。对于 2~3 个节段的椎体切除应该考虑斜切口。

横切口从刚好过中线到胸锁乳突肌内侧缘。切开皮肤和皮下脂肪，沿着皮肤切口切开颈阔肌，触摸、辨认胸锁乳突肌前缘，肌肉纤维走向乳突。在胸锁乳突肌内侧，用剪刀纵向切开颈部深筋膜，注意这个层次上可能有颈外静脉的大分支，如果需要可以进行结扎而不会有任何的后遗症。

下一步是分辨血管鞘和内脏鞘（气管和食管）之间的间隙，用左手食指和中指可以扪及颈动脉的搏动。用手指或者长血管钳夹着棉花钝性分离覆盖肩胛舌骨肌的深筋膜中层，该肌肉位于血管

鞘内侧。用钝性拉钩把胸锁乳突肌和血管鞘向外牵开以后，可以触及颈椎前缘。气管、食管和甲状腺向内侧牵开暴露颈椎前方。用剪刀切开颈部深筋膜的深层，后者包含气管前筋膜和覆盖在颈长肌前方的椎体前筋膜。在椎间隙刺入折弯的定位针确定手术节段，定位针折弯成双 L 形，以避免进入椎管（图 16.19）。透视确认定位针位于正确的椎间隙。最近有些医生担心如果定位针刺入正常的椎间盘可能会导致椎间盘的退变，作者习惯把定位针刺入到椎体中。确认好的椎间隙用电刀进行标记，向双侧骨膜下剥离颈长肌至钩椎关

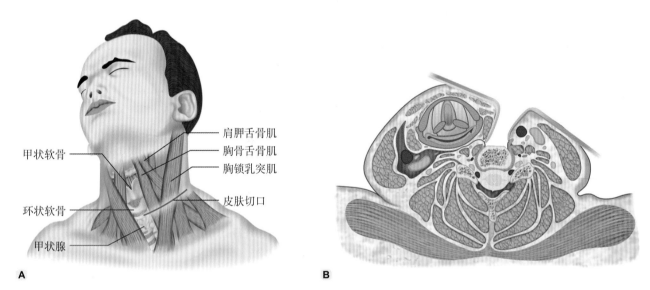

图 16.18 经典的颈前路 Smith-Robinson 入路。A. 切口从颈部中线到胸锁乳突肌前缘；B. 从颈动脉鞘内侧间隙进行分离

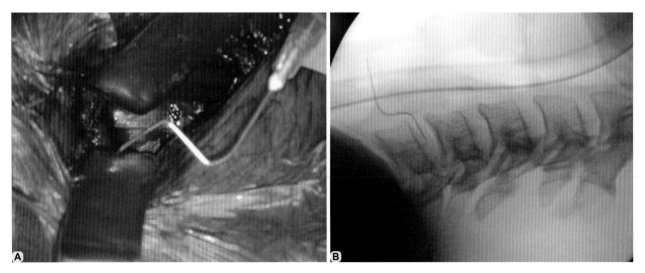

图 16.19 用一个双折弯的定位针确定手术节段，避免定位针进入椎管

节，这样可以达到 3 个目的：①有助于确定钩椎关节，从而确认减压的外侧边界；②确定中线，用电刀或者磨钻进行标记；③在颈长肌下放置拉钩，保护重要的结构（图 16.20A）。可以使用手持或者自动拉钩保持颈椎显露。如果使用自动拉钩，在拉钩放好以后应该放开气管插管气囊以后再充气，以减少喉返神经损伤的风险。

第 2 步：椎间盘切除

接下来的手术在显微镜下进行。使用手术显微镜的优点在于良好的照明和放大，同时可以对助手和住院医生进行教学。手术显微镜应该与椎体垂直，如果手术显微镜倾斜的话可能导致椎体切除倾斜，可能导致椎弓根和椎动脉损伤（图 16.20B）。

接下来进行减压。在此我们以单节段椎体切除为例，多节段的手术操作相似。切除拟切除椎体上方和下方的椎间盘。用 11 号刀片切开纤维环，用髓核钳和小刮匙去除椎间盘和软骨终板，刮匙应该

从后方向前方刮，从里向外刮，以免损伤脊髓。用刮匙刮除椎间盘的前 2/3，确认外侧的钩椎关节。用 Cloward 椎板牵开器或者 Caspar 牵开器牵开椎间隙，椎间盘残留用高速磨钻和小刮匙刮除至后纵韧带。后方暴露至后纵韧带，外侧到钩椎关节，这样可以有中线、椎管、椎间孔和椎体的三维定位。

第 3 步：椎体切除

在拟切除椎体的上下椎体插入适当长度的 Caspar 螺钉，轻轻牵开。牵开不能过度否则可能引起脊髓挤压。用高速磨钻以双侧钩椎关节为中心进行打洞作为椎体切除外侧界限的标记（图 16.20B），这些点的连线就椎体切除的外侧界。椎体前半部可以用 Leksell 咬骨钳切除。如果使用 cage，可以使用这些取下的骨头进行融合、重建。

椎体后半部分可以用高速磨钻磨除，在磨除过程中应该经常查看椎间盘切除的后方界限。先用 3 mm 磨头（图 16.20C），骨松质面的出血可以用骨

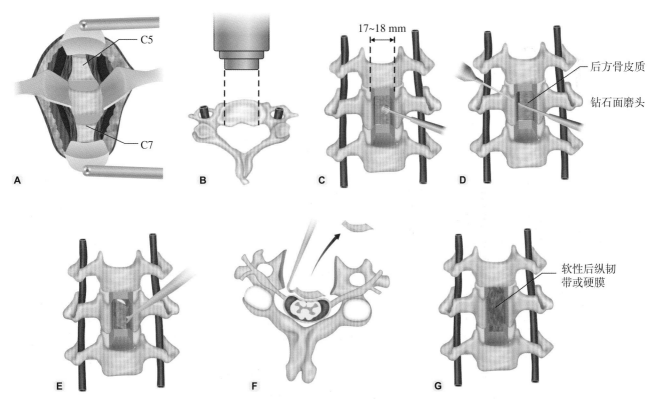

图 16.20　A. 拉钩放在颈长肌下面；B. 显微镜应该与颈椎椎体垂直，以免斜向椎体切除；C. 椎间盘切除以后，用金属或碳钢磨头磨除椎体；D. 椎体后半部分用钻石头磨钻打薄；E、F. 打薄的后方皮质用薄的刮匙刮除；G. PLL 暴露好，但不需要常规切除，除非椎间盘突出到 PLL 后方

蜡压迫止血。到了椎体后缘以后，可以用钻石磨头磨薄（图 16.20D）。使用钻石磨头的优点在于出血更少，硬膜损伤的风险更小。此时，骨面出血的方式变成了皮质骨。使用小刮匙或者 1 mm Kerrison 咬骨钳把剩下的薄层骨向前从后纵韧带上切下。切记把骨和硬膜进行分离（图 16.20E、F）。椎体后方切除宽度不应该超过 16 mm，以钩椎关节为界确定切除的最宽安全界限。切除宽度可以用特质的尺或者 15 mm 宽骨刀进行测量。研究表明，在 C6 水平椎体切除宽度可达 19 mm，此时椎动脉仍有 5 mm 的安全边界。如果椎间盘突出到后纵韧带和硬膜之间，则应该切除后纵韧带，否则不需要常规切除后纵韧带（图 16.20G）。如果 PLL 与硬膜粘连，可以保留小面积漂浮的 PLL。椎间孔应该用小刮匙或者 1 mm 髓核钳进行减压。用钝头的钩子探查是否有游离椎间盘或骨赘。

出血如何处理？

• 骨面出血可以用骨蜡填塞

• 硬膜前方静脉出血可以用非黏性双极电凝或用速即纱轻轻填塞止血

第 4 步：缺损部分的重建

椎体切除的缺损部分可以用自体骨——髂骨或腓骨，异体骨或者钛合金融合期——钛网或人工椎体。减压完成以后，接着放入植骨块。用磨钻清理终板至出血，并把终板磨平以最大程度增加植骨块和终板的接触面积。在终板后方保留 2~3 mm 的骨唇可以减少植骨块向后移位的风险。对于 1~2 节段椎体切除，髂骨和腓骨都可以作为植骨块。髂骨表面是曲面的，这限制了其应用于 3 个节段的椎体切除。对于单节段椎体切除可以用三面皮质髂骨，而对于 1 个以上椎体切除，可以使用腓骨。作为三面皮质骨，腓骨融合所需时间更长。自体骨取骨区疼痛发生率较高，因此使用越来越少。

填充自体骨松质的融合器是理想的选择。椎体切除取下的碎骨也可以作为植骨材料放入融合器中。现有的融合器种类很多，从 Harms 钛笼到人工椎体，都可以结合异体骨一起使用，取代髂骨和腓骨。对于单个椎体切除，作者喜欢用髂骨。取适当长度的髂骨，取骨时最好多取几毫米，如果植骨块太短可能需要再取一块植骨块。用 Caspar 牵开器牵开间隙。对于超过一个节段以上的椎体切除，有些作者习惯用颅骨牵引牵开。先塞入植骨块的近端，然后把植骨块的远端轻轻地打入，紧密贴合（图 16.21）。如果不进行固定，为获得稳定，植骨块-终板界面非常重要。植骨块到位以后放松牵开器，透视确认植骨块位置良好。取出 Caspar 螺钉，钉洞用骨蜡封闭。

第 5 步：钢板固定

颈椎前路钢板固定可以预防植骨块移位，增

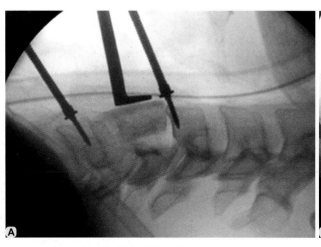
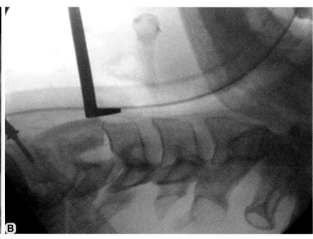

图 16.21　A. 敲击植骨块的错误方式，可能导致脊髓损伤；B. 敲击植骨块的正确方式。L 形打击器一部分放在植骨块上，一部分放在临近椎体上

强稳定性，减少术后外固定的需要。对于1~2椎体切除，可以单纯进行前路固定和融合，而对于2~3个椎体切除，由于术后失败的危险很大，最好加用后路固定。作者对于所有的椎体切除患者均使用钢板固定加强（图16.22）。应注意选择合适长度的钢板，以免螺钉太靠近植骨块-终板界面。在透视确认以后，钢板放在颈椎正中，使用锁定螺钉固定锁紧。可以用一枚螺钉把植骨块固定到钢板上，预防植骨块移位和下沉。先用克氏针在植骨块上打洞，然后用钻头扩开，以免在钻孔的时候过度用力可能把植骨块向后推。只需要一枚螺钉固定植骨块即可，因为螺钉太多的话可能降低植骨块的强度。良好的植骨块-终板界面是固定植骨块的前提。植骨固定以后，侧位透视确认钢板的位置。放置深部引流，关闭切口。缝合颈阔肌，用皮肤胶带贴合皮肤。

后纵韧带骨化症（OPLL）的前路椎体切除

OPLL从前方压迫脊髓。对于多数OPLL患者，后路减压可以扩大椎管容积，使得脊髓往后漂移而获得满意的减压。但有作者认为，齿状韧带、神经根和根袖等施加在脊髓上的锚固效应阻止脊髓向后漂移，而前方硬膜可能粘连，也可能影响后方减压的效率。椎体切除和OPLL的向前漂浮扩大了椎管，使得脊髓回到原来的位置。前路手术仅限于

C2-T3，如果椎管占位率超过60%~70%，应该选择前路手术。术中切除椎体后，在骨化后纵韧带的近端和远端打断，松解两侧的骨赘，往侧方减压至Lushka关节，这样OPLL可以很好地漂浮起来。植骨块和内固定的选择与前述的椎体切除术一样。与传统的椎体切除术比较，主要面临的困难在于前方椎体内静脉丛引起的出血、脊髓损伤和硬膜撕裂的风险。如果没有充分的减压，OPLL没有充分打薄，植骨融合时脊柱延长后就没有充分漂浮的空间。骨化成熟（成熟的骨化块不如不成熟的OPLL那么易于漂浮）的OPLL向前的漂浮也可能不足。

术后处理

拔管以后，允许与患者对话以观察是否有声音嘶哑的情况（提示RLN麻痹）。眼睑下垂可能提示Horner综合征可能。对于多节段的椎体切除、手术时间超过4小时、失血过多和再次手术患者，建议手术当晚应用呼吸机支持。术后患者给予硬颈托固定，从术后第2天开始即可下床行走。制动的时间根据切除椎体数目、骨量和重建结构稳定性决定。

并发症

围手术期和术后并发症

喉返神经损伤

约有50%患者术后可能出现轻度的声音嘶哑，可自行缓解。这主要由于插管和过度牵拉引起的水肿。真正喉返神经损伤的发生率2%~11%[11,12]。可能的原因包括直接损伤，由于血肿或者拉钩时间过长导致的间接损伤。双极电凝止血也可能是原因之一，并可能导致永久的咽喉功能异常。虽然有报道由于喉返神经走行的关系，右侧入路喉返神经损伤的发生率更高（图16.23），Beutler等发现两侧入路术后声音嘶哑的发生率并无不同[13]。

至于真性的神经麻痹，患者常出现反复咳嗽和声音嘶哑。预防喉返神经损伤的主要措施在于轻柔

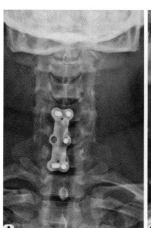
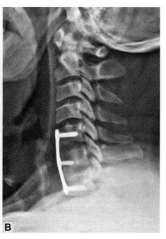

图16.22　图16.7中的患者进行椎体切除和钢板固定术后X线片

分离，尽量少用双极电凝，放置自动拉钩以后放松气管内气囊，然后重新充气。通过这种方式可以减少神经的压力，从而使得该并发症的发生率从6.8%降低到1.7%[14]。

多数患者喉返神经麻痹为一过性的，常在一周内恢复。急性处理包括 ENT 会诊，皮质激素和发声训练。如果术后2个月以后症状持续存在，应该考虑声带上注射胶原或者特氟龙。

食管和咽喉损伤

由于过度牵拉导致食管运动障碍而引起的术后

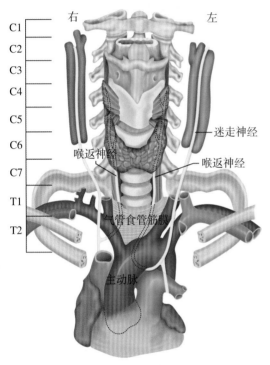

图16.23 喉返神经的径路

吞咽困难是最常见的问题。这多为一过性的，有报道使用薄层的含甲泼尼龙的胶原缩短症状持续时间和严重程度效果很好。

食管损伤是一个严重的并发症，可能继发于过度牵拉、电刀或者尖锐器械的直接损伤。食管穿孔的发生率接近0.25%[15]。近端和远端椎体盘的颈长肌应该进行剥离，自动拉钩的叶片应该放在颈长肌下面。如果在术中发现食管损伤，应该立刻给予修补，术后患者给予鼻饲7~10天，等待食管破口愈合。

晚期出现症状更多见。患者出现发烧、咽喉捻发感和颈部肿块增大。如果怀疑食管损伤，应该进一步进行食管造影或者食管镜检查明确诊断。一旦确诊，应该进行手术探查，修复缺损，同时进行鼻饲和抗生素。如果感染播散到纵隔而导致纵隔炎，预后很差，死亡率高。

血管损伤

血管损伤很少见，但将导致灾难性后果。前路椎体切除时，血管鞘内容物、甲状腺上下动脉和椎动脉都有可能损伤。使用钝头牵开器，避免过度牵拉可以减少血管损伤的风险。

如果减压太靠外侧，超过钩椎关节，可能导致椎动脉的损伤（图16.24）。如果椎动脉发育异常进入椎体，前路手术也可能损伤椎动脉（图16.9），据文献报道发生率0.3%~0.5%[16]。在术前应该仔细评估 MRI 横截面的图像，确认椎动脉的径路是否

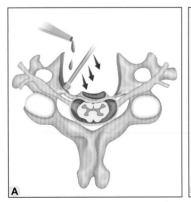
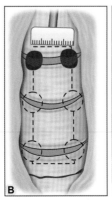
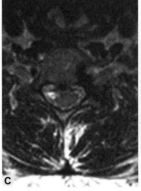
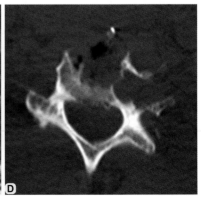

图16.24 侧方减压不应该超过钩椎关节，否则可能损伤椎动脉。图16.9 显示的矢状面 MRI 和 CT 提示椎动脉走行异常，进入椎体额异常扩大。

异常。术中应该暴露双侧钩椎关节确定中线，显微镜应该与椎体垂直。

椎动脉损伤引起的出血难以控制，如果止血措施失败应该请血管外科医生协助修补或结扎。分离椎动脉，在近端和远端临时钳夹。如果血液从近端倒流，提示对侧椎动脉血流充足。如果没有出现倒流，可以进行术中的动脉造影，决定修补还是结扎椎动脉。如果损伤到优势椎动脉，应该进行修补。结扎优势椎动脉可能导致患者永久的神经损伤。

交感神经系统损伤

颈部交感神经节损伤可能导致 Horner 综合征，表现为同侧眼睑下垂，瞳孔缩小和无汗，据文献报道发生率约为 1.1%[17]。为了预防这个并发症的发生，应该在血管鞘内侧分离，从椎体上剥离颈长肌时严格按照骨膜下剥离的方式，拉钩应该放在颈长肌下方。

脊髓损伤

除了器械直接和磨钻滑落直接损伤脊髓外，直接触碰脊髓、脊柱过度牵拉、椎体活动过度等均可能导致脊髓损伤，据文献报道发生率约为 0.1%~0.64%[18]。只有在脊髓减压以后才可以进行牵拉和活动。神经监护对于围手术期发现这些损伤非常有帮助。此外，如果患者术后出现神经症状加重，那么应该考虑插管时颈部的活动（过伸）、术中低血压、减压和植骨以后颈椎排列不佳、术后硬膜外血肿等因素可能造成的神经损伤。

神经损伤的预防从麻醉插管开始，在插管和体位放置过程中应该避免颈椎过伸，平均动脉压应该保持在 80 mmHg 以上，以避免脊髓缺血，定位针应该进行折弯以免进入椎管（图 16.19），在植入植骨块之前应该完全、彻底地减压脊髓，椎体后缘骨赘应该均匀打薄，然后再从椎体上分离，使用钩子或者薄的刮匙把骨赘从椎体上刮下。根据术前影像学资料测量所需植骨块的长度，并在术中切除椎体以后加以确认，最常使用的植骨块长度为 14 mm。敲入植骨块时使用一个 L 形打击器，打击器的一部分放在下位椎体上以防把植骨块打入椎管（图

16.21）。

一旦术后出现神经损伤的症状，首先应该维持正常的血压，给予皮质激素，摄片确认是否出现植骨块移位[16]。如果确认有神经压迫，应该尽快进行手术探查和减压。术后数小时以后出现的迟发性神经损伤常由于硬膜外血肿引起，应该尽快进行探查。少数情况下，硬膜外脓肿也可以引起迟发性神经损伤，常在术后 1 周左右出现。MRI 确认诊断以后应该急诊进行处理。

硬膜撕裂

前方硬膜撕裂并不太多见，但是对于长节段的后纵韧带骨化患者来说可能是个问题。小的成角的刮匙和 Kerrison 咬骨钳应该非常锐利，不需要用其他可能导致器械失控的力。在取出后方椎间盘团块和骨赘时应该特别当心，此时硬膜撕裂的危险性很大（图 16.25）。虽然硬膜修补很理想，但是操作空间很小，因而非常困难。硬膜缺损可以用硬膜补片（Duragen）覆盖，然后用硬膜密封剂（Tissel）进行密封。术后应该在腰椎蛛网膜下腔放置引流，每天引流 200~250 ml 脑脊液。这有助于降低脑脊液

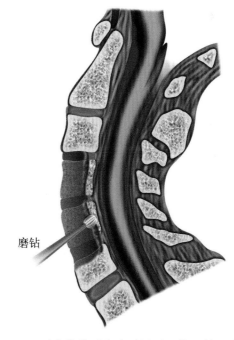

磨钻

图 16.25　到达椎体后方皮质以后，使用钻石头磨钻打薄皮质。使用磨钻时，应连续、从一端到另外一端，像把刷子一样，这样就不容易进入椎管损伤硬膜

的压力，保持颈部切口干燥，应该持续 5 天。作者习惯在缺损处用速即纱覆盖以后用纤维蛋白胶水封闭，没有出现术后脑脊液漏的情况。

术后神经根症状

由于脊髓腹侧和椎体切除断面的挤压，前路椎体切除术后可能出现神经根症状。据报道发生率 3.9%~20%[19,20]。椎体切除宽度控制在 14~15 mm 可能有助于降低术后神经根症的发生率[19]。

气管阻塞

虽然气管损伤很少见，由于其他原因导致的气管阻塞可能在术后 12~36 小时发生。患者在手术后早期可能出现呼吸困难，这可能由于术中气管牵拉时间过长而导致气道水肿，也可能由于术后咽后血肿堵塞气道有关。所有颈前路手术均应该放置引流以减少咽后血肿的危险，如果预计气道水肿可能发生，那么应该考虑延迟拔管。

延迟或晚期并发症

植骨相关并发症

对于没有加用内固定的 ACCF，植骨块的稳定性依赖于植骨块的良好匹配。植骨块移位的发生率为 6.2%[21]，多见于止于 C7 的长节段融合的下端（图 16.26）。没有患者因为植骨块移位而出现呼吸问题或者神经损伤的症状。加用前路钢板可以提高融合率，减少植骨块相关并发症，减少节段后凸的风险[22,23]。作者在进行前路椎体切除时常规使用钢板固定，从来没有碰到植骨块移位的问题。但是有报道对于 3 个节段的椎体切除加长钢板固定，有 50% 最后以失败告终[24-26]。建议对于这些患者应用后路固定进行加强。

假关节形成

据报道，单节段椎体切除融合率为 90%，而 2 个节段椎体切除融合率为 56%[27]。对于 2 节段椎体切除患者加用前路钢板固定，对于 3 个或以上节段椎体切除患者，同时加用后路固定可以提高融合率。以前报道[28,29]，使用异体骨植骨增加了不愈合率，但是最新的研究结果发现，自体骨和异体骨愈合率相当[30,31]。骨质疏松、吸烟和类风湿关节炎患者不愈合率更高。虽然多数不融合患者并没有症状，但假关节形成可能导致内固定失败，矢状面排列异常和迟发性神经损伤。

矢状面排列恢复不足

前路椎体切除以后进行结构性植骨，植骨块可以由后方韧带、纤维环侧方和减压后残留的软组织形成的张力维持。对于以前接受过椎板切除伴后凸畸形的患者，没有后方韧带的支持，植骨块更易于移位，前凸丢失。对于这些患者，加用后路固定以恢复矢状面的平衡是必需的。

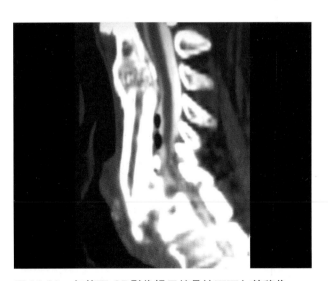

图 16.26 矢状面 CT 影像提示植骨块下面向前移位

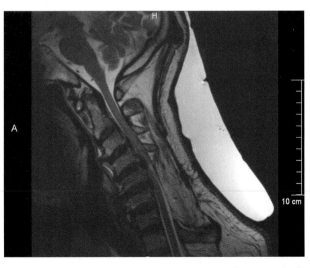

图 16.27 椎板切除后后凸畸形，MRI 提示压迫在 C4-C5 水平

邻近节段退变（ASD）

虽然，融合一个节段以后可能增加邻近节段的应力而加速退变，但是，还有其他的一些可能增加邻近节段退变风险的因素，包括植骨块过大，术中损伤邻近节段椎间盘，钢板过长达到邻近椎间隙

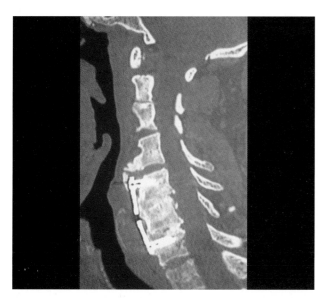

图 16.28 CT 扫描提示由于钢板过长，邻近节段椎间盘出现骨化

（图 16.28）。Hilibrand 等[32] 报道 10 年内，有 25% 患者出现了邻近节段疾病。同时他们认为，邻近节段的退变更多的是自然老化的表现，而不是融合导致的结果。

取骨区相关并发症

髂嵴[33] 取骨区并发症发生率高达 20%。由于损伤浅表神经导致的持续性疼痛和麻木最为常见，其次为髂嵴骨折、外观异常、臀上动脉损伤、感染等。取腓骨时，可能出现损伤腓神经、拇长屈肌和趾长屈肌腱挛缩、下肢深静脉栓塞、胫骨应力性骨折等[34-37]。

小结

对于脊柱后凸和压迫位于椎体后方的患者，应该考虑进行 ACCF 手术，ACCF 可以直接解除脊椎前方的压迫和钩椎关节骨赘，减压脊髓和神经根，还可以预防和纠正后凸畸形。选择合适的患者、精细的术前准备、熟悉解剖对于预防和减少并发症是必需的。

参考文献

1. Brain WR, Northfield D, Wilkinson M. The neurological manifestations of cervical spondylosis. Brain. 1952;75(2): 187-225.

2. Tobias A Mattei et al. Cervical spondylotic myelopathy: pathophysiology, diagnosis, and surgical techniques. ISRN Neurol. 2011;2011:463729.

3. Baron EM, Young WF. Cervical spondylotic myelopathy: a brief review of its pathophysiology, clinical course, and diagnosis. Neurosurgery. 2007;60(supplement 1):S35-S41.

4. Ferguson RJL, Caplan LR. Cervical spondylitic myelopathy. Neurologic Clinics. 1985;3(2):373-82.

5. Furlan JC, Kalsi-Ryan S, Kailaya-Vasan A, Massicotte EM, Fehlings MG. Functional and clinical outcomes following surgical treatment in patients with cervical spondylotic myelopathy: a prospective study of 81 cases. J Neurosurgery. 2011;14(3):348-55.

6. Swank ML, Lowery GL, Bhat AL, McDonough RF, "Anterior cervical allograft arthrodesis and instrumentation: multilevel interbody grafting or strut graft reconstruction," Euro. Spine J. 1997;6(2):138-43.

7. Vaccaro AR, Falatyn SP, Scuderi GJ et al. "Early failure of long segment anterior cervical plate fixation." J Spinal Disord.

1998;11(5):410-5.

8. Yonenobu K, Fuji T, Ono K, et al. Choice of surgical treatment for multisegmental cervical spondylotic myelopathy. Spine (Phila Pa 1976). 1985;10:710-6.

9. Praveen K Yalamanchili, Michael J Vives, Saad B. Chaudhary. Cervical spondylotic myelopathy: factors in choosing the surgical approach. Advances in Orthopedics. 2012;2012, Article ID 783762.

10. Wang JC, Hart RA, Emery SE, Bohlman HH. "Graft migration or displacement after multilevel cervical corpectomy and strut grafting," Spine 2003;20(10):1016-21.

11. Yue WM, Brodner W, Highland TR. Persistent swallowing and voice problems after anterior cervical discectomy and fusion with allograft and plating: A 5 to 11 year follow-up study. Eur Spine J. 2005;14:677-82.

12. Frempong-Boadu A, Houten JK, Osbom B, et al. Swallowing and speech dysfunction in patients undergoing anterior cervical discectomy and fusion: A prospective, objective preoperative and postoperative assessment. J Spinal Disord Tech. 2002;15:362-8.

13. Beutler WJ, Sweeney CA, Connolly PJ: Recurrent laryngeal nerve injury with anterior cervical spine surgery risk with laterality of

surgical approach. Spine (Phila Pa 1976). 2001;26:1337-42.

14. Apfelbaum TI, Kriskovich MD, Haller JR. On the incidence, cause, and prevention of recurrent laryngeal nerve palsies during anterior cervical spine surgery. Spine (Phila Pa 1976). 2000;25:2906-12.

15. Newhouse KE, Lindsey RW, Clark CR, et al. Esophageal perforation following anterior cervical spine surgery. Spine (Phila pa 1976). 1989;14:1051-3.

16. Smith M, Emery S, Dudley A, et al. Vertebral artery injury during anterior decompression of the cervical spine'a retrospective review of ten patients. J Bone Joint Surg 1993;75B:410-5.

17. Bertalanffy H, Eggert HR. Complications of anterior cervical discectomy without fusion in 450 consecutive patients. Acta Neurochir (Wien). 1989;99:41-50.

18. Flynn T. Neurologic complications of anterior cervical interbody fusion. Spine 1982;7:536-9.

19. Saunders RL, Pikus HJ, Ball P. Four-level cervical corpectomy. Spine (Phila Pa 1976). 1998;23:2455-61.

20. Yonenobu K, Hosono N, Iwasaki M, et al. Neurologic complications of surgery for cervical compression myelopathy. Spine (Phila Pa 1976). 1991;13:1277-82.

21. Wang JC, Hart RA, Emery SE, et al. Graft migration or displacement after multilevel cervical corpectomy and strut grafting.Spine (Phila Pa 1976). 2003;28:1016-21.

22. Wang JC, McDononugh PW, Endow K, et al. The effect of cervical plating on single level anterior cervical discectomy and fusion. J Spinal Disord. 1999;12:467-71.

23. Kaiser MG, Haid RW Jr, Subach BR, et al. Anterior cervical plating enhances arthrodesis after discectomy and fusion with cortical allograft. Neurosurgery. 2002;50:229-38.

24. DiAngelo DJ, Foley KT, Vossel KA, et al. Anterior cervical plating reverses load transfer through multilevel strut-grafts. Spine (Phila Pa 1976). 2000;25:783-95.

25. Foley KT, DiAngelo DJ, Rampersaud YR. The in vitro effects of instrumentation on multilevel cervical strut-graft mechanics. Spine (Phila Pa 1976). 1999;24:2366-76.

26. Vaccaro AR, Falatyn SP, Scuderi GJ, et al. Early failure of long segment anterior cervical plate fixation. J Spinal Disord. 1998;11:410-5.

27. Swank ML, Lowery GL, Bhat AL, et al. Anterior cervical allograft arthrodesis and instrumentation: Multilevel interbody grafting or strut graft reconstruction. Eur Spine J. 1997;6:138-43.

28. Zdeblick TA, Ducker TB: The use of freeze-dried allograft bone for anterior cervical fusions. Spine (Phila Pa 1976). 1991;16:726-9.

29. Fernyhough JC, White JI, LaRocca H. Fusion rates in multilevelcervical spondylosis comparing allograft fibula with autograft fibula in 126 patients. Spine (Phila Pa 1976). 1991;16(10Suppl):S561-4.

30. MacDonald RL, Fehlings MG, Tator CH, et al. Multilevel anteriorcervical corpectomy and fibular allograft fusion for cervicalmyelopathy. J Neurosurg. 1997;86:990-7.

31. Samartzis D, Shen FH, Matthews DK, et al. Comparison of allograft to autograft in multilevel anterior cervical discectomy and fusion with rigid plate fixation. Spine J. 2003;3:451-9.

32. Hilibrand AS, Carlson GD, Palumbo MA, et al. Radiculopathy and myelopathy at segments adjacent to the site of a previous anterior cervical arthrodesis. J Bone Joint Surg Am. 1999;81:519-28.

33. Whitecloud T. Complications of anterior cervical fusion. In: American Academy of Orthopaedic Surgeons, Instructional course lectures. 1978;vol.30.

34. Bohay DR, Manoli A 2nd. Clawtoe deformity following vascularised fibula graft. Foot Ankle Int. 1995;16:607-9.

35. Bodde EW, de Visser E, Duysens JE, et al. Donor-site morbidity after free vascularized autogenous fibular transfer: Subjective and quantitative analyses. Plast Reconstr Surg. 2003;111:2237-42.

36. Emery SE, Heller JG, Petersilge CA. Tibial stress fracture after a graft has been obtained from the fibula: A report of five cases. J Bone Joint Surg Am. 1996;78:1248-51.

37. Vail TP, Urbaniak JR. Donor-site morbidity with use of vascularised autogenous fibular grafts. J Bone Joint Surg Am. 1996;78:204-11.

第17章

脊髓损伤患者的急症治疗和康复

HS Chhabra，Rajat Mahajan，Shipra Chaudhary，Mohit Arora

译者：谢青

简介

脊髓损伤（SCI）是指任何由创伤而不是由疾病引起的脊髓的损伤[1]。根据脊髓损伤节段及神经根受损情况，脊髓损伤的临床表现不尽相同，包括疼痛、瘫痪、尿失禁等。

脊柱的损伤可能是破坏性的。在所有节段的脊髓损伤患者中，10%~25%的患者可存在不同程度的神经损害症状，其中颈髓损伤占40%，胸髓损伤占15%~20%[2,3]。尽管目前有了专业化脊髓损伤中心，但每个患者的社会成本仍然是惊人的[4]。最终解决方案仍在于预防原发损伤，同时，通过现有公认的患者救治转运及治疗技术可减少可能引起的进一步损伤的风险。全面了解脊髓损伤的流行病学、解剖学及病理生理学特性，并应用临床路径进行初步的评估及治疗，同时了解特定人群的潜在并发症，对优化脊髓损伤患者的治疗至关重要。在发达国家中，脊柱损伤最主要的损伤因素为机动车辆损伤（45%），其次为跌落伤（20%）、运动相关损伤（15%）、暴力行为引起的损伤（15%）及其他（5%）[2,3,5,6]（图17.1）。而在发展中国家中，高处坠落为脊髓损伤的首要因素[7]。在年龄的两端，脊髓损伤中坠落伤的比例从0~15岁患者人群中为9%，至75岁以上患者人群中上升为60%。其中男女发病比率为4:1。当脊柱损伤伴随神经损伤症状时，所有节段脊髓损伤患者的10年生存率为86%。

在年龄超过29岁时，10年生存率降低50%。在年龄低于55岁的非白人人群及截瘫患者中，事故及自杀非常常见[8]。

脊柱的骨折及脱位可引起严重的脊髓损伤，在年轻患者中最为常见。近43%的脊髓损伤患者合并多发损伤。Kraus等估计每年每百万人中有50人遭受脊髓损伤[9]。在伤后1年内死亡的脊髓损伤患者中，90%的病例死于脊髓损伤发生后送往医院的途中。随着区域创伤中心的发展以及对于护理人员及急救医务人员培训的提高，严重脊髓损伤患者的生存率也得到提高。由于脊髓损伤的潜在灾难性及永久性神经损伤，初期脊髓损伤的评估显得尤为重要。

根据NSCIA（National Spinal Cord Injury Association）统计，当前引起死亡最主要的原因是呼吸功能衰竭，而在既往研究中最常见的死亡原因为肾功能衰竭。与普通人群相似[10]，脊髓损伤患者中因非相关因素导致的死亡例数有上升趋势，

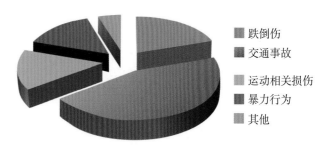

跌倒伤
交通事故
运动相关损伤
暴力行为
其他

图17.1　发达国家脊髓损伤原因示意图。发展中国家如印度，跌倒损伤占脊髓损伤的主要原因

如癌症或心血管疾病。脊髓损伤患者的死亡率在损伤后的第一年显著高于随后的几年。

脊髓损伤中心的建立及脊髓损伤的院前急救管理水平的提高，显著提高了患者的总体治疗效果。1943 年 Ludwing Guttman 先生的管理下的英格兰斯托克曼德维尔的老年医院最早以一个独立单元的概念提出建立脊髓损伤中心（图 17.2）。

随着这一单元的建立，1945 年在加拿大多伦多建立了一个单元，之后在美国的退伍军人事务医院中建立了 8 个这样的单元。与其他的治疗机构对于脊髓损伤治疗疗效的比较中，这些单元被证实能缩短住院天数、降低并发症（如尿路感染、肺部并发症、褥疮），从而降低患者的治疗成本。此外，这些脊髓损伤中心很大程度上降低了完全损伤相对于不完全损伤的百分比，在一项研究中降低为46%~65%，而在另一项研究中为 9%~20%[11,12]。

损伤的识别

脊柱和脊髓的损伤往往与高能量的损伤有关，例如机动车辆事故和青少年的冒险行为。第二个高峰见于年龄较大的人群，多见于低能量损伤，见于容易发生脆性骨折或既往存在脊柱僵硬的患者[13]。值得医务人员及患者注意的是，伴发损伤时可能掩盖同时存在的脊髓损伤。闭合性颅脑损伤和面部外伤应提高临床怀疑，因为它们意味着颈椎很可能受到了很大的冲击。此外，单一的脊柱骨折应该提醒医生排除其他脊髓损伤：在最近一项研究评估中，492 例经 CT 检查证实的颈椎损伤患者中，提示有不连续脊髓损伤的患者占 19%[14]。

院前救护与管理

对于损伤的脊柱及脊髓的保护开始于事故现场。高达 25% 的患者因事故早期制动不充分或不恰当的处理而导致进一步的神经损伤[15]。任何损伤患者的初始评估应开始于事故现场，同时结合经典的 ABC 复苏术，例如由美国外科学会提出的创伤高级生命支持（advanced trauma life support，ATLS）[16]。ABC 复苏（气道、呼吸、循环）可被更精确的描述为 A（气道）、B（呼吸）和 C（循环和颈椎）。对于所有可能存在脊髓损伤的患者，送入急救中心时应将其颈椎固定在平板上。所有多发性损伤的患者都应考虑其可能存在脊髓损伤，尤其是意识不清、醉酒及合并头颈部损伤的患者。对于脊髓损伤的怀疑必须开始于事故现场，从而制定有效的解救及转运计划，以使进一步的神经损伤发生概率降到最低。

解救及转运至急救中心过程中的脊柱固定及保护系统和方案，能增加脊髓损伤的存活率，整体上降低了脊髓损伤后的神经预后。目前，针对患者转运过程中的推荐固定装置包括坚固的颈部环形支撑、颈部两侧的固定支撑，颈部及躯干固定带将脊柱保护并固定在背后的平板上，从而保护整个脊柱[17]。脊髓损伤时，佩戴着头盔的患者应继续佩戴头盔直至被送至急救中心，除非患者面部挡板无法从头盔上打开而阻碍患者呼吸，或头盔过松妨碍颈椎的固定或可由曾受过培训的急救人员移除头盔。目前推荐应用的转运担架为铲式担架，而以前

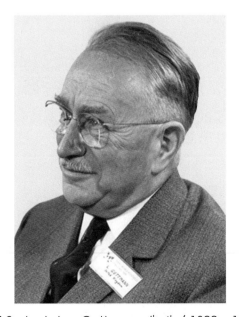

图 17.2　Ludwing Guttmann 先生（1899—1980）：二战结束后在斯托克曼德维尔医院创立并发展了国家脊髓损伤中心，并得到认证

推荐演习担架，如 4 人抬举担架及滚动担架已被证实易引起胸腰椎骨折部位的过度运动[17]。对于年幼的儿童，因为其头的体积相对于躯体不成比大的，故而将头固定在平面时会导致头向前移位及颈椎弯曲[18]。因此，为了使小儿的颈椎保持神经保护位，需要增加枕部凹陷或垫高躯干，以达到标准的固定背板要求（图 17.3）。

当怀疑或已确定患有强直性脊柱炎的患者存在骨折时，应注意基础疾病已使该类患者存在脊柱后凸畸形，从而在固定的必要时应用衬垫垫高头部，以适应这种姿势性畸形。若强制性将驼背患者的颈椎固定在颈椎支具中，并且将其前额固定在脊柱板上，将会导致进一步移位、牵拉损伤及潜在灾难性的后果。

无计划、延时和无监护下的制动，可能会对患者造成严重的后果。颈托可增加颅内压及脑脊液压力，并可能改变吞咽机制，尤其在老年患者[19]。因此，快速的排除脊髓损伤而移除颈托显得尤为重要[20,21]。脊柱板往往被错误地作为保护脊柱稳定性的工具，而事实上脊柱板是用来协助搬运及转移的。因这类背板可降低呼吸功能及可能造成严重的褥疮，因此骨科医生应尽早将患者搬离脊柱板。

最初的急救评估

急救医疗服务（EMS）提供者应采用以下 5 点临床标准来评估创伤者潜在脊髓损伤的危险[17]：

- 意识状态改变
- 中毒

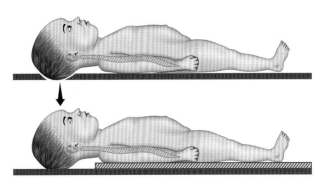

图 17.3　儿童脊髓损伤的固定方式示意图

- 怀疑肢体骨折或牵伸伤
- 明确的神经损害
- 脊柱疼痛或压痛

伤员的初期评估及复苏依赖于先进的创伤生命支持条例，优先评估 A（气道，airway）、B（呼吸，breathing）、C（循环，circulation）（图 17.4）。经每条严格的评定后，增加脊柱或脊髓损伤的考虑因素。

A：气道

气道管理对于伴或不伴颈髓损伤的患者都是复杂及困难的。颈椎在任何时候都应保持中立位。为保持气道通畅及防误吸，清除口腔分泌物或食物残渣是必不可少的。在一些病例中采用托举下颌及经口插入通气管的方法可达到开放气道的要求。除此之外的其他病例可能需要插管开放气道。但当考虑患者存在颈椎不稳定时，就可能存在潜在插管失败的风险。

B：呼吸

C5 以上水平的完全性脊髓损伤的患者，几乎全部需要通气支持。对呼吸衰竭患者的密切监测适

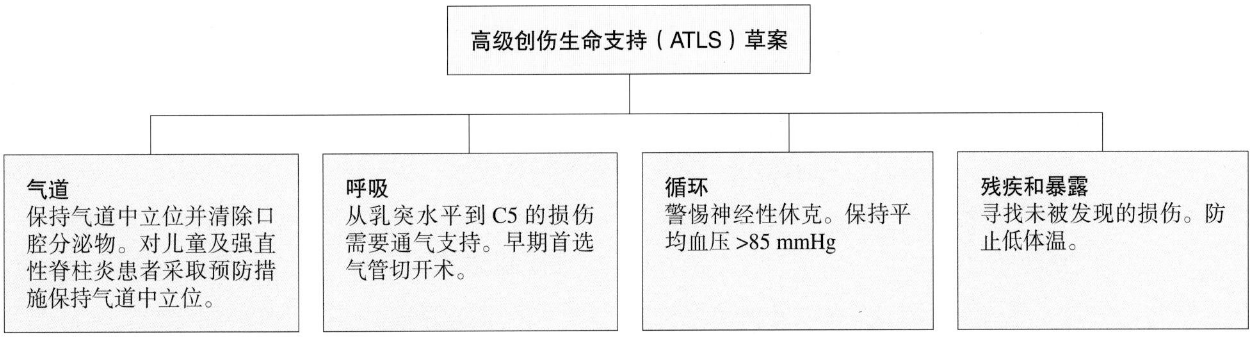

高级创伤生命支持（ATLS）草案

气道	呼吸	循环	残疾和暴露
保持气道中立位并清除口腔分泌物。对儿童及强直性脊柱炎患者采取预防措施保持气道中立位。	从乳突水平到 C5 的损伤需要通气支持。早期首选气管切开术。	警惕神经性休克。保持平均血压 >85 mmHg	寻找未被发现的损伤。防止低体温。

图 17.4　高级创伤生命支持草案内容示意图

用于所有颈髓损伤的患者[17]。通气支持和气管插管有多种选择。气管插管对于脊髓损伤的患者较困难，尤其是颈椎损伤者。此外，插管通畅需要在确认存在损伤或损伤部位之前进行。因此，任何在创伤后需要紧急气管插管的患者，都应假定为存在颈髓损伤。插管的目的是可使气道安全通畅，同时尽可能减少颈椎移动。对已知或怀疑有颈椎损伤的患者，行急诊或紧急气管插管术时，应采用快速序贯手法，包括环状软骨压迫和颈椎手法制动。

C：循环

急性脊髓损伤患者可能因为出血和/或神经损伤导致低血压。由于合并损伤的发生率很高，因此必须积极寻找隐匿的出血源。发生安全带相关的胸腰椎屈曲牵伸损伤时，有合并严重腹腔内损伤的可能，包括主动脉钝性损伤。神经源性休克在颈髓损伤患者的发生率约为20%，可能由于脊髓损伤后外周血管及心脏的交感神经紊乱导致[22]。神经源性休克的典型表现为低血压和心动过缓，通常发生在T4水平以上的脊髓损伤。为将脊髓的缺血性损伤发生率降至最低，必须迅速纠正低血压（无论由何种原因引起）。应通过有创动脉压和中心静脉压的检测来指导干预方式。初期治疗包括液体复苏。一旦患者的血容量补足，如果仍有低血压，可以应用血管加压药物，如多巴胺和去甲肾上腺素，这两种药为α受体激动剂，可增加血管阻力。持续性的心动过缓导致心输出量降低，可用阿托品进行治疗，若为顽固性的心动过缓，可能需要临时起搏器。

D和E：残疾及暴露

在随后的检查中，需进行脊柱后方结构检查和触诊。若存在压痛、肿胀或步态异常，则表明有后方韧带复合体损伤。

四肢瘫的患者因其感觉缺失，有时候不一定出现胸腰椎压痛。对于这类患者，应用影像学检查排除非连续性脊髓损伤。急救时，应在患者身上盖毛毯保暖防低体温。静脉内给药应先加温并保持温暖的环境。

神经学评估

仔细的神经检查是脊髓损伤评估的关键。但这项检查对多发性损伤、酗酒状态、嗜睡或麻醉状态的患者难以进行。如有急性脊髓创伤可能时，应遵循国际神经脊髓损伤即原ASIA（美国脊髓损伤协会）的标准（图17.5）来进行神经学检查[23]。

运动检查

运动学检查主要根据医学研究理事会的0~5级标准来评估，主要检查上、下肢各5块关键肌肉的肌力。在上肢，主要是C5、屈肘，C6、伸腕，C7、伸肘，C8、伸指长肌，以及T1、手指外展。在下肢，包括L2、屈髋，L3、伸膝，L4、踝背屈，L5、伸拇，以及S1、踝跖屈。最后也是最重要的运动功能是自主肛门收缩，有或无必须记录在案。

感觉检查

感觉检查是评估28个皮节（S4-S5作为一个皮节）的轻触觉及针刺觉。感觉可记录为缺失、损伤和正常，依次评分为0、1和2分。此外，最重要的是仔细检查最低骶段的感觉并记录，直肠指检并记录感觉是否存在。S4-S5的检查皮区在肛周皮肤黏膜交界区。感觉检查时最常见的错误在于误解上胸段的皮区分布。C4皮区从上胸部及肩部成斗篷状向下延伸至乳头连线水平上方。大多数医生将乳头连线作为T4感觉分布区，因此对于无经验的检查者来说，对C4水平的损伤，皮区感觉检查后给出"T4感觉水平"结果并不少见。

因神经损伤有进行性发展的特点，在转运以及牵引复位操作后，应重复神经检查，以监测神经功能的加重或改善。重复进行神经检查的频率应个体化，应结合患者的临床表现及医院的诊疗常规，但在伤后3天内应每天进行一次神经检查。

脊髓休克

在严重的脊髓损伤后，可出现脊髓反射完全消失并且持续时间不尽相同。通常判断脊髓休克，典

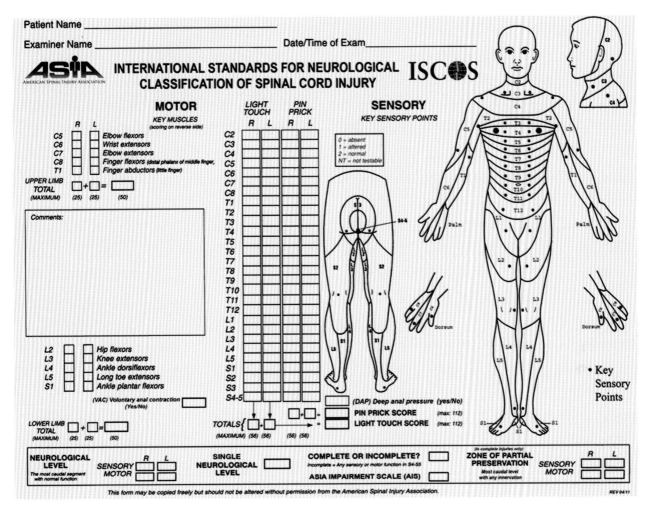

图 17.5　ASIA 评估表

型的评估方法为球海绵体反射，该反射为脊髓圆锥代表区 S3-S4 水平的反射[17]。该反射通常在伤后 4~6 小时内消失，24 小时内恢复。如果没有损伤平面以下脊髓功能保留的证据，包括骶髓，并且球海绵体反射尚未恢复，则不能确定为完全性损伤。24 小时后，99% 的患者脊髓休克消失，表现为骶反射恢复。若此时无骶反射恢复，则视为完全性损伤，99% 的完全性损伤患者将没有功能恢复[17]。有一个例外是脊髓末梢损伤。脊髓圆锥的直接损伤使得球海绵体反射弧被破坏，此时将球海绵体反射的消失作为脊髓休克的标志是不准确的。

神经损伤的严重程度：ASIA 损伤评分

美国脊髓损伤协会（ASIA）在 1982 年首先发布了国际脊髓损伤分类标准，称为脊髓损伤的神经

及功能的国际分类标准，目前称为 ASIA 损伤评分（图 17.6）。根据 ASIA 损伤评分将脊髓损伤分为 5 级：

• A 为"完全性"脊髓损伤，表现为 S4-S5 脊髓节段无感觉及运动功能保留

• B 为"不完全性"脊髓损伤，表现为神经损伤平面以下包括 S4-S5 节段保留感觉功能但无运动功能

• C 为"不完全性"脊髓损伤，表现为神经平面以下保留运动功能，但损伤平面以下的超过半数的关键肌不能进行全范围的抗重力运动，即肌力＜ 3 级

• D 为"不完全性"脊髓损伤，表现为神经损伤平面以下保留运动功能，且损伤平面以下超过半数的关键肌可进行全范围的抗重力运动，即肌

力 ≥ 3 级

• E 为"正常"，即运动及感觉功能正常。表现为可能存在脊髓损伤及神经损伤，但运动及感觉评分正常

用神经平面描述身体两侧的感觉及运动功能保留节段。感觉水平为针刺觉及轻触觉正常的最低节段。运动平面为具有完全神经支配的最低肌节，其以下存在运动功能损伤。因肌肉由多条神经支配的特点，最低肌节的肌力最少应为 3 级且其近端肌力 5 级则被认为是完全神经支配。例如，若一个四肢瘫的患者肱二头肌（C5）肌力 5 级，腕伸肌（C6）肌力 3 级，肱三头肌（C7）肌力 2 级，指屈肌及小指展肌（C8，T1）肌力 1 级，则该患者的运动平面为 C6。腕伸肌肌力 3 级被认为是完全 C6 神经支配，而 C7、T1 神经失支配。完全性脊髓损伤的患者存在的"部分保留带"被认为是最低的皮节及肌节远端保留的有限功能。在上面的例子中，半保留带为 T1。

脊髓综合征

Schneider、Kahn 以及 Bosch、Stauffer 和 Nickel 描述了不完全创伤性脊髓损伤导致的脊髓综合征[24,25]。他们的研究可以概括为：①损伤平面以下的运动和感觉功能保留越多，预期的恢复就越好；②恢复的速度越快，恢复的程度也越高；③当新近恢复停止并达到平台期，将不会有进一步的恢复。在全面诊断中，明确患者是否为完全或不完全脊髓损伤非常重要。根据定义，不完全性脊髓损伤是指损伤平面以下的部分感觉或运动功能得以保留，而完全性脊髓损伤是指损伤平面以下所有的感觉和运动均消失。当球海绵体反射呈阳性而骶感觉或运动功能没有出现，大多数患者的瘫痪为永久的、完全性的。不完全性脊髓损伤综合征包括 Brown-séquard 综合征、脊髓中央综合征、前脊髓综合征、后脊髓综合征或少见的单侧上肢轻瘫。90% 的不完全损伤会产生脊髓中央综合征、Brown-séquard 综合征或前颈髓综合征。

脊髓中央综合征：是不完全性脊髓损伤表现形式之一，损伤主要累及上肢和手，少数情况下影响下肢。这种瘫痪表现在手和手臂，而腿和下肢功能正常，因此也被称作逆向截瘫（图 17.7）。

大多数损伤发生在脊髓的颈段或上胸段，其特征是上肢无力，下肢功能完好，感觉缺失可变。

这种情况与脊髓中央部（负责传递大脑皮层信息的神经纤维）的缺血、出血或坏死有关。下肢的皮质脊髓束因位于脊髓的外侧部而免于损伤。预后因人而异，但 50% 以上的患者可以恢复二便控制，可以下地活动，手功能也会有所恢复。这种综合征通常是由老年人受到颈椎的过伸损伤引起的，这些老年人多存在脊柱骨关节病。脊髓受到前方椎体和后方增厚黄韧带的挤压。它也可能发生在受到屈曲损伤的年轻患者中。

前脊髓综合征：通常与颈椎屈曲型损伤有关，造成脊髓前部的损伤和/或脊髓前动脉血供的破坏。损伤平面以下的运动功能、痛觉、温度觉丧失。而触觉、本体觉（在空间中的位置感）和振动觉保持完好。此类损伤的预后很难判断（图 17.8）。

后脊髓综合征：这类损伤也会发生，但非常罕见。脊髓后部损伤和/或脊髓后动脉血供中断会使损伤水平以下的本体觉和精细触觉（例如实体辨别觉、体表图形觉）丧失，而运动功能、痛觉及轻触觉保持完好（图 17.9）。

Brown-Séquard 综合征：这类损伤通常发生在脊髓半切伤或损伤发生在侧方。脊髓真正半切伤很

ASIA 损伤评分

• A 为"完全性"损伤：S4-S5 骶髓节段无运动及感觉功能保留。

• B 为"不完全性"损伤：神经损伤平面以下包括 S4-S5 存在感觉功能但无运动功能。

• C 为"不完全性"损伤：神经平面以下保留运动功能，但损伤平面以下的关键肌超过半数的肌力 < 3 级。

• D 为"不完全性"损伤：神经平面以下保留运动功能，且损伤平面以下的关键肌超过半数的肌力 ≥ 3 级。

• E 为"正常"：运动及感觉功能正常。

图 17.6 ASIA 损伤评分

少见，多由于穿透伤（如枪伤或刀穿透）引起。损伤同侧出现运动功能、本体感觉、振动觉和轻触觉的丧失，而损伤对侧出现有痛觉，温度觉和深触觉的丧失（图 17.10）。

脊髓圆锥综合征：这是椎管内骶髓（圆锥）和腰神经根的损伤，可导致膀胱、肠道和下肢无反射。损伤多数发生 T11 和 L2 之间，引起会阴弛缓性瘫痪，导致无法控制膀胱及肛周的肌肉。如果无球海绵体反射，无肛周收缩，则骶髓损伤不可逆转。如神经根未受到累及，L1 到 L4 的下肢运动功能可能存在。

马尾综合征：这是椎管内圆锥和腰骶神经根之间的损伤，也会导致膀胱、肠道及下肢无反射。马尾神经完全损伤将导致所有支配肠道、膀胱、肛周及下肢的周围神经功能丧失。而球海绵体反射、肛门收缩及所有下肢反射均消失，提示马尾神经功能消失。马尾神经属于外周神经系统，不完全切断或破坏马尾神经功能仍有可能恢复。大多数情况下马尾综合征表现为不完全性神经损伤。

脊柱影像学检查

对于无症状患者，在没有影像学检查的情况下，我们可以借助一些临床常规方法来排除脊髓损伤的可能。当患者受到低能量创伤后处于完全清醒且有定向能力时，没有出现神经系统症状或体征，脊柱中线部位无压痛，头部可以在向两侧自由旋转 45°，并且没有其他合并伤转移患者对颈椎损伤的注意。基于以上临床表现，NEXUS[26]（图 17.11）和加拿大 C-spine 准则[27]（图 17.12）在无影像学检查情况下对排除严重颈椎损伤具有高度敏感性。

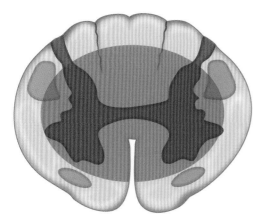

图 17.7　脊髓中央综合征

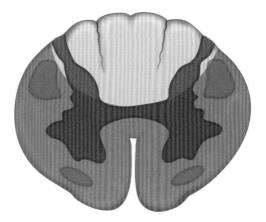

图 17.9　后脊髓综合征

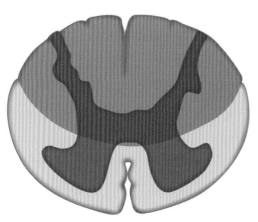

图 17.8　前脊髓综合征

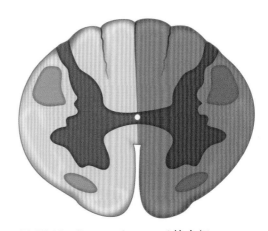

图 17.10　Brown-Sequard 综合征

颈椎外伤患者满足以下所有情况可不进行影像检查：
无后侧中线部分颈椎压痛
无中毒证据
意识水平正常
无局灶性神经功能缺失表现
无牵拉伤

图 17.11　NEXUS 低风险指标

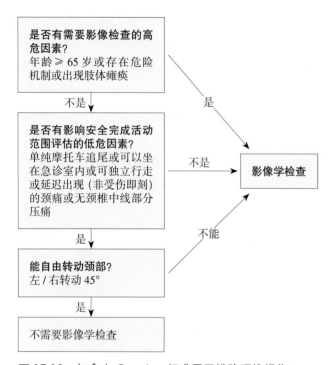

图 17.12　加拿大 C-spine 标准用于排除颈椎损伤

如患者出现颈部疼痛，压痛或神经系统症状及意识不清，则需要进行影像学评估。患者合并其他损伤或存在短暂认知功能障碍时，可以首先采取脊柱保护措施，直到完成最终的临床检查，如果情况紧急，可以将患者按照意识不清来处理。

现代螺旋 CT 检查正逐渐成为有放射检查需求患者的更好选择，因为它比常规 X 线检查更敏感、特异和有效[28]。CT 检查除了可以提供更高的骨骼分辨率之外，还能克服枕颈及颈胸的连接处显示不清的缺点，以利于观察。CT 也可以对周围血管进行成像。它的缺点是对软组织分辨不佳。

MRI 检查在明确韧带损伤、椎间盘突出以及神经损伤致压方面优势明显。对于那些瞬间颈椎的脱位-半脱位，随后自发复位和恢复排列的病例，MRI 可能是唯一有效的检测手段[29,30]。

MRI 检查发现异常并不表示都有临床意义。近期关于 MRI 检查结果与术中直接观察的相关性研究表明，MRI 对于颈椎及胸腰椎后路韧带复合体的损伤有"过度解读"的倾向。是否对意识丧失患者进行 MRI 评估仍存在争议。有人提议螺旋 CT 阴性足以诊断无法配合查体患者的临床损伤，而其他人则认为 CT 和 MRI 检查对明确诊断都很有必要。

无影像学异常的脊髓损伤（SCIWORA，Spinal cord injuries without radiographic abnormalities）在 1982 年由 Pang 和 Wilberger 首先提出[31]。儿童脊髓损伤经常不伴有骨折或脱位。由于青少年脊柱发育弹性好，即使受伤后脊柱结构无损伤，也会出现脊髓损伤。SCIWORA 在 8 岁以下儿童中最常见。Dickman 等回顾了 159 例颈髓损伤患儿，发现 16% 有 SCIWORA。Chiu 等近期回顾了韧带损伤而无法配合检查的患者（患者格拉斯哥昏迷量表评分 <15 分）的结果，得出结论认为在成人组无影像学证据韧带损伤的发生率较低。但 Tewari 等认为，有 12% 的脊髓损伤可能是 SCIWORA，在 40 例成人 SCIWORA 中，MRI 显示脊髓实质出血和挫伤的患者转归最差。

临床治疗

埃德温·史密斯纸草书（Edwin Smith papyrus）是世界上最古老的外科书，书中指出脊髓损伤是一种致使患者"双腿和双手失去知觉"的"无法治愈的疾病"[32]。虽然脊髓损伤的结局往往很差，但与 5 000 年前编著此书籍的时代相比，我们对这种损伤以及可能的治疗方法的认知已经大大提高。

急性脊髓损伤后容易混淆的两个临床表现主要是低血压和低氧血症。这些情况复杂多变，取决于脊髓损伤的平面及是否有伴随损伤。脊髓损伤后许多因素均可引起低氧血症。最常见的两个原因是意识障碍引起呼吸动力下降以及颈脊髓损伤引起机械通气不足。这种情况下应当早期进行插管和积极供氧。有些作者建议至少在最初阶段供氧 PaO_2 应在 100 mmHg 以上[33]。C5 以上完全性脊髓损伤应该积极考虑预防性气管插管，因为呼吸代偿失调的发生率很高。作者也建议其他措施，如早期经鼻胃管减压，床头尽可能抬高，尽早开始肠道管理，降低呼吸工作负荷，以促进呼吸效率。一旦发生呼吸代偿失调，应立即进行预防性气管插管，预防低氧血症及继发性损伤级联反应。

低血压的发生可能与脊髓损伤本身或创伤后低血容量有关。当颈部或上胸部脊髓交感神经传出受阻时，外周血管阻力大大下降，导致低血压。这是神经源性休克发生的主要机制，心动过速反应通常相对较少发生，可与低血容量性休克相区别。基于广泛的实验证据和前瞻性临床数据，全身血压在损伤后即刻应维持在平均 85~90 mmHg 之上，并至少保持 1 周。

脊髓损伤患者的神经保护

最近大量的基础研究主要集中在降低脊髓损伤后的继发性损伤级联效应。级联效应在伤后数小时到数周内迅速进展，是治疗急性脊髓损伤有前途的靶向目标。在脊髓损伤的各种实验动物模型中，能够限制兴奋性毒性和基于细胞膜保护的神经保护剂已被广泛研究。钠通道调节剂、谷氨酸受体阻断剂，糖皮质激素和神经节苷脂治疗具有显著的神经改善作用。然而在上述方法中，只有不多的药物进行了急性脊髓损伤的人体试验。

应用大剂量的激素治疗脊髓损伤存在争议。糖皮质激素（例如甲泼尼龙）可以稳定细胞膜，减少血管性水肿，提高脊髓血流量，改变损伤部位的电解质浓度，抑制内啡肽释放，清除有害自由基，并限制损伤后的炎症反应。基于甲泼尼龙的这些基本作用和动物试验发现的良好效果，1984 年报道了美国急性脊髓损伤研究（NASCIS National Acute Spinal Cord Injury Study）的第一次随机人体临床试验[34]。然而损伤 1 年后，接受小剂量和大剂量甲泼尼龙治疗的患者神经损伤治疗结果并无差异。随后的动物研究结果提示，远期功能结局差异不明显的主要原因是试验中药物的使用剂量太低。

为了解决第一次试验中甲泼尼龙剂量不足的问题，第二次试验（NASCIS 2）[35]采用了大剂量的甲泼尼龙以评估急性脊髓损伤后神经功能的改善情况。试验表明损伤 1 年后与安慰剂组相比，治疗组在运动评分方面进步虽小，但意义重大。不过这项研究在有些方面遭到了强烈批评，主要是试验的功能结果缺少标准化评估（与基本运动评分相对照），以及利用因果分析来确定统计显著差异性。随后开展的第三次试验（NASCIS 3）[36]表明甲泼尼龙在创伤发生 3 小时内给药效果会有明显提高，而非 8 小时内给药。

目前，急性脊髓损伤使用甲泼尼龙冲击只作为一种治疗选择，而非标准化的治疗。反对使用甲泼尼龙的主要原因是美国急性脊髓损伤研究（NASCIS 2 和 3）所报道的神经系统功能效益非常有限，反而延长输液容易导致并发症（如败血症、肺炎、ICU 住院周期长）[37]的发生。许多医疗中心已经放弃对急性脊髓损伤使用甲泼尼龙进行冲击治疗。

有两组随机临床试验分析了神经节苷脂（GM1）对脊髓损伤后神经功能改善的有效性。起初有小样本研究显示 GM1 组神经功能预后与对照组相比有显著改善，但未能得到后续大样本研究的验证。这一方法只能作为急性脊髓损伤的治疗选择，还不能成为日常的临床治疗手段。

脱位的紧急处置

颈椎脱位的紧急处置是长期存在争议的话题。颈椎屈曲-牵伸损伤可导致关节突关节的半脱位 / 脱位，引起永久性神经功能丧失。对于大部分颈椎脱位患者可在患者清醒状态下进行闭合复位。但对此也存在一些争议，有些文献报道，同时伴有椎管内椎间盘突出时，进行颈椎的闭合复位会导致神经功能的恶化。但相关的风险很小（< 1%），而且通过复位可使部分完全损伤患者的神经功能得到显著的改善。另外，是否有必要在复位前进行 MRI 检查也存在争议。笔者认为，抢救患者的神经功能缺失的黄金时间不应浪费在 MRI 检查上，复位应在损伤后尽快完成。对那些颈椎半脱位的患者，如果其神经功能尚完好，可进行 MRI 检查。因为他们不需要进行紧急处理，并且检查可以避免与闭合复位相关的椎间盘突出的风险。

如果 MRI 显示椎间盘突出很少或没有突出，患者应在监护下完成渐进式复位。复位后即可进行固定和融合。如果闭合复位不成功，可在手术室内神经生理监测下进行切开复位。如果 MRI 提示椎间盘突出明显，应先行椎间盘切除，再进行开放复位[38-40]。

手术时机

损伤的严重性是脊髓损伤患者需要考虑紧急手术处理的关键因素。大多数医生认为，相比完全性损伤，不完全性损伤的减压处理更应优先考虑。不完全性损伤需要进行早期减压处理是因为持续性压迫将导致进一步组织损伤和神经功能的丧失。

目前，有许多文献讨论了关于完全性脊髓损伤后患者的手术时机。近期一项多中心前瞻性的随机研究（STASCIS，Surgical Treatment of Acute Spinal Cord Injury Study）对颈椎损伤术后患者随访发现，与延迟减压治疗组（>24 小时）相比，伤后 24 小时内进行急诊手术或者闭合神经减压，其术后 6 个月的神经功能恢复率（AIS 评分改善至少 2 级）有显著提高（19.8% vs. 8.8%）[41]。

脊髓损伤的康复

康复治疗的主要目标是使患者尽可能独立进行日常活动，让其回到接近正常的生活。康复需要受过专门训练的人员和团队努力。康复团队包括脊髓损伤咨询师、康复医师、护士、物理治疗师、职业治疗师、假肢矫形师、心理学家、病员辅导员（peer counselor）、社会工作者和职业顾问。

康复团队应与患者及其家庭协商来制定目标，并且定期监控目标的达成情况。这一切应当始于受伤的某一天并且依照患者本人必须返回的环境来执行，例如村庄或城市环境。

康复的目标包括预防继发性并发症如褥疮、启动二便康复计划、维持关节活动范围、坐起训练、实行自我照料，以及与损伤程度和医疗活动条件相适应的日常活动。

神经性膀胱功能障碍是引起并发症和死亡最常见的一个原因，因此，其正确治疗是脊髓损伤管理的重要组成部分。神经性膀胱功能障碍可以通过简单的临床体检、超声、KUB 检查以及尿流动力学检查进行评价。

膀胱可以通过留置导管来管理，在脊髓休克后的脊髓休克期可进行清洁间歇导尿（CIC），并且在出院前和在家里期间进行自我清洁间歇导尿。治疗目标是获得一个平衡的膀胱，保持较低的膀胱压力并实现上尿道感染和恶化风险的最小化[42,43]。四肢瘫痪和女性患者留置导管可以是一种选择。上运动神经源性膀胱不愿进行清洁间歇导尿和逼尿肌括约肌协同功能尚好或逼尿肌功能亢进的患者，反射性排尿可能是一种选择。导尿管夹管在神经源性膀胱的管理中没有任何作用。Crede 方法可能会导致上尿路改变。对于尿路感染抗生素耐药的病例，膀胱清洗是可选治疗方法。

膀胱管理联合用药的适应证包括：逼尿肌反射亢进、逼尿肌外括约肌协同失调、长期收缩的膀胱和所有反射性排尿患者。

神经源性膀胱的并发症包括下尿路并发症如尿路感染、膀胱结石、睾丸炎、附睾炎和尿道瘘及尿道假道；上尿路并发症如膀胱输尿管反流、肾积水、肾盂肾盏扩张、肾结石、肾或肾周感染，肾功能不全和功能障碍以及收缩性膀胱。

应终身定期泌尿外科随访。开始时每月都要做尿常规和尿培养，根据症状或体征排除感染。肾功能测试每年一次，如有肾功能紊乱则测试频率应该增加。如患者有反复尿路感染，应做尿流动力学检查。每年都要做 KUB 超声检查。对于留置导尿管的患者每年都要做膀胱镜检查。

骶神经前根刺激术和人工膀胱括约肌术都是改善排尿功能的先进手术。膀胱挛缩患者可以行膀胱扩张术。

有效的肠道管理计划对脊髓损伤患者的生理和心理健康都是很重要的。大便失禁可能导致患者窘迫、疏离社会、缺勤工作和生活质量下降[44-46]。肠道训练是以固定时间模式来取代大脑的监测和驱动。其目标是提供一个有效的排便程序，实现有序和完全的肠道排空，而在两次排便的间隙时间内，实现良好的控制。对于大部分患者来说，隔天一次完全的肠道排空即可满意[47]。隔夜使用泻药、大便软化剂，通过栓剂和直肠按摩触发排便。这一方法的优点还在于利用了胃肠反射。良好饮食习惯，如足够的食物（纤维）和充足的水分摄入补充对于良好的排便过程至关重要。端坐在马桶软垫上也有助于促进肠道的排空。

压疮是脊髓损伤患者最常见和潜在的严重的并发症之一。24% 以上的脊髓损伤患者在康复早期出现压疮[48]。脊髓损伤的时间越长，风险率越高，80% 的脊髓损伤患者会在一生中在身体的某些点上发生褥疮[49]。根据 NPUAP[50] 分类，褥疮可以被分为以下 4 度：

Ⅰ度：皮肤完整，局部红斑，在解除压迫超过 1 小时后仍不能复原。反应性充血通常被误认为 1 级溃疡。但是这通常在压力解除后 1 小时内消失。

Ⅱ度：涉及部分皮肤层损害如表皮和真皮。溃疡表浅并且可见。临床上表现为磨损、水疱或浅坑。

Ⅲ度：全层皮肤的损害或者皮下组织的损伤或坏死并可向深部延伸，但不侵犯深筋膜。溃疡临床表现为深坑或伴有邻近组织的累及。

Ⅳ度：全层皮肤累及，广泛破坏，组织坏死或损害肌肉、骨和其他支持结构。

压疮发生于骨性突起部位。最常见的位置是骶骨，其次为坐骨、足跟和股骨大转子[48]。压疮最常见的危险因素为剪力与压力。其他的危险因素有湿度、损伤程度、制动、营养状况等等。压疮预防以及相关教育非常重要，应该在康复早期介入。教育内容包括皮肤检查（使用镜子）、床上 2~3 小时翻身一次、坐着时定期减压、合适的仪器治疗以及早期识别和治疗压疮。

褥疮的治疗包括合适的坐姿，以利于压力再分配。各种凝胶、敷料和药膏可用于褥疮的治疗。清创和手术治疗选项可用于Ⅲ度和Ⅳ度褥疮。

其他医疗状况如自主神经反射异常、体位性低血压、深静脉血栓、痉挛、骨质疏松症、骨折预防以及神经性疼痛应当倍加注意。

当患者的损伤运动平面、AIS 及神经恢复的预后情况被确定之后，康复小组应与患者及其家庭商讨后制定相应的短期和长期的功能性目标。长期目标的规划是康复的起点。康复目标的确定需要重视患者的优势、弱点和个人情况。

康复治疗开始于急性护理阶段，包括关注脊髓损伤患者的特殊需求，匹配他们在医疗、身体、社会、情感、娱乐和职业方面的潜力[51]。

每一个团队成员的作用是非常重要的。物理治疗师和作业治疗师需要共同合作来最大程度实现患者自我照顾技巧和转移。物理治疗训练包括姿势控制、呼吸护理（呼吸操练，体位引流，并协助咳嗽）、功能运动范围的维持、床上转移技巧、躯干平衡和力量强化方案。由于脊柱是稳定的，患者可移动，竖直的运动需要先在倾斜的平面上完成。克服体位性低血压之后，患者应该站在垫子上并扶住框架。像滚动、侧坐、俯卧撑以及像四足动物一样的爬行则用于功能独立训练。上肢的强化训练方案也应该同时进行。

作业治疗师应努力使患者个体在自我照顾和日常生活中保持独立。作业活动包括床垫上的练习和活动包括滚动、坐位平衡训练、轮椅转移、轮椅推进、手功能训练和日常生活训练。其职责包括适当的夹板固定、设备采用、感觉再教育、活动分析、穿衣修饰、职业和职业前的评估、社区内外出、家庭用药和工作环境改造。

康复护士另外还肩负教育、激励和倾听的责任，并且协助患者的出院计划。他们应该帮助患者和家属认识医疗问题并且重点关注并发症的预防，包括膀胱及肠道的护理、营养支持、皮肤护理、被动关节活动度的训练和转运技术。他们要鼓励患者主动地参与康复计划，这能保证患者参与和取得更好的康复治疗结果。

轮椅门诊以及为患者和护工提供辅助技术设备和教育课程，都是康复过程中重要的组成部分，此外还包括生育能力问题、性心理咨询、患者间的辅导、心理咨询以及运动和娱乐疗法。

在轮椅门诊，每个患者都被规定要有合适的轮椅和坐垫。坐骨结节映射在轮椅垫子上的区域压力需要进行适当的改变，以避免过度的压力集中在这个区域，从而减少褥疮发生的概率。

辅助技术设备（ATDS）帮助患者在他（她）们的日常生活中尽可能的独立。正确的 ATDS 能改善患者的生活，给他们控制感和安全感。在发达国家，一系列的产品被用于这一方面。

性康复是很重要但又是被忽视的领域。应该强调非插入和性爱情感部分的重要性[52]。大多数完全或不全 UMN 患者可实现反射性勃起，但勃起持续性差[53]。有几个治疗选择可以用于勃起功能障碍方面，包括口服西地那非，这是大多数患者实现勃起比较有效的方法。其他选项包括负压吸引紧缩装置，表面应用硝酸甘油，罂粟碱内注射和阴茎假体。对女性而言，润滑胶可能很需要。对伴侣双方的咨询辅导很重要。有能力的伴侣能够发挥更加积极的作用，在足够的时间尝试和双方不受干扰下可以达到正常的性生活。

在脊髓损伤中，高达 50%~60% 有可能生育[54]。通过振动器刺激射精（顺行和逆行）和经直肠的电刺激射精后，从尿道或膀胱收集精子，进行人工授精、体外受精或者胚胎移植。剖宫产和真空吸引分娩较为普遍。

病员辅导员是康复小组中非常重要的一员。脊柱损伤的患者趋向于更易接受那些曾经也经历脊髓受伤，但如今已经成功的康复到能进行正常生活的病员辅导员。

脊髓损伤是改变人生的重要事件，它不仅对患者自己同时对也整个家庭都有心理上的影响。因此，心理治疗对于患者及整个家庭都非常重要。抑郁症是脊髓损伤后心理问题中的最常见形式，通常发生在第 1 个月内[55]。焦虑和创伤后应激障碍也可能发生[56]。治疗包括心理辅导和药物治疗。

运动和作业疗法是非常重要的，他们不仅是作为一种锻炼和激发个体创造性思维的形式，也鼓励他们在以后的生活方式中结合这些重要的活动并打破长期单调的治疗方式。

社会援助工作者在脊髓损伤的康复中起着非常重要的作用。他们是患者和整个康复团队之间的桥梁。他们的角色包括：财政援助（政府财政、养老金计划、伤残津贴等）、诉讼问题、家庭问题、就业规划和家庭环境以及工作地点的改造。

如果缺乏通过专业的辅导和训练使患者回归社会和工作，康复过程就是不尽完整的。这一点非常重要，因为大部分的脊髓损伤患者是家庭唯一的或重要的经济来源，在脊髓损伤后他们很难回到之前的工作。专业的康复过程通常开始于评定患者的功能障碍、就业障碍、移动能力、职业兴趣和受伤前的情况。其次的评定是个别辅导和职业培训。高效的专业康复涉及咨询服务、工作、起居以及就业方面的支持。这要通过康复辅导员来实现，他们能和用人单位保持联系，因为大多数雇主都没有和残疾人交流的知识和经验。

通过家访在出院前给出的住房改造建议是康复过程中的一个重要方面。许多指导方针和建议使家庭环境更加合宜。需要评估的主要方面包括入口、卧室、卫生间、厨房和安全问题，确保有安全的空间让轮椅通过和操作 [57]。随后的家庭护理能防止初期并发症，帮助患者重新回到正常的生活方式，并且使患者重返社区，这也是非常重要的。

患者与看护者教育同样重要，因为它帮助他们了解疾病，更好地参与康复过程，以及他们回家后能更好地管理可能的并发症和问题。设计一个合理的教育计划能帮助脊髓损伤患者和看护者不仅获得知识，也能调整好情绪并且为成功地回归社区做好准备。虽然学习能在小组讨论、阅读教学材料中进行。但是一对一的与专业讨论是解决个人需求关注的最有效方法 [58]。

尽管功能独立不是唯一的决定因素，但是和运动损伤水平紧密相关 [59]。C2-C4 损伤的患者是最严重的脊髓损伤患者。他们的四肢肌力显著缺失。很多人都是依赖呼吸机并长期的气管切开。这些患者所有的自我护理和日常生活都需要帮助。他们的移动需要借助电动轮椅。大多数人需要留置导尿。气管切开交谈技术和计算机驱动的环境控制技术能够进一步改善这些患者的生活质量。

C5 的偏瘫患者有一些保留下来的肱二头肌功能。这能够在自我护理活动中起到作用。他们需要适应借助设备来独立生活。大部分需要留置导尿来进行膀胱管理。他们的移动需要帮助，或借助电动轮椅来移动。

在一个 C6 损伤的偏瘫患者，肌腱固定术能增强独立功能。他们能够实现在独立穿衣和洗澡方面的改善。肠道护理实现部分如厕方面的独立。男性也许能够执行自我导尿。移动可以不依赖护理人员的协助和滑板辅助下完成。手动的轮椅可以用于移动，有些人还可以驾驶经过特别改装的车辆。

C7 和 C8 水平四肢瘫的患者可以独立移动。在训练后，患者能达到大多数功能性任务能够独立完成的水平。他们应该能够进行自我的间歇性导尿。手动轮椅就能够进行移动，还可以驾驶改装车。

夹板、肌腱转位手术和功能性电刺激（functional electrical stimulation，FES）可用于治疗瘫痪的手。

随着损伤节段的降低，胸椎截瘫患者在轮椅上有更多的躯干稳定性。低于 T6 节段的脊髓损伤没有自主神经反射的异常。他们应该能够在自我照顾、移动、肠道膀胱管理达到独立。他们能够借助手动轮椅移动，大部分患者能够驱动改装的车辆。

腰椎截瘫患者在自我照顾、移动、肠道膀胱管理方面能自我独立。他们能够通过穿戴双侧的踝足矫形器或者膝踝足矫形器独立行走。但是大多数 L2 损伤的患者会发现轮椅对于社区活动更实用。损伤在 L2 神经水平以上的患者能够穿戴髋膝踝足矫形器在健身房行走。

特殊注意事项

女性脊髓损伤

女性在脊髓损伤的患者中占很小的一部分。男性患者与女性患者的比例接近 5∶1。康复与性别有关，对妇女来说需要注意的方面也是不同的。需要特别注意的方面是月经、妇科疾病、更年期、怀孕和分娩、养育以及看护者的问题。在脊髓损伤之后，闭经出现可以长达 6 个月之久 [60]。女性脊髓损伤患者有正常的生育能力，因此在性生活的时候应当采取适当的避孕措施。在月经期间要保持会阴的清洁以及膀胱和直肠的健康，来减少膀胱的并发症。规律的盆腔检查对于检测盆腔炎是必要的，因为盆腔炎的症状会由于失去感觉而没有表现出来，这可能会增加发病率。在经期、劳累以及分娩的时候自主神经会发生反射异常。NSAIDs 可用于痛经时。

对于 T6 以上平面损伤的女性患者在分娩过程中，会使用现代技术以起到硬膜外镇痛的效果，来减少自主神经反射异常的发生概率。其他的一些并发症，例如怀孕期间会造成深静脉血栓的形成、褥疮、肺炎、下肢水肿、便秘、尿路感染、尿失禁、痉挛以及孕前独立性丧失 [61]，这会增加早产、剖宫产的发生率。在脊髓损伤的急性期，由于骨的吸收量增加，导致骨折的风险也增加。绝经后骨质流失会增加骨折的风险。

从传统意义上讲，女性常起到负责照顾家庭成员的作用。女性一旦受到损伤，那么她们传统的照料者角色可能会发生转变。在她们身体损伤的基础上，还会有各种各样的负面影响，这些都是需要解决的问题[62,63]。研究发现，患有脊髓损伤的母亲能良好的适应社交环境，成为一名母亲是她们保持健康、提高生活质量的动力。康复团队应该采取相应的治疗措施以及提供合适的设备，使得她们能独立的抚养孩子。

儿童脊髓损伤

脊髓损伤在儿童群体中相对少见。儿童和成人对于脊髓损伤的临床表现以及治疗方法是相同的。然而在儿童和青少年时期，由于解剖、生理以及发育的差异，无放射学异常的脊髓损伤、高位的颈椎损伤、迟发性神经损害、脊柱侧弯、髋关节半脱位以及精神发育延迟不同于成人。在婴儿时期，膀胱反射的自我控制就已经开始了。在成长阶段，各种骨科问题就形成了，最典型的就是脊柱侧弯和髋关节不稳[64]。脊柱侧弯的治疗包括观察 X 线片，如果弯曲超过 40°，是进行手术还是用预防性 TLSO 支具存在争议[64]。髋关节不稳的治疗包括应用髋外展矫正法和防止挛缩[64]。在儿童脊髓损伤中最需要关注的是儿童社会和认知的发育、情感的支持和家庭的支持，之后再慢慢过渡到成年性发育完成阶段[65]。

老年脊髓损伤

SCI 在老年人群中较为罕见，经常与由轻微创伤造成的颈椎椎管狭窄相关。他们更多的是发生不完全的损伤[66,67]。患有 SCI 的老年人在现有医疗条件下有更高的发生率，以及后遗症也更容易发生。与成人 SCI 患者相比，老年人能达到的独立行走以及自理活动的能力水平要低。他们的疲乏感、依赖性以及在参与工作和社会活动需要的协助都有显著增加[68]。有规律的有氧运动、心理咨询和戒烟可提高个人的心血管状态，并提高其幸福感。

由于患者在 SCI 后生存了下来，如何改善伴随 SCI 的老化成了一个重要问题。SCI 加速了老化的过程。有的并发症随着年龄的增长而加重，就像肾结石的发病率增加，以及溃疡、胃肠道疾病、神经衰弱、压迫性神经病变、肺炎等疾病或症状的恶化。流感和肺炎球菌疫苗推荐用于所有超过 60 岁的 SCI 患者[69]。为了更有效地管理 SCI 带来的老化问题，战略性地控制在老化中发生的并发症非常重要[70]。教育（宣教）涉及与老化相关的心理、社会和环境因素，并强调设备和药物治疗的需求。

SCI 患者的一生需要定期、全面的护理。每年的随访包括患者目前的就医情况、用药情况、系统回顾以及与年龄相对应的筛查。

对于普通健康检查的建议也要遵从。在随访中心理咨询对于医疗与身体及社会问题也是一个重要的需要遵循的方面。"预防胜于治疗"是与脊髓损伤密切相关的，也是需要给予高度关注的。立法实施使用安全带、安全注意事项，同时对工作的高度 / 建筑工地等和公众防范意识在防止这种灾难性病损上仍然任重道远。

要点

1. 脊髓损伤发生的最常见病因，在发达国家是车祸，在发展中国家为高处坠落。

2. 脊髓损伤最常见死因是肺部感染引起的呼吸衰竭，而以前肾功能衰竭是最常见死因。

3. 当患者出现精神状态改变、中毒、疑似手足骨折或其他并发损伤时，出现局部神经缺失症状，脊柱疼痛或压痛的症状时，应立即制动并检查以排除脊髓损伤。

4. 脊柱制动应在事故发生后即刻完成，直到排除脊柱骨折或不稳。

5. 脊髓损伤的患者应该避免发生低氧血症和低血压，以免引起二次损伤。患者平均动脉压应该保持在 85 mmHg 以上。

6. 激素对脊髓损伤患者的作用还没有被证实，但其副作用包括胃肠道出血、感染是众所周知的。

7. 对于发生脊髓水平脱位并出现神经功能缺失症状的患者，MRI 检查可能延误治疗，可先行尝试闭合复位。复位后因椎间盘脱出导致神经功能缺失的可能性微乎其微。

8. 脊柱早期减压或者复位是安全的，可能有利于改善患者神经系统的功能结局。

9. 康复治疗的主要目标是为了让患者尽可能的独立生活。需在与患者及家属共同协商下制定康复目标。

10. 神经源性膀胱是造成患者死亡与发病的最常见原因之一。因此，进行适当的膀胱功能评估和管理是非常重要的。

11. 肠道护理和并发症的管理，如溃疡、自主反射失调、直立性低血压、深静脉血栓形成、痉挛，预防骨质疏松、骨折和神经性疼痛也是需要关注的重要部分。

12. 功能水平的预后取决于患者神经损伤的平面，相应的康复重点是使患者获得独立生活的能力。

13. 儿童、妇女及老年脊髓损伤患者需要特殊考虑，要注意年龄和性别的特殊性。

参考文献

1. Taber, Clarence Wilbur; Venes, Donald (2009). Taber's cyclopedic medical dictionary. F.A. Davis. pp. 2173-4. ISBN 0-8036-1559-0.

2. Benson DR, Keenen TL, Antony J. Unsuspected associated findings in spinal fractures. J Orthop Trauma. 1989;3:160.

3. Riggins RS, Kraus JF. The risk of neurologic damage with fractures of the vertebrae. J Trauma. 1977;7:126-33.

4. Devivo MJ, Kartus PL, Stover SL, et al. Benefits of early admission to an organised spinal cord injury care system. Paraplegia. 1990;28:545-55.

5. Bohlman HH. Acute fractures and dislocations of the cervical spine. J Bone Joint Surg [Am]. 1979;61:1119-42.

6. Bosch A, Stauffer ES, Nickel VL. Incomplete traumatic quadriplegia: A ten year review. JAMA. 1971;216:473-8.

7. Wen-Ta Chiu, et al. Review paper: Epidemiology of traumatic spinal cord injury: Comparisons between developed and developing countries. Asia. Pac J Public Health. 2010;22(9):9-18.

8. Stover SL, Fine PR. The epidemiology and economics of spinal cord injury. Paraplegia. 1987;25:225-8.

9. Jess F, Kraus, et al. Incidence of traumatic spinal cord lesions. Journal of Chronic Diseases. 1975;28(9):471-92.

10. Frankel HL, Coll JR, Charlifue SW, et al: Long term survival in spinal cord injury: A fifty-year investigation. Spinal Cord. 1998;36:266-74.

11. Tator CH, Duncan EG, Edmonds VE, et al. Demographic analysis of 552 patients with acute spinal cord injury in Ontario, Canada, 1947–1981. Paraplegia. 1988;26:112-3.

12. Midwestern Regional Spinal Cord Injury Care System: Northwestern University and Rehabilitation Institute of Chicago Progress Report No. 9, Chicago: Northwestern University; 1980.

13. Schouten R, Albert T, Kwon B. Review article-The spine injured patient initial assessment and emergency treatment. JAAOS. 2012;20:336-46.

14. Miller CP, Brubacher JW, Biswas D, Lawrence BD, Whang PG, Grauer JN. The incidence of noncontiguous spinal fractures and other traumatic injuries associated with cervical spine fractures: A 10-year experience at an academic medical center. Spine (Phila Pa 1976). 2011;36(19):1532-40.

15. Toscano J. Prevention of neurological deterioration before admission to a spinal cord injury unit. Paraplegia. 1988;26(3):143-50.

16. American College of Surgeons Committee on Trauma. Advanced Trauma Life Support for Doctors: ATLS Student Course Manual, ed 8. Chicago,IL, American College of Surgeon; 2008.

17. Paralyzed Veterans of America. Early Acute Management in Adults with Spinal Cord Injury: A Clinical Practice Guideline for Health-Care Professionals.Washington, DC, Consortium for Spinal Cord Medicine, 2008. Guidelines_and_Publications.htm

18. Herzenberg JE, Hensinger RN, Dedrick DK, Phillips WA. Emergency transport and positioning of young children who have an injury of the cervical spine: The standard backboard may be hazardous. J Bone Joint Surg Am. 1989;71(1):15-2.

19. Davies G, Deakin C, Wilson A. The effect of a rigid collar on intracranial pressure. Injury. 1996;27:6479.

20. Como JJ, Diaz JJ, Dunham CM, et al. Practice management guidelines for identification of cervical spine injuries following trauma: Update from the eastern association for the surgery of trauma practice management guidelines committee. J Trauma. 2009;67(3):651-9.

21. Morris CG, McCoy E: Clearing the cervical spine in unconscious polytrauma victims, balancing risks and effective screening. Anaesthesia. 2004;59(5):464-82.

22. Guly HR, Bouamra O, Lecky FE. Trauma Audit and Research Network:The incidence of neurogenic shock in patients with isolated spinal cord injury in the emergency department. Resuscitation. 2008;76(1):57-62.

23. Waring WP III, Biering-Sorensen F, Burns S, et al. 2009 review and revisions of the international standards for the neurological classification of spinal cord injury. J Spinal Cord Med.

2010;33(4):346-52.

24. Stauffer ES. Neurologic recovery following injuries to the cervical spinal cord and nerve roots. Spine. 1984;9:532-4.

25. Stauffer ES. A quantitative evaluation of neurologic recovery following cervical spinal cord injuries. Atlanta: Georgia; 1988.

26. Hoffman JR, Mower WR, Wolfson AB, Todd KH, Zucker MI. National Emergency X-Radiography Utilization Study Group: Validity of a set of clinical criteria to rule out injury to the cervical spine in patients with blunt trauma. N Engl J Med. 2000; 343(2):94-9.

27. Stiell IG, Wells GA, Vandemheen KL, et al. The Canadian C-spine rule for radiography in alert and stable trauma patients. JAMA. 2001;286(15):1841-8.

28. Brown CV, Antevil JL, Sise MJ, Sack DI. Spiral computed tomography for the diagnosis of cervical, thoracic, and lumbar spine fractures: Its time has come. J Trauma. 2005;58(5):890-6.

29. Vaccaro AR, Rihn JA, Saravanja D, et al. Injury of the posterior ligamentous complex of the thoracolumbar spine: A prospective evaluation of the diagnostic accuracy of magnetic resonance imaging. Spine (Phila Pa 1976). 2009;34(23):E841-7.

30. Rihn JA, Yang N, Fisher C, et al. Using magnetic resonance imaging to accurately assess injury to the posterior ligamentous complex of the spine: A prospective comparison of the surgeon and radiologist. J Neurosurg Spine. 2010;12(4):391-6.

31. Pang D, Wilberger JEJ. Spinal cord injury without radiographic abnormalities in children. J Neurosurg. 1982;57:114-29.

32. Breasted J. The Edwin Smith surgical papyrus. In Wilkins R (ed): Neurosurgical Classics. New York, Johnson Reprint Corp; 1965;pp1-5.

33. Dyson-Hudson TA, Stein AB. Acute management of traumatic cervical spinal cord injuries. Mt Sinai J Med. 1999;66:170-8.

34. Bracken MB, et al. Efficacy of methylprednisolone in acute spinal cord injury. Journal of the American Medical Association. 1984;251:45-52.

35. Bracken MB, Shepard MJ, Collins WF Jr, et al. Methylprednisolone or naloxone treatment after acute spinal cord injury: 1-year follow-up data. Results of the second National Acute Spinal Cord Injury Study. J Neurosurg. 1992;76(1):23-31.

36. Bracken MB, et al. Methylprednisolone or tirilazad mesylate administration after acute spinal cord injury: 1-year follow up. Results of the third National Acute Spinal Cord Injury randomized controlled trial. J Neurosurg. 1998;89:699-706.

37. Sayer FT, Kronvall E, Nilsson OG. Methylprednisolone treatment in acute spinal cord injury: The myth challenged through a structured analysis of published literature. Spine J. 2006;6(3): 335-43.

38. Doran SE, Papadopoulos SM, Ducker TB, et al. Magnetic resonance imaging documentation of coexistent traumatic locked facets of the cervical spine and disk herniation. J Neurosurg. 1993;79:341-5.

39. Vaccaro AR, Falatyn SP, Flanders AE, et al. Magnetic resonance evaluation of the intervertebral disk, spinal ligaments, and spinal cord before and after closed traction reduction of cervical spine dislocations. Spine. 1999;24:1210-7.

40. Rizzolo SJ, Piazza MR, Cotler JM, et al. Intervertebral disk injury complicating cervical spine trauma. Spine. 1991;16:S187-9.

41. Fehlings MG, Vaccaro A, Wilson JR, et al. Early versus delayed decompression for traumatic cervical spinal cord injury: Results of the Surgical Timing in Acute Spinal Cord Injury Study (STASCIS). PLoS One. 2012;7(2);e32037.

42. Consortium for Spinal Cord Medicine. Bladder management for adults with spinal cord injury: a clinical practice guideline for health care providers. J Spinal Cord Med. 2006;29:527-73.

43. Samson G, Cardenas DD. Neurogenic bladder in spinal cord injury. Phys Med Rehabil Clin N Am. 2007;18:255-74.

44. Steins SA, Bergman SB, Goetz LL. Neurogenic Bowel management after Spinal Cord injury: Clinical corelation and rehabilitative management. Arch Phys Med Rehabil. 1997;76: S80-102.

45. Paralyzed Veteran of America. Neurogenic Bowel management in Adults with Spinal Cord injury: A Clinical Practice Guidelines. Washington DC. Paralyzed Veteran of America; 1998.

46. Roach MJ, Fros FS, Greasy G. Social and personel consequences of acquired bowel dysfunction for person with spinal cord injury. J Spinal cord Med. 2000;23:263-9.

47. Spinal Cord Medicine Consortium: A Clinal Practice Guidelines for Neurogenic Bowel management in Adults with Spinal Cord injury. J Spinal Cord Med. 1998;21:248-93.

48. Chen D, Apple DF Jr, Hudson LM, et al. Medical Complication during acute rehabilitation following traumatic spinal cord injury - current experience of the model systems. Arch Phys Med Rehabil. 1999;80:1397-401.

49. Furher MJ, Garber SL, Rintala DH, et al. Pressure ulcer in community resident persons with spinal cord injury:prevalence and risk factor. Arch Phys Med Rehabil. 1993;74:1172-7.

50. International pressure Ulcer Guidelines for prevention: The International Pressure Ulcer Advisory Panel. www.npuap.org.

51. Whiteneck G, Adler C, Biddle A K et al. Consortium for Spinal Cord Medicine. Outcomes following Spinal Cord injury: A Clinical Practice Guidelines for Health Care Professional. Washington DC. Paralyzed Veteran of America; 1999.

52. Comarr AE. Sexual functions among patients with spinal cord injury. Urol Int. 1970;25:134-68.

53. Dery F A, Dinsmore WW, Fraser M, et al. Efficacy and safety of all oral sildenaphil Viagra in treatment in men with erectile dysfunctions caused by spinal cord injury. Neurology. 1988;58:1629-33.

54. Rutkowski SB, Gerahty TJ, Hagen DL, et al. A comprehensive approach to the management of male infertility following spinal cord injury. Spinal Cord. 1999;37:508-14.

55. Dryden DM, Saunders LD, Rowe BH, et al. Depression following traumatic spinal cord injury. Neuroepidemiology. 2005;25:55-61.

56. Nielsen MS. Post traumatic stress disorder and emotion distress in persons with spinal cord lesion. Spinal Cord. 2003;41:296-302.

57. Eberhardt K. Home modificationfor person with spinal cord injury. Occup Ther Pract. 1998;3:24-7.

58. Hammond MC, Burns SC. Yes you can! A guide to self care for persons with spinal cord injury. Washington: Paralyzed Veterans of America; 2000.

59. Ho CH, Wuermser LA, Priebe MM, et al. Spinal Cord injury

Medicine: epidemiology and classification. Arch Phys Med Rehabil. 2007;S88:S49-54.

60. Menarch; Jackson AB, Wadley VA. A multicentric study of women, self-reported reproductive healthafter spinal cord injury. Arch Phys Med Rehabil. 1999;80:1420-8.

61. Burns AS, Jackson AB. Gynaecological and reproductive issues in women with spinal cord injury. Phys Med Rehabil. Clin N Am. 2001;12:183-7.

62. O'Brien MT. Multiple sclerosis: stressors and coping strategies inspousal caregivers. J Commun Health Nursing.1993;10:123-35.

63. Allen SM, Goldscheiider F,Ciambrone DA. Gender,roles,marital intimacy and nomination of spouse as primary care giver. Gerantologist.1999;39:150-8.

64. Betz RR. Ortheopedic problem of the child with spinal cord injury. Top Spinal Cord Inj Rehbil. 1984;3:9-19.

65. Anderson CJ. Psychological and sexuality issues in pediatric spinal cord injury. Top Spinal Cord Inj Rehbil. 1997;3:70-8.

66. DeVivo MJ, Kartus PL, Rutt RD, et al. The influence of age at the time of spinal cord injury on rehabilitation outcome. Arch Neurol. 1990;47:687-91.

67. Scivoletto G, Morganti B, Ditunno P, et al. Effects on age on spinal cord lesion patients' rehabilitation. Spinal Cord. 2003;41:457-64.

68. Lammertse DP. Maintaining health long term with spinal cord injury. Top Spinal Cord Inj Rehbil. 2001;6:1-21.

69. Mckenly WO, Jackson AB, Cardenas, et al. Long term medical complications after traumatic spinal cord injury: a regional model systems analysis. Arch Phys Med Reabil. 1999;80:1402-10.

70. Whitneck GG, Menter RR. Where do we go from here? In:Whiteneck GG, Charlifue SW, Gerhart KA, et al. (eds): Aging with Spinal Cord Injury. New York Demos;1993. pp 361-9.

第18章

椎板成形术：带线锚钉法

Lance K Mitsunaga, Eric O Klineberg, Munish Gupta

译者：赵衍斌　孙宇

简介

20 世纪 70 年代早期，日本学者[1] 最早采用椎板成形术来治疗后纵韧带骨化病（OPLL）。OPLL 和颈椎退变是最常见的导致颈椎管狭窄和脊髓病（myelopathy）的病因。颈椎前路或后路手术可以对颈椎管进行减压，后路手术一个切口就可以减压多个节段，更适合多节段椎管狭窄。椎板成形术和椎板切除术的并发症包括术后不稳定和后凸，如果同时进行融合术可导致活动度丢失和相邻节段退变性疾病[2,3]。椎板成形术的原理是对脊髓进行间接减压，保留后方结构以维持颈椎稳定性，避免融合术带来的并发症。单开门或双开门手术可使脊髓向后退让，从而避开前方的致压物。本章将综述椎板成形术的适应证和禁忌证，比较不同术式的优点和缺点，并介绍作者采用的术式带线锚钉法和相关并发症。

适应证

椎板成形术的手术适应证为 3 个节段以上的颈椎脊髓压迫，如 OPLL、颈椎退变、多节段椎间盘突出、中央管综合征、脊髓肿瘤或发育性颈椎管狭窄。

禁忌证

后凸畸形的患者行椎板成形术会影响脊髓后移和椎管扩大的效果[4]。脊髓前方受压为主的患者行椎板成形术的疗效不佳。椎板成形术可以导致不稳定和后凸加重[5-21]。因此，后凸畸形和颈椎不稳定是椎板成形术的禁忌证。伴有颈椎不稳定的患者需同时行颈椎融合术以避免不稳定继续加重。类风湿性关节炎的患者椎板成形术后易出现不稳定，是相对禁忌证[22]。

椎板成形术的优点

与椎板切除术相比，椎板成形术对具有稳定颈椎作用的后方骨组织和韧带结构破坏小，从而降低了术后颈椎后凸和不稳定的风险[2,5,6,23-38]。保留椎板使二次翻修手术更加安全，保留椎板也能够预防椎板切除术后硬膜外瘢痕导致的疼痛和神经功能障碍[39-41]。椎板成形术能够避免融合带来的运动丢失、假关节、相邻节段退变性疾病和术后长时间制动。后路间接减压能够避免前路手术相关并发症，如吞咽困难、喉返神经损伤、发音障碍、食道损伤和颈动脉鞘内结构损伤。

椎板成形术的缺点

椎板成形术后颈椎活动度会有部分丢失[6-8,23,27,35,42-48]，还可能会引发或者加重颈痛。与前路手术相比，后路纵行切口更明显和欠美观。

术前评估和计划

拟行椎板成形术的患者术前需评估颈痛和根性症状，有上述症状的患者可能需要分别加做融合术或神经根管扩大术。颈椎直立位 X 线片以及过屈过伸位 X 线片，可以评估颈椎排列和稳定性。进一步的检查包括 MRI 或 CT 脊髓造影也需完善，明确患者的致病因素和神经根管扩大的节段。

患者体位、术前准备和铺巾

全身麻醉插管时需注意颈椎排列。对于严重颈脊髓压迫的患者建议纤维喉镜下清醒插管，以避免颈部过伸造成脊髓损伤，插管后还能评价神经功能。插管后连接神经电生理监测电极，摆体位前纪录经颅运动诱发电位（MEP）和躯体感觉诱发电位（SSEP）。然后连接 Mayfield 头架。

我们一般采用 180° 环绕手术台设置进行椎板成形术。患者俯卧于带有海绵垫和 Mayfield 头架的手术床上。Mayfield 头架可以很好地控制患者的颈部排列。

患者体位为头部尽量屈曲而颈椎为中立位。该体位可以张开棘突和椎板间隙，也能张开小关节间隙以方便神经根管减压术。如果进行融合术，颈部需轻度过伸。胶布下拉肩部以利于术中透视。手术床位于反 Trendelenburg 体位 20°~30° 以减少

静脉出血和充分暴露伤口。患者体位如图 18.1 所示。

摆好体位后重新检查 MEP 和 SSEP 信号，如信号与之前有明显变化可能需重新摆体位。之后在枕骨粗隆和 T3 棘突间进行消毒和铺巾。

关键手术步骤

1973 年 Oyama[1] 首先报道了椎板成形术治疗 OPLL。从那之后出现了多种改良术式，包括调整门轴的位置和固定方法，以及如何维持一个扩大的椎管。上述多种改良的手术方法效果类似。本节我们将重点介绍我们所采用的改良 Hirabayashshi 单开门术，使用带线锚钉维持开门位置的手术方法（图 18.2~18.6）[23,24]。该术式以椎板棘突黄韧带复合体的一侧为门轴，椎板被固定于另一侧达到扩大椎管的目的。我们通常进行 C3-C6 的单开门，潜行切除 C7 椎板的上部。切口暴露所有手术的节段。切口为标准的后正中切口由枕骨隆突至 C7 棘突。电刀切开中线筋膜和项韧带，暴露 C2-C7 棘突。手术节段的棘间韧带和棘上韧带可以切除，但需保留头尾侧的棘间和棘上韧带。C2 的肌肉止点需尽量保留，以避免术后出现 C2-C3 间后凸。沿中线骨膜下剥离椎旁肌，肌肉可以从棘突，椎板和小关节内侧分离。骨膜下的无血管区进行分离可以减少肌肉损伤和出血。分离至小关节但需保留关节囊（除非进

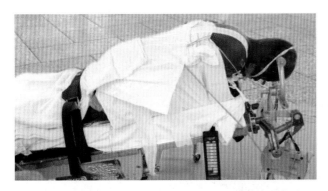

图 18.1 患者体位为俯卧位。Mayfield 头架固定头部和颈部，无需牵引。头部尽量屈曲而颈椎为中立位。胶布下拉肩部以利于术中透视。手术床位于反 Trendelenburg 体位

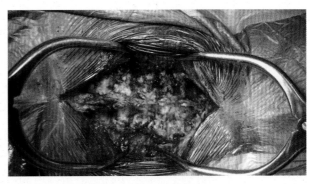

图 18.2 后路正中切口，向两侧牵开椎旁肌后的照片。棘突、椎板和小关节内侧的软组织进行了完全剥离

行融合术）。使用单极或双极电刀进行细致的止血。完成棘突和椎板的剥离后，头侧和尾侧均可以放置撑开器（图18.2）。

完成后路中线暴露后，我们一般即在棘突根部钻孔，以便随后将带线锚钉的线穿过椎板，并维持椎板于开门状态。用带有2mm磨钻头的直角牙科钻依次在棘突根部钻孔。带线锚钉的固定技术将在以后内容中进行介绍。暴露椎板后应当首先进行棘突根部钻孔，如果等到椎管扩大后再进行钻孔可能会导致椎板离断。

我们一般先进行门轴侧操作，然后再进行开门侧操作。如果开门不充分，可加深门轴和进一步暴露后方结构。开门侧一般选在压迫严重的一侧或有根性症状的一侧，以利于在视野好的开门侧进行神经根管开大术。

门轴侧的骨槽位于椎板侧块结合部，注意保留小关节囊以维持术后稳定性。我们一般用6mm的金刚砂磨钻头进行开槽，这种大直径的钻头可以去除外侧皮质，使门轴侧青枝骨折，避免内侧皮质损伤导致的椎板断裂。大直径磨钻头开槽充分并且足够宽大，开门时不会因为门轴过窄影响开门幅度。开槽时应当采用从一端到另一端轻轻扫刷的方式逐渐磨除外层皮质和约一半的松质骨，钻头需与椎板垂直。开槽需从头侧至尾侧，跨越狭窄节段的上、下各一个节段，保留内侧皮质作为门轴。

开门侧我们采用2mm或3mm的切割钻头在椎板和侧块之间磨除背侧皮质骨。注意位于椎板头端的硬脊膜无黄韧带保护，需小心进行操作。同时也需保护小关节。将椎板打磨到内层皮质骨仅仅剩下一薄层，然后用2mm或3mm椎板咬骨钳从尾侧向头侧沿椎弓根内侧咬除残留椎板和黄韧带。双极电刀和止血凝胶可以有效地对硬膜外静脉进行止血。

使用椎板咬骨钳切开开门侧头尾末端的椎板和黄韧带，此时"门"的三面边界已经打开。如果门轴侧椎板打磨得足够薄，整个后方结构就将比较有弹性。开门时将棘突小心缓慢地推向门轴侧，开门侧用刮匙推开椎板。如有必要，可适当加深门轴侧骨槽。为避免椎板过度打磨而导致门轴断裂，需不定时观察开门的角度。用刮匙上提开门侧的椎板，如椎板能够被抬起说明门轴合适。开门侧可以直接看到椎板的厚度，可作为门轴深度的参考。

开门时我们用有齿直血管钳（克氏钳）夹住棘突并向门轴侧旋转，开门侧用刮匙或较宽的骨膜剥离器掀起椎板（图18.3）。开门侧硬膜和椎板间的粘连可使用神经剥离子进行松解。多个椎板同时开门并且维持相同的角度可以保留棘间韧带和后方结构，有利于维持颈椎稳定性。将椎板逐一掀起至相同幅度在门轴侧形成青枝骨折。开门时应当缓慢，以免门轴侧内层皮质断裂形成骨折。门轴如断裂需进行固定或椎板切除加固定。另外，开门时如果椎

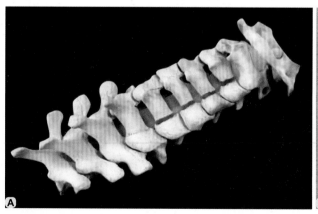
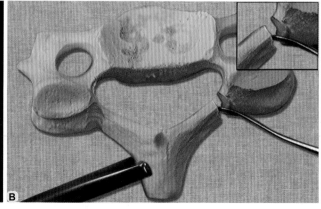

图18.3　椎板成形术示意图。门轴侧为保留单侧皮质的骨槽（图片未显示）。开门侧在椎板和小关节交界处打磨骨槽，内层皮质用椎板咬骨钳咬开。A.开门侧用刮匙掀起椎板，克氏钳固定棘突向门轴侧旋转；B.扩大椎管的方法示意图

板回弹可能导致脊髓损伤。完成开门约 8~10 mm 后，如看到硬膜波动则说明开门充分。止血纱或明胶海绵止血，骨蜡可对骨面进行止血，硬膜外出血可用双极电刀进行止血。

Hirabayashi 首先报道椎板成形术中使用缝线穿过小关节囊和棘突固定椎板防止回弹。之后出现了许多种固定椎板防止关门的方法，包括小关节线缆、陶瓷内植物、楔形同种异体骨和自体骨、侧块锚钉、搭配自体骨或同种异体骨块的微型钛板、同种异体骨 CG 夹、不锈钢丝和其他多种缝合技术[25,49-56]。

我们一般使用带线锚钉这项简单、安全并且省时的技术，该方法无需植骨或固定椎板与侧块。该术式一般不会损伤神经根或破坏小关节。

首先将锚钉固定于侧块（图 18.4A、B）。椎板打开后用针将锚钉所带的不可吸收线穿过之前棘突基底所钻的孔（图 18.4C）。打滑结收紧缝线，然后方结（square knots）固定（图 18.4D）。

椎间孔切开术

有根性症状的患者在行椎板成形术时需行神经根孔切开术。影像学检查提示存在根管狭窄的患者，即使无症状也建议行神经根孔切开术。神经根孔切开术可以降低术中神经根受压和牵张而导致术后颈痛的风险，也能够预防椎板成形术后的根性症状。

神经根孔切开术在开门侧易进行，所以有根性症状的一侧应作为开门侧。椎板成形完成以后，也就是椎板抬起和黄韧带切除之后再进行神经根孔切开术，此时可以很容易地检查神经根管开大的范围。神经根孔切开术需切除根管的顶部，也就是下关节突的上部，一般需切除小关节的内侧 1/3。

使用高速磨钻由内向外切除下关节突的一半，也就是与上关节突重叠的部位。看到关节面后磨薄小关节，然后使用 1 mm 椎板咬骨钳减压根管顶部暴露出口根。只能切除椎弓根头侧的上关节突，椎弓根外侧的关节突需保留以避免术后不稳定。用神经钩可以探查神经根管以确保减压充分。明胶海绵和凝血酶可以帮助止血。

关节融合术

融合术适用于伴有影像学不稳定，明显的颈痛，或双侧根性症状合并脊髓病的患者。行融合术的患者小关节需暴露到外侧并切除小关节囊。融合的节段进行侧块螺钉固定，入钉点为小关节中心内侧 1 mm，向头侧倾斜 15°，向外侧倾斜 30°[57]。磨除侧块表面部分皮质骨，将自体髂骨或同种异体骨覆盖植骨床。

伤口关闭

充分冲洗伤口，松开拉钩。仔细止血，去除坏

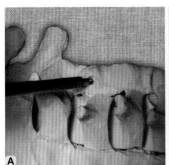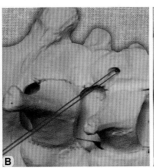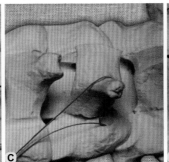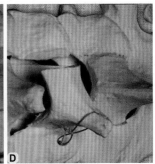

图 18.4 开门完成后，带线铆钉可以维持开门位置。A 和 B 示意将带线铆钉固定于侧块。将铆钉带线穿过棘突基地部之前钻的孔（C）。打结维持椎板开门位置（D）

死组织，放置引流。我们使用 0 号薇乔线 8 字缝合筋膜层，0 号 PDS 线连续缝合加固筋膜层。2-0 号薇乔线间断埋线缝合皮下，3-0 号可吸收线皮内缝合皮肤。

术后管理

术后第 1~2 天床头抬高 45° 以上减少静脉出血。患者佩戴硬质围领 3~4 周。患者术后第 1 天在康复师的帮助下开始锻炼，以步行和起床动作为主。出院前拍摄颈椎正侧位 X 线片。大部分患者术后 1~2 天出院，术后 3~4 周第一次复查再次行正侧位 X 线片。第一次复查后无需再佩戴围领并开始肌肉等长收缩运动。鼓励患者尽早恢复日常生活。

并发症

伤口并发症

椎板成形术将椎板旋转到更加表浅的位置，相对于椎板切除术其伤口感染或伤口裂开等并发症发生率可能更高 [58]。我们的病例感染和伤口裂开发生率非常低。注意保护软组织，充分冲洗和止血，去掉坏死组织，保留引流，紧密缝合，围手术期应用抗生素可以预防软组织的感染或伤口裂开。

神经并发症

椎板成形术有损伤神经的风险，损伤原因包括术中神经根直接机械损伤、减压不彻底、血肿、椎板抬起不充分导致的椎管狭窄、椎板断裂或闭合、门轴断裂 [16,21]。内植物失败可以导致关门，如微型钛板断裂或椎板固定不牢。

单根神经根损伤是很常见的并发症，发生率为 5%~11% [6,23,59,60]。该类患者一般表现为肌肉无力且 C5 是最常受累的神经根。C5 神经根麻痹一般发生于术后 1~3 天，表现为肩部疼痛和三角肌无力，也有文献报道术后 20 天才出现 C5 神经根麻痹 [61]。C5

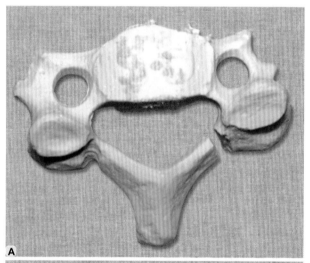

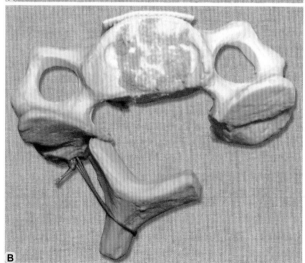

图 18.5 A. 仿真骨演示椎管前后径（术前）；B. 带线锚钉法椎管扩大术后

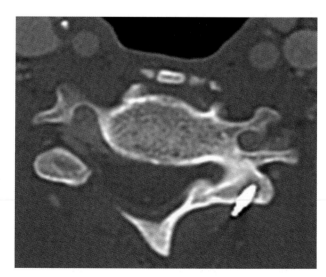

图 18.6 带线锚钉法椎管扩大术的轴位 CT

神经根麻痹的发病机制可能为对 C5 神经根的牵拉，C5 神经根较短不耐受牵拉。C5 也是颈椎前凸的顶点，位于椎管成形术的中心[6,48,60-62]，椎管成形术后脊髓向后漂移对 C5 神经根牵拉最大。

C5 神经根麻痹的治疗包括非甾体消炎药和物理治疗，一般 1 年内神经麻痹可以恢复，也有术后 6 年仍不恢复的病例[48]。

颈椎排列丢失

椎板成形术后一般会出现颈椎前凸丢失。文献报道椎管成形术或联合融合术后颈椎前凸丢失 22%~53%[5-8,10-21,63]。曲度丢失是否影响临床疗效的相关研究很少且存在争议[18,21,47,63]。

术后轴性颈痛

椎板成形术后轴性颈痛的发病率文献报道差异很大。有报道认为椎板成形术与颈痛无相关性，也有报道认为椎板成形术后 60% 的患者会出现轴性颈痛[20,64,65]。术后颈痛的原因可能为小关节剥离和软组织牵拉、坏死和瘢痕[58,65]。术后颈痛多见于术后早期，一年内多可缓解。我们鼓励患者术后早期康复和颈部运动，避免术后颈部僵硬和疼痛。

活动度减少

椎板成形术不进行融合能够保留颈椎的活动度，但术后颈部活动度会减少。活动度减少的范围为 17%~75%，整体降低约 50%[7,11,16,18,19,23,44-48,51,53,66-68]。活动度丢失的临床意义存在争议。有学者认为活动度丢失有利于控制 OPLL 发展，降低活动度可以保护脊髓并有利于脊髓恢复[11,21,63]。也有学者认为尽可能多保留活动度可以减小应力，避免相邻节段退变性疾病和术后颈痛[17]。

结论

文献证实椎板成形术的神经功能恢复率至少为 50%~70%，可以达到 90%[6,7,14,16,17,35,47,48,59,67,69-72]。长期随访依然有很好的临床疗效[13,47]。椎板成形术也是一种安全的技术，疗效至少等同于椎板切除术，前路减压融合术和椎体次全切除术[14,18,73-75]。严格把握适应证和细致的外科操作，多节段椎管狭窄的患者通过该技术可以取得很好的疗效。

参考文献

1. Oyama M, Hattori S, Moriwaki N. A New method of cervical laminoplasty. Cent Jpn J Orthop Trauma Surg. 1973;16:792-4.

2. Lonstein J, Winter R, Moe J, et al. Post laminectomy spine deformity. J Bone Joint Surg Proc. 1976;58-A(5):727.

3. Houten JK, Cooper PR. Laminectomy and posterior cervical plating for multilevel cervical spondylotic myelopathy and ossification of the posterior longitudinal ligament: effects on cervical alignment, spinal cord compression, and neurological outcome. Neurosurgery. 2003;52:1081-7.

4. Baba H, Uchida K, Maezawa Y, Furusawa N, Wada M, Imura S. Three-dimensional computed tomography for evaluation of cervical spinal canal enlargement after en bloc open-door laminoplasty. Spinal Cord. 1997;35:674-9.

5. Hukuda S, Ogata M, Mochizuki T, Shichikawa K. Laminectomy versus laminoplasty for cervical myelopathy: Brief Report. J Bone Joint Surg Br. 1988;70:325-6.

6. Hirabayashi K, Toyama Y, Chiba K. Expansive laminoplasty for myelopathy in ossification of the longitudinal ligament. Clin Orthop. 1999;359:35-48.

7. Edwards CC, Heller JG, Silcox DH. T-Saw laminoplasty for the management of cervical spondylotic myelopathy: Clinical and radiographic outcome. Spine. 2000;25:1788-94.

8. Herkowitz HN. A comparison of anterior cervical fusion, cervical laminectomy, cervical laminoplasty for the surgical management of multiple level spondylotic radiculopathy. Spine. 1988;13:774-80.

9. Kawai S, Sunago K, Doi K, Saka M, Taguchi T. Cervical laminoplasty (Hattori's method), procedure and follow-up results. Spine. 1988;13:1245-50.

10. Sasai K, Saito T, Akagi S, Kato I, Ogawa R. Cervical curvature after laminoplasty for spondylotic myelopathy—involvement of yellow ligament, semispinalis cervicis muscle, and nuchal ligament. J Spinal Disord. 2000;13:26-30.

11. Kimura I, Shingu H, Nasu Y. Long-term follow-up of cervical spondylotic myelopathy treated by canal-expansive laminoplasty. J Bone Joint Surg Br. 1995;77:956-61.

12. Lee T, Manazano GR, Green BA. Modified open-door cervical expansive laminoplasty for spondylotic myelopathy: operative technique, outcome, and predictors for gait impro-vement. J

Neurosurg. 1997;86:64-8.

13. Kawaguchi Y, Kanamori M, Ishihara H, Ohmori K, Nakamura H, Kimura T. Minimum 10-year followup after en bloc cervical laminoplasty. Clin Orthop. 2003;411:129-39.

14. Yonenobu K, Hosono N, Iwasaki M, Asano M, Ono K. Laminoplasty versus subtotal corpectomy: a comparative study of results in multisegmental cervical spondylotic myelopathy. Spine. 1992;17:1281-4.

15. Matsunaga S, Sakouo T, Nakanishi K. Analysis of the cervical spine alignment following laminoplasty and laminectomy. Spinal Cord. 1999;37:20-4.

16. Mochida J, Nomura T, Chiba M, Nishimura K, Toh E. Modified expansive open-door laminoplasty in cervical myelopathy. J Spinal Disord. 1999;12:386-91.

17. Shaffrey CI, Wiggins GS, Piccirilli CB, Young JN, Lovell LR. Modified open-door laminoplasty for treatment of neurological deficits in younger patients with congenital spinal stenosis: analysis of clinical and radiographic data. J Neurosurg Spine. 1999;90: 170-7.

18. Wada E, Suzuki S, Kanazawa A, Matsuoka T, Miyamoto S, Yonenobu K. Subtotal corpectomy versus laminoplasty for multilevel cervical spondylotic myelopathy: a long-term follow-up study over 10 years. Spine. 2001;26:1443-8.

19. Kawai S, Sunago K, Doi K, Saka M, Taguchi T. Cervical laminoplasty (Hattori's method), procedure and follow-up results. Spine. 1988;13:1245-50.

20. Sani S, Ratliff JK, Cooper PR. A critical review of cervical laminoplasty. Neurosurg Quart. 2004;14:5-16.

21. Morio Y, Yamamoto K, Teshima R, Nagashima H, Hagino H. Clinicoradiologic study of cervical laminoplasty with posterolateral fusion or bone graft. 2000;25:190-6.

22. Mukai Y, Hosono N, Sakaura H, Ishii T, Fuchiya T, Fijiwara K, Fuji T, Yoshikawa H. Laminoplasty for cervical myelopathy caused by subaxial lesions in rheumatoid arthritis. J Neurosurg. 2004;100:7-12.

23. Hirabayashi K, Watanabe K, Wakano K, Suzuki N, Satomi K, Ishii Y. Expansive open-door laminoplasty for cervical spinal stenotic myelopathy. Spine. 1983;8:693-9.

24. Epstein JA. The surgical management of cervical spinal stenosis, spondylosis, and myeloradiculopathy by means of the posterior approach. Spine. 1988;13:864-9.

25. O'Brien M, Peterson D, Casey ATH, Crockard HA. A novel technique for laminoplasty augmentation of spinal canal area using titanium miniplate stabilization: a computerized morphometric analysis. Spine. 1996;21:474-8.

26. Kaptain GJ, Simmons NE, Replogle RE, Pobereskin L. Incidence and outcome of kyphotic deformity following laminectomy for cervical spondylotic myelopathy. J Neurosurg. 2000;93:199-204.

27. Herkowitz HN. Cervical laminoplasty: Its role in the treatment of cervical radiculopathy. J Spinal Disord. 1988;1(3):179-88.

28. Yasuoka S, Peterson HA, McCarty CS. Incidence of spinal column deformity after multilevel laminectomy in children and adults. J Neurosurg. 1982;57:441-5.

29. Crandell M, Gregorious FK. Long term follow-up of surgical treatment of cervical spondylotic myelopathy. Spine. 1977;2:139-46.

30. Mikawa Y, Shikata J, Yamamuro T. Spinal deformity and instability after multilevel cervical laminectomy. Spine. 1987;12: 6-11.

31. Baba H, Imura S, Kawahara N, et al. Osteoplastic laminoplasty for cervical myeloradiculopathy secondary to ossification of the posterior longitudinal ligament. Int Orthop. 1995;19(1):40-5.

32. Jenkins DH. Extensive cervical laminectomy: Long-term results. Br J Surg. 1973;60:852-4.

33. Kato Y, Iwasaki M, Fuji T, et al. Long-term follow-up results of laminectomy for cervical myelopathy caused by ossification of the posterior longitudinal ligament. J Neurosurg. 1998;89:217-23.

34. Rogers L. The surgical treatment of cervical spondylotic myelopathy: Mobilization of the complete cervical cord into an enlarged canal. J Bone Joint Surg Br. 1961;43:3-6.

35. Hirabayashi K, Satomi K. Operative procedure and results of expansive open-door laminoplasty. Spine. 1988;13:870-6.

36. Inoue A, Ikata T, Katoh S. Spinal deformity following surgery for spinal cord tumors and tumorous lesions: Analysis based on an assessment of the spinal functional curve. Spinal Cord. 1996;34:536-42.

37. Narayan P, Haid RW. Neurologic treatment: treatment of degenerative cervical disk disease. Neurol Clin. 2001;19:217-29.

38. Albert TJ, Vacarro A. Postlaminectomy kyphosis. Spine. 1998;23:2738-45.

39. Ishida Y, Suzuki K, Ohmori K, Kikata Y, Hattori Y. Critical analysis of extensive cervical laminectomy. Neurosurgery. 1989;24:215-22.

40. Guigui P, Benoist M, Deburge A. Spinal Deformity and Instability After Multilevel Cervical Laminectomy for Spondylotic Myelopathy. Spine. 1998;23:440-7.

41. Steinmetz MP, Resnick DK. Cervical laminoplasty. Spine J. 2006;6:274S-81S.

42. Hirabayashi K, Bohlman HH. Multilevel cervical spondylosis: Laminoplasty versus anterior decompression. Spine. 1995;20:1732-4.

43. Inoue A, Ikata T, Katoh S. Spinal deformity following surgery for spinal cord tumors and tumorous lesions: Analysis based on an assessment of the spinal functional curve. Spinal Cord. 1996;34:536-42.

44. Kawaguchi Y, Matsui H, Ishihara H, Gejo R, Yoshino O. Axial symptoms after en bloc cervical laminoplasty. J Spinal Disord. 1999;12:392-5.

45. Hirabayashi K, Miyagawa J, Satomi K, Maruyama T, Wakano K. Operative results and postoperative progression of ossification among patients with ossification of cervical posterior longitudinal ligament. Spine. 1981;6:354-64.

46. Kohno K, Kumon Y, Oka Y, Matsui S, Ohue S, Sakaki S. Evaluation of prognostic factors following expansive laminoplasty for cervical spinal stenotic myelopathy. Surg Neurol. 1997;48: 237-45.

47. Seichi A, Takeshita K, Ohishi I, Kawaguchi H, Akune T, Anamizu Y, Kitagawa T, Nakamura AK. Long-term results of double-door laminoplasty for cervical stenotic myelopathy. Spine. 2001;26: 479-87.

48. Satomi K, Nishu Y, Kohno T, Hirabayashi K. Long-term follow-up studies of open-door expansive laminoplasty for cervical stenotic

myelopathy. Spine. 1994;19:507-10.

49. Mochida J, Nomura T, Chiba M, Nishimura K, Toh E. Modified expansive open-door laminoplasty in cervical myelopathy. J Spinal Disord. 1999;12:386-91.

50. Shaffrey CI, Wiggins GS, Piccirilli CB, Young JN, Lovell LR. Modified open-door laminoplasty for treatment of neurological deficits in younger patients with congenital spinal stenosis: analysis of clinical and radiographic data. J Neurosurg Spine. 1999;90:170-7.

51. Morimoto T, Matsuyama T, Hirabayashi H, Sakaki T, Yabuno T. Expansive laminoplasty for multilevel cervical OPLL. J Spinal Disord. 1997;10:286-98.

52. Billett GR, Erasmus AM, Lind CR. CG-clip expansive open door laminoplasty: A technical note. Br J Neurosurg. 1999;13:405-8.

53. Itoh T, Tsuji H. Technical improvements and results of laminoplasty for compressive myelopathy in the cervical spine. Spine. 1985;10:729-36.

54. Nakano N, Nakano T, Nakano K. Comparison of the results of laminectomy and open-door laminoplasty for cervical spondylotic myeloradiculopathy and ossification of the posterior longitudinal ligament. Spine. 1988;13:792-4.

55. Baba H, Furusawa N, Chen Q, Imura S. Cervical laminoplasty patients with ossification of the posterior longitudinal ligaments. Paraplegia. 1995;33:25-9.

56. Kihara: Kihara S, Umebayashi T, Hoshimaru M. Technical improvement and results of open-door expansive laminoplasty with hydroxyapatite implants for cervical myelopathy. Neurosurgery. 2005;57:348-56.

57. An HS, Gordin R, Renner K. Anatomic considerations for plate-screw fixation of the cervical spine. Spine. 1991;16:S548-51.

58. Yonenobu K, Wada E, Ono K. Laminoplasty. In: Clark CR, editor. The cervical spine. Philadelphia: Lippincott Williams and Wilkins. 2005;1057-71.

59. Satomi K, Ogawa J, Ishii Y, Hirabayashi K. Short-term complications and long-term results of expansive open-door laminoplasty for cervical stenotic myelopathy. Spine. 2001;1:26-30.

60. Yonenobu K, Hosono N, Iwasaki M, Asano M, Ono K. Neurologic complications of surgery for cervical compression myelopathy. Spine. 1991;16:1277-82.

61. Uematsu Y, Tokuhashi Y, Matsuzaki H. Radiculopathy after laminoplasty of the cervical spine. Spine. 1998;23:2057-62.

62. Tsuzuki N, Abe R, Saiki K, Zhongshi L. Extradural tethering effect as one mechanism of radiculopathy complicating posterior decompression of the cervical spinal cord. Spine. 1996;21:203-11.

63. Miyazaki K, Tada K, Matsuda Y, Okuno M, Yasuda T, Murakami H. Posterior extensive simultaneous multi-segment decompression with posterolateral fusion for cervical myelopathy with cervical instability and kyphotic and/or S-shaped deformities. Spine. 1989;14:1160-70.

64. Yoshida M, Tamaki T, Kawakami M, Nakatani N, Ando M, Yamada H, Hayashi N. Does reconstruction of posterior ligamentous complex with extensor musculature decrease axial symptoms after cervical laminoplasty? Spine. 2002;27:1414-8.

65. Hosono N, Yonenobu K, Ono K. Neck and shoulder pain after laminoplasty: A noticeable complication. Spine. 1996;21:1969-73.

66. Saruhashi Y, Hukuda S, Katsuura A, Miyahara K, Asajima S, Omura K. A long-term follow-up study of cervical spondylotic myelopathy treated by "French Window" laminoplasty. J spinal Disord. 1999;12:99-101.

67. Yoshida M, Otani K, Shibasaki K, Ueda S. Expansive laminoplasty with reattachment of spinous process and extensor musculature for cervical myelopathy. Spine. 1992;17:491-7.

68. Takayasu M, Takagi T, Nishizawa T, Otsuka K, Nakajima T, Yoshia J. Bilateral open-door cervical expansive laminoplasty with hydroxyapatite spacers and titanium screws. J Neurosurg (Spine 1). 2001;96:22-8.

69. Kokubun S, Sato T, Ishii Y, Tanaka Y. Cervical myelopathy in the Japanese. Clin Ortho Relat Res. 1996;323:129-38.

70. Kawakami M, Tamaki T, Iwasaki H, Yoshida M, Ando M, Yamada H. A comparative study of surgical approaches for cervical compressive myelopathy. Clin Orthop. 2000;381:129-36.

71. Hukuda S, Mochizuki T, Ogata M, Shichikawa K, Shimomura Y. Operations for cervical spondylotic myelopathy: A comparison of the results of anterior and posterior procedures. J Bone Joint Surg Br. 1985;67:609-15.

72. Yue WM, Tan CT, Tan SB, Tan SK, Tay BK. Results of cervical laminoplasty and a comparison between single and double trap-door techniques. J spinal Disord. 2000;13:329-35.

73. Kaminsky SB, Clark CR, Traynelis VC. Operative treatment of cervical spondylotic myelopathy and radiculopathy: A comparison of laminectomy and laminoplasty at five year average follow-up. Iowa Orthop J. 2004;24:95-105.

74. Heller JG, Edwards CC 2nd, Murakami H, Rodts GE. Laminoplasty versus laminectomy and fusion for multilevel cervical myelopathy: an independent matched cohort analysis. Spine. 2001;26:1330-6.

75. Edwards CC 2nd, Heller JG, Murakami H. Corpectomy versus laminoplasty for multilevel cervical myelopathy: an independent matched-cohort analysis. Spine. 2002;27:1168-75.

第19章

颈椎的运动保留手术

Kim-Soon Oh

译者：王新伟

简介

人类脊柱拥有奇妙的结构，由各个独立的椎体连接而成为一个整体，可进行屈曲及伸展运动并可进行轻度旋转。然而在中央管中，存在着人体脆弱而重要的结构——脊髓。

为保护脊髓的完整性，作为人体的骨骼轴心，脊柱需要稳定，而为了满足人的生理功能，脊柱需要活动。稳定性和活动性本身就是一对矛盾，在现代脊柱外科手术中为了达到最佳的治疗效果，稳定性和活动性必须同时满足。

对于颈椎间盘疾病的治疗，经典的方法是通过颈椎前路手术，行颈椎间盘切除，自体骨或异体骨融合。而对于无法进行前路手术的患者，可行后路减压手术缓解神经根压迫[1]。

颈椎融合术后邻近节段退变的问题多有报道[2-4]。基于众多的临床证据，颈人工椎间盘的置换（TDR）提供了一种可能，即通过保留颈椎运动功能而降低手术对邻近节段退变的影响。

相关解剖

颈椎椎体具有多个关节（图19.1）。

1. 前部的椎间盘位于椎体之间，可承受压缩、剪切及旋转力。

2. 中区的关节突关节可提供两侧的支撑。最早

在腰椎中，有人提出了由椎间盘及两侧关节突关节构成的"三关节复合体"的概念[5]。

3. 外侧区的钩椎关节。

4. 后方棘突间及棘突上韧带。

颈椎的运动范围：前屈80°~90°，后伸70°，侧向屈曲20°~45°，双侧各旋转90°。这些运动都不是单纯的平面运动，而是复杂和混合的多平面运动[6]。在前屈和后伸这两个脊柱主要运动中，椎间盘通过其边缘的层状纤维环保持其完整性。在

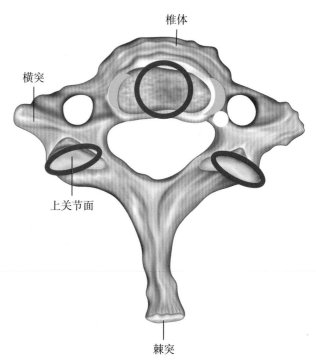

图 19.1 颈椎三关节复合体组成（红色）及钩椎关节（蓝色）

纤维软骨环中存在痛觉神经支配，而髓核则由疏松的粘蛋白凝胶构成（图 19.2）。

关节突关节是一个滑膜关节，由关节软骨、滑囊、关节滑液组成，并有神经支配。关节内的神经支配由来自该节段神经根分支及上一节段神经根分支共同构成（图 19.3）[7]。

相关生物力学

尽管人工装置不可能完全实现一个节段的所有自然运动功能，但植入物必须保证以下生物力学属性：

1. 节段间的稳定性。保留生理性的运动而避免生理限度以外的运动，避免由于不稳定而造成神经损伤。

2. 颈椎可进行屈曲 - 伸展、侧向屈曲及平移运动。通常，日常颈椎运动是一个组合运动，有个术语称之为偶合。一个节段运动（如旋转和平移）沿着一个轴或者平面，而另一节段运动沿着另一个轴或者平面。椎体有 6 个自由度，即围绕或沿着协调系统不同轴向的 3 个平移和 3 个旋转（图19.4）[8,9]。

3. 在典型的颈椎关节突关节，关节面与水平呈45°夹角，可屈曲 - 伸展 5°~17°，横向弯曲 5°~17°，旋转 8°~10°。

4. 功能性脊柱单位（FSU）是由 White 和 Panjabi 提出的描述脊柱的最小生理运动单元[8]。这个单元应具备类似于整个脊柱的生物力学属性，由相邻两个椎体及韧带及椎间盘构成（图 19.5）。

保留运动的方案

脊柱的运动保留手术的灵感来自大关节置换

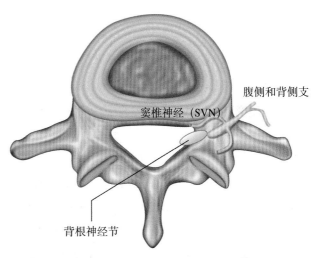

图 19.3　窦椎神经（SVN）及支配范围。包括纤维、后纵韧带、硬脑膜、关节囊。很明显从解剖和临床观察，纤维环广泛分布伤害感受纤维

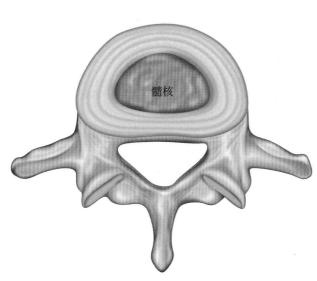

图 19.2　中央髓核与外围纤维环

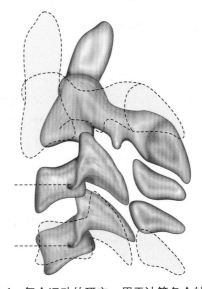

图 19.4　复合运动的研究，用于计算各个轴的旋转

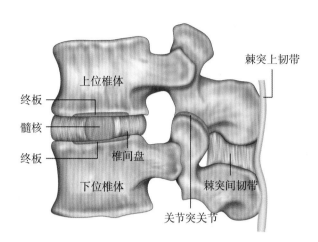

图 19.5 功能性脊柱单位

即髋关节置换术和膝关节置换术的成功。椎间盘置换术的早期尝试性手术技术和材料都比较粗糙。1959 年，Paul Harmon 为了增强融合稳定性使用钴铬钼合金球，他偶然发现即使没有融合，这些合金球仍可发挥作用[10]。1971 年，Al MacKenzie 重复类似的实验，使用钢球并报道了 25 年的良好效果[11]。

良好的人工椎间盘假体应具有以下属性：

- 保留 FSU 运动功能的同时，具备生理稳定性及维持椎间解剖距离
- 在体内惰性和不易分解
- 最小的磨损特性，避免出现碎屑
- 简单实用的植入技术
- 使用的材料对术后影像学检查影响小

目前我们尚未充分了解假体的所有特性，但目前的技术保证植入物是可用和实用的，而正在进行的研究也在强化之前所列出的属性。

美国食品和药物监督管理局在 2007 年 12 月 16 日和 17 日分别批准了 Prestige® 颈椎间盘和 ProDisc C® 人工椎间盘用于治疗成人 C3-C7 单节段颈椎病。在 2009 年 5 月 12 日，又批准了 Bryan® 颈椎间盘用于临床。鉴于其潜在的高经济回报，一些公司推出一系列新的产品，如图 19.6 所示。

目前对人工椎间盘尚没有统一的分类方法，主要基于以下几个方面进行划分：

1. 根据置换部位和椎间盘置换的部分分类。
2. 根据假体材料分类。
3. 根据机械构造的类型分类，包括解剖。
4. 根据生物力学性质的分类。

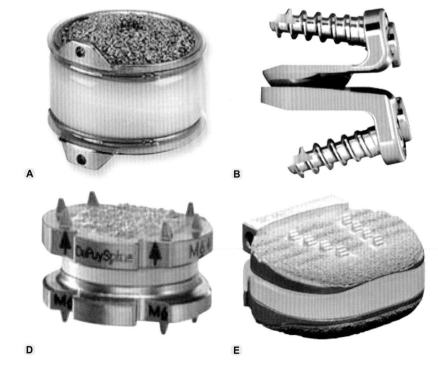

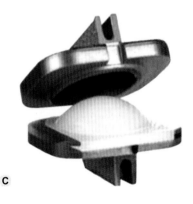

图 19.6 各种人工颈椎间盘。A. Prestige ST disk (Medtronic Sofamor Danek)；B. Bryan disk (Medtronic Sofamor Danek)；C. Prodisc C disk (Synthes)；D. Discover disk (Johnson & Johnson Depuy)；E. Porous-coated motion (PCM) disk (Nuvasive Cervitech)

根据部位的不同，有腰椎间盘假体和颈椎间盘假体。而腰椎间盘假体发展和应用更早，早在 2004 年已获 FDA 批准，并较颈椎间盘假体应用更为广泛。它的手术方法比颈椎间盘置换更为复杂。尽管有假体置换局部破坏的结构，如髓核置换假体及纤维环支持假体，但是这些假体的可靠性缺乏可重复性，而全人工椎间盘置换仍是目前常规治疗方法。

金属、陶瓷、聚乙烯和聚氨酯被用于假体制造。某些假体为金属对金属关节面，其他一些为金属对高分子材料关节面。最近，正在研究织物是否可能作为一种假体的材料。

目前许多假体采用鞍状关节替代原来的球状关节。

假体可分为非限制型、半限制型和全限制型。限制型假体术后运动范围明显低于生理活动范围。半限制型假体在某些平面能达到生理活动范围。非限制型对生理运动范围无阻碍，而是依靠周围软组织液压技术限制其过度的运动。

人工颈椎间盘置换的副作用

在 FDA 批准人工椎间盘使用 5 年后，我们对其有了更深的了解。虽然有证据支持其减少了相邻节段病变的发生率，但也有一系列描述其副作用及并发症的报道。

人工椎间盘置换假体的并发症至少与普通的颈椎前路椎间盘切除融合术相似。虽然并不多见，这些并发症包括：

一般并发症：
- 神经损伤
- 出血
- 感染
- 麻醉风险

手术相关风险：
- 周围结构损伤——食管及咽部损伤
- 周围神经损伤——喉返神经损伤
- 硬脊膜损伤
- 神经根损伤
- 脊髓损伤

假体相关风险包括[12-14]：
- 关节面应力改变、纤维环磨损及韧带牵拉——均可引起颈部疼痛
- 假体部位不当——引起的生理曲度改变及神经损伤风险
- 植入物移位、沉降、脱出——也可引起上述并发症
- 异位骨化甚至自发融合
- 磨损碎屑

这些并发症极少导致死亡或造成脊髓永久性损伤而引起全身瘫痪的情况，常见表现的是颈部酸痛、感觉减退及运动功能下降等。对于外科医生，副作用本身就是医学实践的一部分，尤其是对于一项新的医学技术而言。因此，对于颈椎间盘置换术也存在一个学习提高的曲线。

但是对于患者来说，人工椎间盘置换术导致的病痛可能削弱患者对于手术和医生的信心。特别是在所有媒体极力推动新假体进入市场以后，有些宣传是厂商驱动，而有些是希望开展新手术的医生来进一步推动，这些医生深信，他们正在为患者提供相比经典脊柱手术更为有效的治疗。

减少并发症的方法

各种人工椎间盘的设计基础不同，导致 Bryan 假体、ProDisc C 假体、Discover 假体的技术性能不尽相同。Bryan 假体植入时要求骨内的打磨，Prodisc C 植入时要求椎体内进行切割以利假体鳍结构的植入，Discover 假体植入时要求终板 7° 切割。

尽管各种假体性能的不同，有些常见因素可能影响所有假体的术后疗效，这是本章重点讨论的内容。

患者选择

颈椎间盘置换术的适应证为经过至少6个月保守治疗无效的成人C3-C7单节段颈椎病。禁忌证包括：脊柱创伤患者，骨质疏松，感染、恶性肿瘤的患者，任何骨化性或强直性的轴性疾病，脊柱不稳及早发性颈椎退变患者。

脊柱退变严重的患者

有很多病人在中年即存在明显关节突关节退变[15]，他们中的很多人在35~40岁的年龄段，发病年龄远远早于其他人，我们将这类疾病称之为"早发性脊柱退变"。他们的X线片显示轻度的椎体终板唇样变，钩突关节骨赘和关节面硬化。对这类人群进行椎间盘置换可能会因关节面压力变化引起慢性疼痛风险增加。

尽管发病年龄是一个指导，但更重要的是通过X线片表现判定退变程度。MRI扫描对于判断关节退变方面也有非常好的参考价值。

脊髓型颈椎病患者

对脊髓型颈椎病患者进行颈椎间盘置换手术，常常会因为担心运动的保留造成不必要的微动对脊髓造成进一步损伤。此外，在TDR术中的额外操作步骤也可能进一步损伤脊髓。最后，存在脊髓病变的患者往往涉及多个节段，这将挑战FDA批准的TDR只适用于单节段椎间盘置换的适应证。

一些医生使用TDR治疗轻度脊髓损害的患者，报道称其与融合手术疗效相当，并可减少邻近节段退变的发生。由Riew报道行TDR患者术后运动功能保留良好，神经功能障碍并无明显加重[16,17]。

在作者的临床工作中，对于脊髓功能损伤轻微（Nurick等级0、Ⅰ和Ⅱ）的患者术前与其沟通后行TDR治疗，而对于脊髓损害等级更高的患者行融合手术治疗。

多节段病变的患者

FDA批准对单节段颈椎间盘病变患者行TDR治疗，但在现实中，更常见的是存在多节段椎间盘病变的患者（图19.8）。

颈椎间盘置换术后运动的轴线与原先的轴线不可能完全一致，而且椎间高度与后柱的张力都发生了改变。在单节段置换手术后可通过轴向运动代偿，但在多节段置换手术后运动轴线无法进行代偿，相邻节段病变发生率也会升高。Hilibrand等在1999年的研究中指出，涉及C5-C7节段的多节段置换手术因其会导致更大的活动度，使颈椎变得更

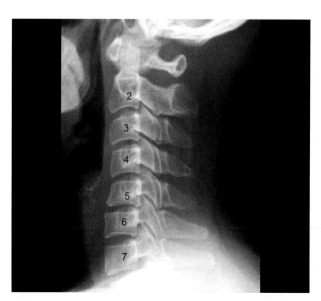

图19.7 一名35岁女性患者X线表现为唇样变、关节退变及矢状面平衡异常

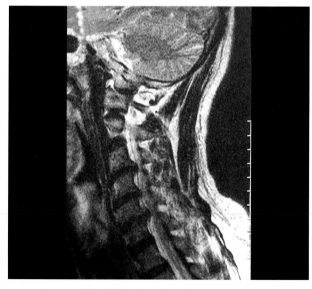

图19.8 多节段颈椎间盘病变合并不连续型后纵韧带骨化患者的MRI影像

为脆弱[18,19]。另外，因 C6-C7 节段尾端在术中摄片时无法清晰显示，所以，该节段颈椎手术更多采用融合方法治疗。

术中注意事项

在 X 线定位时医源性损伤相邻节段椎间盘

脊柱外科医生通常在手术开始时使用定位针及侧位 X 线片对颈椎序列进行定位。有证据表明，在穿刺过程中如对非手术节段椎间盘进行了穿刺，可能加快椎间盘的退变[20]。

熟悉解剖结构与标志，以及使用更细的穿刺针可减少该损伤的发生概率。

精细的终板准备

在 TDR 手术中要求仔细去除终板，暴露软骨下骨面，以利于羟基磷灰石与可吸收涂层与骨面更好的结合（图 19.9）。

过度去除软骨下骨后，脆弱的骨松质无法支撑假体。颈椎终板通常为凹形，在进行刮匙操作时常常因视觉差觉现象出现过度损伤。另外，在对终板前后缘去除过程中，咬骨钳过度咬除将造成终板间隙过大。

终板的过度损伤可造成术后患者直立及运动后植入物发生沉降的风险增加（图 19.10）。

钩突充分切除

在 TDR 术中，为达到植入物与终板更广泛的接触，通常对两侧增生的钩突进行部分切除是必需的（图 19.11）。

钩突切除或选用不合适的植入物会导致植入假体的沉降，同样也会导致终板变形、假体倾斜及不稳（图 19.12）。切除的范围通常需要探查关节外侧壁以判断剩余的厚度，切除厚度如不超过 1/3，一般不会造成不稳定。

后部边缘处骨赘充分切除

为避免在假体植入过程中，后部骨赘挤压入椎管造成脊髓损伤，在植入前必须探查椎体后缘骨赘情况。探查通常采用术中直视或颈椎侧位 X 线片。

避免异位骨化

大面积的粗糙骨面暴露使成骨物质进入到间隙中。在 TDR 手术中，在终板的准备过程中为了植入物匹配，需要更多的粗糙骨面暴露。椎体前缘用咬骨钳进行塑形，也增加了异位骨化的概率。

预防措施包括：

• 减少粗糙骨面暴露面积，包括终板及椎体边缘

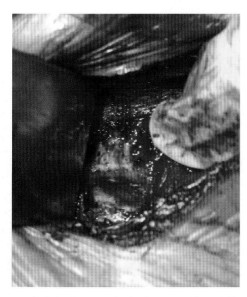

图 19.9　术中照片显示终板去除后显露健康的软骨下骨

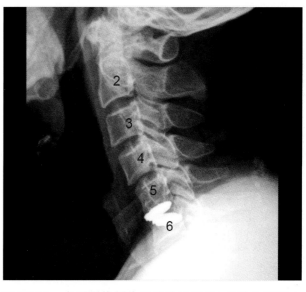

图 19.10　术后颈椎侧位 X 线片显示 C6 椎体上终板去除不当引起假体沉降

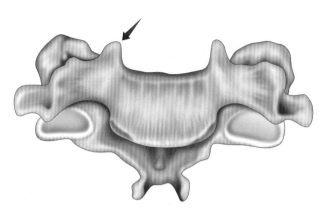

图 19.11　钩椎关节在正位或斜位显示最好

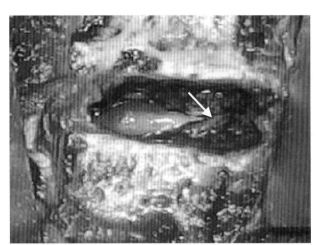

图 19.12　左侧钩椎关节外倾，造成终板变形及植入物的摆动

• 骨蜡封闭不与假体接触的骨面

• 植入物植入前及缝合伤口前大量生理盐水冲洗术野，但需避免液压损伤脊髓

• 切除后纵韧带

术后自发融合是一个常见的术后并发症（图19.13、19.14）[21-24]。

切除还是保留后纵韧带

Paul McAfee 提出在 TDR 手术中需关注后纵韧带的作用。他认为后纵韧带能起稳定作用，类似于膝关节中的十字韧带[25]。在术后脊柱矢状位平衡中

他的观点也得到了支持[26,27]。

切除后纵韧带

• 标志减压过程的"完全"

• 为假体植入提供空间，使终板平行以及恢复高度

• 去除残留后纵韧带骨化的风险

然而切除后纵韧带后，当使用非限制型假体时可能造成脊柱不稳及相应节段后凸畸形的发生率增加（图 19.15）。在多节段 TDR 手术中这一观点也被逐渐认可。

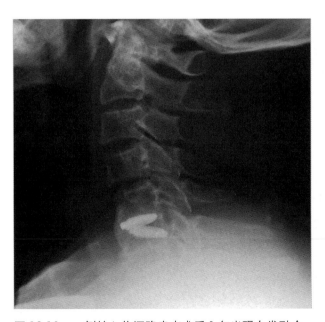

图 19.13　一例植入物沉降患者术后 1 年出现自发融合

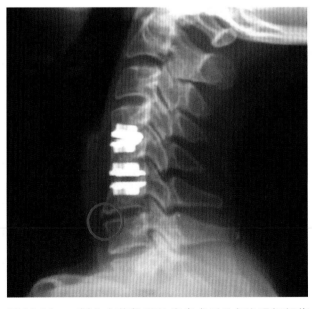

图 19.14　一例 2 个节段 TDR 患者术后 2 年出现相邻节段退变及异位骨化

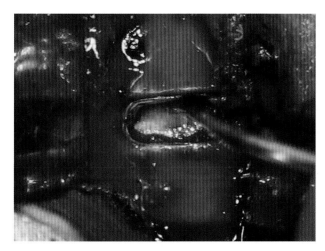

图 19.15　术中显露后纵韧带

McAfee 认为应根据术中是否切除后纵韧带选用合适的假体，而作者本人常规切除后纵韧带并选用半限制型假体。

避免关节突关节异常负荷

在脊柱功能单元中，三关节复合体的概念有助于理解椎间高度变化可造成关节突关节面压力异常。而这些富含神经的关节在受到异常压力时往往会引起疼痛。非限制型假体会增加关节面偏心负荷。半限制型假体会分担关节突关节面水平方向的压力，而限制型假体会增加假体与骨接触面的压力。

为避免不正常的负荷，假体必须具备一个类似正常脊柱功能单位的旋转轴。虽然不能完全避免，但可通过以下两点降低这种异常负荷：根据假体技术特性准备及植入假体，选择匹配椎间高度的假体。

术前通过颈椎过伸过屈位摄片测量椎间高度，术中撑开椎间隙时，需注意相邻椎间距离及终板方向（图 19.16）。

多节段 TDR

许多颈椎病患者临床表现为多节段受累，然而，FDA 只批准 TDR 运用于单节段，多节段 TDR 手术是超适应证使用，可能有医疗的法律问题。

尽管如此，仍有许多关于多节段 TDR 手术获得到良好效果的报道[29-31]。

多节段 TDR 手术相关注意事项：

• 假体位置必须准确，生理解剖上对称，术者掌握识别中线并植入假体的技术

• 保留后纵韧带，防止脊柱后凸畸形

• 首先在间隙最窄的节段植入假体，然后在间隙第二窄的节段植入假体。这样的植入顺序可以避免因相邻节段轻微过撑使原本最窄的节段间隙进一步减小（图 19.17）

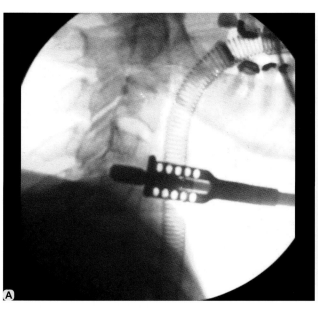
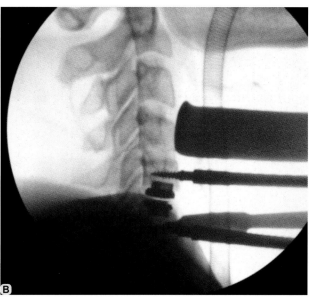

图 19.16　A. 对椎间隙判断错误，选用过薄的植入物造成脊柱后凸畸形；B. 更换一个合适假体后脊柱曲度恢复椎间高度合适

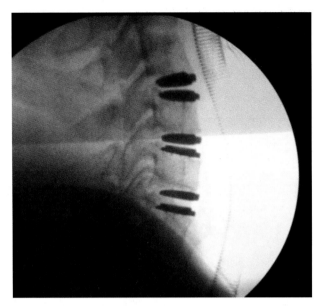

图 19.17　多节段 TDR 患者术后颈椎侧位片

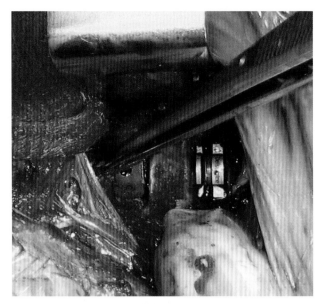

图 19.18　一例 2 个节段采用混搭式手术患者，近头端节段使用非限制型假体

混搭式（Hybrid）手术

当多节段 TDR 手术不可行时，一些脊柱外科医生开始了 TDR 与融合手术混搭的手术方式。许多报道取得了良好疗效。尸体实验证明混搭式手术比融合手术可获得更大的运动及更小的应力，临床数据也证明混搭手术相比融合手术能更好地预防相邻节段病变 [32-34]。关于混搭式手术的适应证，作者的经验是：

* 终板的完整性已被破坏

* 多节段颈椎病，某一节段因过度退变而不适合行 TDR 手术

* 预行 TDR 手术的一个或多个节段术中摄片看不清，这种情况多数由于肩膀阻挡导致

手术技巧：

* 先行融合节段，再做 TDR 节段，这样 TDR 器械建立在一个稳定节段的基础上

* TDR 手术更倾向在融合节段的头端，避免在长节段融合手术的尾端行 TDR 手术，从而避免假体上的过度负荷（图 19.18）

总结

颈椎间盘置换术相比腰椎人工椎间盘置换术的推广速度更快，其手术入路更简单，对医生的手术经验要求更低，疗效更可靠，翻修手术更加简便。然而，TDR 手术仍处于发展早期阶段，目前认可的一些概念仍有可能出现调整。

这一章向已经进行过颈椎融合手术的医生介绍了颈椎间盘置换技术。希望给大家带来了有用的知识，而这些知识是对于传统医学知识的挑战和鞭策。

参考文献

1. Smith GW, Robinson RA. The treatment of certain cervical spine disorders by anterior removal of the intervertebral disc and interbody fusion. J Bone Joint Surg Am. 1958; 40-A:607-24.

2. Hilibrand AS, Robbins M. Adjacent segment degeneration and adjacent segment disease: the consequence of spinal fusion? Spine J. 2004; 4(6Suppl): 190-4S

3. Hilibrand AS, Carlson GD, Palumbo MA, Jones PK, Bohlman HH. Radiculopathy and myelopathy at segments adjacent to the site of a previous anterior cervical arthrodesis. J Bone Joint Surg Am. 1999; 81(4): 519-28.

4. Cheng JS, Liu F, Komistek RD, Mahfouz MR, Sharma A, Glaser D. Comparison of cervical spine kinematics using a fluoroscopic model for adjacent segment degeneration. J Neurosurg Spine 2007 Nov;7(5): 509-13.

5. Arbit E, Pannullo S. Lumbar stenosis: a clinical review. Clin Orthop 2001;384:137-43.

6. Swartz E, Floyd RT, Cendoma M. Cervical Spine Functional Anatomy and the Biomechanics of Injury Due to Compressive Loading. J Athletic Training 2005;40(3):1-7.

7. Cloward RB. The Clinical Significance of the sinuvertebral nerve of the cervical spine in relation with the cervical disk syndrome. J Neurol Neurosurg Psychiat. 1960; 23:321.

8. White AA, Panjabi MM. Clinical Biomechanics of the Spine, (2nd ed). Philadelphia: JB Lippincott Company; 1990.

9. Penning L. Normal Movements of the Cervical Spine. Am J Roentgenol. 1978; 130:317-6.

10. McKenzie AH. The Basis for Motion Preservation Surgery: Lessons learnt from the past, in Motion Preservation Surgery of the Spine, Yue JL, Bertagnoli R, McAfee PC, An HS (eds). Philadelphia: Saunders Elsevier; 2008.

11. MacKenzie AH. Fernstrom intervertebral disc arthroplasty: Long term evaluation. Orthopaedics Intl. 1995; 3:313-4.

12. Neil Duggal. Cervical Disc Arthroplasty: A Practical Overview, in Current Orthopaedic Practice. 2009; 20(3): 216-21.

13. Cao JM, Zhang YZ, Shen Y, Ding WY. Complications of Bryan cervical disc replacement. Orthopaedic Surgery. 2010; 2(2): 86-92.

14. The Burton Report on Artificial Discs, an Internet online document at http://www.burtonreport.com/infspine/Surg ArtificialDiscEditorial.htm 2008.

15. Okada E, Matsumoto M, Ichihara D, Chiba K, Toyama Y, Fujiwara H, Momoshima S. Ageing of the Cervical Spine in Healthy Volunteers. Spine. 2009; 34:7: 706-12.

16. Buchowski JM, Anderson PA, Sekhon L, Riew DK. Cervical Disc Arthroplasty compared with Arthrodesis for the Treatment of Myelopathy: Surgical Technique. J Bone Joint Surg. 2009; 91, (Suppl 2): 223-32.

17. Riew KD, Sekhon L, Metcalf N, et al. Cervical disc arthroplasty for myelopathy. Spine J. 2006;6(Suppl):57.

18. Hilibrand AS, Carlson GD, Palumbo MA, Jones PK, Bohlman HH. Radiculopathy and myelopathy at segments adjacent to the site of a previous anterior cervical arthrodesis. J Bone Joint Surg Am. 1999; 81(4): 519-28.

19. Albert TJ, direct communication, Kobe CSRS 2010.

20. Nassr A, Lee JY, Bashir RS, Rihn JA, Eck JC, Lim MR. Does incorrect level needle localization during anterior cervical discectomy and fusion lead to accelerated disc degeneration? Spine. 2009; 34(2):189-92.

21. Mehren C, Suchomel P, Grochulla F, Barsa P, Sourkova P, Hradil J, Korge A, Mayer MH. Heterotopic ossification in total cervical artificial disc replacement. Spine. 2006; 31;24: 2802- 6.

22. Leung C, Casey AT, Goffin J, Kehr P, Liebig K, Lind B, Logroscino C, Pointillart V. Clinical significance of heterotopic ossification in cervical disc replacement: a prospective multicentre clinical trial. Neurosurgery. 2005; 57(4): 759-63.

23. Yi S, Kim K, Yang M, et al. Difference in occurrence of heterotopic ossification according to prosthesis type in the cervical artificial disc replacement. Spine. 2010;35(16):1556-61.

24. Lee JH, Jung TG, Kim HS, Jang JS, Lee SH. Analysis of the incidence and clinical effect of the heterotopic ossification in a single-level cervical artificial disc replacement. Spine. J 2010; 10(8): 676-82.

25. McAfee PC, Cunningham B, Dmitriev A, Woo KS, Cappuccino A, Pimenta L. Cervical disc replacement: a comparative biomechanical analysis showing the key role of the posterior longitudinal ligament. Spine. 2003; 15; 28(20):S176-8.

26. Sears W, Sekhon L, Duggal N, McCombe P, Williamson O. Postoperative Kyphosis with the Bryan Cervical Disc Prosthesis — contributing factors and the Influence of change in Disc Space height. J Bone Joint Surg (Br). 2005; 87-B, Suppl III:411.

27. Yoon DH, Yi S, Shin C, Kim KN, Kim SH. Clinical and radiological results following cervical arthroplasty. Acta Neurochir (Wien). 2006, 148: 943–50.

28. Phillips FM, Garfin SR. Cervical disc replacement. Spine. 30: S27-S33.

29. Cardoso MJ, Rosner MK. Multilevel cervical arthroplasty with artificial disc replacement. Neurosurg Focus. 2010; 28(5):E19.

30. Pimenta L, McAfee PC, Cappuccino A, et al. Superiority of multilevel cervical arthroplasty outcomes versus single-level outcomes: 229 consecutive PCM prostheses. Spine. 2007; 32(12):1337-44.

31. Phillips FM, Tzermiadianos MN, Voronov LI, Havey RM, Carandang G, Dooris A, Patwardhan AG. Effect of two-level total disc replacement on cervical spine kinematics. Spine 2009; 34(22):E794-9.

32. Barrey C, Campana S, Persohn S, Perrin G, Skalli W. Cervical disc prosthesis versus arthrodesis using one-level, hybrid and two-level constructs: an in vitro investigation. Eur Spine J. 2011.

33. Cardoso MJ, Mendelsohn A, Rosner MK. Cervical hybrid arthroplasty with 2 unique fusion techniques. J Neurosurg Spine. 2011; (1):48-54.

34. Lee MJ, Dumonski M, Phillips FM, Voronov LI, Renner SM, Carandang G, Havey RM, Patwardhan AG. Disc replacement adjacent to cervical fusion: a biomechanical comparison of hybrid construct versus two-level fusion. Spine. 2011; 36(23): 1932-9.

第20章

特发性脊柱侧弯：外科治疗的原则

A Mezentsev，D Petrenko，Radchenko Vladimir A

译者：李明

简介

特发性脊柱侧弯是儿童和青少年最多见的脊柱畸形。根据患者年龄的不同，分为3组：婴儿、儿童和青少年脊柱侧弯。其中，婴儿脊柱侧弯在出生后至3岁之间发病，儿童脊柱侧弯在3~10岁，青少年脊柱侧弯在10岁以后发生。而成人脊柱侧弯则在18岁以后发生，不是本章讨论的内容。

青少年特发性脊柱侧弯是最常见的类型，女性多见，主要表现为右胸弯和平背。婴儿和儿童畸形较为少见，婴儿脊柱侧弯常见于男孩，多为左侧弯伴胸椎后凸增大，约80%患儿畸形自动改善[1,2]。儿童脊柱侧弯常见于女孩，可能为胸弯、腰弯或者S形，它具有青少年脊柱侧弯的特征。必须认识到这些畸形都有不同的自然病程，应该妥善治疗。

有很多关于脊柱侧弯手术治疗的骨科文献。现代的脊柱外科技术非常广泛，对于这些严重的畸形都可以获得很好的矫正。即便如此，每个患者对于经治医生、和患者的家人都是极大的挑战。应该和患者家属讨论所有的治疗措施、备选方案以及最终的结果。医护人员、家属都应该了解所有可能的问题，这是治疗获得成功的关键。

对于婴儿和儿童脊柱侧弯等早发性脊柱侧弯，手术治疗的首要目的在于矫正畸形、改善肺功能从而促进脊柱和肺的发育。对于骨骼发育不成熟的患儿进行脊柱融合可能导致严重的躯干不对称，曲轴现象和影响肺功能。目前也出现了新的一些非融合方法例如前方凸侧U形钉、垂直可延长钛肋骨（VEPTR）、生长棒和生长经椎弓根螺钉系统等。所有的这些系统都有其优缺点，我们将在下文进行讨论。

根据畸形的严重程度和患者的期望值，青少年脊柱侧弯的手术治疗有不同的方向考虑。有证据显示，10岁以后发生的轻中度畸形并不会严重影响肺功能和导致脊髓压迫。但是这种畸形会导致患者严重的心理问题，也会因为腰背痛而导致残疾，从而极大地影响患者的生活质量。因此，必须及早发现并矫正Cobb角40°以上的畸形。

躯干扭曲、合并症和美观要求都增加了治疗的复杂性。对于每个患者都要评估风险收益。对于严重的青少年侧弯，治疗的基本出发点是改善心肺功能，至少能够阻止畸形进一步发展。

特发性脊柱侧弯的手术治疗适应证

特发性脊柱侧弯的一般手术适应证包括：

- 保守治疗无效
- 畸形加重
- 外观
- 疼痛
- 骨骼未发育成熟患者畸形超过50°，骨骼发育成熟患者畸形超过40°
- 心肺功能异常

术前评估

术前医学评估的目的在于确认畸形为真正的特发性畸形，发现可能影响疗效的合并症，制定周密的术前计划。患者的病史记录应该包括脊柱畸形诊断的年龄、家族史、相关主诉、神经学异常和其他医学情况。必须记录女孩的初潮时间和男孩的第二性征。应该对患者进行全面的体格检查，评估前后躯干不对称，皮肤情况（牛奶咖啡斑、毛斑、皮肤凹陷等），一般形态（爪形足、爪形趾、肢体不等长）。神经学评估应该包括脑神经检查、反射、肌力测试和反射异常。

脊柱和骨盆的站立位正侧位 X 线片可用于正确评估整个脊柱畸形。从 X 线片中可以测量 Cobb 角、脊柱旋转、骨龄、矢状面排列和畸形的结构。应用往左侧及右侧最大倾斜（弯曲测试）的功能位 X 线片（前后位投射）、前方和矢状面支点测试和牵拉位 X 线片可以评估主弯和次弯的可矫正程度。

CT 可以准确地辨识脊柱的解剖和旋转，对于特发性脊柱侧弯中应用并不多，但是该检查有助于鉴别特发性和先天性脊柱侧弯。

MR 是一种非侵袭性的检查方法，可以发现椎管内异常和肿瘤。适用于有神经损伤、过度后凸、左侧弯患者以及所有的婴儿和儿童特发性侧弯。

此外，可以根据临床的需要以及医生的个人习惯，选用其他的检查手段，例如骨扫描、云纹照相、椎间盘造影等。

婴儿特发性脊柱侧弯的手术治疗

进行性加重的婴儿特发性脊柱侧弯如果不给予治疗可能会致命。由于胸椎和肺生长较差，可能会增加病痛和病死率，这称之为"胸椎功能不全综合征"[3]。如果婴儿脊柱侧弯进行性加重，超过 40°，肋椎角差超过 20°，应该进行手术。对于婴儿脊柱侧弯，手术治疗的终极目的是维持脊柱的生长，以

及胸和肺的发育。手术治疗的选择包括原位融合、凸侧半骨骺固定术、VEPTR 和生长棒等。

根据患者的年龄决定手术方案。原位脊柱融合作为阻止畸形发展的手段目前应用不多。对于骨骼发育不成熟的患儿单纯进行后方融合可能会因为脊柱前方的生长而导致弧度的加重，这就是所谓的"曲轴现象"。有证据表明，对于 Risser 征 0 度和 Y 形软骨未封闭的患儿早期进行融合很可能会出现术后畸形加重[4]。同时进行前后融合可以预防"曲轴现象"，但是如果对于 5 岁以下的患儿进行该手术，又可能严重影响胸廓和脊柱的发育。

有人提倡通过前方半骨骺固定术阻滞凸侧生长来治疗婴儿特发性脊柱侧弯。通过胸腔镜下微创植入凸侧 U 形钉治疗婴儿特发性脊柱侧弯，其临床结果令人关注。39 例青少年脊柱侧弯患者接受了椎体 U 形钉固定术（26 例患者进行单曲线 U 形钉固定，13 例患者进行双曲线 U 形钉固定），生长发育中的患儿畸形加重 10° 或以上，有 1 例患者出现严重并发症，有 5 例患者出现轻微并发症[5]。作者没有使用该技术治疗早发性脊柱侧弯患者。

Campbell 提出了胸椎畸形矫形和肺发育不良的治疗的概念。VEPTR 主要用于外来侧弯和先天性肋骨异常的患者[3]，关于该技术用于婴儿特发性脊柱侧弯的数据有限，应该注意可能产生的并发症。

最常用的非融合方法是后方脊柱固定结合双生长棒。Akbarnia 等提出并详细阐述了双生长棒固定技术[6]。在上下固定区域进行骨膜下剥离，植入钉、钩。在近端，钉钩以爪的样式植入，内植物的尾端用钉和钩固定。作者把这些部位称为内固定系统的"地基"。在两端皮下或肌肉下插入预弯的棒，在胸腰段用连接器连接，在"地基"区域进行有限的融合。在术后需要使用支具固定，每 6 个月在连接器之间插入延伸器对于整个装置进行延长。

生长研究小组（Growing Study Group）发表了对于 23 例婴儿特发性脊柱侧弯随访 2 年以上的结果，这些患儿接受手术的平均年龄是 5.4 岁，术前

主弯 Cobb 角平均 82°，术后平均 38°，最后随访时平均 36°。这组患者身高平均增加 6.6 cm，每年平均增加 1.21 cm。有 7 例患者最终融合以后在治疗期间脊柱生长约 11.8 cm。随访期间 11 例患者出现 13 个并发症[7]。

2006 年，生长研究小组发表了 48 例早发脊柱侧弯患者应用双生长棒治疗 2 年以后并发症发生的情况[8]。29 例患者出现 55 个并发症，有 23 个进行了计划外的翻修手术。并发症分为切口相关问题、内植物相关问题、对线不良和一般并发症。翻修手术的最常见原因为切口问题，需要进行大的手术治疗。内植物相关的问题可能在延长时碰到。显然，治疗时间越长，并发症比治疗间隔时间短的患者多。作者得出结论，双生长棒技术并发症发生率高，但所有并发症都是可以处理的。

在一篇最近的论文中，Flynn 等进行了一项包含 58 例患者的多中心研究，这些患者使用生长棒治疗达到了骨骼发育成熟，而更年轻的患者进行了最后的融合。58 例患者中，53 例最终融合，3 例保留生长棒进行观察，1 例内植物取出，1 例由于神经学问题融合终止。多数患者（60%）融合的节段数量超过生长棒横跨的节段数。在治疗结束时，绝大多数患者取出生长棒进行最后固定融合，畸形矫正小于 50%[9]。

婴儿特发性脊柱侧弯的手术治疗仍然是一个很有挑战性的问题，需要进一步的研究。新的手术方法侵袭性应该更小，矫正效果、胸廓和肺生长更好，并发症更少。

儿童特发性脊柱侧弯的手术治疗

儿童特发性脊柱侧弯有很大的可能性加重。对于这类患者应该进行手术治疗。手术的主要适应证有，支具治疗失败，畸形发展迅速，Cobb 角超过 50°。在决定治疗方法时必须记住：首先，对于生长中的小孩，手术治疗目标为持续的脊柱和胸廓生长和正常的肺功能，早期融合可能导致脊柱和胸廓

缩短，肺发育不良。Winter 提出了一个计算脊柱可能缩短的公式，融合椎体数目乘以 0.7 mm，再乘以预测脊柱生长可能年数[10]。这点有必要和家属进行充分的讨论，以便家属更好地理解治疗方案。

其次，对于骨骼发育不成熟的患者进行脊柱后方融合会栓紧脊柱而椎体前部持续生长（"曲轴现象"），同时进行前方的融合[11]或者进行节段性椎弓根螺钉的固定[12]，可以预防这种情况的发生。

目前，对于儿童脊柱侧弯标准的治疗方法是非融合手术。最常采用的手术方法是后方固定加生长棒系统，同时进行前方的松解，凸侧生长阻滞以避免"曲轴现象"。标准的生长棒技术同样也用于婴儿脊柱侧弯的治疗，包括近端和远端的"地基"，对于生长中患儿，每 6~12 个月进行逐步的延长是一个标准的方法。该技术相关问题包括由于牵开而导致平背、需要经常进行手术和内植物失败。

双棒技术是最新一代生长棒系统。使用椎弓根螺钉、顶椎融合、理解脊柱侧弯的自然病史有助于改善临床疗效，但是结果仍然未尽人意[13]。

Luque 等建议使用多节段的推车样（trolley like）生长系统[14]。这是第一个不需要进行延长手术的多节段生长系统。用椎板下钢丝和棒固定脊柱。该手术的主要并发症包括椎板下钢丝操作风险、常见的自发性融合、钢丝断裂等[15]。

McCarthy 提出了 Shilla 技术[16]。该方法在顶椎进行后路经椎弓根固定融合，其他植入的螺钉没有锁定到棒上。这个方法的基本原则在于用邻近节段延长来控制畸形顶椎。在最近一项包含 40 例患者的队列研究中，McCarthy 报道了 2~6 年的随访结果，有 18 例患者出现了需要翻修手术的并发症。作者得出结论认为 Shilla 技术是一个有效的生长引导技术[17]。

从 2000 年开始，我们使用由本章第一作者开发的一种生长经椎弓根多节段系统。该技术适用于 10 岁以下、Risser 0 度骨骼发育未成熟、畸形不超过 90° 的患儿。手术分两期进行，第一期先进行前方凸侧生长阻滞以避免出现曲轴现象，并进行前方

的松解；第二期常在同日进行，进行后路经椎弓根固定（图 20.1A~L）。我们采用去旋转的方式矫正畸形，根据残留生长能力使用基底和内侧固定的方式。如果预测患者的生长能力超过 4 cm，则锁定 2 枚内侧螺钉和横连接棒，其他螺钉不锁紧以便棒可以随着患者的生长而滑动。如果预计患者的生长小于 4 cm，我们使用基底固定的方式，在固定区的下部，把 4 枚螺钉锁定到棒上，保留一部分固定棒以备以后生长。在手术后建议使用坚强的支具固定。骨骼发育成熟以后，我们锁定螺钉，并用胸廓成形切下的肋骨进行后方融合（图 20.1）。

我们对于 33 例儿童脊柱侧弯随访超过 4 年，所有患者均采用前述方法进行手术。术前 Cobb 角平均 69°，术后即刻平均为 21°，最后随访时为 23°。随访期间固定脊柱平均生长为 32 mm，有 2 例患者螺钉拔出，2 例患者出现"追加现象"（adding-on），1 例螺钉断裂，1 例患者畸形矫正丢失超过 10º，1 例患者由于棒的长度不够而进行更换。没有出现神经并发症或者切口感染[18]。

对于 90° 以上的严重侧弯和后凸畸形，使用 halo 重力牵引。全麻下置入 6~8 枚钉，然后连接 halo 重力牵引，患者每天进行纵向牵引[19]。应用该技术可以逐步矫正畸形，增加手术矫正的安全性，降低神经并发症的发生率，改善肺功能。在治疗过程中可能出现固定钉相关的问题和颅脑神经问题，因此应该注意观察。我们医院采用的方法是在前路松解之前或者之后进行 halo 骨盆或 halo 股骨牵引。在获得计划的矫正以后，进行后路的固定和融合（图 20.2）[20]。

对于 8~10 岁，严重的僵硬 90º 以上的脊柱畸形，应该考虑进行前后路脊柱融合术。两个手术一般在同一天进行，但是如果有禁忌证或者合并证，两个手术可以分期进行，当中间隔 5~7 天。前路松解手术可以内镜下进行，也可以切开手术下进行。有必要固定上、下中和椎以避免固定区以下的畸形加重——"追加现象"[21,22]。为了获得更好的畸形矫正，最好使用椎弓根螺钉固定。如果椎弓根的尺寸太小，可以考虑使用椎弓根钩。由于儿童脊柱侧弯患者仍然可以持续生长，因此有必要使用自体骨以获得坚固的融合，有时候也可以同时加用异体骨植骨。

除了早期的固定和融合以外，也可以考虑采用调节生长的方法进行治疗。生长阻滞以后用 U 形钉固定凸侧椎间盘以获得畸形的自动矫正，这是目前的治疗趋势[23]。但是该技术矫正的效果有限，因

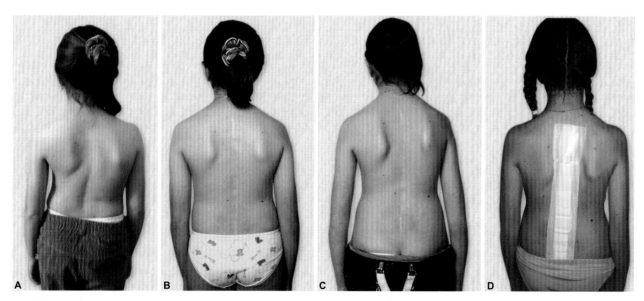

图 20.1　图片显示患有儿童特发性脊柱侧弯的患者；A. 术前外观；B. 前方凸侧生长阻滞和后方使用经椎弓根生长系统进行脊柱固定 1 年以后；C. 术后 5 年；D. 术后 5 年，她接受了最后融合并进行了凸侧胸廓成形术

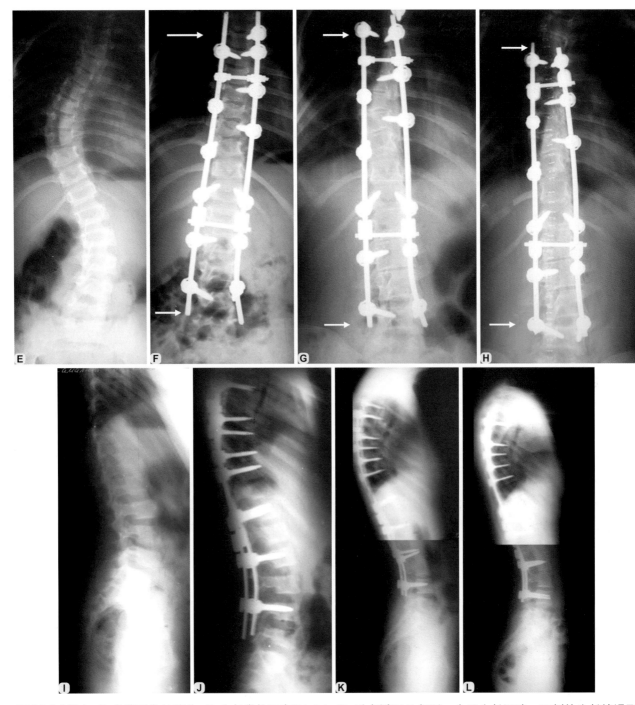

图 20.1（续） E. 术前正位 X 线片；F. 生长脊柱固定 T4-L4；G. 手术矫正 5 年后，由于生长迅速，凹侧的生长棒退到上方螺钉以外；H. 手术 5 年后，更换棒并进行最终的融合。白色箭头提示治疗前后棒长度的差别；I~L. 随访时矢状面脊柱的突起。由于去旋转和经椎弓根固定，术前的后图减少获得改善

此主要适用于轻度畸形（Cobb 角 25°~30°），但是精确的手术适应证并不明确。因此需要更多经验的积累和随访。

另外一个选择是前路凸侧栓系技术：在椎体内植入椎体螺钉然后用软性系绳连接，收紧系绳可以使凸侧缩短，椎间盘保持完好，理论上保留有限的脊柱活动。该技术的有效性有待于将来的临床工作验证。

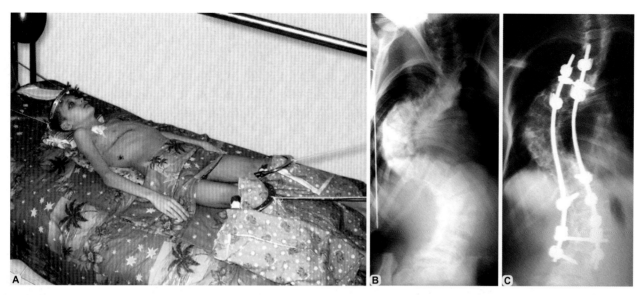

图 20.2　严重儿童脊柱侧弯患者。A. 前方松解术后 Halo- 股骨牵引；B. 术前正位片；C. 后路脊柱融合

青少年脊柱侧弯的手术治疗

青少年特发性脊柱侧弯是最常见的脊柱畸形。畸形在 10 岁后起病，发病率约 2%~3%。对于 Cobb 角 40°以上的骨骼发育成熟的患者，如果发展迅速，不能耐受支具治疗，则应该进行手术治疗。

为了指导治疗，获得更好的疗效，出现了许多关于青少年特发性脊柱侧弯的分型。1983 年，King 提出了一种分型，并被逐步广泛采用[24]。这个分型系统只分析了畸形的冠状面情况，在哈氏棒时代非常流行。这个分型把曲线分为 5 种类型。实际上，在 20 年内这个分型是脊柱侧弯分型的金标准，但是观察者间的可靠性欠佳[25]。

2001 年，Lenke 等提出了青少年特发性脊柱侧弯的新的分型。这个分型系统分析了冠状面和矢状面的曲线，考虑了曲线的弹性，也评估了次要的曲线。这个分型比 King 分型更可靠，更适合现代的多节段固定[26]。

曲线分型的第一步是根据表 20.1 界定曲线的类型（结构性和非结构性），结构性侧弯是在侧弯功能 X 线片测量超过 25º 的畸形。共有 6 种曲线的类型（图 20.3），前后位片上，经过骶骨中点的垂直线为骶骨垂直平分线（CVSL），主要用于评估腰椎的偏移（A、B、C 矫正因素），而且该分型还提出了矢状面的矫正因素（图 20.3）。

治疗指南

Ⅰ 型

青少年脊柱侧弯畸形的最常见类型。手术治疗包括对于主胸弯进行选择性的融合，可以同时进行前方或者后方的固定。后方内植物包括螺钉、钩或者钢丝。近端常融合到 T3-T5，远端到被 CSVL 切割的最后一个椎体（图 20.4）。前路最好的适应证是 Cobb 角 40°~70°，伴有平背的患者（图 20.5）。对于前路内固定，建议从上端椎固定到下端椎。对于僵硬的胸椎畸形，可以进行切开或者内镜辅助前路松解术。

Ⅱ 型

这一类型的畸形为结构性主胸弯和上胸椎弯，左侧肩膀抬高是这一类型的特征。对于这一类型，必须同时固定两个结构性畸形（图 20.6），治疗的目的在于纠正畸形、恢复双肩等高。对于这类畸形，建议进行后方的固定融合。

Ⅲ 型

胸椎和腰椎曲线有相同的特征，都是结构性畸形。近端曲线是非结构性的。如果胸腰段存在后凸，则畸形应该作为双主弯进行治疗。由于两个弧

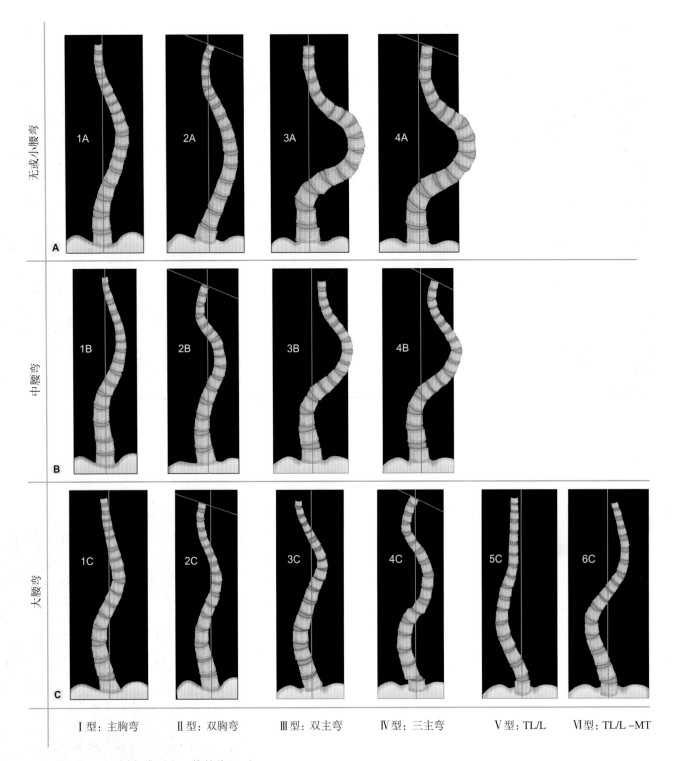

无或小腰弯

1A 2A 3A 4A

中腰弯

1B 2B 3B 4B

大腰弯

1C 2C 3C 4C 5C 6C

Ⅰ型：主胸弯 Ⅱ型：双胸弯 Ⅲ型：双主弯 Ⅳ型：三主弯 Ⅴ型：TL/L Ⅵ型：TL/L –MT

图 20.3 Lenke 侧弯分型和腰椎的修正型

度互相代偿而获得平衡，因此多数情况下没有躯干的失代偿。对于这一类型的畸形，最好进行后路固定矫正（图 20.7）。固定的上端在 T3-T5，而下端在 L3-L4。有些双弧可以选择性地进行融合，先决条件是没有交界性后凸畸形和非主胸弯。

Ⅳ型

这一类型的曲线较少见，包含上胸弯、主胸弯和腰椎结构性曲线。应该考虑进行后路固定。对于

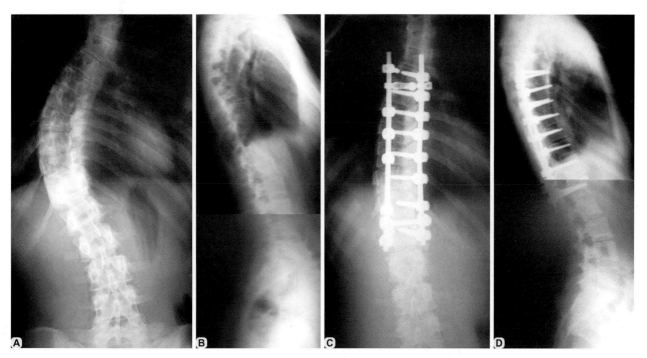

图 20.4　A、B. X 线片提示 Lenke I 型胸椎侧弯；C、D. 患者进行选择性融合，范围 T5–L1

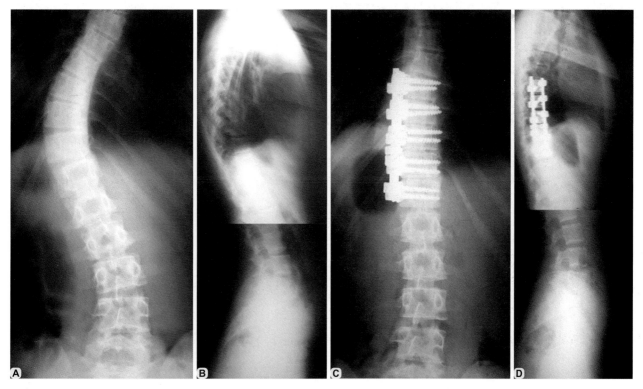

图 20.5　A、B. 患者 X 线片提示 Lenke I 型脊柱侧弯；C、D. 患者进行前路短节段骨与骨的融合，范围 T10–L1

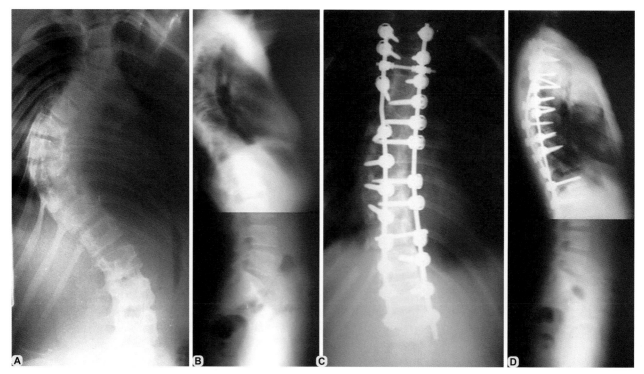

图 20.6　A、B. 患者 X 线片提示双胸弯；C、D. 患者进行后路 T2–L2 融合。术后双侧肩膀等高，冠状面平衡

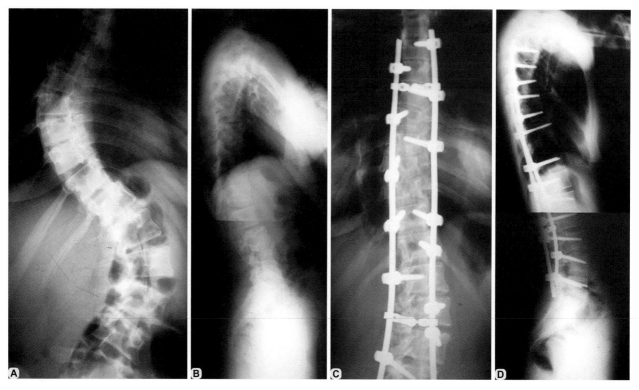

图 20.7　A、B. 患者 X 线片提示 Lenke Ⅲ 型脊柱侧弯；C、D. T4–L5 固定融合矫正了所有的畸形

严重的僵硬的脊柱侧弯需要进行前路的松解，但应用现代的螺钉固定技术和截骨技术，有些患者可以避免前路手术（图 20.8）。近端固定到 T1-T2，远端固定到 L4-L5。

Ⅴ型

胸腰椎畸形，顶椎位于 T12 和 L1。有时候可以是腰弯，顶椎位于 L1-L2 椎间盘到 L4 椎体之间。这一类型的曲线是 C 型弯。手术治疗包括后路（图 20.9）或者前路胸腰椎固定（图 20.10）。非结构性

继发性胸弯常在手术后一年消失。如果进行前路融合，可能由于凸侧压缩而导致腰椎前凸减少，可以应用椎体间融合器避免这种情况。如果选择后路融合，远端固定椎体至少应该比前路更远 1 个椎体。

Ⅵ型

这一类型的侧弯既有结构性胸腰段 / 腰弯，也有结构性胸弯。一般而言，建议后路从 T3-T5 固定到 L3-L4。如果残留的胸椎畸形外观可以接受，双肩等高，也可以考虑进行前路手术（图 20.11）。

表 20.1　Lenke 分型

曲线类型	上胸弯	主胸弯	胸腰段 / 腰弯	描述
Ⅰ	非结构性	结构性	非结构性	主胸弯
Ⅱ	结构性	结构性	非结构性	双胸弯
Ⅲ	非结构性	结构性	非结构性	双主弯
Ⅳ	结构性	结构性	非结构性	三主弯
Ⅴ	非结构性	非结构性	结构性	胸腰段 / 腰弯
Ⅵ	非结构性	结构性	结构性	胸腰段 / 腰弯 - 主胸弯

青少年特发性脊柱侧弯的手术方法

目前，后路器械固定是脊柱侧弯手术的"金标准"。目前有很多的脊柱内植物沿用了 1980 年 Cotrel 和 Dubousset 提出来的多节段固定理念。目前使用的固定物包括钩、钢丝和椎弓根螺钉。螺钉固定使得畸形的矫正非常有效，但是由于椎弓根特别是凸侧椎弓根尺寸较小，对于椎弓根螺钉的使用仍有争议。另外一个担心是，使用坚硬的椎弓根螺钉和固定棒，可能导致脊柱矢状面曲度变小，有些患者需要进行翻修手术。术后残留平背的危险因素包括：术前即有平背畸形、主胸弯较小、使用 5.5 mm 的棒[27]。最近的研究表明，这些并发症的发生可能与手术技术关系更大，而与棒的直径或者类型无关[28]。

现代后路脊柱融合的趋势是短节段选择性固定，这适用于 Lenke Ⅰ型畸形。使用椎弓根螺钉进行短节段融合对于主弯的矫正效果和传统融合手术一样，但是手术时间更短，出血更少[29]。后路脊柱固定手术时可以同时进行凸侧剃刀背切除术，在胸廓成形术中切下的肋骨可以同时进行自体骨的移植。

对于 80° 以上僵硬的严重畸形，如果畸形的弹性少于 50%，骨骼发育未成熟，我们先进行前路的松解，然后进行后路固定。如果有合并疾病而不能进行前路松解，那可以进行后路的脊柱截骨术如 Smith-Peterson、Ponte 或者经椎弓根缩短截骨术。对于严重的脊柱畸形，椎体切除术非常有效，但是技术要求更高，这个手术作为其他创伤较小的手术无效时的最后选择。椎体切除术以脊髓作为矫形铰链的中心，这种拉直脊柱的手术是以脊髓的成角和旋转为代价[30]。

有一项关于儿童患者进行椎体切除术并发症的研究，包含了 84 例初次手术和 63 例再手术的患儿。总体并发症的发生率为 39%，其中神经并发症为 13%，而呼吸道并发症为 26%。没有出现围手术期

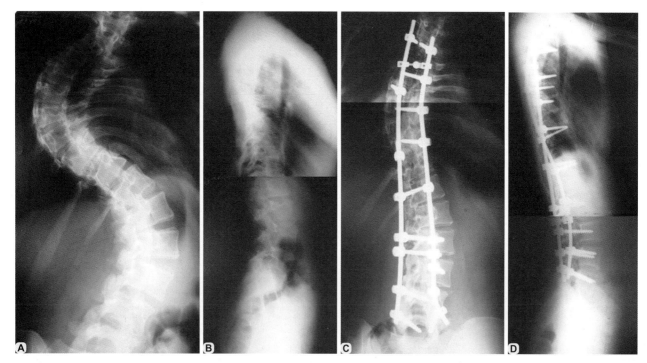

图 20.8　A、B. 患者 X 线片提示 Lenke Ⅳ型侧弯；C、D. 患者进行 T4–L5 固定融合术

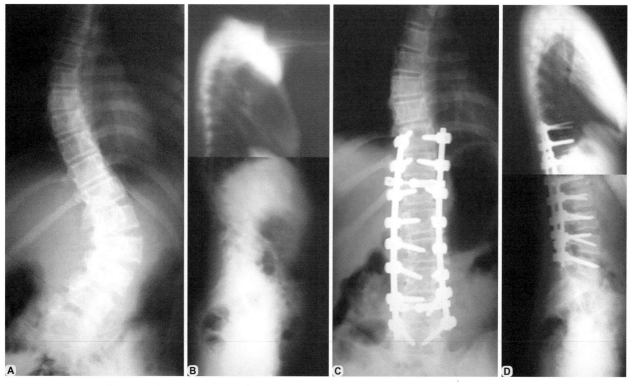

图 20.9　A、B. 患者 X 线片提示 Lenke Ⅴ型侧弯；C、D. 由于胸弯为非结构性侧弯，因此进行了 T10–L5 选择性固定融合术

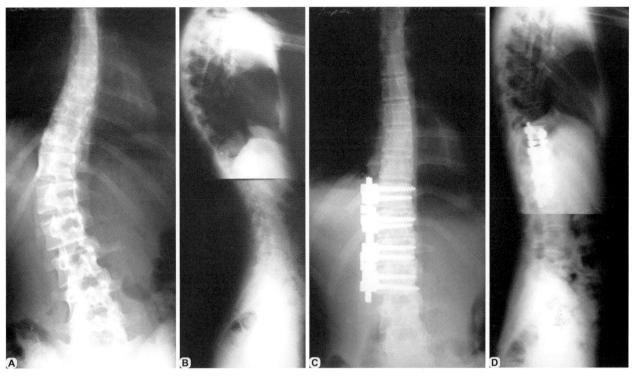

图 20.10　X 线片显示 Lenke V 型畸形的另外选择。A、B. 术前 X 线片显示胸腰段结构性侧弯；C、D. 进行了 T11-L3 固定"骨 - 骨"融合

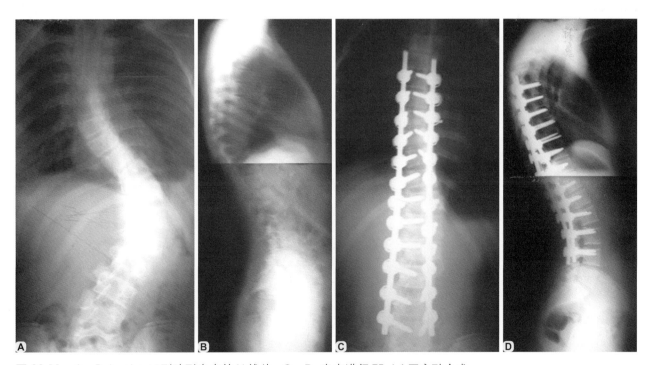

图 20.11　A、B. Lenke VI型畸形患者的 X 线片；C、D. 患者进行 T5-L4 固定融合术

死亡和完全性截瘫。除了 1 例患者以外，其他患者的神经并发症都获得恢复[31]。

前路脊柱固定术是治疗 Lenke Ⅰ型和Ⅴ型畸形的另外选择。相对于标准的后路手术，前路固定融合术有很多的优点，前路融合范围更小，出血更少，交界性后凸畸形危险性减少，融合更快，以牺牲椎间盘的代价获得矢状面弯曲的恢复。同时前路手术也可以降低术后感染的风险。前路手术矫形的力量在于凸侧压缩而缩短，相对于牵开手术，脊髓损伤的风险减少了。前路手术不适用于 Cobb 角超过 70º 的患者，Lenke ⅠC 和ⅤC 型，肺功能不全，先前有过脊柱前方感染或者胸腔手术的病史。

对于前方脊柱融合有很多单棒和双棒的系统，也有很多不同的入路。我们个人的选择是由 R.Gaines 提出的短节段"骨-骨"脊柱融合术，该技术的关键在于切除椎间盘和后纵韧带[32]。切除椎间盘后，只要固定到术前牵拉正位的上下端椎。更多不固定的节段保留了更多的脊柱活动度，患者恢复更快。关于脊柱侧弯术后进行体育活动有一定的争议[33]，但是前路短节段融合后进行不加限制运动的机会更多[32]。

总之，应该根据曲线的类型、手术医生的喜好和训练水平选择合适的手术入路（前路 vs 后路）。融合节段的选择仍然存在一些有争议的问题。然而，医生应该记住，融合节段当然应该越短越好以保留脊柱的功能，但应该足以纠正畸形并避免交界部问题的发生。

并发症

脊柱侧弯手术的并发症可以分为早期和晚期并发症。

早期并发症

对于特发性脊柱侧弯的患者，神经并发症相对少见。术前仔细评估是避免这种并发症的重要手段。我们研究脊柱侧弯研究学会并发症和死亡报告后发现，特发性脊柱侧弯患者出现神经损伤的发生率为 0.9%，在 6 256 例手术中共有 31 例出现神经损伤，其中 12 例为不完全性脊髓损伤，3 例为完全性脊髓损伤，16 例为神经根损伤。我们进行的 573 例手术中，有 4 例完全性脊髓损伤，其中 3 例在术后 1 年部分恢复，而 1 例缺血性脊髓病患者在术后 6 个月仍在康复期。

在严重脊柱畸形，前后路联合手术和明显的后凸畸形都是神经并发症的主要危险因素。为了减少这种危险性，对于不典型的畸形患者（婴儿和儿童曲线，左侧弯和严重后凸畸形），术前应该进行 MRI 检查。但是对于没有神经学异常的典型的脊柱侧弯患者，则不建议进行 MRI 的检查[34]。术中监护是发现和避免脊髓损伤的最有效的方法。感觉和运动电位消除了早期的触发因素，有助于患者的恢复[35]。必须强调的是，运动电位和麻醉药物的使用有关，任何阳性的发现都应该应用 Stagnara "唤醒实验"进行验证。

感染的发生率为 0.5%，再手术率为 5%~10%。有报道，1 250 例特发性脊柱侧弯患者感染发生率为 1.7%[36]，489 例患者感染发生率为 4.7%[37]，其中多数感染为浅表感染。术后感染的危险因素包括糖尿病、类风湿关节炎、免疫抑制性疾病和肥胖。在手术之前应该对于这些危险因素进行治疗，应该通过改变生活方式来降低风险：减肥、相关疾病的控制、术前康复等。术后感染的预防有赖于合适的抗生素的使用。应该选择第一代头孢菌素，在切皮之前 1 小时之内注射。恰当的抗生素剂量非常重要。在脊柱侧弯手术以后放置引流可以预防血肿形成和深部感染。一旦出现切口感染，我们使用抗菌药物，用消毒液体或者特殊的抗菌物进行灌洗。如果保守治疗无效，应该考虑进行清创。我们建议在脊柱固定稳定前保留内固定物。白细胞计数、ESR 和 CRP 是治疗是否成功的标志物，最近的研究表明，降钙素原是检测感染最特异性的指标[38]。

前路手术和剃刀背切除后常出现气胸或血胸，对于这些患者需要放置胸腔引流以加速恢复。乳糜胸是前路手术的并发症，较少见，常可以自行吸收。

早期内固定失败多见于钩和钢丝，常需要进行重新固定。螺钉的使用减少了这些并发症的发生。有一些平背患者或胸腰段交界性后凸患者内固定失败的风险增加，特别是仅仅进行后路固定的患者。

晚期并发症

躯干失代偿是术后晚期发生的问题，多发生在 Lenke 2C 和 3C 型患者[39]。使用现代多节段固定系统进行畸形矫正时，融合部分和非融合部分之间应该有一个平滑的过渡区域。如果固定融合节段选择不得当，下位固定椎体和不固定椎体之间应力增加，可能导致躯干失代偿。为了避免这样的并发症，融合下位椎体应该与 CVSL 交叉（稳定椎）或者高一个椎体，同时应该考虑到患者的危险因素包括年龄、伴有顶椎分离的大胸弯、使用混合固定等[40]。

腰椎前凸丧失是 Lenke 5C 型曲线进行前路固定融合患者典型的并发症[41,42]。如果选取正确的技术，对于特定的患者使用椎体间融合器，可以避免这样的并发症。医生在对于患者进行后路固定矫形术时，应该注意保留腰椎的前凸。

目前，矫正丢失并不常见，随着现代的多节段脊柱固定手术的开展，其发生率降低。矫正丢失多发生在矫正术后 2 年内，随后脊柱达到稳定的状态。矫正丢失的主要原因是假关节形成，后者可能导致断棒、断钉和螺钉移位。如果由于迟发性感染、固定失败而需要取出内固定[43]，可能因为后方融合不佳而导致矫正丢失[44,45]。

移行区的问题：长期的随访表明，基于椎弓根系统固定的脊柱融合可以维持矫形而避免严重的并发症。而最重要的是邻近节段的良好状态。可能影响长期临床结果的主要因素是固定区域以下的椎间盘的命运。融合到 L3 或以下可能导致移行节段疾病，特别是融合到 L4 和 L5 水平的患者。如果 L3 旋转，可能会出现椎间盘的楔形变。前方脊柱融合的融合范围不应该超过端椎，而后方脊柱融合常到达稳定椎，有些作者认为这个问题可能是躯干严重失代偿的主要原因，特别是腰椎侧弯的患者，而其他的作者认为这个原因并不明确，有待将来做更多的评估。

参考文献

1. Ponseti IV, Friedman B. Prognosis in idiopathic scoliosis. J Bone Joint Surg Am. 1950;32:381-95.

2. Ceballos T, Ferrer-Torrelles M, Castillo F, Fernandez-Parderes E. Prognosis in infantile idiopathic scoliosis. J Bone Joint Surg Am. 1950;62:863-75.

3. Campbell RM Jr, Smith MD. Thoracic insufficiency syndrome and exotic scoliosis. J Bone Joint Surg Am. 2007;89 (Suppl 1): 108-22.

4. Sanders JO, Herring JA, Brown RH Posterior arthrodesis and instrumentation in the immature (Risser-grade-0) spine in idiopathic scoliosis. J Bone Joint Surg.Am. 1995;77:39-45.

5. Betz RR, Kim J, D'Andrea LP, Mulcahey LG, Balsara RK, Clements DH. An innovative technique of vertebral body stapling for the treatment of patients with adolescent idiopathic scoliosis: a feseability, safety and utility study. Spine. 2003; 28:S255-65.

6. Akbarnia BA, Marks DS. Instrumentation with limited arthrodesis for the treatment of progressive early onset scoliosis. Spine: State of the Art Reviews. 2000;14:181-9.

7. Akbarnia BA, Marks DS, Boachie-Adjei O, Thompson AG, Asher MA. Dual growing rod technique for the treatment of progressive early onset scoliosis: a multicener study. Spine. 2005; 30 (17

Suppl.):S46-57.

8. Akbarnia BA, Asher MA, Bagherl R, Boachie-Adjei O, Canale S, Kostial PA, Marks D, McCarthy RE, Mendelow MJ, Poe-Kochert C, Sponseller PD, Thompson GH. Complications of dual rod technique in early onset scoliosis: can we identify risk factors? Annual meeting of Scoliosis Research Society: Monterey, CA;2006.

9. Flynn JM, Tomlison LA, Pawelek J, Thompson GH, McCarthey RE, Akbarnia BA. Growing Rod Graduates: Lessons From 58 Patients Who Have Completed Their Lengthenings. Annual meeting of Scoliosis Research Society; Kyoto, Japan;2010.

10. Winter R. Scoliosis and spinal growth. Orthop Rev. 1997;6:17-20.

11. Lapinsky AS, Richards BS. Preventing the crankshaft phenomenon by combining anterior fusion with posterior instrumentation. Does it work? Spine. 1995;20:1392-8.

12. Burton DC, Asher MA, Lai SM. Scoliosis correction maintenance in skeletally immature patients with idiopathic scoliosis. Is anterior fusion really necessary? Spine (Phila Pa 1976.) 2000;25:61-8.

13. Akbarnia BA, Breakwell LM, Marks DS, et al. Dual growing rod technique followed for three to eleven years until final fusion: the effect of frequency of lengthening. Spine 2008;33:984-90.

14. Luque ER, Cardosa A. Treatment of scoliosis without arthrodesis or external support, preliminary report (Abstract). Orthop Trans. 1977;1:37-8.

15. Rinsky LA, Gamble JG, Bleck EE. Segmental instrumentation without fusion in children with progressive scoliosis. J Pediatr Orthop. 1985;5(6):687-90.

16. McCarthy R, Luhmann S, Lenke L. Greater than two year follow-up Shilla Growth Enhancing System for the Treatment of Scoliosis in Children. Abstracts from:The 2nd International Congress on Early Onset Scoliosis and Growing Spine. Montréal, Québec; 2008.

17. McCarthy R, McCullough F. Growth Guidance Procedure in EOS: Do They Work? Abstracts from: Interanational Meeting on Advansed Spine Techniques. Copenhagen, Denmark; 2011.

18. Mesentsev A., Petrenko D. Growing Polysegmental Construct in the treatment of Juvenile Idiopathic Scoliosis Abstracts from:The 2nd International Congress on Early Onset Scoliosis and Growing Spine, November 7-8, 2008 Montréal, Québec.

19. Botte MJ, Bryne TP, Abrams RA, Grafin S R. Halo skeletal fixation: Techniques of application and prevention complication. Jour. of American Orthopedic Surgeons. 1996;4:44-53.

20. МезенцевА.О., Петренко Д.Є.,Барков О.О Порівняльний аналіз дистракційного ефекту галоапарату та інтраопераційної дистракції при хірургічному лікуванні тяжких сколіотичних деформації хребта. Ортопедия, травматология и протезирование 2008; 4:84-8.

21. Holocomb GW, Mencio GA, Green NE. Video-assisted thoracoscopic diskektomy and fusion. J Ped Surg. 1997; 32:1220-2.

22. Newton PO, Wenger DR, Mubarak SJ, Meyer RS. Anterior release and fusion in pediatric spinal deformity. A comparison of early outcome and cost of thoracoscopy and open thoracotomy approaches. Spine. 1997;22:1398-406.

23. Bertz RR, D'Andrea LP, Mulcuhey MJ, Chafetz R.S. Vertebral body stapling procedure for the treatment of scoliosis in the growing child. Clin Ortop Relat. Res. 2005;434:55-60.

24. King HA, Moe JE, Bradford DS, Winter RB. The selection of fusion levels on thoracic idiopathic scoliosis. J Bone and Joint Surg (Am). 1983;65:1302-13.

25. Lenke LG, Betz RR, Bridwell KH, et al. Intraobserver and interobserver reliability of the classification of thoracic adolescent idiopathic scoliosis. J Bone Joint Surg Am. 1998;80A(8):1097-106.

26. Lenke LG, Betz RR, Harms J, et al. Adolescent idiopathic scoliosis: a new classification to determine extent of spinal arthrodesis. J Bone Joint Surg Am. 2001;83A(8):1169-181.

27. Fletcher N, Hopkins J, McClung A, Brown R, Sucato DJ. Residual thoracic hypokyphosis following posterior spinal fusion in adolescent idiopathic scoliosis: Risk Factors and Clinical Ramifications. Annual Meeting of Scoliosis Research Society; Kyoto, Japan;2010.

28. Ozturk C, Alanay A, karadeniz E, Balioglu MB, Hamzaoglu A. Kyphosis restoration or maintenance with Lenke Type I scoliosis treated by pedicular screw constructs: is it really impossible by using 5.5 mm titanium rods? Abstracts from: International Meeting on Advanced Spine Techniques. Copenhagen, Denmark; 2011.

29. Matsumoto M, Watanabe K, Hosogane N, Okada E, Chiba K, Toyama Y. Short fusion for Lenke Type I thoracic curve using pedicle screw fixation Abstracts from: International Meeting on Advanced Spine Techniques, Copenhagen, Denmark; 2011.

30. Xie J, Wang Y, Zhang Y, Zhao Z. Posterior vertebral column resection for correction of severe rigid spinal deformity. Annual Meeting of Scoliosis Research Society: Kyoto, Japan;2010.

31. Newton PO, Lenke LG, Shufflebarger HL, Sucato DJ, Emans JB, Sponseller PD, Shah SA, Bastrom T. Perioperative complications of pediatric vertebral column resections. Annual Meeting of Scoliosis Research Society: Kyoto, Japan;2010.

32. Brodner W, Yue WM, Moller HB, Gaines RW. Short Segment Bone-on-Bone Instrumentation for Single Curve Idiopathic Scoliosis. Spine 28(205):S224–33.

33. Rubery PT, Bradford DS. Athletic activity after spinal surgery in children and adolescents. Results of survey. Spine. 2002;27:423-7.

34. Winter RB, Lonstein JE, Heithoff KB, Kirkham JA. Magnetic resonance imaging evaluation of the adolescent patient with idiopathic scoliosis before spinal instrumentation and fusion. A prospective, double-blinded study of 140 patients. Spine. 1997; 22:855-8.

35. Pahys JM, Guille JT, D'Andrea LP et al. Neurologic injury in the surgical treatment of idiopathic scoliosis: guidelines for assessment and management. J Am Acad Orthop Surg. 2009;17:426-34.

36. Clark C, Shufllebarger H, Late-developed infection in instrumented idiopathic scoliosis. Spine. 1999; 24:1909-12.

37. Richards B, Emara K. Delayed infections after posterior TSRH instrumentation for idiopathic scoliosis: revisited. Spine. 2001;26:1990-6.

38. Cronk K, Martirosyan N, Theodore. N. Procalcitonin as an early markr for postoperative infection for cases of elective spinal surgery Abstracts from: International Meeting on Advanced Spine Techniques, July 13-16, 2011, Copenhagen, Denmark.

39. Roye DP, Farcy JP, Rickert JP, Godfried D. Results of the spinal instrumentation of adolescent idiopathic scoliosis by King type. Spine. 1992; 17 (Suppl.): 270-3.

40. Hwang SW, Marks MC, Bastrom T, Newton PO, Betz RR, Cahill PJ. Factor associated with loss of coronal deformity correction in patients with AIS. Annual Meeting of Scoliosis Research Society: 2010 Sep. 23; Kyoto, Japan.

41. Lowe TG, Peters JD. Anterior spinal fusion with Zielke instrumentation for idiopathic scoliosis. A frontal and sagittal curve analysis in 36 patients. Spine. 1993;18:423-6.

42. Moskowitz A, Trommanhauser S. Surgical and clinical results of scoliosis surgery using Zielke instrumentation. Spine. 1993; 18:2444-51.

43. Richards BC. Delayed infection followed posterior spinal instrumentation for the treatment of idiopathic scoliosis. J. Bone and Joint Surg (Am). 1995;77:524-9.

44. Padua R, Padua S, Aulisa L, Ceccarelli C, Padua L, Romanini E, Zanoli G, Campi A. Patient outcomes after Harrington instrumentations for idiopathic scoliosis: a 15- to 28-year evaluation. Spine. 2001; 26:1268-73.

45. Dobbs MB, Lenke LG, Bridwell KH. Cureve patterns in infantile and juvenile idiopathic scolisis.

第21章

青少年特发性脊柱侧凸后路矫形技术

Suken A Shah

译者：刘铁　海涌

简介

特发性脊柱侧凸是一种三维畸形：冠状面上发生侧方偏移、矢状面上胸后凸减小、轴状面上出现旋转。随着椎弓根螺钉内及现代矫形技术应用越来越广泛，有可能真正实现脊柱畸形的三维矫正。也就是说，对于典型的胸弯型青少年特发性脊柱侧凸，进行冠状面满意的矫正，恢复胸椎后凸，并且可以通过提起凹侧胸廓，减小凸侧肋骨隆凸，从而对扭曲的胸椎进行重新排列，而不需要额外行胸廓成形术。没有一种矫形技术能适用于所有的脊柱矫形。仔细地进行术前计划发挥内固定物的最大作用，并且在术中观察矫正情况，这些细节对成功治疗是必要的。需要考虑的因素包括：脊柱的柔韧性、内固定物材料的特性、计划采用的内固定的类型和拟采取的减压技术。关于脊柱柔韧性，我们需要估计可能矫正多少或是必须矫正多少。冠状面和矢状面的柔韧性都需要考虑在内。通过单纯的后路技术改善胸椎后凸减小或胸椎侧前凸畸形通常十分困难。在达到必要的矫正效果时，是否需要进行松解？如果需要松解，选择何种松解方式？使用单纯棘间韧带切除联合关节突切除术就已经足够，还是需要某种截骨术？矫形操作通常对柔韧的脊柱有作用，僵硬的脊柱将会对抗所有矫形的操作，除非联合应用合适的松解技术。

内植物特性

在术前计划中考虑内植物的特性是很重要的。通过改变棒的直径和性质，外科医生能够将棒的刚度与侧凸脊柱的刚度或骨的特性相匹配。不锈钢在脊柱矫形方面有明显的优势。不锈钢的刚度和强度有助于应用棒对脊柱进行矫形，这是因为在手术过程中会产生较强的矫形力，而棒变形的可能性较低。例如，对于僵硬性胸椎侧前凸来说，不锈钢棒要比钛合金棒能够提供更大的矫形力进行冠状面和矢状面矫形。而钛合金棒将会在矫形时发生形变，从而使矫形能力更小。但是，当棒的刚度过强时会发生如下情况：如果棒的刚度超出了骨-内植物接触面的刚度，则可能出现内植物拔出。不锈钢弯曲的特性允许进行原位弯棒来矫正复杂冠状面及矢状面畸形，这是由于其塑形时产生形变很小，而钛合金则不同。尽管不锈钢的刚度及强度比钛合金高，但钛合金弹性更大，一旦内植物装置被组装起来，两种材料均可采用，因为结构刚度也依赖于内植物数量和种类。

钛合金在影像、感染、腐蚀和敏感性等方面有其他显著优势[1,2]。因为钛合金的伪影小，术后CT和磁共振影像检查图像质量好，这使它比不锈钢更加常用，尤其是在椎管内结构的辨别或评估临近节段退变等方面，有助于做出临床决策。某些中心倾向使用钛合金是因为其更能抵抗感染，在其表面不

易形成细菌性多糖 - 蛋白质复合物，避免隐藏引起迟发性深部感染的微生物。除此之外，表面成分及离子电荷与成骨细胞有更好的相容性[3]。体外腐蚀研究表明钛合金结构较少出现腐蚀现象，这也是减少感染的一个因素，因为被植入者的免疫反应较为温和。此外，钛合金对于不锈钢成分中的镍过敏的患者是较好的选择。

偏爱使用钛合金植入物的外科医生，经常对其较差的强度和刚度而感到失望。钴铬合金棒实现了两者的满意的结合。钴铬合金的特性接近于相同直径的不锈钢并且能够与钛合金脊柱固定钉兼容。因此，习惯使用钛合金内固定物的外科医生，在使用钴铬合金的棒时就不会牺牲其矫形力。其他可能在未来投入使用的材料包括镍钛合金和动态棒。镍钛合金是一种超弹性钛合金，具有记忆功能。动态棒由聚乙烯聚合物或聚醚醚酮构成。

通过棒的合理预弯和塑形能矫正大多数的畸形。矫形时可同时应用很多复位技术。当只有一个棒已置入时，则可以进行最有效的复位操作。第二个棒能增加稳定性，并且防止出现疲劳断裂。偶尔会需要临时棒或工作棒辅助矫形。这些工作棒将通常安装在矫正棒或主棒的对侧。在三柱截骨矫形术，矢状节段不稳定的较大弯曲或包含不同矢状位的长弯是使用临时或工作棒的指征。

为达到畸形矫正所采用的技术很大程度上依赖于用于固定的脊柱内植物。使用第一代内植物的复位技术是通过使用非节段钩（Harrington），并将其局限在多个节段进行整体撑开，矫正了冠状面畸形，而牺牲了矢状面畸形的矫正。第二代内植物系统使用了"节段钩"结构（Cotrel-Dubousset），允许在畸形的撑开和加压过程中保留一些弹性[4]。尽管还有许多其他的选择，可以实现脊柱畸形的矫正，但是基于钩和钢丝的系统还存在一些严重问题。首先，即使是"节段钩"系统也无法达到真正的节段（所有节段）固定，同时钩和钢丝结构无法提供坚强的内固定，并无法完全控制椎体节段。目前使用的椎弓根螺钉系统可以真正控制每个脊椎节

段从而实现脊柱节段性固定。现在随着节段矫形内固定的发展，对畸形进行充分松解可以有效发挥内固定的矫形作用。矫形操作设计的创新需要考虑到在复位过程中脊柱的反应，以及外科医生试图实现完全矫形所做的不懈的努力。

手术所使用的椎体内植物装置的类型也将主导或影响复位策略。单轴、单平面、多轴的复位螺钉、钩和钢丝将有助于形成特定的矫形策略。内植入物的类型与其在结构中的位置应当在术前计划阶段加以考虑。

矫形操作

本文包括多种脊柱矫形的过程中可以单独使用或联合使用的技术和操作。脊柱侧凸矫形技术曾经一度受到内植入物或矫形理论的限制，而现在可以使用多种技术实现畸形的矫正。并不是每一种技术对于各种患者都能取得同样好的效果，因此，脊柱侧凸矫形的成功依赖于充分的脊柱松解和外科医生矫形的技能和经验。

加压-撑开

凹侧棒撑开可以减少侧凸。在胸椎进行撑开操作会增加胸后凸，而胸椎后凸恰恰是外科医生希望得到的结果，因为特发性脊柱侧凸常常合并胸后凸丢失。加压可以矫正胸椎过度后凸。同样，在腰椎侧凸中对凸侧棒进行加压，能够矫正侧凸并且恢复或保持腰前凸。当加压-撑开作为主要的矫形操作时，应牢记这些技术产生的后凸和前凸作用，这对于避免脊柱矢状面失平衡是十分重要的。但是当双侧棒已经安放并适当预弯后，加压-撑开对复位效果进行微调时，节段内矢状面的加压和撑开产生的效果可以忽略。这种节段性微调可通过使用双侧、节段性的椎弓根螺钉进行加强。这种技术可能产生的副作用是向邻近节段尤其是非固定节段传递非对称性应力，导致交界区域排列不良。用力过大会使内植物松动。固定角度或单轴螺钉不适用于此技

术，因为它们穿过椎弓根或当钉棒锁紧时，螺钉有回复至原位倾向（加压或撑开前），并且，螺钉与棒必须垂直以确保安全连接。单平面或多轴螺钉在加压-撑开操作很有效。在使用胸椎撑开对典型后凸减小的 AIS 进行矫形时，关节突关节及黄韧带的充分松解使矫形更加有效，但是操作时应当多加小心。

旋棒操作（Rod Derotation Manneuve）

应用 Cotrel 和 Dubousset 经典的"去旋转"操作可处理典型的胸椎侧前凸。将按照冠状面畸形预弯的棒安装在凹侧螺钉上[4]，确保固定螺帽在螺钉尾内，但是不要拧紧，旋棒到正确位置，然后，安装第二根棒。这项技术的理论依据是将冠状面上侧凸转变为矢状面正常的生理弧度。考虑到胸椎弯曲经常出现胸后凸减小，这种操作通常能够矫正冠状面畸形并且恢复正常胸后凸。该技术的要点中最重要的是，当使用这种"整体"去旋转操作时，去旋转真正意味着顶点的侧方移位和重新定位。除此之外，预期的矢状面曲线很少与冠状面的脊柱侧凸畸形相一致。因此，将冠状面畸形转变为后凸或前凸会出现错误定位。除此之外，棒必须足够硬以维持其弯曲的形态，骨骼必须足够坚强能够抗螺钉拔出，脊柱必须足够柔韧能够完成随后的旋转。此种技术不适合使用钛合金棒。钛合金棒比不锈钢棒更加柔软并且有弯曲变形和植入前制作的矢状位弯曲丢失的趋势。

Cotrel-Dubousset 手术的支持者相信旋棒操作可以矫正脊柱侧凸，后来通过对患者进行术前及术后 CT 平扫得到证实。Labelle 等在术中使用了三维数字转换器，并且表明 Cotrel-Dubousset 旋棒操作能够实现冠状面及矢状面的矫形，但是几乎没有轴状面去旋转。钩和钢丝固定缺乏使脊柱去旋转的能力，这是因为其作用力在即时旋转轴的后方，并且即时力臂不足以产生足够的扭矩。如果不进行前路椎间盘切除和胸廓成形术，实现真正的脊柱轴面旋转矫正，并且最终减少胸段或胸腰段的显著凸出将

十分困难。

原位弯棒

使用合适的工具在冠状面及矢状面原位弯棒能够改善脊柱排列。这是一种非常有用的技术，如果在旋棒时同时进行弯棒，可以用来重建冠状面弯曲。一旦所有螺钉或钩与棒连接后，改变冠状面形态将更加简单，比改变矢状面更容易。在棒与螺钉连接困难时，原位矢状位折弯器通常在安装棒时十分有用。矢状面折弯器通常在重塑腰前凸时也十分有用。应用这些技术时，要非常小心，以防出现严重的内植物置入失败。在使用钩进行脊椎固定时尤其需要注意。在原位弯棒时使用钛合金棒可能会导致失效，因为在实施此项技术时，钛合金棒需要更多的形变距离，从而实现矫形。这种技术在改善胸椎后凸减小方面疗效不佳。

冠状面和矢状面的平移

关于胸椎弯曲的矫正，单纯的平移会非常有效。这可以通过在顶椎或顶椎周围椎体的凹侧使用椎板下钢丝或复位螺钉来完成。复位螺钉可以放置在顶椎或顶椎周围 4 或 5 个椎体从而使棒的置入及畸形矫正更加容易。通过平移进行复位的顺序包括：首先，将棒装入近端或远端的内植物，宽松地放置螺帽；下一步，将棒放入每个相邻的锚点（螺钉或钩），包括复位螺钉；复位螺钉最初不用锁紧，但应放置套筒以防止螺钉松动。最终棒被置入最头端或最尾端的锚点，松弛地安放螺帽。预弯成正常矢状面和冠状面形态的棒被旋转到正确的冠状位和矢状位方向。随后将复位螺钉与棒缓慢地循序锁紧，从而通过将脊柱拉向棒而达到复位。由此产生了脊柱侧凸的矫正并且转变了后方矢状面形成后凸。这种技术的优势包括可以利用黏弹性蠕变，逐渐地矫正畸形。螺钉可以作为最终的植入物和复位的工具，从而消除了手术部位对其他内植物的需求。操作器械尾端延长使得能够使用较小的力进行旋棒，这能够防止棒弯曲变形。由于上述原因，使

用复位螺钉进行平移，在治疗僵硬的弯曲时使用钛合金棒效果较差。一定要注意防止螺钉拔出。在某种程度上，可以通过估计弯曲的柔韧性、骨骼的强度以及满意的复位加以预防。增加螺钉的直径、长度，以及螺钉在椎体中的占位也能够预防螺钉拔出。

"整块" 去旋转（"En bloc" Vertebral Derotation）

局部脊椎去旋转是矫形技术的另一种选择。应用 Cotrel-Dubousset 方法进行旋棒至最终位置后，可以采用这种技术。操作包括在凸侧应用矫形力直接作用于全部顶椎节段。这可以通过将器械放置在凸侧椎弓根螺钉，从而同时对顶椎周围 3~4 个椎体直接去旋转。去旋转围绕着凹侧棒进行。操作完成后，锁紧固定钉，将脊椎固定在此位置。

直接椎体去旋转

Lee 等首次报道使用节段性椎弓根螺钉内固定，尤其是联合使用直接椎体去旋转，能很好地解决单纯后路手术进行脊柱侧凸三维矫形所面临的问题[6]。椎弓根螺钉穿过椎体内部，达到 IAR 前方，并且能够通过使用连接到螺钉尾部的长臂去旋转器械进行操作，完成脊柱侧凸畸形的矫正。使用椎弓根螺钉进行节段性固定能处理脊柱最僵硬、旋转最严重的部分，将矫正力沿着多个锚点进行传播，能够将胸廓凹陷牵拉出来，并且随着时间的推移，产生较少的矫正力的丢失。

此操作的理念与局部去旋转相同，而不是对单个节段操作。与重复进行加压和撑开操作来渐进性地改善脊椎冠状面的排列相似，这种技术主要通过渐进性的节段性去旋转来完成。操作时凹侧螺帽必须在去旋转时松开，使上下脊椎保持活动可能也有益处。依次从两端开始。通过锁紧固定钉稳定近端和远端结构，然后通过对侧螺钉，应用脊椎的去旋转力矩，实现相邻节段去旋转。一旦矫形满意，锁定螺帽。在每个固定节段重复此操作。通过重复此操作可以获得更多的去旋转，直到满意为止。

脊椎去旋转的目标是实现对脊柱畸形及其引起的旋转不对称的三维矫正。实际上，对典型的胸椎 AIS，这将意味着提起胸廓凹陷和复位凸肋畸形，完成最佳的矢状面矫形、胸后凸的恢复以及胸椎旋转的重新排列。上下固定椎于应当水平，与顶椎一同进入以骶骨正中线定义的稳定区内。剃刀背也能完全改善而无需进行胸廓成形术（图 21.1）。

在实施时，需要考虑一些技术方面的问题，以确保安全有效。固定角度螺钉比多轴螺钉可以提供更好的节段性轴向控制[7]，并且应当尝试将它们用于关键位置，比如畸形的顶点。最近，已经开始应用单平面螺钉技术。这项技术使多轴螺钉能够向头、尾两端移动，但是仍然保持固定在进行椎体去旋转操作的冠状面和矢状面。作用于螺钉的应力应当缓慢、仔细、可控，并且取决于骨密度以及骨-螺钉界面的完整性。可以在凸侧螺钉应用更大的矫形力，因为在脊柱侧凸的顶点，这些椎弓根通常比凹侧椎弓根大[8]，并且椎弓根的内侧壁比外

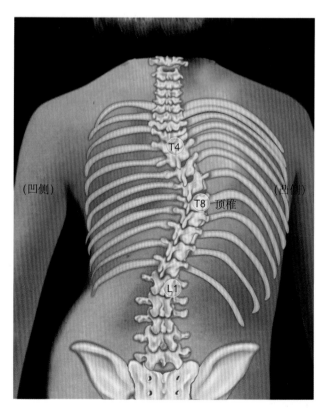

图 21.1　Lenke Ⅰ型右胸弯患者后面观，可见典型的躯干偏移、肋骨不对称和凸侧肋骨突出

侧壁厚[9]。当旋转失败时，凸侧螺钉会造成椎弓根内壁骨折进入椎管。凹侧螺钉会使椎弓根外侧壁、肋骨 / 椎弓根和横突骨折并损伤主动脉[10]。最后，中立端椎必须在顶椎层面去旋转之前锁定[11]。一定要注意不要将扭力传导出固定节段到达代偿弯或中立椎层面，产生医源性扭转。

通过不同的弯棒操作去旋转

在某种程度上，对凸侧和凹侧棒进行不同的矢状面预弯，能够用来对顶椎椎体施加去旋转力量。在典型的胸椎右侧凸伴后凸减小或侧前凸时，要将顶椎凹侧向后方进行旋转或移位，然而脊椎的右侧凸需要向前旋转。为了在横截面上产生这种去旋转的力矩，左侧棒在预弯时需要轻度增加后凸，而右侧棒预弯时呈后凸减小[11]。双侧节段性椎弓根螺钉内固定能够有效地为椎体提供这些力矩。这种矫正力矩对畸形平面的矫正有帮助（图 21.2）。

悬梁臂技术

悬梁臂技术在后凸矫形方面能发挥它们的最大效用。但是，在胸后凸增加或在腰椎上，悬梁臂技术能根据需要来进行冠状面矫形，并且引出相对或完全性腰前凸。在这种情况下，先安装凸侧棒，双侧螺钉是首选的锚定内植物。棒的放置可以从近端或远端开始。然后使用悬梁臂技术，连续地将棒复位到每个内植物中并松散锁紧。随后通过合适的加压和撑开完成矫形。此时，如果没有残余的冠状面侧凸畸形，仅需重新锁紧内植入物然后结束操作。如果有明显的残余冠状面侧凸畸形或旋转畸形，可在安装第 2 根棒之前，进行上述的椎间去旋转操作。最后，放置第 2 根棒并且拧紧固定螺帽。

牵引

在过去，牵引曾被广泛使用。随着内植物技术的进步，牵引作为矫正畸形的常规方法已经不再流行。但是作为一种治疗僵硬的、严重的脊柱侧凸和早发性脊柱侧凸的方法，牵引又重新流行起来。

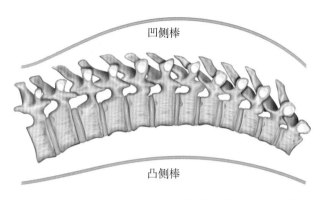

图 21.2 不同的弯棒操作：凹侧棒将顶椎向背侧牵拉出胸廓，并且弯曲程度相对较小的凸侧棒矫正凸侧肋骨的突出

Halo 牵引可在术前使用，并且是一种安全、耐受性好的方法，对严重的特发性脊柱侧凸和后凸患者可以施加持续的牵引力，牵引力逐渐增加，直到取得最大的术中矫形效果。牵引可以在术中和分期手术之间应用。前后路松解促进了内固定前牵引的应用。松解可以分期施行或在最初的手术中一期完成。这适用于较大的畸形或无法耐受在一场手术中进行大型前后路重建手术的患者。Sponseller 等在一项分析多中心研究中发现，使用或不使用牵引来治疗严重脊柱侧凸，两组的畸形矫正效果（分别为62% 和 59%）和并发症率相当，但是 Halo 牵引组的患者较少需要进行脊椎切除术（图 21.10）[12]。

临时工作棒

工作棒是临时安装棒，用来协助畸形整体或部分的矫正。使用工作棒的巧妙之处在于按照这种方法可以实现部分矫正而不会妨碍其他脊柱问题的矫正。

应用工作棒的最好指征是双弯矫形（双主弯：结构性主胸弯和胸腰弯；或双胸弯：结构性上胸或主胸弯）和脊柱截骨术的临时固定。如果弯曲中一个或全部都非常僵硬，或者胸弯前凸严重，将单棒安装到畸形的全长并将棒旋转到合适的位置会十分困难。试图完成上述操作通常会引起棒的屈服变形，随后产生无效和不完全的矫形。工作棒试图通过将棒安装到较短的脊柱节段上，增加棒的矫形力，从而克服这种问题。短节段能够更有效地进行操作。一旦一个节段被重新排列，那么剩余的畸形也能够被矫正。例如，将腰椎凹棒安装在双主弯畸形作为矫形的准备步骤，在治疗高度旋转的大腰弯时尤为有效。这是因为冠状位排列、顶椎旋转和前凸都能在脊柱胸段独立定位。此部分矫形经常包括简单的去旋转操作，随后进行节段性椎体去旋转，必要时采取原位弯棒。这些操作可以使腰椎畸形得到显著矫正。随着腰椎的矫正，弯棒、顺序植入和胸椎矫形操作能够被应用于胸椎凸侧，不需要担心它们对腰椎畸形的影响。

最近应用的一项技术包括将一根棒安装到胸椎凸侧，从而达到部分矫正。这是一种治疗僵硬胸前凸的有效方法。这种技术必须在凹侧椎弓根使用复位螺钉，并且在胸椎畸形的端椎使用多轴螺钉。预计在矫正过程中棒会部分变直，因此弯棒时需弯成比预期的前凸稍大。安装棒到按侧凸排列的尾钉内，并旋转到正确的冠状位排列（例如冠状面变直和矢状面后凸）。将近端及远端的多轴螺钉锁紧，而矫形螺钉仍保持松弛状态。由于旋转是通过畸形顶椎的矫形螺钉完成，在旋棒操作过程中只有较小的应力传导至棒和顶椎的矫形螺钉。一旦棒实现了正确的矢状位排列，矫形螺钉即可将脊柱缓慢平移到棒上。这将影响平移和去旋转。如果弯曲不太僵硬，该操作可以完全实现矫正。如果棒开始弯曲或螺钉固定出现问题时，应当暂时停止应用该棒矫形。下一步是将对侧棒弯成矢状面后凸减小和冠状面平直的状态。将这根棒与胸椎畸形凸侧多轴螺钉安装。通过利用冠状面和矢状面的悬臂力，将侧凸和后凸（经常由剩余椎体旋转引起）推向前方和中线，分别矫正后凸和侧凸畸形。该操作可减少凸侧工作棒的应力。工作棒现在被永久性凹侧棒取代。安装好永久性凹侧棒后，松开凸侧螺帽，并且通过作用于螺钉上的矫形机制完成最终的矫形。

作者在椎体直接旋转技术治疗迟发性特发性脊柱侧凸中的常用技巧

- 在凹侧：在每个椎体置入单轴或单平面螺钉。

在凹侧顶端尤其是严重的弯曲时，可考虑使用多轴螺钉

- 在凸侧：将单轴或单平面螺钉置入顶端的至少 3~4 个椎弓根以及近端和远端的稳定椎
- 在装棒之前，通过透视或普通 X 线检查确认螺钉位置并检查螺钉长度
- 将凹侧棒进行预弯成比预期角度稍大（预计棒会在侧凸的平移 / 矫形过程中变平），将顶椎向背侧拉出胸廓，并矫正顶端前凸（图 21.2）
- 将凸侧棒预弯为较小的胸后凸从而将凸侧椎体向下压，将它们向前移位并减小肋骨突出（图 21.2）
- 将凹侧棒安装在椎弓根螺钉中，使固定螺帽保持松弛（图 21.3）
- 通过如下一种或两种方法将棒装入椎弓根螺钉之中

（1）平移操作：从远端和近端安装棒并从近端和远端拧紧固定螺帽，将棒保持在正确的矢状面位置。近端和远端稳定椎被连接并锁定到棒上之后，通过使用矫形设备或矫形螺钉将顶端螺钉节段性地

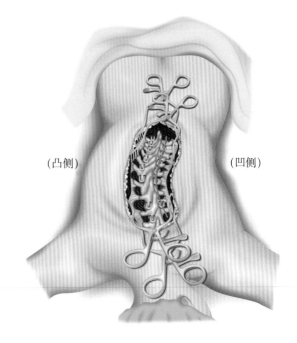

（凸侧）　　　　　　　　　　　（凹侧）

图 21.3　在平移操作或去旋转操作之前，安装凹侧棒，并使固定螺帽保持松弛状态

平移到棒上（图 21.4A）。

（2）旋棒操作：安装棒后使用 Cotrel-Dubousset 技术进行旋棒操作。在这种情况下，棒从侧凸中线位置向左侧旋转大约 90°（图 21.4B）。在旋棒 90°的过程中必须向下推挤凸侧肋骨从而避免肋骨突出加重。这项操作完成了脊柱向背侧和中间移位，但是很少引起轴面去旋转。

• 最终施行下文所述的一种或两种的椎体去旋转技术

整块去旋转

• 凹侧棒安装到所有的螺钉上以后，将去旋转器械连接到凹侧和凸侧顶端螺钉的钉尾

• 一位助手从上向下推压凸侧肋骨和凸侧螺钉，并且凹侧和凸侧螺钉向矫正肋骨突出的方向旋转（在图 21.5、21.6 中逆时针旋转）。这应当同时进行，从而分散张力，并限制骨质 - 螺钉界面的载荷。凹侧螺钉的旋转将有助于减少扭转，并将凹陷牵拉出胸廓（图 21.5、21.6）

• 在装棒之前对操作进行演练会有助于体会施加多大的力量是安全的

• 将凹侧棒保持在此位置，并且尽可能将螺钉沿顶端撑开，此时将固定螺帽拧紧，从而获得额外的冠状面矫正并更好地恢复后凸（图 21.7A）

• 置入凸侧棒并拧紧凸侧固定螺帽（图 21.7B）

节段性脊柱去旋转（单个椎体水平）

除了上述的全脊柱去旋转以外，节段性椎体去旋转可以单独使用。

• 将双侧棒置入并用固定螺帽固定。脊柱会通过节段性去旋转，预计在每个层面均得到延长。因此大多数固定螺帽应保持松弛的状态

• 只有远端中立椎的固定螺帽应当被拧紧（例如图 21.8 中的 L1）。这是因为去旋转将会基于这个中立节段，并且没有扭转力会向远端传递

• 将两个去旋转装置连接到远端节段以锁定底部的中立椎。然后将去旋转装置连接到近侧的 1~2 节脊椎。远端去旋转装置必须由一位助手把持以提供对抗力

• 根据远端中立椎的位置，依次对每个近端椎体去旋转，从而达到中立位（图 21.9）。每个节段

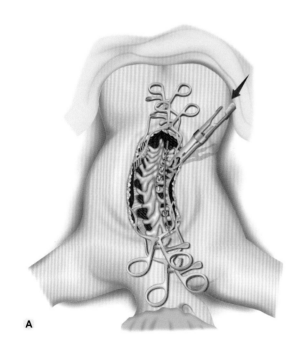
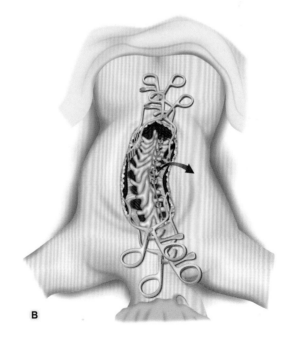

图 21.4　A. 使用棒复位装置对脊柱侧凸进行平移矫形；B.（矫形的替代方法）将棒沿着箭头的方向旋转 90° 完成去旋转操作，从而矫正冠状面的侧凸，并将棒固定到合适的矢状面

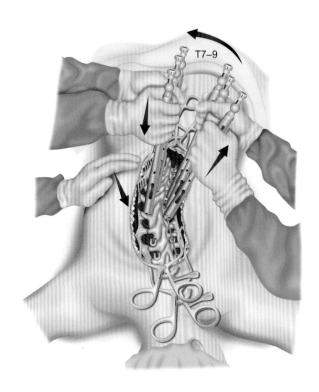

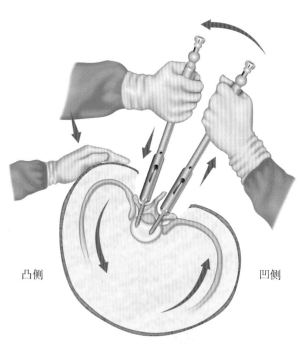

图 21.5　将去旋转器械连接到椎弓根螺钉上完成胸椎顶端的全脊椎去旋转；此时只安装凹侧棒，并充当旋转轴

图 21.6　脊柱去旋转原理轴面观：凹侧螺钉被提拉，凸侧螺钉从中线被向下及侧方推挤，并且一个助手向下推挤突出的凸侧肋骨，从而分散螺钉与骨界面的力量

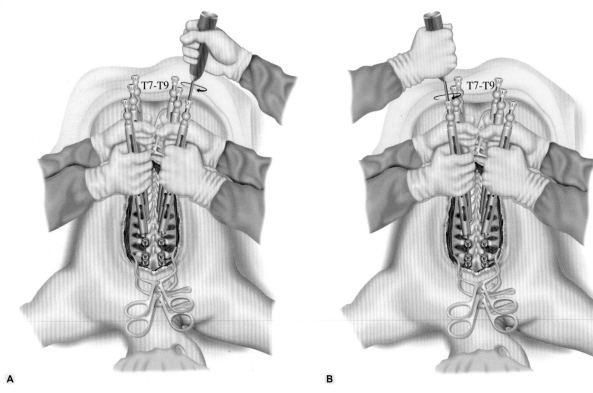

图 21.7　将凹侧棒置入并拧紧固定螺帽，从而进行全脊柱去旋转（A），然后将凸侧棒置入后拧紧固定螺帽，并纠正旋转（B）

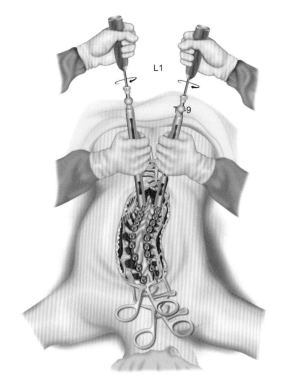

图 21.8　节段性脊柱去旋转：从中立位的最远端固定椎开始，通过置入双棒稳定位置

去旋转之后，都要将固定螺帽锁紧。重复这个过程，直到顶椎

• 由于顶椎区旋转对轴状面的产生扭力，可能无法完全矫形至中立位。在操作中，尤其应注意避免螺钉出现松动，由于脊柱在对抗矫形力出现弹性松弛，可以再次检查顶椎区的矫形，有可能实现更好的矫形

• 对每个节段重复进行去旋转操作，使每个旋转的椎体接近或获得中立。在锁紧螺帽前，可以进行节段性加压与撑开操作，有助于获得最大的矫形

作者在脊柱畸形矫正中的常用技巧

对于典型的后凸减小的迟发性脊柱右侧凸畸形，作者使用 5.5 mm 不锈钢系统并且在双侧节段性置入椎弓根螺钉（大多数为单平面螺钉）。在顶椎上、下节段，针对较大的畸形可以使用多轴螺钉。在凸侧，需在每个节段安放单平面螺钉。凹侧

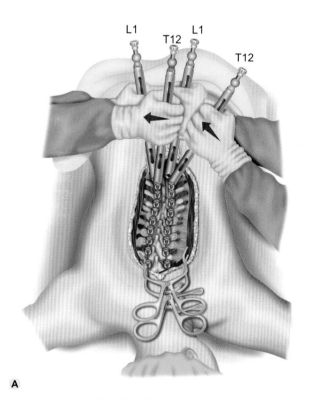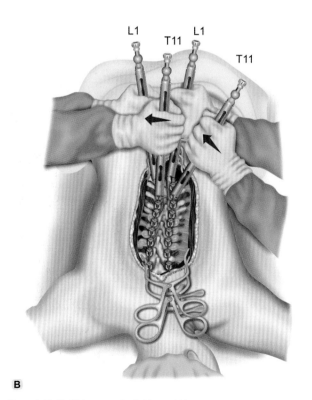

A　　　　**B**

图 21.9　A、B. 节段性脊柱去旋转：在用抗扭转力把持最低位固定椎的前提下，去旋转器械被用来向头端进行连续操作，并在每个节段相对于中立位调整轴面旋转的程度

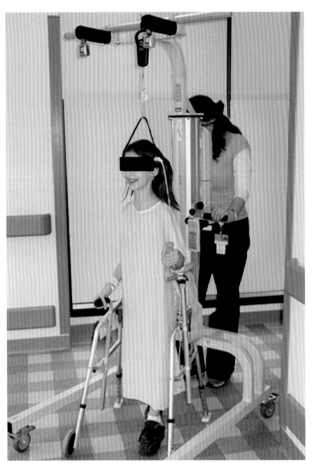

图 21.10　牵引方法

棒在后凸方面被过度弯曲，从而在安装后影响其所在的矢状面。并且通过棒的去旋转将棒调整到合适的矢状面。因为顶椎周围矫形螺钉的使用，这项操作通常不会引起大幅度的矫正。如上所述，通过使用矫形螺钉实现冠状面平移。如果这种操作引起棒的变形，可以实施冠状面或矢状面原位弯棒矫形。下一步，通过轻微加压和撑开进一步通过延长凹侧、缩短凸侧而减小畸形；这也会在某种程度上形成胸后凸。然后施行全脊椎去旋转。如果需要额外的去旋转可进行直接椎体去旋转，并通常在两根棒都置入，已经度过蠕变和黏弹性松弛所需的足够时间后再次进行检查。在此操作之后，如果残留顶端的旋转，这时在放置凸侧棒时需使用不同的弯棒方法。在这项操作之中，凹侧棒上的顶椎附近螺钉必须松开，从而允许顶椎围绕凹侧棒去旋转。在后凸较小的凸侧棒被装入后凸顶端螺钉时，需要应用由后向前的悬臂力形成的去旋转力。如果需要的话，一旦两根棒都完成适当放置，进行最后一轮加压和撑开对节段性矫正进行微调，并使内固定

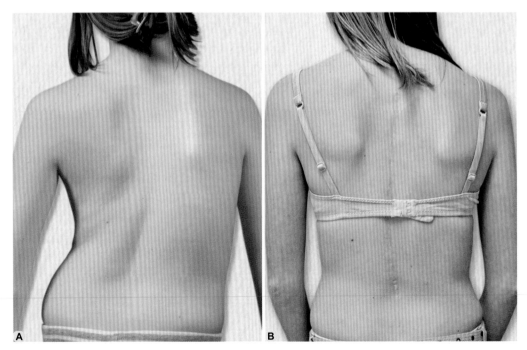

图 21.11　青少年特发性脊柱侧凸的 13 岁女性患者，术前及术后（随访 2 年）的临床照片和 X 线片。在施行节段性椎弓根螺钉内固定、不进行胸廓成形术的脊椎去旋转手术后，应注意前屈时的躯干偏移、胸椎旋转、肋骨不对称和肋骨凸出。A. 术前临床照片；B. 术后 2 年临床照片

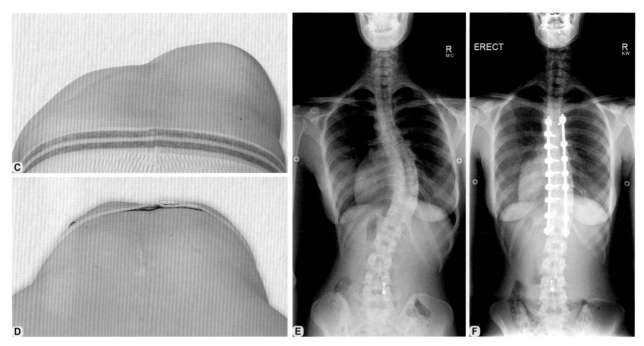

图 21.11（续）　C. 术前前屈位照片；D. 术后 2 年前屈位照片；E. 术前后前位 X 线片；F. 术后 2 年后前位 X 线片

的椎体达到水平。一旦所有的内固定放置合适，使用影像学方法对排列进行检查。需要关注内固定的终末节段，从而估计其如何影响未固定节段，尤其是固定与非固定节段连接处的脊柱排列。这将有助于防止在术后出现无法接受的连接处旋转或倾斜。

小结

从结构设计到畸形矫正，有很多技术可供选择。根据患者畸形的需要、医生的喜好和可用的内植入物，最终可使用多种技术实现矫形。

参考文献

1. Wang JC, Sandhu HS, Yu WD, Minchew JT, Delamarter RB. MR parameters for imaging titanium spinal instrumentation. J Spinal Disord. 1997;10:27-32.

2. Soultanis KC, Pyroovolou N, Zahos KA, et al. Late postoperative infection following spinal instrumentation: stainless steel versus titanium implants. J Surg Orthop Adv. 2008;17:193-9.

3. Kirkpatrick JS, Venugopalan R, Beck P, Lemons J. Corrosion on spinal implants. J Spinal Disord Tech. 2005;18:247-51.

4. Dubousset J, Cotrel Y. Application technique of Cotrel-Dubousset instrumentation for scoliosis deformities. Clin Orthop Relat Res. 1991:103-10.

5. Labelle H, Dansereau J, Bellefleur C, de Guise J, Rivard CH, Poitras B. Peroperative three-dimensional correction of idiopathic scoliosis with the Cotrel-Dubousset procedure. Spine. 1995;20:1406-9.

6. Lee SM, Suk SI, Chung ER. Direct vertebral rotation: a new technique of three-dimensional deformity correction with segmental pedicle screw fixation in adolescent idiopathic scoliosis. Spine. 2004;29:343-9.

7. Kuklo TR, Potter BK, Polly DW Jr, Lenke LG. Monaxial versus multiaxial thoracic pedicle screws in the correction of adolescent idiopathic scoliosis. Spine. 2005;30:2113-20.

8. Parent S, Labelle H, Skalli W, Latimer B, de Guise J. Morphometric analysis of anatomic scoliotic specimens. Spine. 2002;27:2305-11.

9. Kothe R, O'Holleran JD, Liu W, Panjabi MM. Internal architecture of the thoracic pedicle. An anatomic study. Spine. 1996;21:264-70.

10. King A. Derotation of the thoracic spine using pedicle screws, a comparison of concave to convex screws. Scoliosis Research Society - 39th Annual Meeting. Buenos Aires, Argentina, 2004.

11. Shah SA. Derotation of the spine. Neurosurg Clin N Am. 2007;18:339-45.

12. Sponseller PD, Takenaga RK, Newton PO, et al. The use of traction in the treatment of severe spinal deformity. Spine. 2008;33:2305-09.

第22章

微创手术治疗小儿脊柱畸形

Amer F Samdani，Ashish S Ranade

译者：潘爱星　海涌

脊柱后路手术往往会导致肌肉萎缩、肌肉失神经支配和瘢痕形成[1,2]。这些因素可能引起术后疼痛，增加住院时间，甚至导致长期慢性疼痛[3,4]。为了避免这些问题，脊柱微创外科技术（MIS）已经被用于治疗各种脊柱疾病。与传统后路手术相比，微创手术能够达到相同的临床疗效，同时可以减少出血量和缩短住院时间[5-7]。在脊柱损伤方面，微创手术已经被证明有其优势[8,9]。但是微创手术在治疗脊柱畸形方面仍缺少相关文献报道。Anand等报道了微创手术治疗12例退行性脊柱侧凸的早期临床疗效[10]。Anand的病例应用了侧方入路和后方经皮椎弓根螺钉进行360°融合。

基本原理

微创手术治疗小儿脊柱畸形的目的是在能够达到和传统开放手术相同临床疗效的前提下，减少出血量，减少肌肉破坏，缩短住院时间，从而使患儿能够更快地恢复正常生活。对于青少年特发性脊柱侧凸（AIS）患者，如果脊柱柔韧度好，标准的后路手术可以达到70%~80%的矫形效果[11,12]。相比成人退行性脊柱侧凸，AIS的脊柱柔韧性更好，因此更加适合用微创手术治疗。成人退行性脊柱畸形不适合应用微创手术治疗的另一个原因是单纯微创手术很难完成椎间融合。而在小儿脊柱矫形手术方面就不用考虑这方面的问题，因为脊柱一般会在术后自发融合[13]。一个随机对照研究比较了AIS患者不进行骨移植和进行自体骨移植术后脊柱的融合情况，仅发现1例患者出现不融合，而仅有的这1例是出现在自体骨移植组。

适应证

我们应用微创手术治疗了38例患者（表22.1）。

适应证分为三类：

1. 长融合节段的上端。
2. AIS患者。
3. 生长棒系统中椎弓根螺钉置入。

表 22.1　纳入患者的基本情况

患者总数	38 例
长融合节段的上端	17 例
AIS 患者	15 例
生长棒系统椎弓根螺钉置入	6 例
年龄	10.4 岁（6~17 岁）
随访时间	13.5 月（2~35 月）
术前主弯 Cobb 角	58°
术后主弯 Cobb 角	21°
矫正率	64%

长融合节段的上端

AIS 或 Scheurmann 病后凸畸形后路融合矫

形术后发生近端交界性后凸（proximal junctional kyphosis，PJK）是一种常见的并发症[15,16]。在一项 410 例 AIS 患者行后路矫形融合术的研究中，术后 PJK 的发生率达 27%[15]。在 Loner 的后路融合矫形手术治疗 Scheumann 病的研究中，术后 PJK 的发生率达 32%[16]。这些研究表明融合节段数目的增加和胸椎后凸的改变是术后发生 PJK 的危险因素。保护近端交界区的软组织、韧带和小关节可以减少 PJK 的发生。因此，在融合节段的近端采用微创手术技术可以使近端软组织结构得到最大的保护。通常在融合区的近端 2 个节段通过微创手术方法进行置钉融合。图 22.1 展示的是在长融合节段的近端采取微创手术方法进行融合的病例。

青少年特发性脊柱侧凸

单纯的微创手术可以用于治疗柔韧度好的 AIS 患者。典型的病例是侧凸 Cobb 角小于 30°，且无明显的胸椎后凸畸形（小于 10°）。手术取正中切口，结合经皮置钉技术完成手术操作。我们采用多轴钉使内固定棒在筋膜下安放更加容易。

内固定棒安置完毕后，通过 90° 旋棒技术达到冠状面矫形。同样的，可以采用 Vallespir 等所介绍的技术[17]。Vallespir 介绍的技术是在脊柱凸侧椎弓根螺钉上安置两根内固定棒，通过将这两根钛棒进行分离操作以矫正冠状面畸形。冠状面完成矫形后，通过椎弓根钉的连接工具进行去旋转操作到达到轴向矫形。在冠状面和轴向矫形的过程中应时刻注意矢状面胸椎后凸的恢复和保持，因为矫形过程可能导致胸椎后凸的减小。患者手术前摆放体位时胸垫的放置对于保持胸椎后凸十分重要。图 22.2 展示的是单纯通过微创手术治疗 AIS 患者的病例。

到目前为止，我们应用微创手术治疗了 15 例 AIS 患者。患者平均年龄是 14.1 岁，平均随访时间为 8 个月。术前平均 Cobb's 角为 54°，术后平均 Cobb's 角为 18°，平均矫形率为 67%。胸椎后凸从术前平均 31° 减小至术后 26°。平均手术时间为 470 分钟，平均透视时间为 192 秒。并发症包括术后 8 个月近端椎弓根螺钉拔出 1 例，已行翻修手术治疗。表 22.2 显示了研究结果。

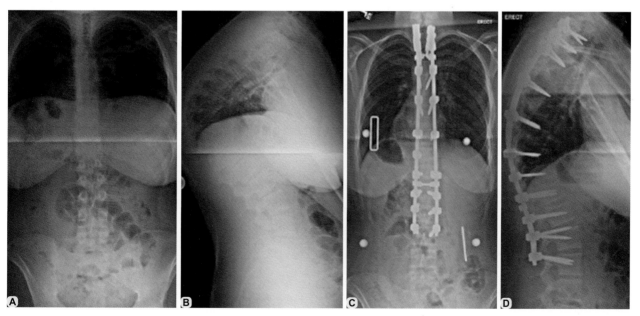

图 22.1 一例 15 岁 Scheurmann 病后凸患者。术前后前位脊柱全长线片（A）和侧位片（B）可见以 T9 为顶椎的 96° 后凸畸形。行 T2–L4 后路融合手术，T6–L2 Ponte 截骨，T9 PSO 截骨。在 T2–T4 行微创手术技术置入双侧椎弓根螺钉。术后后前位脊柱全长 X 线片（C）和侧位片（D）可见畸形得到矫正

表 22.2　微创手术治疗 AIS

患者总数	15 例
男性	2 例
女性	13 例
年龄	14.1 岁（11~16 岁）
随访时间	8 个月（2~35 个月）
主弯	
术前	54°（45°~82°）
术后	18°（9°~35°）
矫形率	67%
胸椎后凸	
术前	31°（18°~47°）
术后	26°（15°~34°）
出血量	254 ml（110~672 ml）
平均手术时间	470 分钟（236~662 分钟）

生长棒系统

生长棒系统常用于治疗小儿脊柱畸形，生长棒能够在控制畸形的同时允许脊柱继续生长[13]。在置入椎弓根螺钉的显露过程中，无意暴露脊柱骨性结构可能是导致其自发融合的原因之一。在内固定的两端采用微创手术技术置钉可以减少这类问题的发生。

融合技术

虽然微创手术目前已经能够完成椎间融合，但是单纯应用微创手术治疗小儿脊柱畸形仍然依靠小关节和椎板间融合。在可能的情况下打磨骨皮质进行后方融合。同时，也可应用刮匙去骨皮质。在置入椎弓根螺钉之前植入骨皮质与骨松质混合的骨条和去矿化的骨基质可以确保椎弓根螺钉的位置更加牢固。除此之外，还可从椎弓根内抽吸骨髓后进行骨移植。

微创手术技术的快速发展已经允许它被应用于小儿脊柱畸形矫正。小儿脊柱具有易融合和柔韧度好的特点，因此是应用微创手术治疗的理想对象。目前微创手术治疗小儿脊柱畸形的适应证有：在长固定节段的近端采用微创置钉融合以减少 PJK 的发生；单纯微创手术治疗 AIS 患者；生长棒系统中近端和远端锚点的固定。微创手术可以有效减少出血量，减小肌肉创伤。但是，手术时间和透视时间相比传统手术更长，尤其是在早期学习曲线阶段。在正确掌握适应证的前提下，微创手术和传统手术能够达到相同的临床疗效。未来的研究将会进一步明确微创手术的适应证，更加深入地阐明微创手术治疗小儿脊柱畸形的益处。

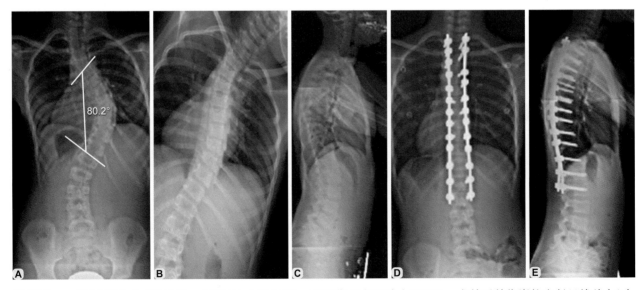

图 22.2　一例 12 岁女性 AIS 患者，主胸弯（右弯）80°，弯腰位主弯可减小至 28°。术前后前位脊柱全长 X 线片（A），右侧屈曲位 X 线片（B），侧位 X 线片（C）如图。行 T2-L2 微创后路融合术。术后 18 个月随访（D 和 E）可见矫形效果理想

参考文献

1. Kawaguchi, Y, Matsui, H, Gejo, R, et al. Preventive measures of back muscle injury after posterior lumbar spine surgery in rats. Spine (Phila Pa 1976), 1998; 23, 2282-7; discussion 2288.

2. Kawaguchi, Y, Matsui H, and Tsuji H. Back muscle injury after posterior lumbar spine surgery. A histologic and enzymatic analysis. Spine (Phila Pa 1976). 1996;21:941-4.

3. Sihvonen T, Herno A, Paljarvi L, et al. Local denervation atrophy of paraspinal muscles in postoperative failed back syndrome. Spine (Phila Pa 1976). 1993;18:575-81.

4. Kim DY, Lee SH, Chung SK, et al. Comparison of multifidus muscle atrophy and trunk extension muscle strength: percutaneous versus open pedicle screw fixation. Spine. (Phila Pa 1976). 2005;30:123-9.

5. Dhall SS, Wang MY, and Mummaneni PV. Clinical and radiographic comparison of mini-open transforaminal lumbar interbody fusion with open transforaminal lumbar interbody fusion in 42 patients with long-term follow-up. J Neurosurg Spine. 2008;9:560-5.

6. Park P, Upadhyaya C, Garton, HJ, et al. The impact of minimally invasive spine surgery on perioperative complications in overweight or obese patients. Neurosurgery. 2008;62:693-9; discussion 693-9.

7. Rosen DS, O'Toole JE, Eichholz KM, et al. Minimally invasive lumbar spinal decompression in the elderly: outcomes of 50 patients aged 75 years and older. Neurosurgery. 2004; 60, 503-9; discussion 509-10.

8. Rampersaud YR, Annand N, and Dekutoski MB. Use of minimally invasive surgical techniques in the management of thoracolumbar trauma: current concepts. Spine (Phila Pa 1976). 2006; 31:S96-102; discussion S104.

9. Korovessis P, Hadjipavlou A, and Repantis T. Minimal invasive short posterior instrumentation plus balloon kyphoplasty with calcium phosphate for burst and severe compression lumbar fractures. Spine (Phila Pa 1976). 2008;33:658-67.

10. Anand N, Baron, EM, Thaiyananthan G, et al. Minimally invasive multilevel percutaneous correction and fusion for adult lumbar degenerative scoliosis: a technique and feasibility study. J Spinal Disord Tech. 2008;21:459-67.

11. Lehman RA, Jr, Lenke LG, Keeler KA, et al. Operative treatment of adolescent idiopathic scoliosis with posterior pedicle screw-only constructs: minimum three-year follow-up of one hundred fourteen cases. Spine (Phila Pa 1976). 2008;33:1598-604.

12. Suk SI, Kim JH, Kim, SS, et al. Thoracoplasty in thoracic adolescent idiopathic scoliosis. Spine (Phila Pa 1976). 2008; 33:1061-7.

13. Cahill PJ, Marvil, S, Cuddihy, L, et al. Autofusion in the Immature Spine Treated With Growing Rods. Spine (Phila Pa 1976). 2010.

14. Betz RR, Petrizzo AM, Kerner PJ, et al. Allograft versus no graft with a posterior multisegmented hook system for the treatment of idiopathic scoliosis. Spine (Phila Pa 1976). 2006;31:121-7.

15. Kim YJ, Lenke LG, Bridwell KH, et al. Proximal junctional kyphosis in adolescent idiopathic scoliosis after 3 different types of posterior segmental spinal instrumentation and fusions: incidence and risk factor analysis of 410 cases. Spine (Phila Pa 1976). 2007;32:2731-8.

16. Lonner BS, Newton P, Betz R, et al. Operative management of Scheuermann's kyphosis in 78 patients: radiographic outcomes, complications, and technique. Spine (Phila Pa 1976). 2007;32:2644-52.

17. Vallespir GP, Flores JB, Trigueros, IS, et al. Vertebral coplanar alignment: a standardized technique for three dimensional correction in scoliosis surgery: technical description and preliminary results in Lenke type 1 curves. Spine (Phila Pa 1976). 2008;33:1588-97.

18. Akbarnia BA, Breakwell LM, Marks DS, et al. Dual growing rod technique followed for three to eleven years until final fusion: the effect of frequency of lengthening. Spine (Phila Pa 1976). 2008;33:984-90.

第23章

经椎弓根缩短截骨术：手术技术

Munish Gupta

译者：陈华江

简介

为了治疗僵硬性矢状面失衡或后凸畸形，矫形手术和恢复矢状面平衡的相关手术技术迅速发展。例如 Smith-Peterson 截骨术（SPO）和经椎弓根缩短截骨术（PSO）已经被报道和应用 50 余年 [1-4]。近来，除了冠状面畸形的矫正，PSO 也已被用于矫正矢状面畸形 [5]。PSO 的应用使得许多外科医生能够采用单纯脊柱后路手术治疗多数病例，避免了前路松解。过去 PSO 几乎都是用于翻修手术，但目前这一技术也常常用于畸形的初次矫形 [6]。我们将回顾后路楔形截骨术应用的历史背景，阐述经椎弓根椎体截骨术的手术技术及其优势与不足。

Smith-Peterson 等在 1945 年首次阐述了截骨术或脊柱后结构的楔形切除术治疗强直性脊柱炎患者 [1]。此后，该技术经过了不断完善和改进，例如椎间孔切开术。最终，Briggs 等在 1947 年首先描述了辅以坚强内固定的手术技术 [2]。Law 等在 20 世纪 50 年代和 60 年代发表一些关于截骨术的大宗病例研究，他们报道了腰椎获得 20°~40° 的矫形 [3,7,8]。

Smith-Peterson 技术的局限性在于前柱的延长，可导致马尾神经的牵拉和血管并发症，例如 Weatherley 等报道的主动脉破裂 [9]。1985 年，Thomasen 报道了 11 例强直性脊柱炎患者行三柱后路楔形截骨术。在研究中他指出后方的压缩或通过 L2 椎体的楔形截骨不会像 Smith-Peterson 截骨术一样延长前柱，所以没有马尾神经牵拉或血管并发症的发生 [4]。

自 Thomasen 报道了三柱技术以后，几项临床研究对两种术式的效果进行了分析。Van Royen 等对 1966 年到 1998 年报道的 856 例强直性脊柱炎腰椎截骨术进行回顾分析，明确指出由于结果数据缺乏标准化，无法对结果进行正确的统计分析。因此，对于 SPO 与 PSO 相比较哪项技术更适合僵硬型矢状面畸形手术，难以做出基于循证医学的判断 [10]。最近，Cho 等通过 71 例患者的研究对 PSO 和 SPO 的临床和影像学结果进行了评价。尽管，PSO 组比 SPO 组失血量更多，但临床结果测量上并无显著差异。然而，对 3 个以上节段的截骨做比较时，PSO 与 SPO 对矢状面和冠状面的矫形存在显著的统计差异 [6]。文献回顾显示，PSO 将继续作为脊柱外科医生应对僵硬性矢状面畸形患者的优秀方法。

手术适应证

PSO 的适应证最近已被扩大。在 Thomasen 最初的描述中，这项技术被用于强直性脊柱炎患者。近 10 年后，Hehne 等将 PSO 技术用于由腰椎哈氏棒内固定导致的平背畸形患者 [5]。PSO 技术已不仅仅用于治疗医源性平背，也用于矢状面畸形合并冠状面畸形的治疗。简单的例子是伴有腰椎前凸显著丢失的退行性脊柱侧凸。应用松解、Ponte 截骨和必要时的 PSO 有助于单纯从后路对这些畸形进行矫正。作者主要将 PSO 应用于僵硬型矢状面畸形行翻修手术的患者（图 23.1）。有时，这项技术应用于冠状面和矢状面畸形的翻修手术，但不常见。

术前计划

必须拍标准的前后、侧位 X 线片。仰卧位的前后、侧位 X 线片检查也很有价值。仰卧位 X 线片有助于明确矢状面和冠状面畸形的柔韧性。如果脊柱畸形在仰卧位有明显矫正，该畸形必要的矫正量可以重新计算。脊柱的僵硬部分和脊椎较为柔韧或代偿部分可以以这种方式确定。当评价冠状位柔韧性时，可拍摄仰卧弯曲位 X 线片，这有助于消除重力的影响。此外，患者后背垫枕使其处于仰卧过伸位，行侧位片检查对评价脊柱后凸节段的柔韧性有极大帮助。如患者以前曾接受融合术，过伸性片如显示出椎间盘内空气影或直立及仰卧影像间的角度活动，常提示不融合的区域。

在翻修的病例，必须明确区分神经成分和椎管。脊柱手术后可以出现伴有马尾神经粘连的蛛网膜炎。蛛网膜炎的存在可能是减压后下肢症状不完全改善的一个预后指标，术前应告知患者。在椎管狭窄，不论位于中央或椎间孔，可在术中行 PSO 之前确认和处理。CT 扫描在确定骨性标志和显示已融合骨的范围方面非常有用，由此可以合理地对脊柱内植物的植入（如椎弓根螺钉）做出恰当的计划。在患者因幽闭恐惧症、心脏起搏器不能行 MRI 的情况下，脊髓造影 CT 仍然是一种有用的方法。MRI 和 CT 检查可使术者对复杂翻修手术的准备工作更完善。

手术技术

围手术期计划

术前抗生素例如万古霉素和凯复卓在切皮前

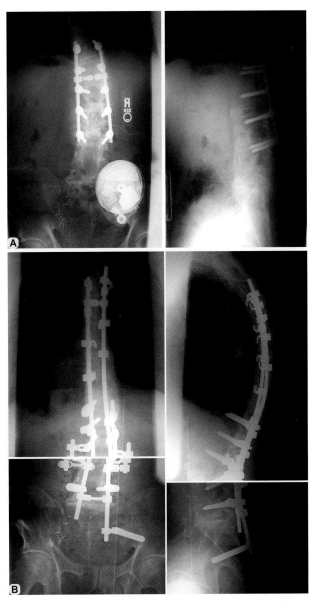

图 23.1　A. 术前罹患僵硬矢状面畸形患者。患者行 L5–S1 前路融合和经椎弓根截骨术。术后平片矢状面的改善；B. 经前方 L5–S1 融合和 PSO 术后的平片

30~60 分钟注射。纤溶剂如氨甲环酸和氨基己酸的使用可减少脊柱手术的术中出血[11,12]。2008 年 Tzortzopoulou 等的 Cochrane 系统评价肯定了儿童特发性脊柱侧凸患者应用抗纤溶药物的安全性和有效性[13]。

体位摆放

PSO 技术要求患者采用俯卧位，骨隆起处用泡沫或胶垫垫起保护，腹部悬空。腹部悬空有助于增

加硬膜外静脉丛的静脉回流（图 23.2）。椎体松质骨的失血和操作过程中损伤硬膜外血管都可能增加该手术的出血。

可伸屈的手术床不仅便于后凸畸形患者的术前体位摆放，同时便于术中通过调床以可控的方式闭合楔形截骨。使用临时棒和可伸屈的手术床有助于安全和有效地闭合截骨。

手术技术

在（图 23.3）充分暴露之后，我们倾向于进行 PSO 之前植入内固定。PSO 完成后，我们常植入临时棒以渐进的方式矫正畸形。内固定植入后，我们进行椎板切除和后方结构的切除（图 23.4）。

在术前计划时，我们将决定通过调整截骨来纠正冠状面畸形，以确保矫形后冠状面有足够的骨皮质接触。假设没有冠状面畸形，可以进行对称性的椎体切除。最初我们基本上是在进行 Smith-Peterson 截骨术（去除目标节段的后结构），然后进行椎弓根的切除。在此步骤中，去除椎弓根和横突前显露出紧贴椎弓根尾侧的神经根非常关键（图 23.5）。开始可对椎弓根内侧进行保留，它有助于神经的保护。

接下来我们开始通过已切除或部分切除的椎弓根进行去椎体松质骨切除（图 23.6）。我们经常会使用椎弓根探子确定椎弓根内侧壁，用 Penfield 拉钩保护硬膜囊和神经根不在我们用于显露椎体后部

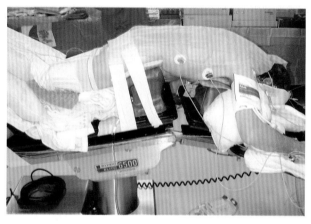

图 23.2　患者在手术台上正确体位摆放的示例。术前可对患者的畸形进行调整。注意：腹部必须悬空，所有的受压点垫起保护

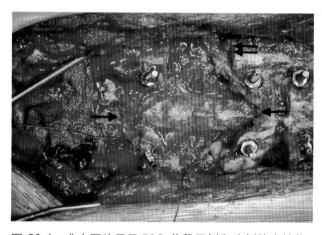

图 23.4　术中图片显示 PSO 节段尾侧和头侧的内植物。单箭头指示了 PSO 上下节段中线部位的椎板切除术。此处也可见融合骨质的去除（双箭头）

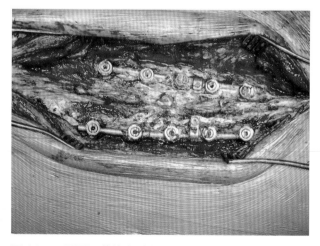

图 23.3　暴露以前的内植物和融合节段

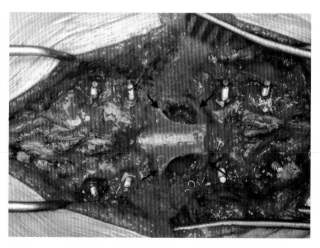

图 23.5　显露 PSO 上下节段的出口神经根如单箭头所示

的区域。去松质骨的过程中需要刮匙和 Leksell 咬骨钳的配合使用。在此阶段止血是关键，可使用局部止血材料，如明胶海绵、骨蜡和浸有凝血酶棉团（特别是在有硬膜外血管出血时）。侧壁充分暴露后，椎体外侧骨皮质切除到椎体前侧皮层的水平（图 23.7）。此时，对称性切除骨皮质极为重要，以便闭合截骨时接触皮质。

下一步需要断裂或切除椎体后壁。常常需要使用反向角度的刮匙以刮薄皮质，创造一个可控的后壁骨折。必须特别注意保护硬膜囊的前部和椎体后部。在切除椎体后壁前，可用双极电凝凝固硬膜外血管。然后去除遗留的后方皮质。注意，后方皮质的断裂可造成椎体的不稳。确认内植物和椎体侧壁完好。

最后一步是用可控的方式闭合截骨。如前文所述，使用可屈曲的手术床当然可以协助该操作。如果没有适用的手术床，患者胸部和骨盆的过伸也将有助于闭合楔形截骨，或者甚至可使用枕头或毛毯垫高大腿。闭合截骨前，要注意将临时棒松开，它可以使截骨的闭合运动平滑完成（图 23.8）。外科医生应确保截骨闭合后有对称的骨皮质接触。充分的矫形完成以后，应进行椎管检查以确保没有硬膜囊的背侧压迫。然后放置纵向杆，进一步锁定截骨（图 23.9）。长节段的内固定可以辅助矫形并且可以在愈合过程中对截骨部位起到支撑作用。最后，内固定锁紧，以确保 PSO 节段的稳定。

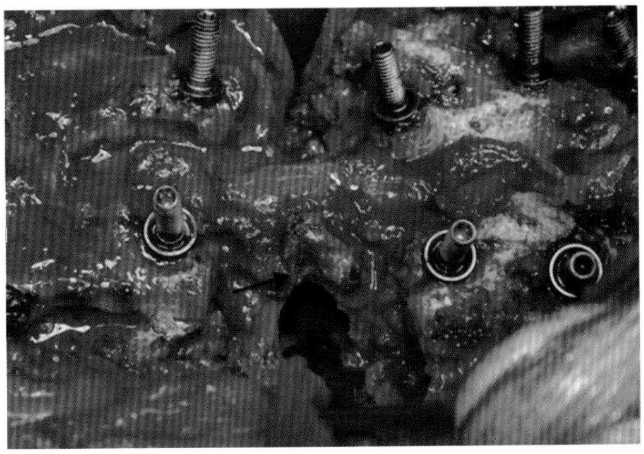

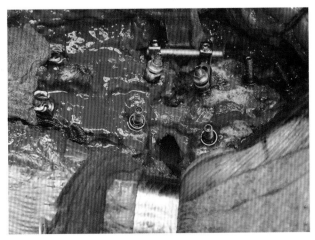

图 23.6　椎体去骨松质切除并保留椎弓根内壁（如箭头所示）的示例。椎弓根内壁在椎体去骨松质切除过程中保护神经根

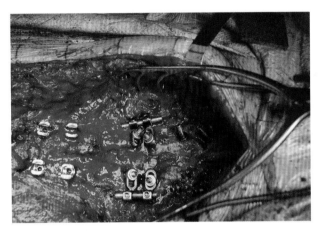

图 23.8　使用临时棒辅助截骨闭合的示例

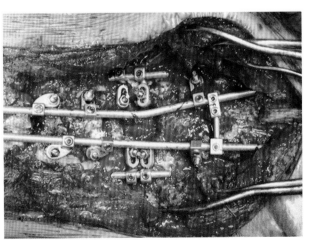

图 23.7　使用临时棒固定，以帮助楔形截骨的可控闭合，确保硬脑膜和出口神经根的安全

图 23.9　最终的矫形完成显示跨越 PSO 节段的纵向内固定

参考文献

1. Smith-Petersen MN, Larson CB, Aufranc OE. Osteotomy of the spine for correction of flexion deformity in rheumatoid arthritis. J Bone Joint Surg. 1945;27:1–11.

2. Briggs H, Keats S, Schlesinger PT. Wedge osteotomy of the spine with bilateral, intervertebral foraminotomy: correction of flexion deformity in five cases of ankylosing arthritis of spine. J Bone Joint Surg. 1947;29:1075-82.

3. Law WA. Surgical treatment of the rheumatic diseases. J Bone Joint Surg Br. 1952;34-B:215-25.

4. Thomasen E. Vertebral osteotomy for correction of kyphosis in ankylosing spondylitis. Clin Orthop. 1985;194:142-52.

5. Hehne HJ, Zielke K, Böhm H. Polysegmental lumbar osteotomies and transpedicled fixation for correction of long-curved kyphotic deformities in ankylosing spondylitis. Report on 177 cases. Clin Orthop. 1990;258:49-55.

6. Cho KJ, Bridwell KH, Lenke LG, Berra A, Baldus C. Comparison of Smith-Petersen versus pedicle subtraction osteotomy for the correction of fixed sagittal imbalance. Spine (Phila Pa 1976). 2005; 30(18):2030-7; discussion 2038.

7. Law WA. Osteotomy of the spine. Clin Orthop 1969;66: 70-6.

8. Law WA. Osteotomy of the spine. J Bone Joint Surg Am. 1962;44-A:1199-206.

9. Weatherley C, JaVray D, Terry A. Vascular complications associated with osteotomy in ankylosing spondylitis: a report of two cases. Spine. 1988;13:43-6.

10. Van Royen BJ, De Gast A. Lumbar osteotomy for correction of thoracolumbar kyphotic deformity in ankylosing spondylitis. A structured review of three methods of treatment. Ann Rheum Dis. 1999;58:399-406.

11. Colomina MJ, Bagó J, Fuentes I. Efficacy and safety of prophylactic large dose of tranexamic acid in spine surgery: a prospective, randomized, double-blind, placebo-controlled study. Spine (Phila Pa 1976). 2009; 34(16):1740-1; author reply 141. Spine 2008; 33: 2577-80.

12. Baldus CR, Bridwell KH, Lenke LG, Okubadejo GO. Can we safely reduce blood loss during lumbar pedicle subtraction osteotomy procedures using tranexamic acid or aprotinin? A comparative study with controls. Spine (Phila Pa 1976). 2010; 35(2):235-9.

13. Tzortzopoulou A, Cepeda MS, Schumann R, Carr DB. Antifibrinolytic agents for reducing blood loss in scoliosis surgery in children. Cochrane Database Syst Rev. 2008; (3):CD006883.

第 **24** 章

脊柱后凸畸形的治疗

HS Chhabra，Ameer S Theruvath

译者：刘祖德

简介

人类脊柱在矢状平面上有 4 个生理学弧度（图24.1）。包括颈椎和腰椎的前凸、胸椎和骶椎的后凸。脊柱的矢状面平衡是通过这些生理弯曲的相互平衡维持的。后凸畸形是一种矢状面的畸形，胸椎后凸如果超过 50°，则被认为是过度后凸[1]。

与其冠状面相应的形态或脊柱侧凸不同，后凸畸形可能会造成更严重的后果。因为后凸畸形有可能会引起脊髓受牵拉。从治疗角度来看，由于是单平面的畸形，矫正脊柱后凸的手术策略相对明确[2]。尽管采取了各种预防措施，仍有可能发生灾难性的神经功能缺陷[3]。具有三维畸形的脊柱侧凸包括复杂的病理生物力学和治疗原则。尽管如此，除非伴有明显的矢状面畸形，否则与脊柱后凸相比，脊柱侧凸手术造成的神经功能损害相对较少[4]。

脊柱侧凸研究协会将脊柱后凸定义为脊柱后凸角异常增大[5]。胸腰段和腰部脊柱的任何程度后凸均被定义为异常。如果脊柱的前荷载能力受损，那么将会发生后凸畸形。主要的病因包括先天因素（如半椎体畸形）、发育性因素（如 Scheuermann 疾病）、感染性因素（Pott's 脊柱）、炎性因素（如强直性脊柱炎）、创伤后遗症或椎板切除术后遗症、退变因素（如退行性滑脱）和多发性骨质疏松性压缩的老年性驼背[6]。

脊柱后凸的病因分类如下：

- 姿势异常
- Scheuermann 疾病
- 先天性脊柱畸形
- 麻痹性疾病
- 创伤性和椎板切除术后
- 辐射后
- 代谢障碍，如骨质疏松症
- 骨骼发育不良，如黏多糖蓄积症
- 胶原蛋白疾病，如马方综合征
- 良性或恶性肿瘤
- 神经纤维瘤病

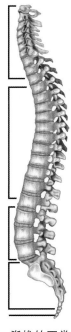

图 24.1　脊椎的正常生理弯曲

病理力学

脊柱后部结构主要是用于对抗张力，而前部结构则是用于对抗压力。后部张力带或前部支撑结构的破坏会导致脊柱后凸。一旦发生脊柱后凸畸形，身体重心将会前移。在畸形的顶部会逐渐产生弯曲力矩增加，这将引起畸形进一步恶化。随着畸形程度的增加，恶化的可能性也会随之增加[7]。脊柱后凸畸形可能是柔韧的，也可能是僵硬的。如果不及时治疗，柔韧的脊椎后凸畸形随着时间推移会变得僵硬。进展性、僵硬的和较大的胸椎后凸畸形会使得脊髓面对持续性拉伸损伤的巨大风险。

脊柱后凸畸形分析和治疗中最重要的因素是矢状面平衡。当穿过 C7 椎体中心的铅垂线能经过第 1 骶骨后方时，矢状面平衡为正常（图 24.2）。脊柱后凸畸形可能引起铅垂线前移，导致矢状面失平衡。

治疗

通过手术缩短后柱或延长前柱可以改善脊柱后凸畸形。在过去，脊柱后凸畸形多采用前路固定融合术治疗。后来出现前后路联合手术，随之出现后路手术[8]。所有这些技术均有他们的优点和缺点。前路融合术需打开正常胸腔，可能伴随胸腔并发

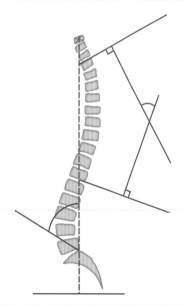

图 24.2 C7 铅垂线和胸椎后凸畸形

症[9,10]。另外，如果畸形角度超过了 60°，那么将很难暴露畸形的凹面。前后路联合手术提供了绝佳的减压、前方骨桩置入和畸形矫正，但是手术范围太大，体弱患者可能无法承受，需要分段进行。后路融合技术是现有技术的巅峰。Kawahara N[11]、Moon MS[12,13] 及 Rajasekaran S[14] 等均阐述了这些单纯后路手术的技术细节。这些技术现在由全球各地的脊柱外科医生普遍开展，可以有效矫正畸形。虽然这些技术十分安全，但仍推荐在手术过程中实施神经电生理学监测。

畸形分析

通过截骨切除后路松解及短缩减压是脊柱后凸畸形手术治疗的主要手段。该效果可以通过多种截骨来实现，例如 Ponte 截骨（PO）、Smith-Petersen 截骨（SPO）[15]、经椎弓根缩短截骨（PSO）和全椎体切除术（VCR）实现。决定使用哪种手术需要对畸形进行全面分析。以下是做决策需考虑的基本方面。

失衡类型

矢状面失衡分为 I 型和 II 型[16]。在 I 型失衡中，患者脊柱的一部分处于大体上的脊柱后凸状态，但是患者可以通过过伸畸形上下部分来保持平衡。例如，使用 Harrington rod 器械对 T4 至 L4 进行治疗的年轻人，由于 L4-L5 和 L5-S1 椎间盘尚未退化，还可以通过过伸这两个节段来维持平衡。

另一个例子是，创伤后脊柱后凸也是一种局部脊柱后凸，但是患者可以通过过伸上下部分来维持平衡。一些先天性脊柱后凸和很多 Scheuermann 病后凸均归于该范围。II 型失衡是局部脊柱后凸畸形，患者不能通过过伸后凸的上、下部分来维持平衡。通常包括强直性脊柱炎，以及在 T4 至 L4 进行 Harrington 系统固定融合，同时伴有 L4-L5/L5-S1 严重退变，不能通过过伸下腰椎维持平衡的老年患者。此外，另一个常见的现象是中年或老年患者接受过远端腰椎手术，并且融合愈合时腰椎前凸过小，近端邻近腰椎节段或者远端胸椎节段退变

形成后凸畸形。因此，患者不能直立，姿势前倾。

定位

脊柱后凸畸形的另外一个特征是考虑后凸是位于胸椎还是腰椎。关键病理部位是在脊髓还是在马尾神经区域。

曲线的形态学

脊柱后凸畸形的另一个重要的特征是该畸形是否是长的圆弧形还是较短的成角后凸畸形。对于长的圆弧形后凸畸形，例如 Scheuermann 病，由于多节段累及，且病变在胸椎/脊髓髓区域，适合多节段 SPO。较短的角状后凸畸形，例如创伤后后凸畸形，对 PSO 有更好的适应性。通常，腰椎 PSO 可以实现 35° 脊柱前凸[17]，胸椎 PSO 可以实现 25° 脊柱前凸，SPO 通常可以实现 10° 脊柱前凸。通常很少做单节段的 SPO，而需要做两个或更多节段的 SPO。SPO 要求椎间隙是可活动的，以期通过椎间隙的活动获得矫正[18]，而 PSO 则不需要。

同时存在的冠状面失衡

有时，矢状面失衡会伴随冠状面失衡，有两种冠状面失衡（图 24.3）。对于第一种（Ⅰ型），一侧肩膀会较高，而同侧骨盆较低。

在这种情况下，冠状面畸形可能通过简单的缩短一侧脊柱简单矫正。在第二种冠状面失衡中，一侧肩膀会较低，而同侧骨盆也较低。肩膀和骨盆之

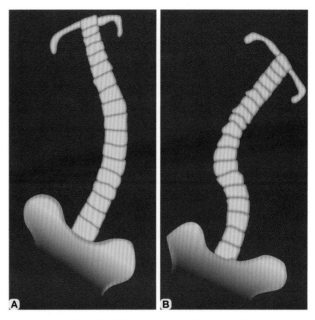

图 24.3　冠状面失衡类型。A. Ⅰ型；B. Ⅱ型

间的联系不能简单地通过缩短一侧脊柱实现。在这种情况下，VCR 是必需的。在第一种失衡中（Ⅰ型），非对称 PSO 可能实现矫正。

脊柱截骨术

脊柱截骨术的适应证为矢状面和（或）冠状面脊柱失衡，并且弯曲位无法纠正。截骨术的选择很多。具体截骨术式的选择取决于需要矫正的畸形角度和畸形的病因学（图 24.4）。

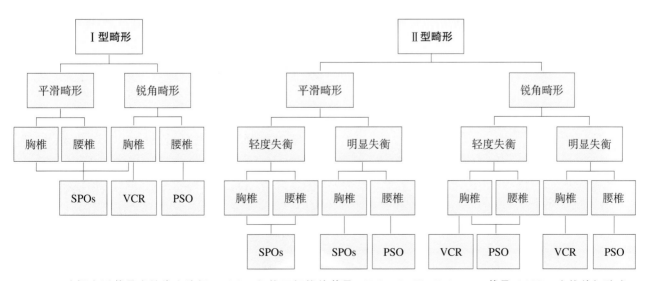

图 24.4　选择合适截骨术的临床路径。PSO，经椎弓根椎体截骨；SPO，Smith-Petersen 截骨；VCR，全椎体切除术

Smith-Petersen 截骨术

在 1945 年，Smith-Petersen[15] 首先提出应用脊柱截骨术治疗强直性脊柱炎。Smith-Petersen 截骨（SPO）是基于关节突关节水平的截骨术，在后方已融合的脊柱进行。相同的截骨方法如果用于未融合脊柱，则被称作 Ponte 截骨术。但是在大部分的文献中，这两种截骨术被统称为 SPO。SPO 中切除的结构包括头端脊椎的棘突、关节突关节和相邻椎板的边缘及双侧黄韧带（图 24.5）。

SPO 通常被用作去旋转矫形的补充方法，通常在胸椎及胸腰段使用[19]。SPO 张开前柱（椎间盘间隙），以中柱（后纵韧带作为支点）为铰链，根据后方截骨范围关闭后柱。因此后柱缩短，前柱延长。因此，椎间隙可张开是 SPO 后方关闭的先决条件。椎间盘塌陷或之前做过融合手术的椎间盘不能活动，会显著限制矫正的范围，这时应改行后路楔形截骨。

手术技术

将患者俯卧位于开放框架式可透视手术床上。腹部垫空，重力可以帮助腰椎回复脊柱前凸。以畸形顶点标示截骨平面。在预定融合节段范围内将完整切除双侧关节突。准备好椎弓根钉道，但是不置入椎弓根螺钉，这些钉道可以协助截骨定位。切除双侧椎板、黄韧带、上关节突和下关节突。切除截骨部位头端椎体棘突到基底部，用小 Kerrison 咬骨钳向两侧进行切除至椎间切迹。确认截骨部位上下的椎弓根极为重要。在向外侧截骨过程中，要注意不要累及椎弓根。神经根距切除骨骼也很近。截骨为尖端朝下的楔形或 V 形，截除的宽度为 8~10 mm。除非需要同时进行冠状面矫形，否则双侧楔形必须对称。如果进行冠状面矫形，楔形的一侧比另一侧更宽。如果有显著的旋转畸形，为了减少畸形的旋转角度，凸面的截骨开放角度需要更大。在关闭截骨部位时先潜行截骨，以避免神经压迫，通过切除更多上关节突增宽截骨范围可能避免使用加压时损伤上位神经根。如果在截骨关闭过程中可能发生硬脊膜压迫，截骨中央部分应该扩大。通过手术床可以被动性的关闭截骨面，或者在椎弓根螺钉中放置预弯棒及结合悬臂器械矫形压迫，可以达到需要的复位（图 24.6）。

经椎弓根缩短截骨术

经椎弓根缩短截骨术由 Thomasen[20] 在 1985 年首先提出。他提出应用该手术治疗强直性脊柱炎患者僵硬的矢状面畸形。PSO 大多开展于腰椎前凸的正常顶点（L2 或 L3）。由于 PSO 截骨关闭时可能对硬脊膜产生牵拉和张力，在脊髓圆锥尾端开展截骨更安全。对于僵硬的全身脊柱后凸畸形，可以将腰椎中段 PSO 与胸腰段和胸椎多个 SPO 结合。涉及的技术包括从后部穿入椎体前皮质的经椎弓根脊椎楔形切除（图 24.7）。PSO 具有从后路通过椎体三柱矫形而不延长前柱的优点，在避免拉伸大血管的同时进行最大程度的矫正。

适应证

腰椎矢状面明显失衡是 PSO 的主要适应证。PSO 主要适用于患有超过 12 cm 的矢状面失衡，及单节段需要增加脊柱前凸大约 30° 的患者。也可以用于已 360° 融合的患者，包括无法通过融合椎间盘开展 SPO 截骨的多椎体[21]。可以通过所有脊柱三柱的"骨-骨"对位及恰当的后柱关闭，加强 PSO 的稳定性。

手术技术

在暴露后确定截骨的水平。截骨部位上下至

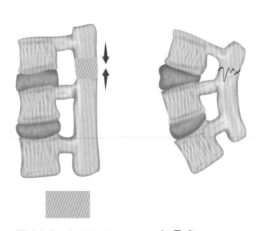

图 24.5　Smith-Petersen 切骨术

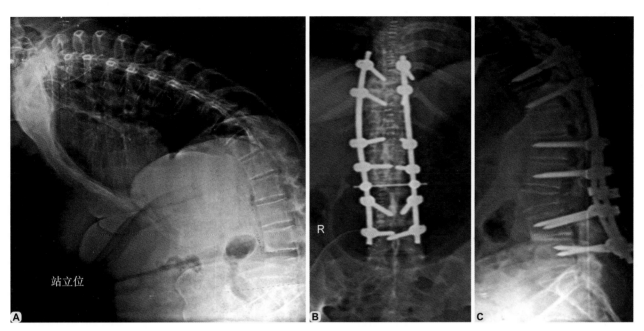

图 24.6　Smith–Petersen 截骨和矢状面失衡的老年性后凸内固定融合

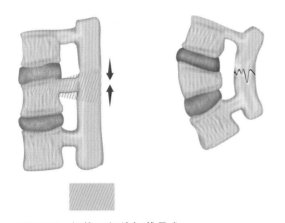

图 24.7　经椎弓根缩短截骨术

少需要 3 对椎弓根螺钉才能提供足够的控制和稳定性。在后部结构或已存在的融合处对后方截骨范围进行标记。在截骨节段开展椎板切除术和彻底的双侧关节突切除术。使用 Kerrison 咬骨钳将脊柱后部结构去除可以暴露椎弓根，随后使用咬骨钳切除椎弓根。

椎弓根移除后方便对脊柱椎体进行操作，使用椎弓根探针和钻头实施楔形切除术去除椎体松质骨。在没有冠状面畸形时，应双侧对称切除。然后将椎弓根除了椎体之外的附着都进行分离，要求暴露椎弓根远端的神经根。一旦分离椎弓根，下一步就是保护硬脊膜和神经根，同时通过椎弓根切除椎体骨质。在椎体后方皮质下使用刮匙和 Woodson 工具尽量将皮质变薄。在去除松质骨和将皮质变薄后，使用刮匙将椎体后壁推入到去除松质骨的椎体空腔。去除骨折的椎体后壁皮质。使用临时固定棒固定以防止未完成的截骨面关闭。在去除椎体松质骨时，脊柱弹性增加或者在截骨面准备闭合时，放置单侧或双侧临时固定棒。如果患者在截骨部位上下有长节段融合，截骨过程中可能会发生脊柱的平移，此时应使用临时固定棒。截骨的最终步骤是切除椎体侧壁。可以用棉棒或骨膜剥离器将腰大肌从椎体侧壁推开。在椎体侧壁放置纱布或可伸缩牵开器至截骨完成，这可以确保在切除椎体侧壁时腰大肌不会卡入。在切除椎体时应该注意两侧一致，以保证截骨部位整体关闭及矢状面畸形得到合适的矫正。椎体的腹侧是用于闭合截骨的铰链[22]。椎体腹侧皮质破损会破坏脊柱稳定性。截骨关闭时硬脊膜可能内陷，并导致神经结构的缠结和相关神经功能损害，需要后路广泛减压以预防。Bridwell KH[19]建议截骨的头侧及尾侧进行中央椎管扩大，这样当截骨关闭时，可以对硬膜囊和神经根进行检查，确保不受挤压。截骨术的闭合可以通过使用临时棒对脊柱进行悬提，也可以通过手术床或助手协助过伸胸部和腿部来实现。当内固定结束且双侧截骨关闭时，应对椎管进行探查，首先使用神经钩，然后使用 Woodson 剥离器以确保硬膜囊没有被压迫。应压紧侧方结构以促进稳定性和骨生成。

全椎体切除术（VCR）

VCR 需要一个或多个节段的切除[23]，包括后部结构（棘突和椎板）、椎弓根、椎体和头端及尾端椎间盘。1922 年，Maclennan 报道了严重脊柱侧凸病因学和治疗方法，他率先提出经顶椎后部切除椎体，术后用石膏固定。在 2002 年，Suk 等[23] 报道单纯经后部进行 VCR，手术时间较短，手术中的脊柱稳定性较高。

适应证

VCR 适用于不能通过较小手术获得有效矫正的严重和僵硬脊柱畸形。具体指 SPO 或 PSO 治疗无效的严重和固定的脊柱后凸畸形，或冠状面失衡伴随矢状面畸形，并且不能通过非对称 PSO 矫正的患者。另外，VCR 的适应证还包括先天性脊柱后凸、半脊椎畸形、L5 脊椎前移和一些脊柱肿瘤。

手术技术（图 24.8）

VCR 技术的讨论的主要关注点在脊柱后路手术，尽管有时仍然需要脊柱前路技术，特别是如果也有前部内固定或融合。延伸至横突的广泛侧方分离有助于椎体的切除。首先切除后方结构，包括切除节段的棘突、椎板、关节面和横突。打开双侧椎间孔将暴露神经根。在胸椎中，肋骨横突切除术可以有助于椎体的切除。

在脊柱失去稳定性前使用临时棒对于预防急性滑移极为关键，由于该过程本身导致显著的脊柱不稳定。椎弓根螺钉是在切除过程中提供稳定脊柱的一种方法。在置入椎弓根螺钉及切除脊柱后部结构后，与畸形形状相符的预弯棒置于脊柱的一侧。在置入临时稳定棒的另一侧小心实施骨膜下剥离，沿着椎体侧壁直至前壁。随后使用骨凿、高速电磨和 / 或咬骨钳切除椎弓根和脊柱侧壁。然后逐步切除脊柱椎体和中间的椎间盘，向中间延伸到对侧。仅保留薄薄的中间部分骨质，以保护硬脊膜，并在最后一步移除。应注意避免损伤脊柱体前部的软组织和节段血管。第二根与畸形形状一致的连接棒置于骨膜下剥离和部分脊柱椎体切除的一侧。随后移除先前放置的连接棒，切除残余骨骼和椎间盘。最后一步当椎体掏空以后，用下行骨刀推倒椎体后壁。畸形最终通过使用临时棒重复压缩和缩短脊柱椎体来实现。在缩短和压缩切除间隙后，将临时棒逐一更换为预弯的最终棒。进一步的脊柱后侧凸矫正可以通过原位弯曲连接棒和节段压缩实现。不仅是在脊柱后路手术中，在脊柱前后路联合手术中，脊髓也可能会在矫正和椎体缩短过程中受损。神经电生理学监测可提供神经损伤的早期预警，预防脊髓的严重损伤。VCR 与 SPO 和 PSO 显著的不同在于，由于脊柱椎体完全切除，不能通过闭合操

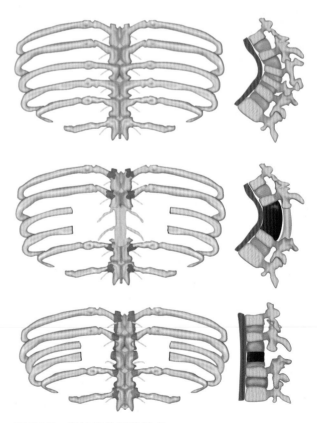

图 24.8　脊柱椎体切除技术

作获得骨面接触。因此，在 VCR 后使用椎间器械重新构建脊柱前柱很重要。在胸椎中，如果前间隙 ≤ 5 mm，在椎间盘切除术后放置碎骨植骨已经足够。如果间隙超过 5 mm，则需要使用植骨块填充的钛网以提供可靠的前部椎体支撑，并且不过度缩短椎体 [24]。在下胸椎、腰椎及腰骶椎中，应考虑用同种异体骨或椎间融合器作为椎间支撑，以便承载通过椎间隙传递到前中柱的负荷（图 24.9~24.11）。

在手术前或手术中使用 Halo 牵引，有助于对严重脊柱侧凸或畸形的脊柱重新建立力线。对于那些后凸畸形超过 100° 或脊柱侧弯畸形超过 90°~100° 的患者 [25]，术前 Halo 牵引可以改善患者的呼吸状态，特别是对于那些进行翻修术或健康状态不佳的患者，该技术尤为有效。在围手术期使用 Halo 牵引可以在患者清醒时逐渐和安全地拉伸椎体和脊髓，并可以对神经轴的过分拉伸做出反应。那些曾接受椎板切除术而需要翻修的患者，由于椎板切除术造成的前部或后部瘢痕形成可能增加神经并发症的风险，术前 Halo 牵引特别有效。术中 Halo 牵引可以优化位置，帮助达到畸形矫正。

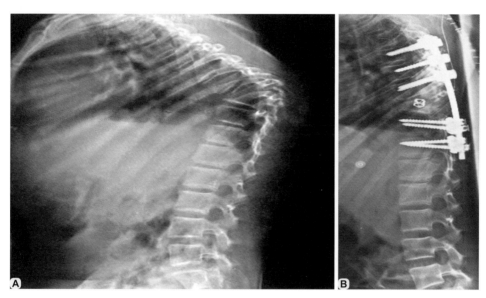

图 24.9 A、B. 结核性角状后凸畸形的矫正及 360° 器械融合

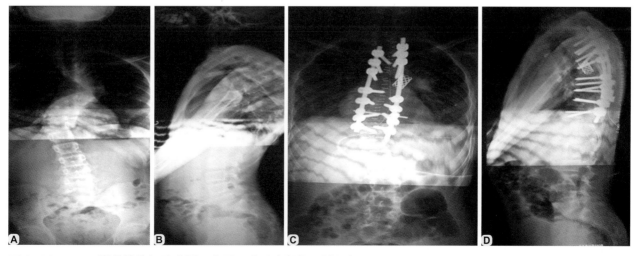

图 24.10 A~D. 脊柱椎体切除术矫正多平面畸形（脊柱后侧凸）

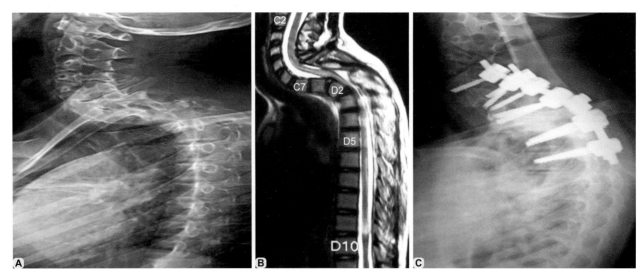

图 24.11　A~C. VCR 处理的颈背部结核性后凸畸形

参考文献

1. Cobb J. Outline for the study of scoliosis. Insructional course lecture. 1948;5:261-75.
2. Daniel J Sucato. Management of severe spinal deformity scoliosis and kyphosis Spine. 2010; 35(25):2186-92.
3. Bridwell KH, Lenke LG, Baldus C, et al. Major intraoperative neurologic deficits in pediatric and adult spinal deformity patients. Incidence and etiology at one institution. Spine. 1998;23:324-31.
4. Cheh G, Lenke LG, Padberg AM, et al. Loss of spinal cord monitoring signal in children during thoracic kyphosis correction with spinal osteotomy: when does it occur and what should you do? Spine. 2008;33:1093-9.
5. Suken Shah. Scheuermann kyphosis SRS e-text http://etext.srs.org/book/
6. Winter, Hall JE. Kyphosis in childhood and adolescence. Spine. 1978;3:285-308.
7. Panjabi MM,White A. 3rd Johnson RM: Cervical spine mechanics as a function of transaction of components. J Biomech. 1975; 327-36.
8. Chen WJ, Wu CC, Jung CH, et al. Combined anterior and posterior surgeries in the treatment of spinal tuberculous spondylitis. Clin Orthop. 2002;398:50-9.
9. Kawahara N, Tomita K, Baba H, et al. Cadaveric vascular anatomy for total en bloc spondylectomy in malignant vertebral tumors. Spine. 1996;21:1401-7.
10. McDonnell MF, Glassman SD, et al. Perioperative complications of anterior procedures on the spine. JBJS. 1996;78-A(6):839-84.
11. Kawahara N, Tomita K, Hisatoshi B, et al. Closing–opening wedge osteotomy to correct angular kyphotic deformity by a single posterior approach. Spine. 2001;26:391-40.
12. Moon MS, Woo YK, Lee KS, et al. Posterior instrumentation and anterior interbody fusion for tuberculous kyphosis of dorsal and lumbar spines. Spine. 1995;20:1910.
13. Moon MS, Lee MK. The changes of the kyphosis of the tuberculous spine in children following ambulant treatment.

Korean Orthop Assoc. 1971;6:203-8.
14. Rajasekaran S, Kamath Vijay, Ajoy Prasad Shetty. Single-stage closing–opening wedge osteotomy of spine to correct severe post-tubercular kyphotic deformities of the spine: a 3-yearn follow-up of 17 patients. Eur Spine J. 2010;19:583-92.
15. Smith-Petersen MN, Larson CB, Aufranc OE. Osteotomy of the spine for correction of flexion deformity in rheumatoid arthritis. J Bone Joint Surg Am. 1945;27:1-11.
16. Booth KC, Bridwell KH, Lenke LG, et al. Complications and predictive factors for the successful treatment of flatback deformity (fixed sagittal imbalance). Spine. 1999;24:1712-20.
17. Kalra KP, Dhar SB, Shetty G, Dhariwal Q. Pedicle subtraction osteotomy for rigid post-tuberculous kyphosis. J Bone Joint Surg Br. 2006;88-B:925-7.
18. Macagno AE, O'Brien MF. Thoracic and thoracolumbar kyphosis in adults. Spine (Phila Pa 1976). 2006;31(19 suppl):S161-70.
19. Bridwell KH. Decision making regarding Smith-Petersen vs. pedicle subtraction osteotomy vs. vertebral column resection for spinal deformity. Spine (Phila Pa 1976). 2006;31(19 suppl):S171-8.
20. Thomasen E. Vertebral osteotomy for correction of kyphosis in ankylosing spondylitis. Clin Orthop Relat Res. 1985;142-52.
21. Hoh DJ, Khoueir P, Wang MY. Management of cervical deformity in ankylosing spondylitis. Neurosurg Focus. 2008;24:E9.
22. Bridwell KH, Lewis SJ, Edwards C, et al. Complications and outcomes of pedicle subtraction osteotomies for fixed sagittal imbalance. Spine. 2003;28:2093-101.
23. Suk SI, Kim JH, Kim WJ, et al. Posterior vertebral column resection for severe spinal deformities. Spine (Phila Pa 1976). 2002;27:2374-82.
24. The textbook of spinal surgery Third edition Keith H Bridwell, Ronald L Dewald Chapter 96. p.1012.
25. Rinella Anthony MD, Lenke Lawrence MD, Perioperative Halo-Gravity Traction in the Treatment of Severe Scoliosis and Kyphosis. Spine. 2005;30(4):475-82.

第 25 章

腰椎小关节综合征

Radchenko Vladimir A，Deduch N，Malyshkina S

译者：裘剑如

在骨科领域，对腰椎小关节的研究关注已有数十年时间。为了更好地理解腰椎小关节综合征，需要对腰椎小关节的结构及基本变化有所了解。

背景

许多年来，腰椎关节突关节被认为是腰痛的主要原因[1,2]。

1933 年，RK Ghormley 提出了"腰椎小关节综合征"这一概念[3]，并阐述了临床症状、影像学改变以及小关节退变过程。

接下来的研究明确了腰椎关节突关节在腰椎的临床和病理形态学改变中的作用并不简单，其在形成侧隐窝狭窄、椎间孔狭窄、根性疼痛等过程中起了重要作用[4-8]。

解剖及病理形态学研究

小关节是构成脊柱结构的必要组成部分，与其他解剖结构一起，提供支持、运动及保护等功能。小关节的主要独特性在于它们与其他脊柱结构的密切关系，它连同椎间盘结构一起组成了"三关节复合体"[9]。其中一个结构的改变将影响其余结构，致脊柱形态学上结构重建并伴发功能紊乱。

小关节是由邻近椎体关节突关节形成的滑液关节，包括了所有的解剖成分——纤维性关节囊、滑膜、新月体（关节内滑膜皱褶）、韧带、滑液和关节软骨。许多关于解剖、临床、影像学及生物力学研究证明小关节的病理性改变在导致疼痛及椎间盘退变中起重要作用[10-12]。

近期，有研究观察分析了 PLIF 术中切除的小关节的组织形态学改变。

在一项 2 例患者的研究中，我们发现小关节内存在游离体，显著影响临床图像的形成（图 25.1）。

关于其他患者小关节的形态改变与四肢关节形态改变一致。研究显示，在失稳的脊柱节段，可见小关节增生性改变，并导致椎管狭窄。

不同年龄人群小关节的结构

上关节突关节的关节面略微凹陷，而下关节突

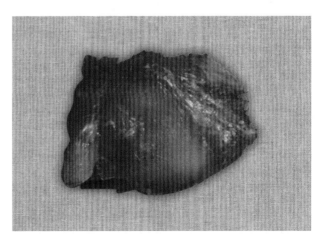

图 25.1　关节面和关节内游离体

关节的关节面轻度凸起。在关节面的中央，关节软骨的厚度要比关节周围厚。下关节突关节的平均最大软骨面厚度为 1.5~1.8 mm，而上关节突关节的软骨厚度为 2.0~2.5 mm。

虽然我们能大概识别树状区域（边界非常模糊），在其他大关节软骨关节面上有的软骨细胞明显分区在小关节上并没有出现。在浅层，有小而清楚突起的狭长细胞占优势，但是也有一些更圆的细胞。软骨细胞平行关节面分 2~3 层排列，细胞内可见深染色的大细胞核，周围可见较窄的细胞质。

在更深层，单个软骨细胞和少量同源细胞（2~4 个细胞）呈不规则排列[13]。中间层的细胞密度最大。细胞的核质比例中，细胞质成分增多，细胞质中可见发达的粗面内质网、具有各种分泌小泡的高尔基体和增大的线粒体。在深部区域，巨细胞组团排列（5~7 个细胞），伪足突出于表面。这个区域的软骨细胞，其胞内细胞核大、染色深，周围有细胞质包裹。在某些人群中（大约 30%），关节面深部区域软骨细胞部分增生肥厚，是主要组成成分。钙化的软骨占整个关节软骨层的 1/6 厚度，少许血管从软骨下骨进入钙化的软骨[14]。

小关节的变化在年轻人即可出现，但在临床上并没有表现。对 20~29 岁人群的椎体关节软骨结构分析显示，不论在关节面的浅层还是深层，都有大量区域缺失软骨细胞[15]（图 25.2~25.4）。

有很多没有软骨细胞的空隙。相较于周围的基质，细胞缺失区域边界处嗜碱性更强。在关节软骨的所有区域，软骨细胞细胞核致密，胞质浓缩偏向于核的一侧。

在破坏了细胞膜结构后，用显微电镜对软骨细胞进行研究，发现胞质内有大量沉积糖原、大颗粒脂肪滴和许多微丝结构。这类细胞的细胞核多皱褶，形态多样且含有浓缩的染色质，在一些细胞碎

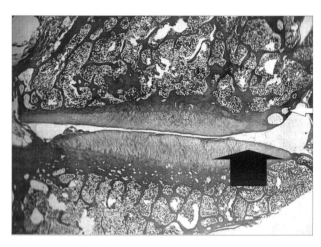

图 25.2　22 岁男性 L4–L5 节段小关节。L5 上关节突（白色箭头）见关节软骨营养不良。红色箭头示 L4 下关节突（HE 染色 ×23）

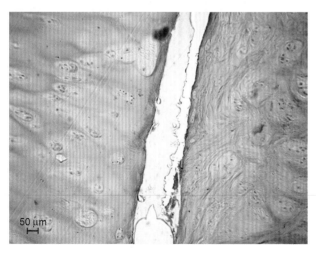

图 25.3　图 25.1 中的部分软骨。骨细胞缺失，软骨细胞固缩

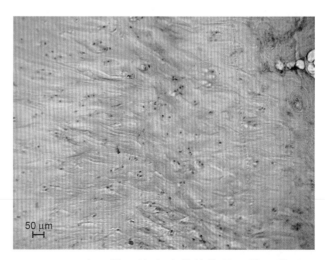

图 25.4　22 岁男性腰椎小关节的软骨区域，详见图 25.1。软骨结构表面出现裂痕，软骨细胞缺失、固缩（HE 染色 ×100）

片中可以见到这样的情况。

在多数情况下，软骨面中间层特别是深层中可见被胞质甲苯胺蓝染色、体积较大的软骨细胞。同样，这些发生变化的细胞内有发育良好的光滑内质网、拥有大量分泌腺泡的高尔基体，说明其生物合成进程活跃。

在破坏区的关节软骨基质被曙红不规则染色，在不同区域呈不均一性异染（对甲苯胺蓝反应），说明其吸附染色剂的性质发生改变。黏多糖（GAGs）的双折射分析显示，小关节上关节面和大型滑液关节浅层 GAGs 含量最低，而在关节面的深层，则 GAGs 含量最高。在各层之间的基质中，能检测出 GAGs 中含量最高的硫酸角蛋白。

在偏光镜下，使用天狼星红后，可发现从钙化软骨细胞处延伸出来的致密、粗壮的胶原纤维。这类纤维通常垂直分布，但仅在关节面浅层，它们相对稀松，纤维围绕细胞并改变方向排列。

区域内的胶原纤维平行关节面排列。关节软骨面内的胶原分布并不呈均质性，在嗜碱性线附近其含量最大，在软骨面的最浅层及深层，胶原纤维含量也很高，而在中间层软骨，其含量较低。这些资料说明在关节软骨中间层区域，胶原纤维连接比较薄弱（大关节软骨的特点）。

在上述年龄组人群椎体关节突的软骨面上，细胞和基质出现明显营养不良和结构破坏、修复。因此，在一部分软骨表面，可见脱落的薄层光亮区，在这些区域，软骨细胞实际分布于疏松胶原纤维周围。在一些样本中，可见基质纤维化、颗粒状衰退和纵横交错的裂痕，这些裂痕边界不规则，呈明显嗜碱性染色，其内常可见无细胞的缺损区。靠近裂痕的区域，双折射胶原，特别是 GAGs 明显减少。在几乎所有小关节的样本中，关节软骨的界线呈浅弧形，形态不明显。在一些样本中，在大量的软骨区域中，可见 2~4 条线形似波浪，其峰顶朝向关节软骨的深面。

在对比上述结构紊乱发生于上关节突还是下关节突时，我们发现多数细胞和基质的改变发生于下

位椎体的上关节突中。这通常与降低局部软骨细胞密度（特别是浅层和中间层）、增加了退变细胞的数量、增宽了基质纤维化和胶原纤维化区域、在一些独立部分减少双折线 GAGs 和胶原以及部分区域微小裂痕增多有关。

在 30~39 岁和 40~49 岁年龄组人群中，软骨细胞的变化特征与上述年龄组相仿。在这两组间比较，患者关节软骨结构方面，除了 40~49 岁组在软骨细胞密度特别是在上关节突部分的软骨密度有所减少外，其他未发现任何区别。一些小关节的样本中，凹陷裂痕和营养不良软骨细胞的数量有一定增长。这些细胞附近，有部分颗粒样基质衰退。在电子显微镜下，基质中的胶原纤维可见较致密的液滴。在部分死亡细胞的裂痕中，有许多稀松胶原纤维，这些纤维排列并没有明显规律性。在深层的钙化关节软骨，可见裂痕中没有软骨细胞，呈嗜碱性染色，并存在于多数区域（图 25.5）。

相较于 20~29 岁年龄组人群，在中间层及深层的基质中，双折光硫酸角质素的含量较高。30% 的病例中，在关节软骨的边界处，软骨细胞呈增生肥大等病理改变。在下位椎体的上关节突中，这样的改变较上位关节下关节突有明显区别，而这一现象在所有年龄组中均如此。

因此，在 20~29 岁年龄组人群中，小关节中软骨细胞和基质的变化已经明确。而更年长的年龄组

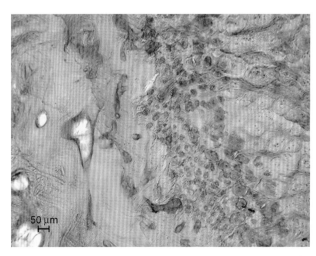

图 25.5　在钙化的软骨层中嗜碱性的裂痕不含软骨细胞

（至 50 岁）则并没有表现出进一步的恶化。

这种小关节的结构表现同大型滑液关节相似，细胞、GAGs 和胶原呈区域性分布（虽然并不明显）[13]。

在小关节软骨面退变过程中的分析显示其与年龄有关，这与大型滑液关节软骨面的变化相类似[16,17]。

在对人类髋膝关节软骨面的形态学改变对比研究中发现，这类关节并不呈这样的改变特征。我们对 30 岁以后人类小关节软骨面缓慢退变的分析是基于大量的科学文献基础的[17-19]。一些学者指出，他们的研究结果强度和频度与年龄增长有显著性关系，而另一些[16,22]则指出 30~60 岁关节软骨的退变呈轻微增长。

因此，与大型滑液关节相似，小关节的软骨面在 30 岁以后随着年龄的增长发生退变。但与大型滑液关节相比，关节突关节的软骨面的退变发生较早（在 20 岁以后）。在年龄较轻时，在小关节软骨面的退行性改变与特征性的胶原构架相关联，也就是说，在软骨面中间层特征性的胶原纤维分布（形成拱形连接）起到了分散压力的作用。考虑到 Nachemson 等[23] 的研究数据，认为关节突承受了大约 20% 的垂直载荷，而偏心载荷则更多，小关节软骨面承受的载荷应力更大，这也是导致发生退行性改变的危险因素。

小关节软骨面的另一个特征表现就是，下位椎体的上关节突的软骨面拥有与下关节突不同的结构变化强度。

小关节的关节囊在结构上与其他大型滑液关节的关节囊相似。关节囊包括了致密的胶原纤维，其间交错分布疏松的结缔组织和少量脂肪组织。成纤维细胞呈狭长形，细胞核呈椭圆形，分布在胶原纤维之间。滑膜较薄，滑膜细胞较少。

小关节变化和下腰痛

脊柱关节炎在男性和女性的发病率相近（男性 56.6%，女性 66.7%）。在 60~69 岁年龄组，89.2% 的人可有这种病理改变。

最常见的脊柱关节炎影响 L4-L5 节段小关节[24]。一些资料显示脊柱关节炎引起的疼痛与破坏脊柱节段活动稳定性有关[25]。

CT 扫描表明，小关节骨关节炎的病理改变特征同大型关节相似：骨赘形成、关节突增生肥厚、关节面软骨变薄、滑膜和软骨下囊肿形成，以及关节囊的钙化[26,27]。血管长入关节面软骨，软骨周围有骨组织形成（图 25.6），这种现象证明了血管长入软骨组织受到了抑制。

在关节软骨的基质中可见明显的破坏性改变——裂痕和均质化的胶原纤维，破坏性凹陷以及各种裂纹（图 25.7）。

在大片的组织中并没有发现细胞成分，在这些区域内关节面软骨基质可见明显紊乱，很少见到核呈嗜碱性染色、胞质充足的软骨细胞。

多数情况在软骨表面有结缔组织形成。划分钙化软骨和非钙化软骨的标线也在病变区域内。在一些病例中，这条标线分成了数条不同厚度的嗜碱性线。有时，不典型的结构就如在不同层次的关节软骨中形成标线也能被发现。

在大片的区域中，关节软骨被破坏，形成许多独立的小碎片，炎性渗出物充斥其中。

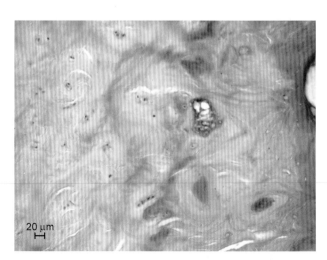

图 25.6　血管穿透进入关节面软骨。软骨细胞固缩。基质结构紊乱。关节面软骨内骨形成（HE 染色 ×200）

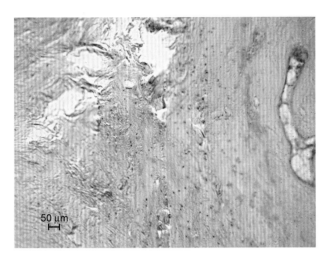

图 25.7　关节面软骨层基质构架的破坏

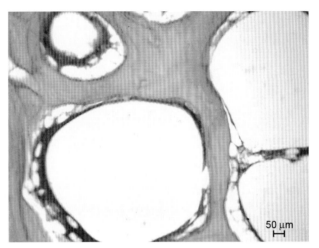

图 25.8　软骨下骨中的囊泡样空腔（HE 染色 ×100）

在软骨下骨组织中，囊泡样空腔充满囊液（图 25.8）。骨髓被破坏。

在滑膜和关节囊中，通常能见到炎症反应。

目前已经证明，在小关节的骨关节炎中，滑膜细胞和软骨细胞释放出大量的促炎性细胞因子、前列腺素、白三烯和花生四烯酸，以支持关节中的炎性反应进程。这些物质改变了基质大分子和软骨细胞的代谢[28,29]。在关节囊滑膜的炎症反应进程下，根据 Lgarashi（2004 年）的资料[30]，促炎性细胞因子如 TNF-α、IL-1β、IL-6 生物合成也相应增加，脊柱疼痛的机制并不与小关节上的生物载荷有关，而是基于大量促炎性细胞因子的释放，其化学反应恶化了炎性进程，不仅发生在关节组织，还发生于脊柱的其他部分，特别是椎间盘组织。

因此，小关节随年龄增长发生改变在年轻时就已经存在，基质和细胞一系列的退变性改变，但并没有发生疼痛症状。骨关节炎的炎性反应过程，由于化膜细胞和软骨细胞合成促炎性细胞因子，导致关节面软骨破坏，最终产生疼痛症状。

分型

小关节骨关节炎的分型同其他骨关节炎的分级相类似，以形态学改变为区分标准。

举例来说，Weishaupt 分级根据 MRI 和 CT 表现。0 级：正常小关节间隙（宽 2~4 mm）；1 级：小关节间隙变窄（< 2 mm），和 / 或小的骨赘形成，和 / 或轻度的关节突增生；2 级：小关节间隙变窄，和 / 或关节突中度增生，和 / 或轻度软骨下骨磨损；3 级：小关节间隙变窄，和 / 或较大的骨赘形成，和 / 或严重的关节突增生，和 / 或严重的软骨下骨磨损，和 / 或软骨下囊肿形成[31]。

临床分类可参考 Sytenko 骨科创伤协会制定的分类标准（图 25.9）。

临床症状分为关节内和关节外。关节内症状主要通过感知关节面软骨变化，后方神经内侧支感受滑液蛋白实现。

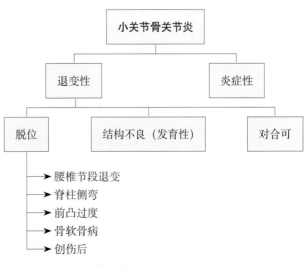

图 25.9　小关节骨关节炎分型

关节外临床症状来自关节突增生肥厚、滑膜囊肿形成、侧隐窝和椎间孔狭窄（图 25.10）。临床上通常有间歇性跛行症状。

不同临床病例的腰椎退行性疾病等级划分具有明确性。

在功能方面，小关节骨关节炎表现为稳定和不稳定。

小关节阻滞：诊断与治疗

小关节内注射是重要的诊断和治疗手段。

第一步先对关节突关节进行 X 线或 CT 扫描成像。

我们采用 Mooney 和 Robertson（1976）或 Radchenko V（1988）的技术[4,5]（图 25.11）。

当进行关节穿刺后，注入水溶性的造影剂，然后进行关节成像。在注入造影剂期间，可测定关节腔的容量。关节腔在 X 线片上表现出的形态各不相同，这取决于退行性改变的范围和脊柱的不稳定性的增加。

通常以我们的经验，在关节失稳时，其容量增加，我们的 2 例病例小关节容量增加到 2.5 ml，在 X 线片上有清晰的表现，也就是在关节凹陷处造影剂面积增大（图 25.12）。

2 例患者中上关节突凹面的憩室清晰可见（图 25.13）。这一情况很大程度影响了有脊柱退变引起的临床症状。

在 6 例观察病例中，我们发现了关节囊破

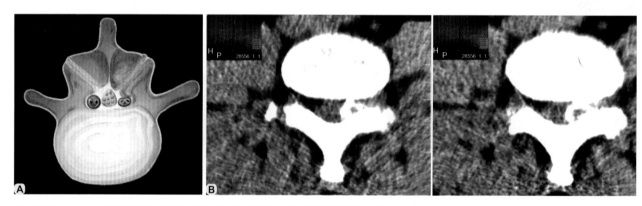

图 25.10　A. 小关节侧隐窝狭窄的形成；B. CT 下小关节滑膜囊肿及增生钙化

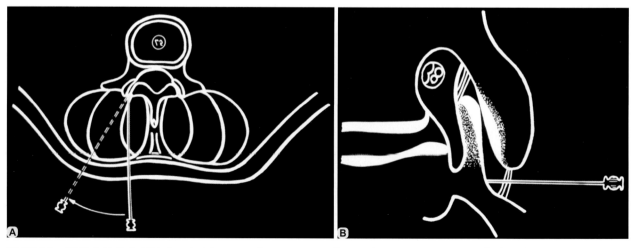

图 25.11　腰椎小关节穿刺技术。A. Mooney 和 Robertson（1976）；B. Radchenko V（1988）

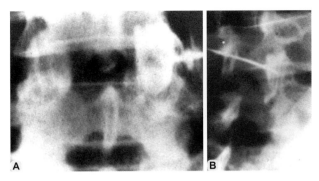

图 25.12　关节凹陷处影像学显示造影剂显影增大

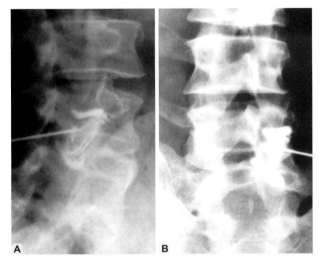

图 25.13　L4-L5 腰椎小关节憩室。A. 斜位 X 线片；B. 前后位 X 线片

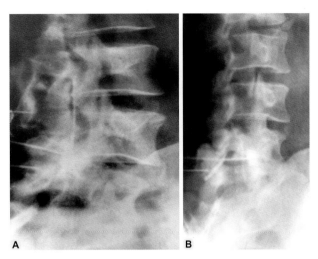

图 25.14　A. 斜位 X 线片；B. 前后位 X 线片。关节外造影剂渗出

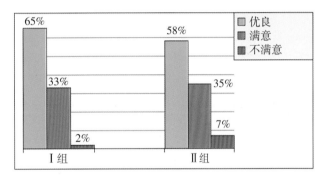

图 25.15　关节内和关节外阻滞术疗效

裂，这一情况经常发生在上方区域。在影像学上，可见造影剂漏出关节外，关节内仅残存少量（图25.14）。在关节前缘，我们并没有发现任何关节囊破裂的表现，也就是直接与椎管相关联的部分。

理解了脊柱节段功能和结构变化，才能正确地选择治疗方法来解除小关节骨关节炎引起的疼痛。

与抗炎药物治疗一样，物理治疗和其他用皮质激素行传统小关节阻滞术也是重要的治疗手段。我们将患者分为 2 组进行小关节阻滞术（图25.15）：Ⅰ组在放射影像辅助下进行阻滞，确认阻滞剂进入关节内。Ⅱ组于关节旁阻滞，不进行放射影像定位。

Ⅰ组关节内阻滞术优良率 65%，满意率 33%，不满意 2%。而Ⅱ组优良率 58%，满意率 35%，不满意率 7%。研究表明关节内阻滞较关节旁阻滞术更为有效。

小关节去神经化

接下来接受的一种治疗小关节引起疼痛的方法是 1971 年 Rees 提出的去神经化治疗[32]。1976年 Shealy W 在 *Clinical Orthopaedics and Related Research* 杂志上发表文献后[33]，这一方法得到了广泛应用。他提出利用射频破坏内侧支配神经的后束。从此以后，包括激光、冷冻和一些其他方法也陆续使用。

我们利用电凝和冷冻技术进行腰椎小关节的去神经化治疗（图 25.16）。

小关节去神经支配疗效在Ⅰ组中优良率 72%，在Ⅱ组中优良率 76%（图 25.17）。

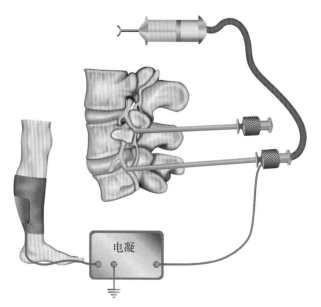

图 25.16　电凝治疗进行腰椎小关节去神经化

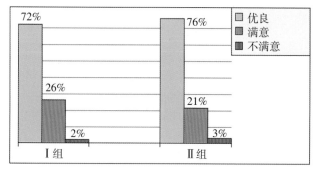

图 25.17　利用电凝和冷冻技术进行小关节去神经化的疗效

经皮小关节融合术

对于脊柱关节病，最根本的治疗方式是提高椎体节段的稳定性，特别是进行小关节融合。

外科医生对腰椎小关节融合的可能性已经关注很长时间了。1948 年 King 利用胫骨骨移植[34]，1959 年 Boucher 螺钉技术经关节固定[35]，同时将自体髂骨移植于椎弓之间，以期望达到这一目的[35]。

经皮小关节融合术并没有必要常规使用。但这项外科技术值得脊柱外科医生认真关注和应用。在苏黎世脊柱外科研讨会上（1998 年），Radchenko 分享了首例经皮小关节融合术经验[36-38]，并于 2004 年发表于 *Journal of Minimally Invasive Spinal Technique* 杂志上[39]。美国首次报道这一技术是 J Chiu 在罗马脊柱外科大会（2006 年）上的发言[40]。手术指征为：小关节综合征经保守治疗失败（17 例），退变性腰椎不稳定（3 例）。

在术后 3、6、12 个月进行了结果的评估。

经皮腰椎小关节陶瓷融合技术

● 患者置于俯卧位，髋关节轻度屈曲，并进行放射成像。

● 手术第一步是使用长针采用 Mooney 和 Robertson（1976 年）提出的技术进行小关节穿刺[3]

● 穿刺完成后，注入水溶性的造影剂并进行成像

● 在反复进行双侧影像学评估确认无误后，进行小关节融合术的操作（图 25.18）

● 经皮融合的工作通道内径为 5.5 mm

● 皮肤作小切口后，置入带有密闭装置的管状套件，放置在关节间隙中央，调整方向使其与关节突平面一致

● 取出密闭装置，置入刀头，刀头有各种形状，包括圆锥形、圆形、圆柱形。为了形成通道，需要应用磨钻。在钻取通道的过程中，需要磨平软骨层直至骨组织

● 管道的形成，通过圆柱形刀头完成

● 取出刀头后，置入相应的圆柱形的生物特性不活跃的材料，我们使用多孔的陶瓷圆柱形材料（孔径在 50~300 μm）

● 下关节突的管道操作完成，异体骨导入其中

● 同样，上关节突的骨基质也进行相同方法导入

- 通过管道用刀头进行后关节面去皮质打磨后，进一步进行邻近椎体横突去皮质
- 同时，应用 Shealy（1976 年）的方法，在上述操作期间对脊髓神经后束内侧支进行电凝去神经化处理[33]
- 2 例病例中，冷冻破坏技术也得到应用
- 取走管道工具，放置电极，通过直流电刺激形成骨组织再生
- 在术后 3、6、12 个月进行结果控制评估

临床实例

- 在术后期间，疼痛强度立即减少，并在术后一周逐步消失
- 2 例患者的疼痛症状仍较严重，需要注射皮质激素控制疼痛症状
- 在术后 3 周，椎旁肌肌张力逐步降低。然而，在某个直立姿势下，症状又立刻出现。严格坚持佩戴腰围能最大限度减少症状，但在 5~6 个月后症状又出现
- 在术后 9~12 个月，能进行一些腰椎操练，包括一些水中操练
- 3 个患者在增加活动范围的同时伴随少许疼痛，给予非甾体类消炎药后症状缓解
- 循序渐进地使活动度范围逐渐增加，患者逐渐恢复了工作能力。有 2 例患者现在已经能胜任体力劳动的工作
- 3 例患者的骨-陶瓷界面的有效性有待进一步确定
- 临床实例的 X 线片见图 25.19

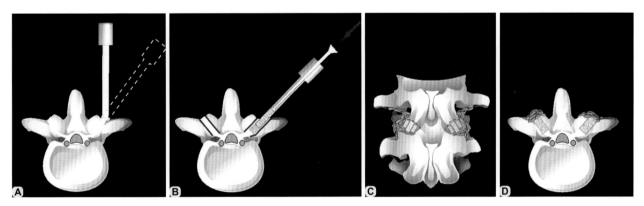

图 25.18　经皮腰椎小关节融合技术

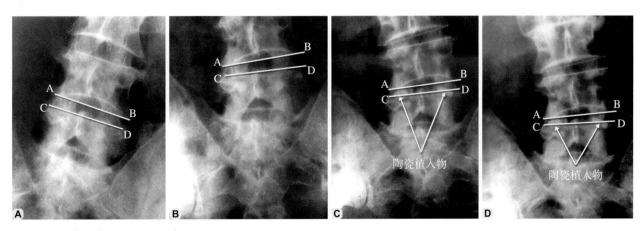

图 25.19　临床实例的 X 线片表现

参考文献

1. Goldwaith JE. The lumbosacral articulation an explanation of many cases of "lumbago", "sciatica" and "paraplegia". Boston Med Surg J. 1911;164: 365-72.
2. Putti V. New conceptions in the pathogenesis of sciatic pain. Lancet. 1927; 2:53-60.
3. Ghormley RK. Low back pain with special reference to the articular, facets, with presentation of an operative procedure. JAMA. 1933;101:1773-7.
4. Mooney V, Robertson J. The Facet Syndrome. Clin Orthop Relat Res. 1976;115:149-56.
5. Radchenko V. Z-arthrosis. Kharkov.1988. p.192.
6. Prodan A, Paschuk A, Radchenko V, et al. The lumbar facet arthrosis. Kharkov. 1992.
7. Prodan A, Radchenko V, Malyshkina S. Facet joints changes and artrography. Orthop., Traumat., 1990; No. 8: p.21-6.
8. Sak L. The lumbar facet syndrome. Magnitogorsk, 2001.p.100.
9. Yong-Hing K, Kirkaldy-Wills H. The pathophysiology of degenerative disease of the lumbar spine. Orthoped. Clin North Amre. 1983;14(3):491-504.
10. Kenesi Ⅱ, Lusur E. Orientation of the articular processes at I. L and S. Possible role in pathology of the intervertebral disc. Anat Din. 1985; 7(1):43-7.
11. Singer K, Gules L, Day R. Intra-anicuiar synovial folds cf thoracolumbar junction zygapophyseal joints. Anat Rec. 1990; 226: 147-52.
12. Taylor J. Lumbar zygapophyseal incongruity as a sign of motion segment instability. J Anat 1989; 165:299-303.
13. Dedukh NV, Malyshkina SV, Kern M, Pankov YeYa. Age changes of the intercellular substance hyaline and collagen-fibrous cartilaginous human tissue. Archive anat. 1988;94(4):35-9.
14. Dedukh NV, Malyshkina SV, Radchenko VA. Morphology of the articular cartilage of facet joints and intervertebral discs in the humans at young age. Tavrichesky Medico-Biological Bulletin. 2006; 9(3):45-9.
15. Radchenko VA. Dedukh NV, Malyshkina SV. Histological changes in facet joint and disc degeneration. The practice of minimal invasive spinal technique. New York: AAMISS Press; 2005. p.75-81.
16. Hough AG, Webber R.J. Aging phenomena and osteoarthritis: cause or coincidence. Ann Din Labor Sci 1986; 16(6):502-10.
17. Vignon E, Ariot M, Vignon G. The ceil density of human femoral head cartilage. Clin Orthop. 1975;121:303–08.
18. Armstrong CG, Gardner DL. Thickness and distribution of numan femoral head articular cartilage. Ann Rheum Dis. 1977; 36(5): 407-12.
19. Lequesve M. Senescence et arthrose. La fin d'un litige de frontiers'7 Nouv. Presse med. (Paris). 1973; 2:619-20.
20. Pemcone E, Poaimoski M. Failure of proteoglycans to form aggregates in morphologically normal aged human cartilage Arch Rheum. 1977; 20(7):1372-80.
21. Venn M. Chemical composition of human femoral head cartilage. Ann Rheum Dis. 1979; 33(1):57-62.
22. Stockwetl R. The interrelationship of ceil density and cartilage thickness in mammalian articular cartilage. J Anat. 1971;109: 411-12.
23. Nachemson A. Recent advances in the treatment of low back pain. Int.Orthop. SICOT. 1985; 9:1-10.
24. L Kalichman, L Li, DH Kim et al. Facet joint osteoarthritis and low back pain in the community-based population. Spine. 2008; 33(23):2560-5.
25. Fujiwara A, Lim TH, An HS. The effect of disc degeneration and facet joint osteoarthritis on the segmental flexibility of the lumbar spine et al. Spine. 2000; 25(23): p.3036-44.
26. Carrera GF, Haughton VM, Syversten A et al. Computed tomography of the facet joints. Radiology. 1980;134:p.145-148.
27. Resnick R, Niwayama G. Degenerative disease of the spine. Diagnosis of bone and joint disorders, 3rd ed. – Philadelphia, PA: WB Saunders, 1995; c.1372-462.
28. Willburger R.E. Prostaglandin release from lumbar disc and facet joint tissue. Spine. 1994;19:2068-70.
29. Iwanaga T, Shikichi M, Kitamura H. Morphology and functional roles of synoviocytes in the joint. Arch Histol Cytol. 2000;63: 17-31.
30. Igarashi A, Kikuchi S, Konno S, Olmarker K Inflammatory cytokines released from the facet joint tissue in degenerative lumbar spinal disorders. Spine. 2004;29(19):2091-5.
31. Weishaupt D, Zanetti M, Boos N. et al. Skeletal radiology. 1999;28:215-9.
32. Rees WS. Multiple bilateral subcutaneous phizolysis of segmental newes in the treatment of the intervertebral disc syndrome. Ann Yen. Pract. 16:126-7
33. Shealy C.N. Facet, denervation in the management of back and sciatic pain. Clin Orthop. 1976;115-64.
34. King D. Internal fixation for lumbosacral fusion. J Bone J Surg. 1948;30(A):560-8.
35. Boucher H.H. A method of spine fussion. J Bone J Surg. 19598; 41(B):258-64.
36. Radchenko V. Lumbar pertcutaneous arthrodesis of zygoapo-physeal joints. 16th Course for Percutaneous Endoscopic Spinal Surgery and Complementary Techniques.- Symposium with international guest faculty and work- shop/technical exhibichion. Zollikerberg: Zurich; 1998; p.26
37. Radchenko V. Percutaneous fusion of the lumbar facet joints. The practice of minimally invasive spine technique – Wyndham Hall Press in Lima, Ohio; 2005; p.537-9.
38. Yeung AT, Savitz MN, Chiu JC. Endoscopic removal of 3 incidental synovial cysts of the lumbar facet. J Minim Invasive Spinal Tech. 2003;3:42-5.
39. Radchenko V. Percutaneous fusion of the lumbar facet joints Minim Invasive Spinal Tech. 2004;4:51-2.
40. Chiu JC. Evolving endoscopic spine surgery. Rome spine 2008, Electronic presentation, Rome, Italy; 2008.

第26章

退变性腰椎侧弯：观点争论和新挑战

Myung-Sang Moon，Sung-Soo Kim，Bong-Jin Lee，Jeong-Lim Moon，
Seog In Moon

译者：富灵杰　张蒲

随着人口老龄化，临床医生正面临越来越多病情复杂的脊柱退变性疾病。其中最常见的疾病是退变性脊柱侧弯，常见于老年人群，其特点是单侧楔形退变的椎间盘和关节突关节退变。

脊柱侧弯非常常见，但病因各有不同：先天性、疾病相关性（神经肌肉源性疾病、纤维发育不良、脊柱滑脱）、特发性、退变性以及椎板切除术后等（图26.1）。其中最常见的脊柱侧弯是退变性腰椎侧弯，与其他侧弯相比，其常常伴随临床症候群。

然而，目前的现实是，大多数临床医师更加感兴趣的是特发性脊柱侧弯而不是退变性腰椎侧弯，尽管特发性脊柱侧弯的治疗是美观问题而不是缓解临床症状。

退变性腰椎侧弯并不是一个新的疾病[1-18,21-27,29-43]，过去常常认为是退变性腰椎畸形，而存在畸形的老年人被称为驼背奶奶（爷爷），这种畸形被认为是腰椎的自然老化过程。当这些患者存在椎管狭窄的症状和体征时，他们被诊断为腰椎管狭窄症[19,20]、多节段腰椎退变和/或腰椎不稳，而忽视了驼背的治疗。现实是不管侧弯角度的大小，老年人群的驼背畸形很少被认为是一种疾病，过去外科医师更加关注患者的疼痛主诉而不是脊柱的畸形[28,31-37]。

在老年人群，存在两种不同类型的骨质量：骨质疏松但不伴有腰椎退变，另外一些人骨质量很好但存在腰椎退变。骨质疏松人群的背痛常常继发于骨性脊柱的塌陷，而骨骼质量良好的人群常常出现肢体痛和/或背痛，往往来源于腰椎退变的椎管狭窄。老年人群的背痛常常发生于上述2种情况之一[1-13]。

退变性腰椎侧弯也被称为"塌陷性脊柱侧弯"和"老化性腰椎侧弯"，退变性腰椎侧弯患者还伴有腰椎后凸而不是前凸，以及向前的腰椎滑脱和相对于相邻节段的旋转和侧方移位。

退变性腰椎侧弯是脊柱的新发（De Novo）畸形，常出现在成人40~50岁以后，而青少年时期无脊柱侧弯病史。顾名思义，退变性腰椎侧弯主要影响腰椎特别是下腰段，尽管上腰段也常常累及（图26.1）。总之，退变性腰椎侧弯是一个进展性畸形，侧弯角度每年进展约2°~6°。冠状面的椎间盘退变导致的脊柱不稳定可以导致脊柱侧弯，伴或不伴脊柱滑脱[11,15]。

Robin等报道了在554例有症状的患者中30%存在10°以上的侧弯，在7~14年的随访期中10%出现新发侧弯。作者提出了3个危险因素：遗传背景、性别和椎间盘退变[42]。其他作者列出了下列危险因素例如：顶椎旋转、Cobb角、L5椎体和髂嵴连线的关系，而Pritchett和Bartel提出退变性腰椎侧弯可能始发于L3-L4和L4-L5椎间盘的不稳定[40]。

退变性腰椎侧弯主要引起椎管狭窄的临床症状。因此，可以认为退变性腰椎侧弯应当包含在引起椎管狭窄的退变性脊柱疾病的分类中。从某种临床意义上讲，可以当作椎管狭窄症来治疗。

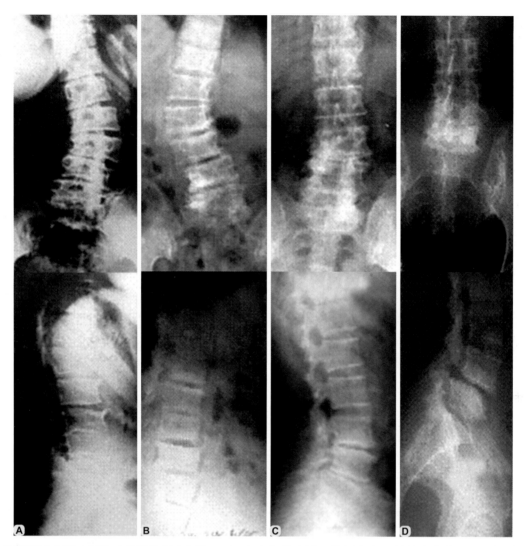

图 26.1　7 种不同病因来源的 4 类脊柱侧弯图像。A. 青少年特发性腰椎侧弯（L3 旋转脱位）；B. 新发腰椎退变性侧弯（L3 旋转脱位）；C. 椎板切除术后腰椎侧弯（L3–L4 椎间隙成角倾斜）；D. 腰椎退变继发的脊柱侧弯（L4 向前脱位、成角和旋转倾斜）

患者性别和年龄发病率

一些作者报道退变性腰椎侧弯的性别发生率是相当的[16]，而另外一些作者报道女性的发病率是男性的 2 倍[7]。在本文作者的病例序列中，女性患者的发病率同样较高。

根据 Vanderpool 等[44]、Fujita 和 Yamakawa[15]，以及 Perennou 等[39] 的报道，退变性腰椎侧弯的总体发病率分别是 6%（年龄大于 50 岁的患者）、8.3%和 7.5%（671 例下腰痛患者）。

退变性腰椎侧弯的年龄相关的发生率：40 岁以下人群是 0.3%，50 岁是 2.8%，60 岁是 5.1%，70 岁是 8.1%，80 岁是 18.0%，80 岁以上是 15.0%[13]，平均 Cobb 角是 14.9°（10°~56°）。

发病机制

尽管目前退变性腰椎侧弯的病因并不十分清楚，但是和椎间盘的不对称性退变以及相应的单侧竖脊肌力量薄弱有关。然而，根据 Shim 等的研究，退变性脊柱侧弯可能和控制蛋白质表达质量和数量的遗传因素有关，同时认为退变性腰椎侧弯的相关蛋白表达是由相关的基因组结构变异导致的不同类型的拷贝数量变异（CNV-s）支持[45]。

临床表现、病理形态学和病理生理

Jackson 等将退变性腰椎侧弯的严重程度分为 4 级（表 26.1）[22]。

表 26.1　腰椎侧弯的退变程度分级（根据 Jackson 标准修改）

1 级	椎间盘轻度退变狭窄
2 级	椎间盘中等退变，终板硬化、骨赘相关的滑脱
3 级	严重椎间盘退变，硬化、骨赘、椎体楔形变和滑脱
4 级	显著的椎间盘退变，硬化、骨赘、椎体楔形变和滑脱

退变性腰椎侧弯的临床表现、病理形态学和病理生理的相互关系显示在图 26.2 中。退变性腰椎侧弯的病因、临床症状和体征与畸形类型密切相关（图 26.2）[14,39]。当畸形进展的时候临床症状和体征加重，经常可以看到躯干移位。

根据 Moon 等发现，年龄和脊柱侧弯的程度没有直接的相关关系，而脊柱退变的严重程度和侧弯角度的增加存在线性相关[32-34,37]。退变性侧弯的主要病理改变是椎体的侧方移位，伴随椎体的楔形变和相互成角，这些都继发于关节突关节的不对称性退变。退变性腰椎滑脱常常和退变性脊柱侧弯相关[41]。

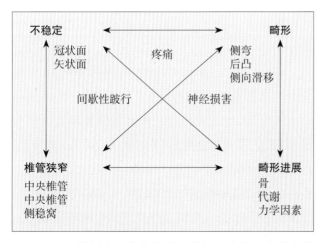

图 26.2　腰椎侧弯中临床症状和体征、病理形态学和病理生理学之间复杂的相互关系

表 26.2　多节段退变性腰椎侧弯和继发于年龄相关的成年腰椎特发性侧弯的特征表现

特点 侧弯	新发性退变性腰椎侧弯	特发性成年腰椎侧弯
大小	小（轻）	大（严重）
继发弯	更加小而且柔软	更加大而且坚硬
相关畸形	后凸	前凸
僵硬程度	小（柔软）	僵硬
旋转滑移	经常	很少
前柱和椎管长度	相等	前柱长于椎管
侧弯的矫正	相对容易	比较困难

退变性腰椎侧弯不同于继发于退变的成年特发性脊柱侧弯（表 26.2），因为其较少的结构性脊柱畸形、脊柱退变和较低的侧弯角度。因此，晚期的多节段退变性腰椎侧弯存在侧后凸畸形，而晚期的成人特发性侧弯存在前凸畸形[15-17,32-35]。

临床类型分类

根据累及椎间隙的数量 Toyama 把新发性退变性腰椎侧弯分为 3 型（表 26.3）[46]，Moon 将其分为 2 型[33-37]：

1. 少节段型（累及 1~2 个节段）。

2. 多节段型（累及 3 个节段或以上）。

表 26.3　Toyama 等的退变性腰椎侧弯的分型（1990 年）

类型		相关改变
I	L4-L5 椎间盘侧方楔形变，凹侧关节突关节严重退变	上方轻度侧弯，Cobb 角较小，向右旋转凹侧 L1-L2 和 L2-L3 骨性滑移
II	中腰段多节段退变导致侧弯	畸形和旋转，较 I 型更明显
III	其他类型（包括 I 和 II 型）	

退变性腰椎侧弯的特点和不同类型的发病率总结在表 26.4 中。

少节段型分为 3 个亚型。单节段亚型和两节段亚型可以来源于 3 个不同的节段：上节段、中节段和下节段。多节段型则根据其侧弯形态分类：C 形弯和双交互形弯。在这两种弯形中，一些侧弯的顶点在右侧而另一些在左侧。

临床上，少节段型退变性腰椎侧弯的上节段亚型的临床严重程度要比下节段亚型轻。多节段型 C 形弯比双交互形弯的临床症轻。椎管狭窄的临床症状通常出现在双交互形弯和少节段型中的下节段亚型。

到目前为止，多节段型代表了典型的退变性腰椎侧弯。大多数早期的少节段型退变性腰椎侧弯并不认为是退变性腰椎侧弯，而是按照退变性腰椎管狭窄症诊断治疗。本章作者强烈建议少节段型和多节段型退变性腰椎侧弯要按照相同的治疗方案处理，尽管其起始病因和侧弯的累及节段长度并不相同[31-34]。

表 26.4　侧弯特点

侧弯形式	本章作者的病例患者数量（例，%）（n=141）
侧弯形状	
C 形	75（53.2）
S 形	66（46.8）
侧弯方向	
右侧	73（51.8）
左侧	68（48.2）
顶椎位置	
L2	22（15.6）
L3	91（64.5）
L4	26（18.4）
累及节段	
5	4（2.8）
4	23（16.3）
3	37（26.3）
2	77（54.6）
平均：2.8 节段	
范围：2~5 节段	
侧弯角度	
10°~20°	98（69.5）
21°~30°	37（26.2）
31°~40°	6（4.3）
平均：16.4°	
范围：10°~32°	
C 形：单弯	
S 形：双交互形弯	

2 个多节段型（图 26.3、26.4）和 1 个少节段型（图 26.5）退变性腰椎侧弯显示如图。

多节段型退变性腰椎侧弯分为两个亚型：单 C 形弯和双交互形弯。然而，少节段型退变性腰椎侧弯是否是多节段型的早期节段，抑或是独立类型，目前尚存争议[34-37]。

多节段型 C 形弯和上节段亚型的少节段型退变性腰椎侧弯很少出现临床症状，而短双交互形弯的多节段型退变性腰椎侧弯和低节段亚型的少节段型退变性腰椎侧弯常常出现临床症状[37]。然而，就冠状面代偿而言与双交互弯形比较，躯干移位常常见于多节段型 C 形弯。

少节段型

冠状面半椎体畸形常导致侧弯倾斜，矢状面半椎体畸形（椎体前方缺陷）导致的先天性后凸很少出现临床症状，而只是轻度的后凸畸形。因此，目前认为腰椎的冠状面畸形不仅仅是功能性问题，而且也是美学问题[31-34]。腰椎椎间盘单侧退变逐渐导致上方椎体向侧方倾斜，而后逐渐继发上方椎体的旋转移位。

本章作者的观点是与低节段亚型比较，上节段亚型和中节段亚型的临床表现比较轻微（图 26.6）。

Toyama 将多节段退变性腰椎侧弯分为 3 型（表 26.3）。但 Toyama 并不认为少节段型是一个独立的类型。Ⅰ型椎体旋转较少，Ⅱ型有严重的旋转，旋转性侧弯滑脱和Ⅰ型以及Ⅱ型相关，Ⅲ型特指其他类型[46]。

Fujita 和 Yamakawa 将多节段退变性腰椎侧弯分为单弯和双弯两种类型。他们报道了 66 例单弯患者和 43 例双弯患者，最显著的椎间盘楔形变畸形发生在单 C 弯 L3-L4（48.0%）、双弯 L4-L5（83.7%）[13]。

就侧弯进展而言，主弯比次弯多；与上节段亚型比较，下节段亚型的多节段型退变性腰椎侧弯进展更加明显。

在多节段型，腰椎侧弯节段主要从 T12 或 L1

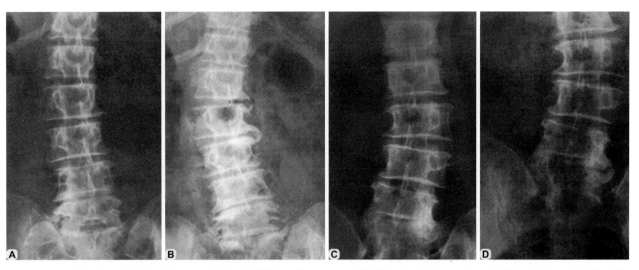

图 26.3　2 个保守治疗的多节段型退变性腰椎侧弯图像。A. 61 岁男性，轻度单 C 形左侧腰椎侧弯，L4 椎体向左旋转移位；B. 相同患者年龄在 77 岁时，中等程度侧弯进展伴有显著的退变；C. 54 岁女性，轻度单右侧 C 形弯，多节段新发退变性腰椎侧弯；D. 相同患者年龄在 66 岁时，侧弯进展，轻度退变

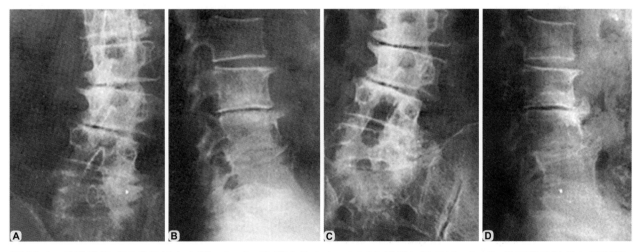

图 26.4　单纯椎板减压术后侧弯病例。A、B. 63 岁女性患者，L4-L5 椎板切除术后；C、D. 除了轻度椎体向后滑移，术后 5 年侧弯没有明显进展。L3 和 L4 椎体上缘可见大块的稳定性骨赘形成

到 L3 或 L4。双交互形弯通常存在一个短的代偿弯，从 L3 或 L4 到 S1。下端椎（L3 或 L4 椎体）明显倾斜，侧方滑移和垂直移位更多。

侧弯进展的危险因素

侧弯快速进展的 8 个因素如下：①女性；②疾病早期，站立位和仰卧位前后位片存在 7°的侧弯角度差值；③ L4 椎体的倾斜角度大于 15°；④Ⅱ度或Ⅲ度椎体旋转；⑤ L4 椎体 Cobb 角大于 30°；⑥节段不稳定；⑦严重不平衡（躯干倾斜）；⑧ L4

椎体前后径降低[36,37]。

脊柱侧弯中节段不稳定的特征性表现是 Knuttson 真空征、关节突关节积液、退变性脊柱滑脱和 / 或侧弯移位大于 3 mm。

临床症状和体征

退变性腰椎侧弯的临床表现差异很大。和双交互形弯比较，晚期多节段型 C 形弯的退变性腰椎侧弯患者更容易出现躯干偏移。侧弯畸形通常和轴向旋转、前凸消失、向前滑移、侧弯移位，

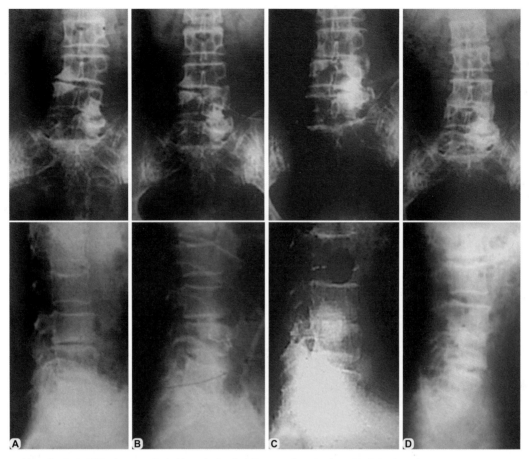

图 26.5　A. 前后位片和侧位片，44 岁女性，疼痛剧烈的下腰痛和轻度坐骨神经痛 1 年，L3–L4 和 L4–L5 显著退变和轻度侧弯，双交互形弯，顶椎位于 L3–L4 椎间盘；B. L3–L4 和 L4–L5 前路椎间融合术后，植骨位置良好，腰椎冠状面序列满意；C. 术后 6 个月显示正常冠状面序列，L3–L5 融合；D. 5 年 4 个月术后随访，L3–L4 坚固融合，没有出现邻近关节突关节退变

以及椎管狭窄相关。在疾病的早期可以出现腰背痛，尽管此时脊柱的畸形并不明显，随着畸形的进展逐渐出现椎管狭窄的症状 [25]。大多数患者开始时典型的主诉是下肢的根性症状。患者同时可主诉伴随的腰痛和臀部疼痛（表 26.5）。也就是大多数患者出现逐渐进展的椎管狭窄症状，包括①臀部疼痛加重；②感觉异常增加；③站立或行走时肢体麻木、马尾神经综合征、间歇性跛行；④躯干移位的体征。

椎管狭窄的症状可由正常或者异常排列脊柱的椎间盘退变引起。在脊柱侧弯时，可以看到矢状面和 / 或冠状面排列异常。在的脊柱排列异常患者的活动能力主要受到疼痛影响而不是畸形。侧弯特点总结在表 26.4 中。

表 26.5　临床症状

临床特点	患者数量（例 %）	总数（例 %）
下腰痛		141（100）
仅有下腰痛	16（11.3）	
合并神经症状	125（88.7）	
根性痛		110（78.0）
凸侧	62（56.3）	
凹侧	16（14.5）	
双侧	32（29.1）	
间歇性跛行		68（48.2）
运动和（或）感觉		67（47.5）
低代偿弯	47（70.1）	
顶椎	20（29.9）	
Laseque 试验阳性		13（0.2）

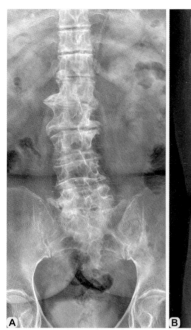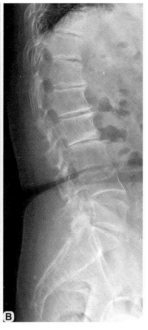

图 26.6　上节段亚型的多节段型退变性腰椎侧弯：C 弯。顶椎位于 L1-L2 和 L2-L3，主要症状仅仅是下腰痛，该型是良性类型

压迫部位和累及神经根

根据 Liu 等的结果，L3 或 L4 神经根和 L5 或 S1 神经根的压迫因素是不同的，需要进一步阐明[31]。在正常排列的腰椎管狭窄患者，L4-L5 节段的 L5 和 S1 神经根通常在侧隐窝和中央椎管部位累及。然而，他们发现在退变性腰椎侧弯中，负重力线通过 L4-L5 或 L5-S1 凸侧的侧隐窝区，以及 L2-L3 或 L3-L4 凹侧的椎间孔或椎间孔外区。因此，L4-L5 或 L5-S1 节段凸侧的侧隐窝区由于集中的力学应变导致显著的退变加重。相反，L3 或 L4 神经根在侧弯凹侧的椎间孔或椎间孔外区由于椎弓根挤压、关节突关节脱位、椎间孔或椎间孔外椎间盘突出而累及[6,31]。

诊断

新发性退变性腰椎侧弯与其他病因导致的脊柱侧弯进行鉴别诊断是非常必要的：例如成年特发性脊柱侧弯继发退变性腰椎疾病、先天性脊柱侧弯导致的成年侧弯、腰椎滑脱引起的侧弯等。

诊断学方法包括常规的影像学检查、CT 扫描、MRI 扫描，影像结果要和临床表现相结合。

退变性腰椎侧弯诊断的关键点包括：新发多节段腰椎侧弯存在侧后凸畸形，不甚僵硬，常常伴发向前和 / 或向后旋转脱位。

治疗

退变性腰椎侧弯的治疗目前存在两个学术流派。Robin 认为退变性腰椎侧弯是自然的退变过程不需要治疗，而 Kostuik 推荐积极治疗[22,24,41-44,46,47,49,50]。

老年人群的无症状的脊柱侧弯就畸形本身而言很少会导致临床问题。而且，腰背痛本身在该人群中并不是一个主要的问题。

应该根据每个患者不同的临床症状进行针对性治疗。青少年脊柱侧弯治疗的主要目标是防止侧弯的进展和 / 或畸形的矫正，但在退变性腰椎侧弯并不是这样。一旦退变性腰椎侧弯的诊断成立，应该进行个体化治疗。

治疗的主要目标是缓解临床症状，而不是畸形的矫正和融合。治疗包括保守治疗和手术治疗。

治疗方案取决于多种因素，包括物理治疗、硬膜外和神经根封闭、椎板切除术和（或）进行畸形矫正的脊柱融合[34]。推荐支具进行短期治疗，但效果有限。大多数患者的腰背痛通常不需要进行外科处理，可通过保守治疗缓解。

当疼痛成为成年侧弯患者的主要治疗目标时，非常重要的是在评估患者时不要忽视疼痛，并考量手术介入的作用和程度。当治疗方案不仅仅考虑脊柱结构问题并进行疼痛的完全评估时，采取手术治疗才会取得良好的效果。

对于老年人群进行手术时，并发症的发生率很高，因为这些患者的健康状况和生活质量已经受到了影响。对于该人群应该进行外科治疗应该有适宜的目标定位。

外科治疗的主要目标是神经的减压和重建一个稳定无痛的脊柱。然而，这个复杂的治疗过程仍然充满争议并存在以下问题：①单纯缓解疼痛；②恢复躯干平衡；③脊柱功能的改善；④美观[37]。

通过疼痛缓解以达到功能改善是手术的主要目的。畸形矫正是次要目的，当然也可以达到缓解疼痛的目的。

外科医师本身对于减压方式的选择存在其自身的偏好，目前没有证据表明一种减压方式要优于另一种。减压的方法包括从单纯椎板切除到畸形矫正和融合。

应该强调内植物辅助的侧弯畸形矫正和固定应该基于良好的术前评估，但这并不是治疗的主要选择方法。

有症状的中等和严重的退变性腰椎侧弯的手术合理方案是狭窄节段的减压，内植物辅助的畸形矫正固定和融合，侧弯畸形的矫正应该减压狭窄的椎间孔，可以通过一个手术完成，前路或者后路，或者前后联合入路。目前一致同意360°融合和后路减压固定，因为融合可以很好地缓解疼痛和改善功能[31-37]（图 26.7 和表 26.6）。

保守治疗

通常情况下，所有有症状的老年病例都可以先进行保守治疗[32-34,36]。退变性腰椎侧弯的老年患者随着年龄的进展并不都会出现残疾，通过影像学图像并不能预测病残程度。进行保守治疗时应该考虑上述几点。有报道称保守治疗并不能改善患者的生活质量，而手术治疗可以显著改善患者的生活质量[28,44,49,50]。

两组随访 10 年的保守治疗的病例结果如下：侧弯存在进展，但整体脊柱平衡性良好，没有出现狭窄症状（图 26.3A 和 B，病例 1；图 26.3C 和 D，病例 2）。

表 26.6　退变性腰椎侧弯的治疗选择

治疗类型（方法）		优点	缺点	附注（评论）
非手术治疗		并发症低、费用低	患者疗效欠佳，侧弯进展	初始治疗
手术治疗	单纯固定（融合） 前路固定 后路固定	● 背痛缓解效果好 ● 提供稳定功能 ● 畸形矫正	增加并发症发生概率，不能缓解肢体疼痛	非融合节段病（邻近节段病）
	减压　椎板切除术	保留稳定性 避免融合	神经损伤发生率高 有利于融合 技术要求高	良好的选择方案 不需要融合 高选择性减压 下肢疼痛改善96% 背痛改善80%
	椎板减压术	减压范围更广	脊柱稳定性下降 5 年良好率82% 10 年良好率57%	可能需要融合
	＋融合	可以一期完成	手术时间、费用、并发症	良好选择
	PLF			
	PLIF	增加融合率和矫正 （一期完成）	技术要求高 增加并发症	很少单纯进行
	± 减压 ＋ 内植物矫正 ＋ 融合	矫正排列欠佳的僵硬脊柱	高的手术并发症	适用于失衡的严重脊柱畸形

手术治疗

我们不认为手术治疗对于成年脊柱侧弯没有作用。青少年脊柱侧弯的手术治疗主要是改善冠状面畸形。相反，不管影像学的测量结果如何，疼痛和残疾增加退变性腰椎侧弯治疗的必要性。如何通过最少的介入来获得最大的收益是手术治疗的一个挑战。

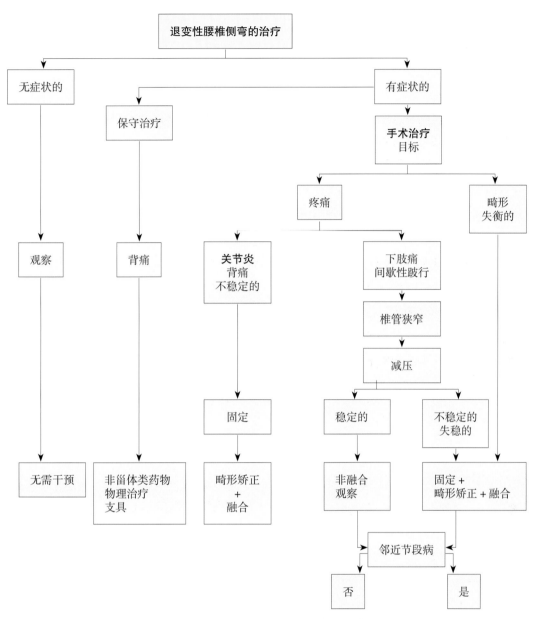

图 26.7 退变性腰椎侧弯治疗流程图。治疗的主要方面应集中在疼痛的缓解，而不是畸形的矫正

过伸位动态狭窄可以模拟伴有坐骨神经症状的退变性后凸和退变性腰椎侧弯。外科医师应该知道动态的后伸位狭窄本身可以导致患者前倾，而棘突间减压可缓解症状。因此，应该和这两种情况鉴别[36]。

青少年特发性脊柱侧弯的手术治疗原则并没有给退变性侧弯提供分级上的帮助。有症状的退变性腰椎侧弯的手术目标主要是缓解疼痛，例如单纯融合、单纯减压或者两者联合。畸形矫正是次要目标。

"侧弯畸形"并不是导致疼痛的主要因素，同时侧弯的矫正和融合可能并不能减少疼痛。然而当保守治疗失败时，应该选择通过减压、畸形矫正和/或融合手术缓解疼痛。手术目标应该是神经结构的有效减压，同时建立一个无痛的稳定的正常排列的脊柱[36,37]。单纯治疗结构问题并不能有效缓解疼痛。

对于轻度的侧弯和狭窄症状的患者，单纯减压可以缓解症状，但应该尽可能地保留峡部和关节突关节[36]。对于老年患者来说，一个脆弱的峡部可以引起迟发骨折和畸形进展，保留减压节段的稳定性是一个主要问题。然而，当脊柱前方存在巨大的支撑骨赘时，后路手术的破坏并不影响节段的稳定性。任何不稳定的征象都需要手术介入稳定。30°以上的侧弯患者应该选择进行减压、固定融合整个节段，恢复脊柱排列。

减压手术

退变性腰椎侧弯和其他类似临床表现的脊柱退变性疾病的鉴别是非常重要的，因为预后和治疗的考量是完全不同的[37]。与其他脊柱疾病患者不同的是，侧弯患者的疼痛在矫正侧弯以后不能够完全缓解。

根据 Liu 等报道，要始终牢记 L3 或 L4 神经根在侧弯的凹侧椎间孔或椎间孔外压迫，而 L5 或 S1 神经根更多受侧弯凸侧的侧隐窝狭窄压迫[37]。中央椎管或侧隐窝狭窄容易通过 MRI 或者 CT 椎管造影诊断。然而，椎间孔或者椎间孔外的狭窄很难通过影像学诊断。

如果保守治疗 6 个月以上而不能有效缓解患者疼痛时，稳定型侧弯的患者首先考虑减压手术。对于神经根性症状，外科介入变得越来越重要。在减压手术之前，要明确引起症状的神经根和压迫的因素。术前准确的评估狭窄节段和部位对于成功减压至关重要（图 26.2）。

单纯外科减压手术适用于以下情况：①椎体前缘大的骨桥形成，表明该节段非常稳定；②没有旋转侧向半脱位；③单个神经根受压，术中可以保留关节突关节。

尽可能进行高选择性减压手术，因为其不破坏减压节段，不需要稳定脊柱。

退变性腰椎侧弯减压术后是否需要固定目前存在争议（图 26.4）。因为许多患者已通过增生骨赘骨桥连接获得自然的稳定。因此，减压节段的稳定性似乎没有受到破坏。减压手术以后要非常谨慎地进行密切随访，观察可能出现的侧弯进展。

尽管可以通过椎板切除术缓解狭窄症状，手术后的不稳定可能会使手术效果打折扣，特别是一些

大的侧弯，术后畸形可能会进展。畸形的矫正可以促进椎间孔狭窄症状的缓解并继而减轻疼痛。

融合

应该权衡脊柱融合带来的潜在收益和手术风险。对于严重背痛患者进行单纯融合手术是外科治疗的一种选择，尽管这种适应证并不多见。

前路椎间融合（ALIF）：ALIF 对于短节段的退变性腰椎侧弯是一种有效的稳定手术，同时可以进行畸形矫正，并通过恢复塌陷的椎间隙高度间接减压，矫正矢状面和冠状面椎体滑脱，很少损伤神经根（图 26.5）。

后路固定

减压术后的畸形矫正和融合是治疗腰背痛、下肢痛以及脊柱失平衡的另外一种选择。

手术治疗的最终目标是矫正脱位、稳定减压节段，恢复正常脊柱功能排列。良好的融合对于手术的成功至关重要。

然而，年龄、合并症、矢状面平衡并不影响退变性腰椎侧弯的治疗选择。

总之，手术选择包括从单纯的椎板切除术到彻底的畸形矫正和融合，后者可以预防狭窄症状的复发，尽管牺牲了节段的活动度。

手术中间要避免失误：融合范围要到中立椎和稳定椎，中立椎即椎弓根没有旋转，稳定椎即该椎体位于稳定区。常犯的错误是融合到旋转半脱位的下位椎体。有时，融合到稳定椎以外也是一个合理的选择，如果邻近节段有大的骨桥形成而相对坚固稳定。最大的错误是固定和融合停止在矢状面畸形的顶点。固定和融合到胸椎后凸的顶点，往往导致邻近节段后凸和矢状面失平衡。

固定时应该努力改善腰椎前凸。胸椎后凸的顶点通常在 T5-T9，腰椎前凸的顶点通常在 L3-L4，L3 指向 3 点钟方向。负重力线位于 L3-L4 节段的后方。应该恢复和保持脊柱的垂直矢状轴[37]。

在后路固定手术中，有以下关键问题：①恢复

正常矢状面和冠状面排列和躯干平衡都是必要的吗？②可以接受减压节段的有限融合吗？③融合整个侧弯包括侧弯以外的退变椎间盘或者延长到 T10 是必要的吗？

常见的错误是融合到旋转半脱位的下一节段。这将不可避免地导致旋转半脱位加重，临床结果欠佳。然而，也有反对的观点认为不应该矫正僵硬的侧弯脊柱[36,37,47]。

内植物辅助的后路稳定手术适用于下列情况：

1. 术前评估不稳定，侧弯进展迅速。

2. 手术后不稳定。

3. 失平衡的脊柱。

对于内固定融合，建议使用椎弓根螺钉固定，上方和下方融合椎体是中立的、水平的，位于稳定区中央以及冠状面骶骨上方，矢状面平衡，使融合脊柱无痛稳定（图 26.8~26.17）。

手术矫正和保持脊柱平衡

手术之前应该复习前面提出的问题。要恢复正常功能排列，以及矢状面和冠状面的矫正和平衡。

进行老年患者固定矫形之前，应该考虑下列因素：

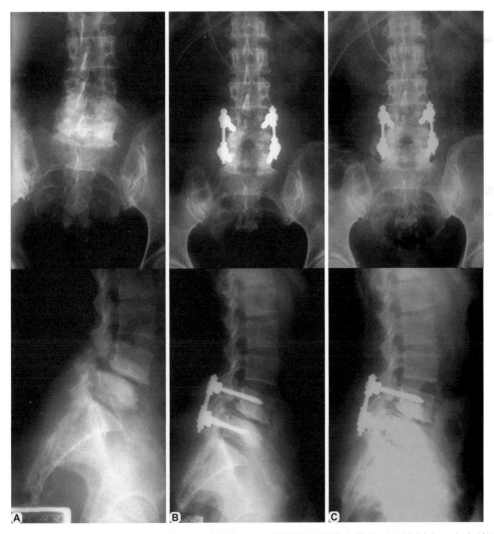

图 26.8　55 岁女性，严重 L4–L5 椎间盘退变和 I 度峡部裂腰椎滑脱导致的少节段型腰椎侧弯。患者持续背痛，并存在椎管狭窄的症状。减压手术以后，内植物辅助的侧弯矫正固定和 L4–L5 PLF。术后 3 年零 3 个月随访显示良好的 PLF 融合，保持腰椎正常排列。L3–L4 和 L5–S1 没有出现邻近节段病

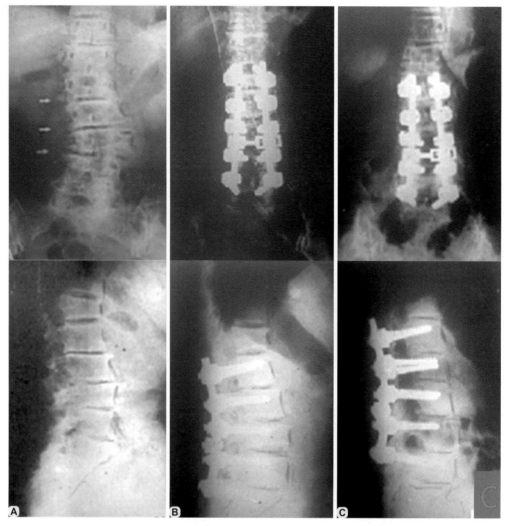

图 26.9　一个成功的内植物侧弯矫形和固定的多节段 C 形退变性腰椎侧弯病例。A. 64 岁女性，严重的腰椎狭窄症状；B. L3–L4 减压术后，内植物侧弯矫形和固定 L1–L5 与后外侧融合；C. 术后 6 年影像图片，T12–L1 和 L5–S1 没有邻近节段退变

1. 畸形矫正能够改善日常活动功能吗？

2. 患者可以从手术获益多少？

3. 手术的缺点是什么？

可以避免内植物相关的僵硬脊柱和邻近节段问题吗？平衡但僵硬的脊柱对于日常活动功能是有利的还是有害的？

脊柱冠状面失代偿常见于晚期退变性腰椎侧弯[36,37]。在进行内固定手术时，改善脊柱功能、减少邻近节段病、恢复脊柱冠状面平衡是最重要的，同时使融合的上端椎和下端椎倾斜的终板水平化，

恢复矢状面弧度也是重要的。恢复冠状面单一垂直轴对于治疗躯干移位是重要的，可以预防并减少晚期邻近节段病的发生率。

应该知道，矫正冠状面使用撑开技术而不是去旋转技术会使矢状面平衡丢失。也就是说，在腰椎侧弯的凹侧应该使用旋棒技术去纠正侧弯。

据文献报道，必须使用椎弓根螺钉固定去纠正和稳定冠状面平衡，来预防将来可能的畸形加重导致的神经根压迫。然而，这不适用于预防交界区综合征。

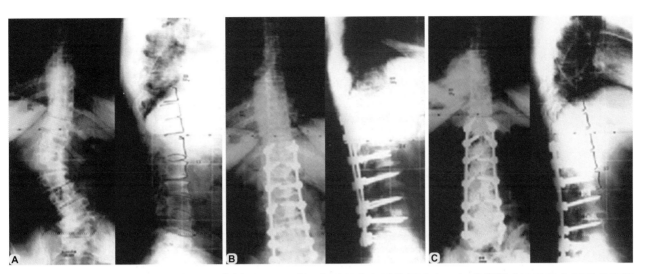

图 26.10　一例内植物辅助的侧弯矫形病例，L4–L5 减压术后固定和后外侧融合。A. 术前影响显示双交互形多节段腰椎侧弯。主要的原发病理是严重退变和单侧 L4–L5 椎间盘楔形变；B. 术后影像显示矫正了冠状面侧弯，内植物固定和 PLIF（T12–L5）；然而，可以看到平背畸形，脊柱的正常矢状面轴线没有恢复；C. 3.5 年随访显示尽管上方螺钉失败，但是没有出现追加现象

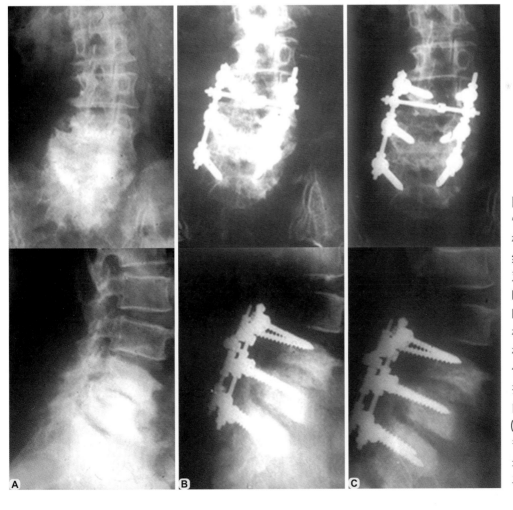

图 26.11　A. 57 岁女性，短节段型退变性腰椎侧弯，严重坐骨神经痛和下肢肌力下降，双侧 L5 和 S1 根性痛。L4 和 L5 严重骨硬化和 L4 前滑脱。后路减压椎间融合，L4–S1 椎弓根螺钉固定；B. 术后影像学显示医源性椎板缺损，L4–L5 和 L5–S1 椎间隙植骨，后路固定（MOSS 系统），然而侧弯没有矫正；C. 术后 4 年图像显示 L3–L4 水平侧弯进展

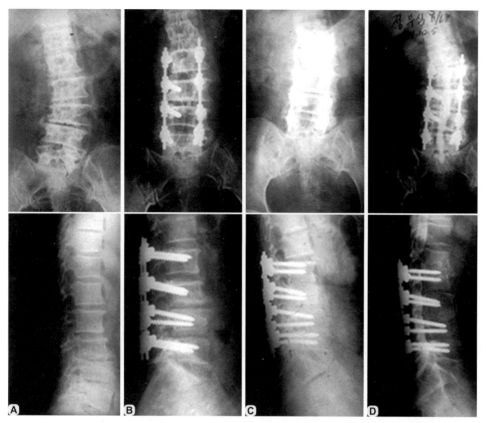

图 26.12　A. 54 岁女性术前图像，多节段长 C 形脊柱侧弯，存在椎管狭窄症状。没有明显椎体间移位；B. 术后即刻图像显示侧弯矫形满意，内植物固定（MOSS 系统）和后外侧融合，有限减压后（L5）。可见一些残留的侧后凸畸形和平背畸形；C、D. 术后图像（C 为术后 1 年和 D 为术后 3 年）显示 L1 相对于 L2 左侧倾斜

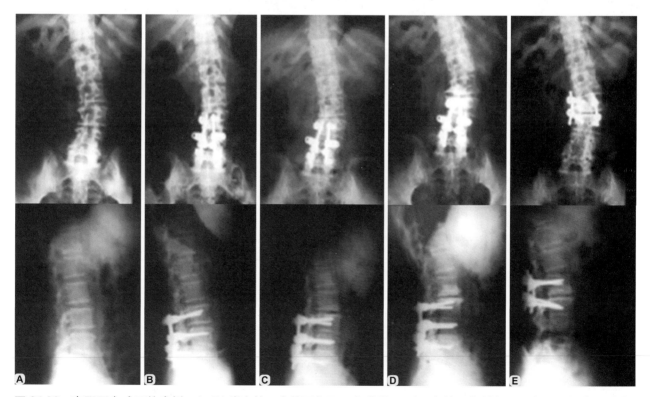

图 26.13　有限固定减压的病例。A. 54 岁女性，术前图像显示多节段 C 形退变性腰椎侧弯，没有明显椎体间移位，背痛和间歇性跛行；B. 术后即刻图像显示 L4 椎板缺损，L3-L5 固定和后外侧融合。没有进行整个侧弯的矫正；C、D. 术后 1 年半和 4 年图像显示 L2 相对于 L3 进行性左侧倾斜。躯干向右侧轻度移位；E. 内植物取出以后，又进行了 L2-L3 漂浮内植物固定

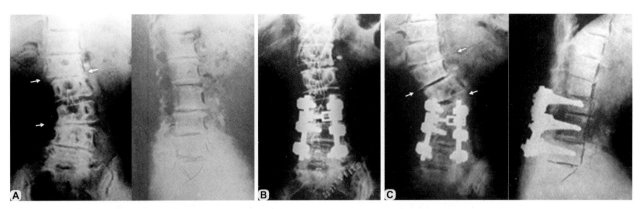

图 26.14　一例有限固定失败的病例。A. 56 岁女性，多节段型退变性腰椎侧弯，严重的下肢椎管狭窄症状。L3–L5 两个节段减压和有限固定，后外侧融合，没有恢复正常的腰椎前凸；B. 术后 3 年随访良好，后出现严重的背痛；C. 术后 6 年显示 L2 相对于 L3 严重倾斜

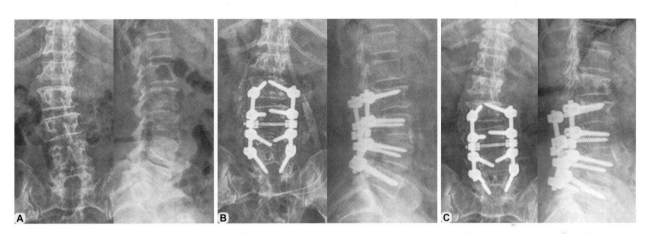

图 26.15　A. 68 岁女性，多节段退变性腰椎侧弯（L1–L5），侧弯角度 15°，L1–L2 椎间盘角度 2.7°；B. 后路减压内植物辅助的侧弯矫形后（L2–L5）和后外侧融合，Cobb 角和椎间盘倾斜角变为 11° 和 3.2°；C. 术后 1 年 Cobb 角和椎间盘倾斜角是 16° 和 4.1°，以及出现 L1 压缩性骨折（Denis B 型）与螺钉断裂和松动并发症。内固定失败的主要原因是有限固定和不完全的侧弯矫正

脊柱前柱和椎管长度比

在特发性脊柱侧弯，脊柱前柱的长度大于椎管长度，但是在退变性腰椎侧弯时两者相等。过去曾使用 Harrington 棒治疗特发性脊柱侧弯。在这种情况下，脊柱冠状面畸形的过度牵开，脊髓会被拉长，同时矢状面弧度变得扁平，导致神经损伤和正常脊柱矢状轴的移位。然而，如果通过前路椎间盘或椎体切除可以使脊柱前柱和椎管长度相当，则 Harrington 棒可以安全地用于畸形矫正，而不引起平背和脊髓牵拉[37]。

侧弯矫正技术

通过预弯棒的去旋转可以矫正侧凸和后凸畸

形，一些作者使用椎弓根螺钉板系统进行侧弯的矫正[30]。对于有椎管狭窄症状的退变性腰椎侧弯患者，彻底减压是非常必要的，以避免侧弯矫形时的神经根损伤，特别是在旋转脱位的病例。侧弯矫正以后，残留的椎体旋转可以通过节段性螺钉去旋转技术继续纠正[9,10]。

术后并发症和长期疗效

退变性腰椎侧弯患者容易出现围手术期并发症和晚期的邻近节段病，这将会使早期术后较好的疗效出现恶化。因此，应当降低或避免术后早期和晚期并发症。

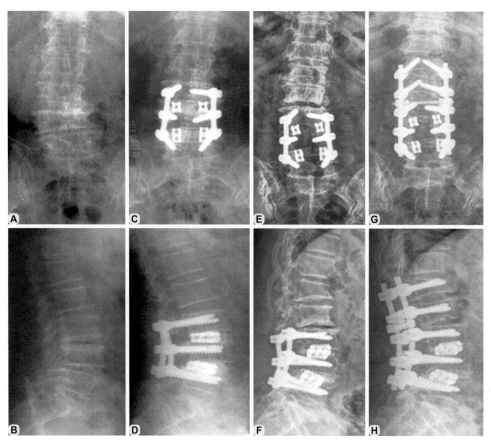

图 26.16　69 岁女性，多节段退变性腰椎侧弯（L1–L5）。A、B.15° 侧弯角度，1.2° 椎间隙倾斜（L2–L3）伴随 L4 椎体滑脱症；C、D. 后路减压内植物辅助的矫正（L3–L5）和后路椎间融合，Cobb 角和椎间隙倾斜角变成 7° 和 1.8°；E、F. 术后 3 年时，在上方邻近节段出现椎间盘加速退变和 Knuttson 征（L2–L3），同时并发 L1 压缩性骨折。Cobb 角和椎间盘倾斜角变成 14° 和 2.7°；G、H. 延长固定节段到 L1

目前治疗存在的问题

就退变性腰椎侧弯的治疗而言，目前仍然存在很多的争议问题，需要在将来几年得到解决[37-39,45]。

目前存在的问题和未解决的问题如下：

1. 退变性腰椎侧弯的临床重要性是什么？

2. 畸形进展的预测因素是哪些？

3. 退变性腰椎侧弯的治疗选择是什么？

4. 畸形矫正是必需的吗？如果是的话，治疗目标是完全矫正还是部分矫正固定？

5. 对于每一位患者，最适宜的手术方案是什么？

退变性腰椎侧弯的术前患者选择和治疗选择，以及临床因素要比青少年脊柱侧弯患者复杂得多。

在手术指征、单纯减压的作用、减压和融合、是否进行固定畸形矫正等存在很大的争议。

有症状的退变性腰椎侧弯患者手术后的长期疗效目前并没有提高（Pritchett，1933）[41]，但是 Grubb 等提出，手术的长期疗效和症状的逐渐恶化相关，特别是单纯减压术后的侧弯进展和椎管狭窄症状的复发[18]。在应用内植物的手术中，交界区问题是关键问题，可以使术后即刻症状的缓解再恶化（Grubb，1994）。在术后 4 年，50% 的患者报告疼痛增加，出现术前评估时没有记录的脊柱病理，36% 的患者需要再次手术[18]。

有些学者指出，矢状面畸形矫正和躯体平衡的矫正是影响术后背痛发生率和交界区问题的重要影响因素。术后持续存在的平背畸形明显和持续的下腰痛相关。恢复正常腰椎前凸和矢状面轴线是非常重要的[6]。

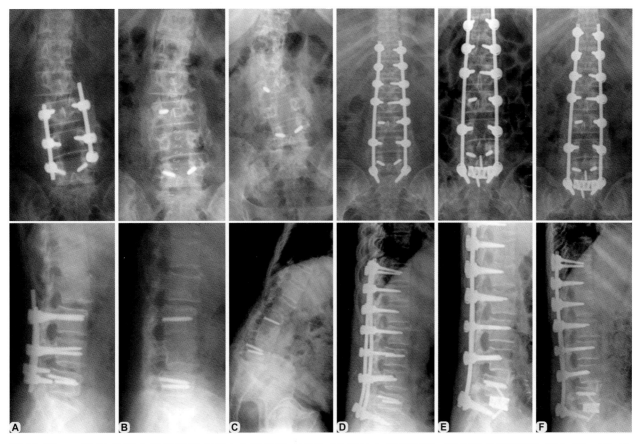

图 26.17　一例 56 岁退变性腰椎侧弯固定失败病例。L3 和 L5 椎体内螺钉断裂，翻修手术重新固定 T11–S1，L5–S1 前路 Hartshill 马蹄形融合器融合。然而，尽管恢复了良好的冠状面排列仍然出现腰部平背畸形。最后，S1 螺钉逐渐松动

退变性腰椎侧弯内植物辅助融合的相关问题如下：

1. 多少度的生理性腰椎前凸能够适应适宜的日常活动？

2. 减压术后的节段不稳定是否需要融合？

3. 尽量减少融合节段以维持无痛稳定的脊柱活动度。

4. 如何减少融合综合征（追加综合征）？

5. 如何维持长期的术后疗效？

外科医师应该注意：①不要破坏减压节段的稳定性，进行高选择性减压手术，对于维持脊柱的无痛稳定是重要的；②避免内固定融合；③避免融合综合征。

为了手术成功和减少手术相关的即刻和晚期并发症，对腰椎管狭窄症状进行准确评估和选择最佳的手术步骤是至关重要的，也就是：①准确评估神经根压迫部位；②术中仔细谨慎操作；③侧弯矫形和融合之前要彻底减压。在旋转性滑脱病例，减压和滑脱复位过程中的神经并发症较高。

要记住，在严重的多节段型退变性腰椎侧弯，L3 或 L4 神经根在侧弯凹侧的椎间孔和椎间孔外受到明显压迫，但是 L5 或 S1 神经根更加容易受到侧弯凸侧的侧隐窝压迫[14,36]。

据报道，高选择性减压术比传统的椎板切除术手术效果更好。通过进行高选择性减压手术，可以缓解腰腿痛、维持节段的稳定性，减少长期效果的恶化。根据这些结果，如果可能的话，推荐采用该术式[19,30,41-44,49]。

以前，减压后进行单纯后路融合而不使用内固定主要用于缓解腰痛[41,42]。前路融合也是常常出于同样的目的。现在，无内固定的单纯融合基本不再使用。

随着寿命的延长和患者期望值提高，脊柱内植物以及科技的进步，退变性腰椎侧弯的外科治疗越来越普及，尽管目前还存在很多争议。然而，长节段固定的并发症发生率较高，内固定矫正和稳定手术是否有益存在争议。研究证据表明，大部分融合失败的病例会带来不良的结果。

内植物辅助的畸形矫正和追加（add-on）综合征

内植物辅助的畸形矫正固定手术后的效果是否持久与追加综合征的发生率密切相关。新发性退变性腰椎侧弯术后追加综合征的发生率最高[36,37]。因此，要立即妥善处理追加综合征。

交界区综合征是融合节段力学和运动传递到邻近融合节段失败的典型表现，因为融合的邻近节段负荷增加，不能适应固定融合节段的负荷和运动变化。

影响邻近运动节段命运的不同影响因素如下：①融合节段的范围；②侧弯矫正的度数；③融合邻近节段椎间盘在冠状面的位置；④恢复单一冠状面解剖力线治疗躯干移位；⑤融合邻近节段椎间盘退变的程度；⑥融合方法：PLF<PLIF=ALIF<内固定融合[20-25]。

矫形和稳定手术必须使用内固定[9,10]。内固定的目的是提供稳定性，矫正畸形，促进融合。然而，这应该是最后使用的技术。绝对适应证如下：①节段极度不稳定，侧弯快速进展；②既往椎板切除术；③严重躯干失平衡，患者行走困难[11-13]。

就后路固定融合对邻近节段的影响，Shirado提出单节段后路椎弓根螺钉固定对邻近节段产生的应力是单纯PLIF的两倍。从此可以看出内植物是邻近节段失败的原因。

Lizuka和Yamada报道局限于神经受压节段的

减压、畸形矫正和PLIF是治疗退变性腰椎侧弯的手术方法之一。[22]反对意见认为，局限于1~2个节段固定时侧弯融合节段漂浮，上方节段相对于减压节段出现快速成角倾斜。然而，在侧弯畸形完全矫正的患者交界区问题在随访期间并不常常出现。因此，并不推荐进行漂浮或者有限的融合手术[41-43]。

在内植物辅助的畸形矫正手术中，重要的是要维持融合邻近节段的椎间盘在水平位，冠状面恢复单一脊柱力线包括融合的邻近节段，恢复矢状面曲度。

9个影响内植物融合术后的邻近节段病的危险因素列表如下：

1. 高龄（>60岁）。

2. 女性。

3. 绝经后。

4. 骨量减少/骨质疏松。

5. 术前邻近节段不稳定（椎间盘退变）；漂浮融合（不固定于胸椎或者骶骨）。

6. 长节段融合（长度）[15]：2个节段，78%；3个节段或更多，100%。

7. 冠状面或者矢状面失平衡。

8. 冠状面上融合的邻近节段椎间盘倾斜。

9. 冠状面上脊柱有2个垂直轴线。

为了在融合手术中降低邻近节段病，必须重建排列腰椎畸形的冠状面和矢状面轴线。然而，是否需要延长到非侧弯节段包含轻度或者重度退变的椎间盘，仍存在争议。

术后的恢复程度差异很大，多节段退变性腰椎侧弯的术后康复长于段节段型，年轻病例同样如此。

不同融合类型的邻近节段失败的平均时间间隔

根据Schlegel等报道，非内植物的后路脊柱融合术后13年出现交界区问题[50]，而根据Etebar和Cahill等报道，后路固定融合术后平均26.8月出现交界区问题，最短的时间间隔是术后3个月[15]。

在非融合节段应该考虑8种方法减少或避免交

界区问题（追加综合征）：

1. 融合类型：前路 *vs.* 后路。

2. 降低固定的刚性。

3. 完全侧弯矫正，恢复正常矢状面和冠状面排列。

4. 当矢状面和冠状面平衡恢复的前提下，减少融合节段。

5. 冠状面上融合邻近节段的椎间盘处于水平位。

6. 避免在排列不良的脊柱进行原位漂浮融合。

7. 在非融合节段保留后方韧带结构复合体。

8. 非融合节段的退变的椎间盘应该包括在融合节段之内。

然而，一些作者反对延长融合到侧弯以外节段的轻度或中度退变的椎间盘。

总之，大多数退变性腰椎侧弯病人都是老年患者。因此，应该保证手术治疗的安全有效，保持长期的手术效果[28]。首先要进行高选择性有限减压以避免节段破坏。对于内固定的患者，尽管术后的成功率在提高，但并发症仍然是主要的问题。多节段固定、部分矫形患者，以及多节段的漂浮融合患者交界区综合征发病率更高，这些是导致交界区综合征的最重要的危险因素。矢状面和冠状面平衡仍然是避免将来可能发生在非融合区的医源性畸形的重要因素，我们早期的一些进行固定的患者并发症发生率高于后期的患者，这可能由于当时有些没有强烈手术指征的腰椎侧弯患者接受了多节段固定手术。

不推荐多节段的退变性腰椎侧弯进行原位漂浮融合。不管临床分型如何，减压后都应该融合整个侧弯，恢复正常排列。

迄今为止，内植物辅助的畸形矫正和稳定治疗退变性腰椎侧弯的重要性被过度强调，并且多节段内植物固定和融合可能导致术后早期出现并发症，包括高的邻近节段骨关节疾病发生率。因此，应该根据手术策略选择最佳的手术方案。

本章作者不同意这样的观点，即对没有冠状面和矢状面平衡问题的退变性腰椎侧弯患者，侧弯脊柱的固定和融合一定要局限于减压范围。

没有足够的证据表明：①单单减压能够有效缓解根性痛；②一期或者分期融合是必需的；③侧弯矫正的理想度数是多少（允许残留的侧弯角度）；④最适宜的融合范围，在多节段退变性腰椎侧弯中，从 S1 或 L5 到 T6-T10。

总结

1. 对于出现神经症状的患者，必须进行减压手术。

2. 对于小关节源性腰背痛患者，内植物辅助的侧弯矫正和稳定手术不是首选，而仅适用于稳定性遭到破坏的病例。

3. ALIF 手术对于短节段型退变性腰椎侧弯的手术疗效满意，并发症少，唯一的缺点是术后活动时间的延迟。

4. 尽管我们的病例显示减压后内固定融合的短期效果是令人满意的，可能由于是交界区综合征导致的进行性恶化，长期效果是各不相同的。

5. 完全矢状面和冠状面侧弯矫正后的减压内固定融合的中期效果大多数是令人满意的，融合邻近节段综合征发生率较低。

6. 为了避免或减少邻近节段病，应该采取下列步骤：

（1）在融合邻近节段保留后方韧带结构复合体。

（2）避免在排列不良的脊柱进行部分漂浮融合。

（3）在多节段融合，应该恢复正常排列，不允许对排列不良的脊柱在融合时矫正不足。

（4）融合节段包括邻近退变的椎间盘。

随着术前和术后的处理更加谨慎小心，科学技术和手术水平的持续提高，手术的成功率逐渐增加，并发症发生率逐渐下降

最后，外科医师应该严格掌握手术指征，确保手术效果的有效性。

外科医师不应该热衷于新出现的技术而否定过去的技术，否则，如果仅凭热情而缺乏判断力，必将面临手术失败。

参考文献

1. Aebi M. Correction of degenerative scoliosis of the lumbar spine: a preliminary report. Clin arthop. 1988;232:80-6.

2. Akbarnia BA, Ogilvie JW, Hammerberg KW. Debate: Degenerative scoliosis; To operate or not to operate. Spine. 2006; 31:S5195-S5201.

3. Baron EM, Berven SH, Bridwell KH, Dewald CJ, Hu SS, et al. Adult spinal deformity focus issue. Summary statement. Spine. 2066;31(19):S202.

4. Benner B, Ehni G: Degenerative lumbar scoliosis. Spine. 1979; 4:548-52.

5. Bess S, Boachie-Adjei O, Burton E, et al. Pain and disability determine treatment modality for older patients with adult scoliosis, while deformity guides treatment for younger patients. Spine. 2009;34(20):2186-90.

6. Bradford DS. Adult scoliosis: current concepts of treatment. Clinical Orthop. 1988;229:71-87.

7. Bridwell KH, Glassman S, Horton W, et al. Does treatment (nonoperative and operative) improve the two-year quality of life in patients with adult symptomatic lumbar scoliosis. Spine. 2009;34(20):2171-8.

8. Cho KJ, Suk SI, Park SR, Kim JH, Kim SS, Choi WK, et al. Complications in posterior fusion and instrumentation for degenerative lumbar scoliosis Spine. 2007;32:2232-7.

9. Cho KJ, Suk SI, Park SR, et al. Short fusion versus long fusion for degenerative lumbar scoliosis. Eur Spine. 2008; 17: 650-76.

10. Daffner SD, Vaccaro A. Adult degenerative lumbar scoliosis. Am J Orthop. 2003;2:77-82.

11. Daubs MD, Lenke LG, Cheh G, Stobbs G, Bridwell KH. Adult spinal deformity surgery: complications and outcomes in patients over age 60. Spine. 2007;32(20):2238-44.

12. Epstein JA, Epstein BS, Jones MD. Symptomatic lumbar scoliosis with degenerative changes in the elderly. Spine. 1979;4:542-7.

13. Etebar S, Cahill DW. Eisk factors for adjacent-segment failure following lumbar fixation with rigid instrumentation for degeneratie instability. J Neurosurg. 1999;90:163-9.

14. Freadman BA, Horton WC, Rhee JM, Edwards CC, Kuklo TR. Reliablity analysis for manual radiographic measures of rotator subluxation or lateral listhesis in adult scoliosis. Spine. 2009;34(6):603-8.

15. Fujita Y, Yamakawa T. Personal communication, 2009.

16. Grubb SA, Lipscomb HJ, Suh PB. Result of surgical treatment of adult onset scoliosis. Spine. 1994;19:1619-27.

17. Gupta MC. Degenerative scoliosis positions for surgical management. Orthop Clin N Am. 2003;34:269-79.

18. Ha KY, Moon MS, Park SY. Effect of instrumented stabilization and fusion of degenerative lumbar scoliosis on infused adjacent segment. J Korea Spine Surg. 1995;2:270-5.

19. Ha, KY, Moon MS. Effect of instrumental stabilization and fusion of degenerative lumbar scoliosis on unfused adjacent segments, J. Jpn Orthop Assoc. 1996;70(2)(3):S66.

20. Harms J. Jeszenszky D. Die operative Behandlung der degenerativen Lumbarskoliose: ed. Matzen KA. Chronischer Kreuzschmerz alter Menschen. W. Zuckschwerdt Verlag. Muenchen. Bern. Wien: New York; 1966.

21. Iizuka T, Yamada S. Challenging degenerative lumbar scoliosis with segmental corrective fusion surgery. J Musculoskeletal Res. 2006;10:141-50.

22. Jackson RP, Simmons EH, Stripinis D. Incidence and severity of back pain in adult idiopathic scoliosis. Spine. 1983;8:749-56.

23. Kim YJ, Bridwell KH, Lenke LG, et al. Pseudarthrosis in primary fusions for adult idiopathic scoliosis: incidence risk factors and outcome analysis. Spine. 2005;30:468-74.

24. Kim YT, Lee CS, Lee MH, Shin SJ. Operative treatment of degenerative scoliosis. J Korea Spine Surg. 2001;8:491-6.

25. Korovessis R, Piperos G, Sidiropoulous P, Diamas A. Adult idiopathic lumbar scoliosis. A formula for prediction of progression and review of the literature. Spine. 1993;19: 1926-32.

26. Kostuik JP, Hall BB. Spinal fusions to the sacrum in adults with scoliosis, Spine. 1983;8:489-500.

27. Kusaka G, Kuno S, Inoue T, Shoda M, Sano H. Surgical strategy for degenerative lumbar scoliosis: clinical outcome of posterior lumbar interbody fusion with pedicle screw fixation. J Spinal Surg. 2010;1:178-82.

28. Laohacharoensombat W, Wajanavisit W, Chaiyakit P. Preliminary results on the surgical treatment of disabling degenerative scoliosis. J Musculoskeletal Res. 1997;3:285-303.

29. Lee SM, Suk SI, Chung ER. Direct vertebral rotation: a new technique of three-dimensional deformity correction with segmental pedicle screw fixation in adolescent idiopathic scoliosis. Spine. 2004;343-9.

30. Lin JF, Moon MS: The lateral retroperitoneal approach to the fifth lumbar disc. J Spinal Surg. 2009;1:12-7.

31. Liu H, Ishihara H, Kanamori M, Kawaguchi Y, Ohmori K, Kimura T. Characteristics of nerve root compression caused by degenerative lumbar stenosis with scoliosis. Spine J 2003;3:524-9.

32. McPhee IB, Swanson CE. The surgical management of degenerative lumbar scoliosis: posterior instrumentation olare verus two stage surgery. Bulletin H for Joint Dis. 1998; 57: 16-22.

33. Moon MS, Lee KS, Lim CI, Kim YB, Lee HS. A clinical study of degenerative lumbar scoliosis. J Korea Orthop Assoc. 1992;27: 946-55.

34. Moon MS, Lee KS, Lim EI, Kim YB, Lee HS. A clinical study of degenerative lumbar scoliosis. Lumbar fusion and stabilization. eds. Yonenobu K. Ono K. Takemitsu Y. Springer-Verlag: Tokyo, Berlin; 1993. pp. 98-112.

35. Moon MS, Ha KY, Moon YW. Results of surgical treatment of painful degenerative lumbar scoliosis. J Jpn. Orthop Assoc. 1996;70(2)(3) S65.

36. Moon MS, Lee BJ, Kim SS, Lin JF. Evolution of management of spinal deformities: controversial issues and current concept review. J Spinal Surg. 2010;2(1):295-305.

37. Moon MS, Kim SS, Lee BJ, Lin JF. Degenerative lumbar scoliosis – an update – controversial issues and a new challenge. J Spinal Surg. 2011;2(3):439-50.

38. Oskovian RJ, Shaffrey CI. Degenerative lumbar scoliosis. Neurosurg Clin N Am. 2006;17:299-315.

39. Perennou D, Marcelli CH, Risson CH, Simon L. Adult lumbar scoliosis—epidemiological aspeets in a low back pain population. Spine. 1994;19:123-8.

40. Ploumis A, Transfeldt EE, Gilbert TJ, Mehbed AA, Dykes DC, Perra J. Degenerative lumbar scoliosis. Radiographic correlation of lateral olisthesis with neural canal dimension. Spine. 2006;31: 2353-58.

41. Pritchett JW, Bartel DT. Degenerative symptomatic lumbar scoliosis. Spine. 1993;18:700-3.

42. Robin GC, Sparn Y, Stlinberg R, Makin M, Menczel J. Scoliosis in the elderly: A follow-up study. Spine. 1982;7:355-9.

43. Schlegel JD, Smith JA, Schleusener RL. Lumbar motion segment pathology adjacent to thoracolumbar, lumbar and lumbosacral fusion. Spine. 1996;21:970-81.

44. Vanderpool DW, Jmanes JI, Wynne-Davies R. Scoliosis in the elderly. J Bone Joint Surg. 1969;51A:446-55.

45. Shim JH, Ha KY, Cheung Y-J, Chung S-H. Genetic predisposition of degenerative lumbar scoliosis due to the copy number variation. Spine. (Phila Pa 1976)2011;36:1-11.

46. Toyama Y. Surgical treatment of degenerative lumbar scoliosis. In Yonenobu K, Ono K, Takemitsu Y (Eds). Lumbar fusion and stabilization. Springer-Verlag: Tokyo, Berlin; 1993. pp. 113-25.

47. Shufflebarger H, Suk SI, Mardjetko S. Debate: determining the upper instrumented vertebra in the management of adult degenerative scoliosis: stopping at T10 versus L1. Spine. 2006;31:S185-94.

48. Simmons EH, Jackson RP. The management of nerve root entrapment syndromes associated with the collapsing scoliosis of idiopathic lumbar and thoracolumbar curves. Spine. 1979;4: 533-41.

49. Simmons ED: Surgical treatment of patients with scoliosis. Clin Orthop. 2001;384:45-53.

50. Zurbriggen C. markwalder TM, Wyss S. Long-term results in patients treated with posterior instrumentation and fusion for degenerative scoliosis of the lumbar spine. Acta Neurochirurgica. (Wien). 1999;141:21-6.

第27章

退变性腰椎后凸：发病机制和总体治疗目标

Myung-Sang Moon，Sung-Soo Kim，Bong-Jin Lee，Min Geun Yoon，Jeong-Lim Moon

译者：曹鹏

简介

随年龄增长而退化的脊柱常会发生矢状面上两种畸形：胸椎后凸增加和腰椎前凸减少[1-12]。Takemitsu 等根据腰椎前凸减少的严重程度首次提出平背或退变性腰椎后凸畸形（degenerative lumbar kyphosis，DLK）[13-14]。目前尚无关于欧洲人群的退变性腰椎后凸畸形的相关英文文献报道。严重 DLK 患者由于躯干的后凸导致行走困难。DLK 不仅影响外观还影响了腰椎的功能（图27.1）。自 20 世纪 80 年代中期以来，老年人中原发性腰椎后凸受到日本和韩国医生的关注[15-19]。如今，社区中的老年科医生对既往忽视老年性脊柱畸形的治疗而倍感遗憾。

DLK 是一种少见的脊柱畸形，多见于 50~60 岁的女性，畸形后期常可引起站立时身体失衡，从而需要腰椎、骨盆和髋部的动态稳定结构来协调平衡[1-19]。这种畸形在亚洲中年妇女中发生率较高，主要与其长时间坐位有关，包括蹲位的农业劳动。在大多数临床病例中，胸椎运动节段后凸的增加或减少常伴随腰椎运动节段前凸的减少或增加，从而维持脊柱的平衡。然而也有例外，在老年女性中存在失平衡的腰椎畸形。

诊断 DLK 需要拍摄站立位脊柱全长侧位 X 线片（图 27.1）[2-4,6,20-25]。仅腰骶部脊柱局部摄片没有意义，因为无法提供脊柱矢状面轴向垂线情况。

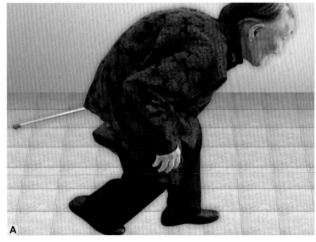
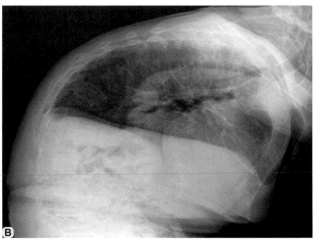

图 27.1 老年性背部腰椎后凸畸形（骨质疏松性圆背畸形。此种畸形不是腰椎间盘退变性腰椎后凸畸形的经典病例）。A. 临床表现；B. 侧位 X 线片

DLK 患者胸椎逐渐出现前凸而腰椎出现后凸，偶见颈椎后凸畸形。基于以上原因，患者需要拍摄站立位脊柱的全长侧位 X 线。目前，为了描述脊柱骨盆的大体形态学特点，可以使用站立位脊柱侧位片上不同的参数[26-29]。

临床特点（图 27.2~27.5）

当人体躯干从完全屈曲位转为直立位时，该运动过程首先启动的是髋关节伸肌，之后才是腰伸肌（图 27.5）[15-17]。在脊柱平衡位时，当骨盆向前倾斜时，腰椎前凸即会增加。这种对抗平衡是靠髋关节伸肌收缩完成的。当臀部肌肉收缩时，骨盆可向后倾斜。同时腹部可协助这些肌肉参与这个运动。因此，髋关节伸肌和腹部肌肉共同产生作用力使得骨盆向后倾斜（腹部和髋关节伸肌的合力），从而腰椎变得平坦（图 27.5）。

值得注意的是，DLK 的脊柱失平衡不仅局限于脊柱，骨盆、髋关节和膝关节也被累及。DLK

矫形和固定手术的失败与骨盆、髋关节和膝关节等部位的不稳定密切关联。

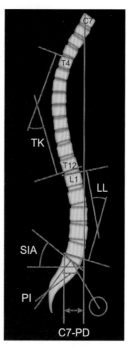

图 27.3 脊柱矢状面和骨盆的影像学测量参数。TK，胸椎后凸；LL，腰椎前凸；SIA，骶骨倾斜角；C7-PD，C7铅垂线与 PD 距离；PI，骨盆投射角

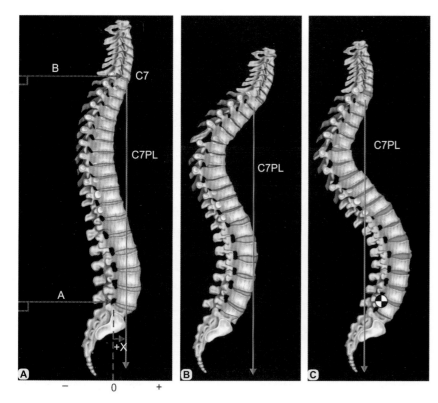

图 27.2 A. 矢状面中立平衡位，B=A；负平衡，B<A；正平衡，B>A；+X，正向距离；B. 矢状面正向平衡位；C. 矢状面负向平衡位。SVA 从 S1 后上角的较远前方通过即为矢状面正向平衡，SVA 从 S1 后上角的较远后方通过即为矢状面正向平衡

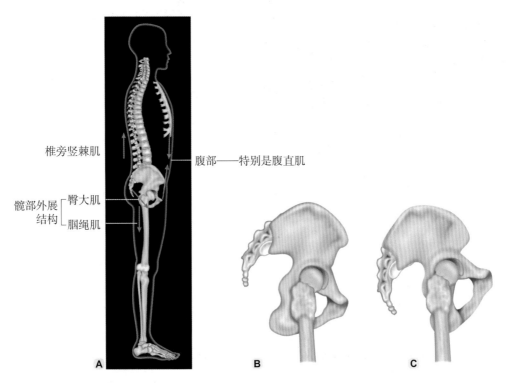

图 27.4 A~C. 腹部肌肉和髋部伸肌组成的力通过双侧髋关节从 B 位置到 C 位置，使得骨盆在其轴线向后旋转。同时腰椎伴有扁平化（图中未显示）

症状性腰椎畸形如后伸体位时动力性腰椎狭窄（动力性平背），应首先从结构性畸形中剔除[21-25]。

临床上畸形可由轻微畸形到重度畸形。患者的临床表现为下腰痛，易疲劳及由竖棘肌力量不足引起的渐进式身体屈曲和行走困难。此外，骨盆伸肌可以加速退变性腰椎后凸畸形的程度。下腰椎节段性屈曲不稳定是退变性腰椎后凸畸形发展的次要因素[26-31]。

根据 Lee 等报道，退变性腰椎后凸畸形最主要表现为站立时身体屈曲，但坐位时这种屈曲可消失[15-17]。走路时身体屈曲可更加明显。在疾病早期，患者行走时通过将前胸向前和双肩充分向后伸展使得上半身向后倾斜。同时患者尝试通过髋关节和膝关节屈曲将身体重力垂线向后移动[15,16]。

在 Takemitsu 等报道的退变性腰椎后凸畸形 1 型和 2 型中，虽然表面上患者髋关节为伸展畸形，但实际上髋关节和膝关节均为屈曲畸形改变。原因在于首先患者身体矫枉过正导致髋关节屈曲不易被

发现。这个原因对退变性腰椎后凸畸形的诊断治疗至关重要。第二，他们不能将重物举在手臂前方。第三，在厨房工作时，他们将肘部放在餐桌上来支撑身体前倾姿势。最后，爬楼梯或上山对他们都比较困难。退变性腰椎后凸畸形患者主要表现以上特点。除此之外，退变性腰椎后凸畸形患者可出现非特异性症状，如下腰痛和坐骨神经痛。

伴有后伸性腰椎动力性狭窄的患者采用身体前弓（stoop）姿势行走以缓解疼痛。因此，脊椎后伸性动力性狭窄和早期有症状性新发性腰椎后凸患者应进行认真评估同时区别对待。

在健康脊柱中，骨盆前倾可以直接代偿腰椎运动节段前凸，同时对髋臼覆盖股骨头产生间接影响。骨盆后倾降低了髋臼对股骨头的覆盖，导致了髋关节病。当骶骨倾斜角从 35°降低到 10°时，髋臼覆盖股骨头可降低 21%（DLK 髋）[31]。Takemitsu 等研究发现 DLK 患者的髋关节在站立位时压力比正常关节增加 5 倍。骨盆倾斜指数与 Jackson 骨盆角大致相

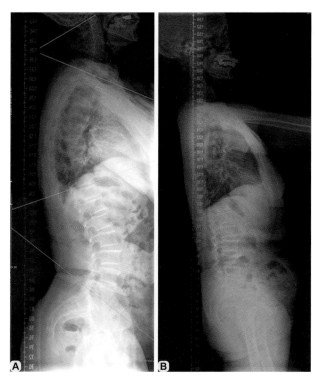

图 27.5　A. 脊柱和骨盆的矢状位 X 线平片；B. Takemitsu 2 型和 Lee 组 I

关联，与正常情况下相比，行走、身体屈曲姿势时，髋关节肌群出现过度活动。

根据畸形、严重程度及病情进展的分类

根据疾病的不同时期（严重性），Takemitsu 等将 DLK 分为 4 型（图 27.6、27.7）[13,14,20]。

- 1 型：直背型
- 2 型：轻度腰椎后凸
- 3 型：中度腰椎后凸
- 4 型：大圆背型

然而，他们没有提供矢状位稳定时脊柱骨盆的测量参数，垂直线的位移以及 S1 的距离数据。

在 DLK 的进展中，患者主动保持脊柱平衡性的行为越来越多。1 型和 2 型患者可以不借助外力正常站立行走；然而，3 型及 4 型患者在没有帮助的情况下很难向上直立，他们行走时更多借助于手杖，或是用手扶膝盖来避免膝关节弯曲。一些患者

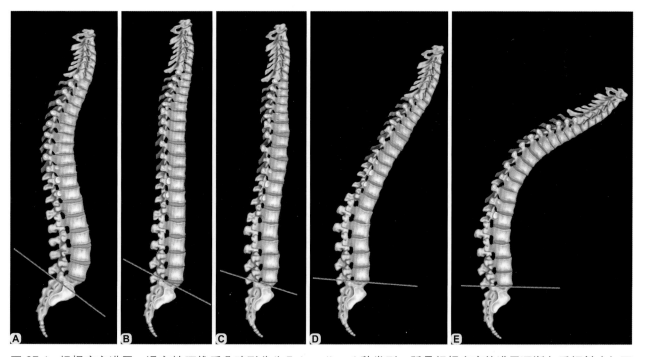

图 27.6　根据病变进展，退变性腰椎后凸畸形分为 Takemitsu 4 种类型。骶骨根据疾病的进展逐渐向后倾斜（如图所示）。DLK 4 型中，骶骨相当位于垂直位（骶骨顶位于水平位置）。然而，图 27.8 中组 I 的患者骨盆出现向后倾斜，但组 II 患者骨盆向前倾斜。当正向失衡继续发展，骨盆即会向后旋转。因此，当臀部肌肉正常时，脊柱矢状位平衡即可得到恢复。A. 正常标准；B. 1 型：平背；C. 2 型：轻微腰椎后凸畸形；D. 3 型：中度腰椎后凸畸形；E. 广泛的圆背畸形

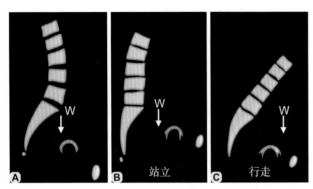

图 27.7 腰椎站立矢状位（正常和 DLK 患者）：图示为腰椎、髋关节及重心线间的生物力学关联。图中显示 Takemitsu 发现站立位骶骨垂直排列行走时骶骨向前倾斜。然而，当退变性腰椎后凸畸形进展时，图示他们的分型可见骶骨逐渐向后倾斜（骶骨顶水平）。对于这个问题还未有合理解释。当前作者认为骶骨位置发生改变源于臀部和腿部肌肉的活动与由其肌肉及其筋膜以及稳定的韧带的被动收缩所致。A. 标准图片；B、C.退变性腰椎后凸畸形：静止性骨盆后倾和动态性骨盆前倾

需要用手紧紧扶腰来保持后背前倾。

Lee 等对于 DLK 的两组分类法

根据竖脊肌及臀肌的情况，Lee 等将严重的 DLK 患者（3 型和 4 型）进一步分为两组[15-17]。

组 I：仅伴竖脊肌肌力减退的 DLK。

组 II：同时伴有竖脊肌和臀肌肌力减退的 DLK。

在仅存在竖脊肌肌力减弱的情况下，后凸可以被臀肌收缩所引起的骨盆后倾所代偿。大多数 DLK 患者（80%）属于这一类。其余 20% 患者（组 II）的脊柱缺少竖脊肌有力的支持，同时伴有臀肌肌力减弱造成的骨盆过分前倾，这种情况下 Lee 等将其命名为"脊柱矢状位及骨盆失代偿状态（SSDD）"。后一种情况是器械辅助的脊柱矫形及稳定手术的禁忌证，因为矫正手术后后凸依然将继续存在[15-17]。

临床上很难将这两种患者予以区分，尤其是在疾病的早期阶段。此外，目前仍不确定组 I 型的 DLK 是否会发展成组 II 型的状态，抑或两者在起病时就存在不同。最可靠的鉴别方式是拍摄直立时腰骶椎矢状位平片，包括屈曲位、中立位及伸展位。评估直立时骨盆前倾程度对于鉴别竖脊肌萎缩型 DLK 和竖脊肌合并臀肌萎缩型 DLK 非常关键，这同样可以用于区分疾病的不同时期及划分代偿和失代偿组[15-17]。

根据受累椎间盘节段（后凸角）划分临床类型

可划分为两种类型：上位型指后倾角位于 L3 以上，下位型指后倾角位于 L3 以下。根据 Lee 等的研究，在 98 例 DLK 患者中，包括 79 例下位型和 19 例上位型，下位型患者的预后较上位型患者更差[15-17]。

根据畸形弹性度的分类

脊柱后凸是一种平背畸形，可见于强直性脊柱炎、椎体骨折和许多医源性或自然形成的畸形。多数平背畸形都表现为僵直。然而，某些患者的 DLK 畸形表现为相对柔软，但也有一些患者则相对僵硬，这与疾病的发展阶段有关。根据这些特点，手术指征也应区分对待。

为了评估受累节段的柔软性，支点弯曲试验（fulcrum bending test）是必需的[19]。可以被支点弯曲试验纠正的畸形为弹性型（flexible type），不能被纠正的为僵硬型（rigid type）。在诊断时，需要拍摄脊柱全长的立位、卧位及侧位平片。

根据节段稳定性的分类

存在两种类型的患者：稳定型（低活动性型）和不稳定型（高活动性型）。节段不稳定可通过卧位、立位及动力位平片诊断。节段稳定性分类结合弹性度分类可在术前评估内固定矫形手术的是否存在局限性。

鉴别诊断

可以根据临床症状和体征对 DLK 进行诊断，如行走时典型的身体外观。常见的症状和体征为：①疼痛；②功能障碍；③脊柱畸形。

腰椎间盘突出症患者的主诉往往为疼痛，特发性脊柱侧弯患者则表现为畸形。脊髓损伤患者多主诉功能障碍，而脊髓型颈椎病患者多以疼痛和功能障碍作为主诉。患有上述疾病的患者主诉多为 1 项或 2 项，然而 DLK 患者则同时表现出以下 3 项：①疼痛；②功能障碍；③畸形（图 27.1、27.7、27.9、27.10、27.11~27.15）。

诊断中的常见困难

在 60~70 岁的人群中，导致下腰痛的常见原因为椎间关节的退行性病变，伴或不伴有椎管狭窄或椎间盘突出。由于那些伴伸展位脊椎管狭窄的患者会采取弯腰姿势走路来缓解疼痛，因此，医生治疗时容易漏诊早期 DLK。此外，DLK 还需与继发于下胸椎及胸腰段椎体骨质疏松性压缩性骨折的老年性驼背相鉴别。在 40~60 岁人群中，DLK 常见于那些存在严重椎间盘病变合并某些骨性结构异常的病例。

Jackson 骶盆角（sacropelvic angle）是静态站立位时的影像学数据，并不是在行走等动态情况下获得的。这就是说，行走时骨盆倾斜角度的增减是动态的，而 Jackson 骶盆角则是固定的静态数据。帕金森病也是需要鉴别的疾病之一，因为对于该病患者的 DLK 矫形手术是无效的。在对老年性驼背的处理中，经常会在没有良好的术前评估的情况下错误的进行矫形手术。总之，为了避免对于 DLK 的误诊，诊断时需要格外注意。

治疗

目前为止，除了 Takemitsu 和 Lee 之外，仍未有人提出标准的治疗方案。

保守治疗

早期 DLK 患者适合进行保守治疗，同时保守治疗也适用于存在手术禁忌、不能接受手术的病例。保守治疗的目的在于缓解疼痛和阻止后凸进一步加重。但是，保守治疗的效果并不确切，因为尚

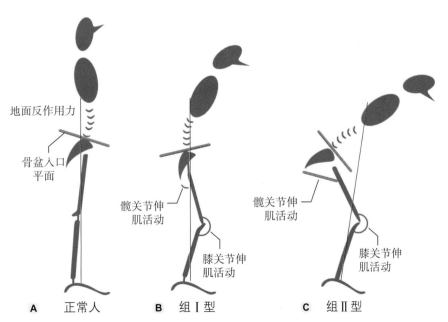

图 27.8　地面反作用力（GRF）对运动步态影响分析。在组 I 中，GFR 传递方向位于髋关节前方靠近关节处，而组 II 中 GFR 传递方向过分靠前远离髋关节，引发髋关节伸肌的运动。图片同时从步态分析角度区分了退变性直背的两种分类，根据骨盆倾斜不同分为骨盆后倾组（组 I ）和骨盆显著前倾组（组 II ）。结果的不同归因于臀肌和髋关节伸肌的不同活动，只有在行走时表现明显。以上现象可以在某些 III、IV 期 DLK 病例身上出现。因此，在判断骨盆稳定性时，需引入动态和静态不稳定的概念来反映脊柱骨盆的排列关系

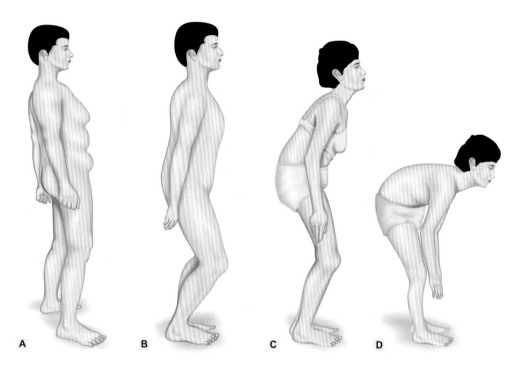

图 27.9　直立时侧面观。2 期患者（A、B），3 期患者（C），4 期患者（D）

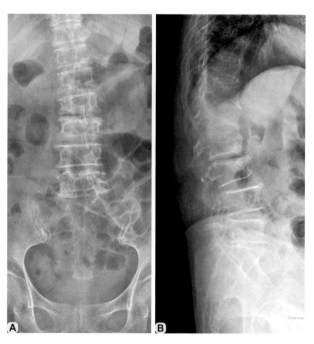

图 27.10　Takemitsu 2 期上位型 DLK（L2–L3）合并 L3 楔形变一例。变窄的 L2–L3 椎间盘可见 Knuttson 征

缺乏证据支持（表 27.1）。

腰痛

治疗下腰痛可应用常规疼痛治疗措施。

NSAIDs 类药物及肌松药是常用药物。

肌肉力量锻炼

开始锻炼前，需仔细评估腰背部及骨盆伸肌群肌力。首先需进行背部伸肌肌力增强练习，因为背部伸肌的肌力减弱是 DLK 的首要原因。然而，当竖脊肌出现脂肪性纤维萎缩时，锻炼的效果存在疑问。同时需结合骨盆伸肌的力量练习。肌肉力量练习可以延缓畸形的进展，但如果背部及骨盆伸肌出现明确的萎缩或是有严重椎间盘退变时，肌力锻炼并不能治愈疾病。与肌力练习不同，脊柱矫形及稳定手术的成功更多依赖于骨盆伸肌的肌力而不是竖脊肌。因此，术前需要进行增强肌肉力量练习并对肌力进行评估，而且术后依旧需要肌力的评估和锻炼。

手术治疗

手术的目的在于借助内固定器械将后凸的脊柱恢复到正常的排列序列，同时维持矫正后脊柱的正常排列，但不能恢复正常的腰椎功能。

为了充分达到手术目的，术前需要充分考虑到

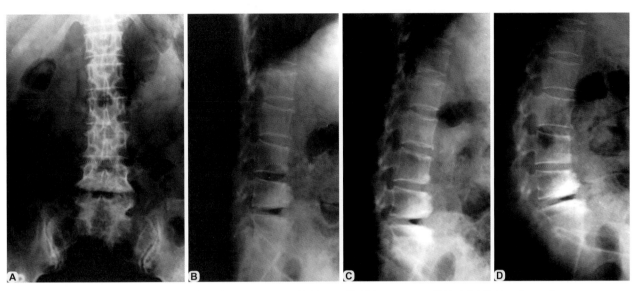

图 27.11　69 岁女性患者，DLK 1 期低位型，L4 、L5 椎体可见镜影征，L4-L5 椎间盘可见 Knuttson 征

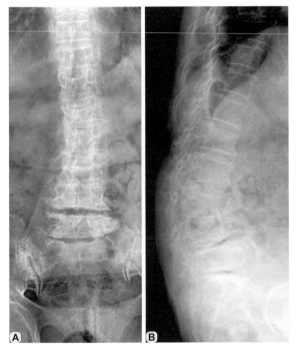

图 27.12　75 岁女性患者（Koh，S-D），DLK 晚 2 期低位型，L4-L5，L5-S1 椎间盘可见 Knuttson 征

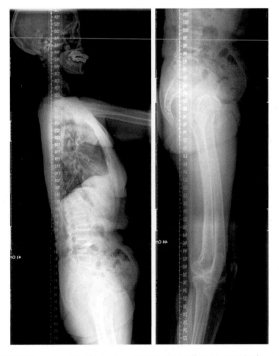

图 27.13　A. 65 岁女性，DLK2 期低位型组 I 患者，脊柱全长侧位片及下肢侧位片。可见矢状位脊柱整体变平伴骨盆后倾（译者注：原著此处英文标示似有问题，未见前后位片）

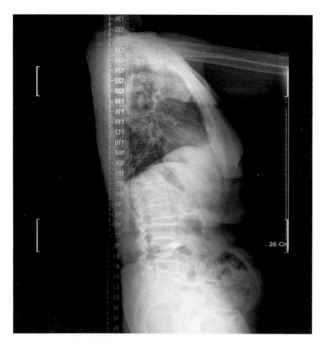

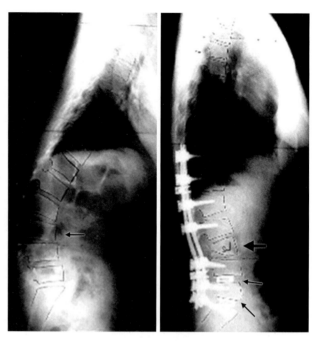

图 27.13（续） B. C5 至骶骨髋关节矢状位片。L4 椎体压缩伴骶骨垂直位置改变（骨盆后倾）

图 27.14 A.1 例 Takemitsu 3 期上位型 DLK 患者 X 线片；B. 通过后路椎弓根螺钉及固定棒植入（T11~S1）和前方植入 Cage（L4-L5 和 L5-S1）达到畸形矫正和固定

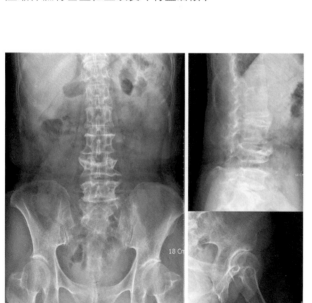

图 27.13（续） C. 腰椎正侧位片和髋关节正位片，图示髋关节炎伴股骨头前端裸露。骨盆后倾，髋臼未能完全覆盖股骨头，尽管臀肌完好时，可通过骨盆后倾维持腰骶关节稳定，但却对髋关节造成不良影响

完成内固定。此外，由于骨质或器械问题等均会导致内固定失败。成功的器械内固定需要维持脊柱在正常的排列位置直至融合完成。

平衡的脊柱畸形与不平衡的脊柱畸形需要达到的主要手术目标是不同的：对于平衡的严重脊柱畸形，手术的首要目的是矫正畸形以达到美观效果；然而对于不平衡的（失代偿的、不协调的）脊柱，手术必须使其恢复平衡。但是，需要注意的是，如果没有骨骼外的动力稳定结构的支持，单纯对于骨骼畸形的矫正并不能恢复躯干的平衡性。Lee 等推荐在手术前评估竖脊肌、臀部及髋部的伸展肌的肌力。

部分外科医生建议对所有的腰椎后凸及胸椎前凸的患者行矫形手术。因为尽管原发性 DLK 确实是继发于诸如神经肌肉疾病导致的竖脊肌萎缩和由于严重椎间盘病变所致椎体畸形的适应性改变，他们认为腰椎畸形 DLK 是骨骼畸形的副产物，与稳定结构的减弱没有关系。因此，单纯以骨骼畸形矫正为目的，而忽略了竖脊肌及臀部肌肉情况的手术，会出现治疗失败。矫形手术并不简单，而且经

患者的生理及心理状态，并做到知情同意。手术医生要让患者及家属理解手术目的及手术结果。患者及家属同样需要了解手术并发症，因为患者术后要承受术后应激反应，而且需要有良好的骨质情况来

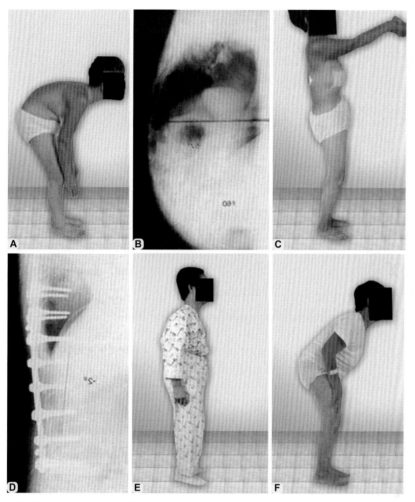

图 27.15 经矫正和稳定手术后由于臀肌和伸髋肌群的肌力丢失，导致持续前凸。A. 最初的矢状面表现；B. 最初的矢状面影像；C. 扶持下的站立位侧面观；D. T11-S1 器械固定导致的平背；E. 勉强的直立状态；F. 行走中再次出现前凸，并可见腰椎前凸不足。腰椎后凸必须改善到 35° 以上以将负荷转移到后椎

常出现并发症。

总而言之，内固定矫形手术可以恢复椎体的正常排列和脊柱的稳定性，但会导致腰背部僵硬。因此，为了手术成功和患者的利益，术前应仔细评估手术的利弊，并将这些情况告知患者及家属。

手术目的及手术适应证

DLK 手术的首要目的是借助于内固定器械矫正脊柱后凸畸形并维持其稳定性，恢复脊椎的矢状位排列。而通过手术治疗其他疼痛性的退变脊柱疾病时，例如退行性椎管狭窄（DLS），则是以控制疼痛为首要目的，矫形位于其次。

借助内固定器械的畸形矫形和稳定手术不应只依赖于影像学证据，还要考虑到患者的临床表现。

对于以下患者不应行手术治疗：无症状且不影响正常生活的早期 DLK 患者、年龄较大患者、帕金森病患者及其他骨病患者。

DLK 患者的主要不适为下腰痛和前弓畸形。对于后伸位下动力性椎管狭窄患者，其也会通过保持弯腰姿势来缓解疼痛。因此，过去很多早期DLK 患者因为错误的信息引导而接受了减压手术[27]（图 27.16）。

术前患者情况和手术指征的评估

老年 DLK 需有较好的身体条件来耐受手术。但是，仅以下 3 点是具备手术指征的：①由于前弓而导致的严重日常生活能力下降；②骨量较好；③体力劳动患者希望继续维持其职业工作。对于年龄较

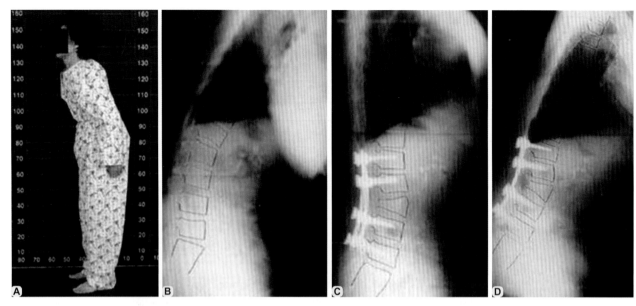

图 27.16　A. 由于臀部和髋部的外展肌的萎缩，矫正术后髋部弯曲导致的持续性的后凸；B~D. 可见骨盆后倾

大、全身条件较差和严重的骨质疏松患者而言，手术是禁忌证。

手术后，前移的 C7 垂线（正平衡）应该回归到矢状位椎体轴线的正常范围内。

然而对某些患者而言，通过手术矫正脊柱序列并不能恢复脊柱的平衡。对一些 DLK 患者而言（15%~20%），手术反而是错误的选择，因为即便是矫形成功，术后依然存在持续性的后凸。这些患者往往伴有椎旁竖棘肌、臀大肌和腘绳肌无力（持续性的前弓）。对于这些患者而言，手术是失败的。

Lee 等的报道显示，在平背型畸形中，通过骨盆伸肌进行的骨盆主动后倾被认为是克服矢状位不平衡而导致的身体前弓最重要代偿机制，而这种矢状位上的不平衡在站立位 X 线上表现为垂直型骶骨[16,17]。

手术方式

器械辅助的后路矫正术

该术式适用于有弹性的弯曲。该术式最好采用旋棒技术，借助于预弯棒和椎弓根螺钉来实现。为了保持腰椎序列前凸，患者应该采用髋关节屈曲 20°~30° 和膝关节屈曲 60°~70° 的俯卧姿势，这样可以使骨盆维持在前旋转（anterior rotation）位。

然后，需要考虑器械固定的范围。一般而言，脊柱器械固定节段应该从下胸椎（T10）或上腰椎（L1）到 L5 或 S1 和 / 或髂骨。术后脊柱的前屈应力（负重和位移）集中在上部或下部的相邻节段和 / 或同时集中于两者，但是大部分还是集中于 L4-L5 或 L5-S1（图 27.17）[15-18,25,28]。

前后路联合的矫正术

术前需通过弯曲试验评价后凸畸形的僵硬度。在器械矫正前，僵硬的节段需通过前路和后路进行

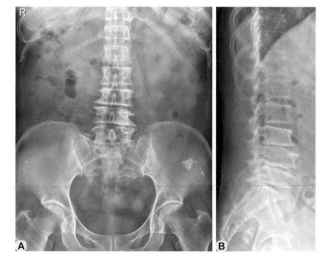

图 27.17　Takemitsu 1 型与 Lee 组 I 型的典型 DLK 病例。在矢状位平片上，脊柱变平，但骨盆倾斜正常

松解。椎间盘周围的所有僵硬挛缩的软组织均应给予松解，或者和椎间盘同时切除，然后松解受累的椎间隙。为了矫正畸形和维持矫正后的脊柱序列，前路椎间融合器和 / 或椎间植骨块需插入椎间盘切除后的椎间隙内，然后再用后路器械进行矢状位的矫正和固定。这一联合术式使患者的术中身体负荷显著增加。因此，需要仔细评价术前合并症以减少术中和术后的手术并发症。由于该术式创伤较大，现阶段使用较少[15-18]。

后路器械辅助矫正术联合后路椎间融合术

这一手术方式取代了前后路联合矫正术。广泛的椎板切除术后，经后路行椎间盘切除和前部松解，最后行后路椎间融合和器械内固定。这一改良术式对于后凸畸形的矫正不如前后路联合矫正术那么有效。但是，对于伴弹性和活动度较好的脊柱患者而言，这一改良术式更加有效[15-18]。

去松质骨（Decancellation）或后路楔形截骨术

去松质骨截骨术又称为经椎弓根的去松质骨截骨术、椎弓根截骨术和蛋 - 壳术（egg-shell 术）[24-28]。广泛的椎板切除术后，经椎弓根刮除椎体的部分松质骨，然后通过固定器械的轴向压缩作用使后凸楔形畸形的椎体塌陷。为了达到完全矫正，需行 2 个或 3 个椎体的去松质骨截骨术。一个椎体的去松质骨截骨术可提供 30°~40° 的矫正。与此同时，后路楔形截骨术也能达到同样的效果。Lehmer 等建议单个节段的截骨矫正不要超过 35°[21]。否则的话，可能会产生硬膜囊皱折，进而需要硬膜囊成形术（图 27.9）。

手术类型的选择

由于不同的病变阶段和严重程度，同时又由于畸形节段的不同僵硬程度，DLK 的手术变化很大。因此，手术应依据以下的原则进行个性化选择：①受累部位；②后凸程度（疾病阶段）；③受累部位的柔软程度；④节段性的不稳定性[15,16]。

后凸严重度

疾病的严重程度一开始由 Takemitsu 等分为 4 个阶段。但是，Takemitsu 和 Lee 等当时均未提供

平衡和不平衡脊柱的相关数据资料，即利用 C7 垂线相对于 S1 穹顶面的距离来评价。但是现在站立位时的前弓严重程度可以通过分级系统来评价和表示：C7 垂线相对于 S1 穹顶面向前或向后位移的距离。

受累部位

形成后凸畸形的节段很重要。共有 2 种类型：上腰椎型和下腰椎型。20% 是上腰椎型，剩余的是下腰椎型 DLK。

后凸节段的弹性度

当后凸畸形可以被支点弯曲试验（fulcrum bending test）矫正时，该畸形是柔软的；当该试验不能矫正后凸畸形时，即是僵硬型的。大多数的上腰椎型是柔软的。在下腰椎型的后凸畸形中，分为 2 种类型：弹性型的和僵硬型的。

受影响节段的不稳性

1 个或 2 个节段的不稳在一半 DLK 患者可见，而且这被认为是导致 DLK 的原因之一。通过获取站立位和卧位的 X 线片及矢状位上的屈曲 - 伸展位 X 线片，可以很好地评价不稳定型。然而，现在的作者观点认为对弹性型和不稳定型而言，手术治疗均可以取得较好的疗效。不稳定型伴有韧带（基本）稳定结构的不足。因此，可以轻易获得更多的畸形矫正，但也需要更坚强的器械固定。

基于节段稳定性的 DLK 分类和相应的手术指征

Lee 根据受累节段的活动程度，将 DLK 分为四类：①上腰椎弹性型；②下腰椎弹性型；③下腰椎不稳定型；④下腰椎僵硬型（表 27.1）。弹性型有正常的或低于正常的运动范围（ROM），而不稳定型则有异常增大的运动范围[15-18]。

1. 上腰椎弹性型 DLK：大部分的上腰椎型是柔软的。如果在上腰椎型中发现僵硬，那么该畸形很可能不是 DLK。大部分弹性型的可以通过后路器械予以矫正。并不常用去松质骨截骨术来获取更多的后凸畸形矫正。

2. 下腰椎弹性型 DLK：畸形可通过后路器械矫正。为了达到足够的矫正，可以与去松质骨截骨

术相结合，由于缺乏前路的松解，单独的后路器械矫正存在局限性。

3. 下腰椎不稳定型：更多的病理改变集中于不稳定节段。因此，受累的椎间盘节段应该切除，然后采用椎间融合器和/或椎间植骨块予以融合。后路器械辅助矫正术和 PLIF 是最理性的术式。

4. 下腰椎僵硬型：对于该类型的大部分患者，可进行前后路联合松解术和去松质骨截骨术，因为

后路器械辅助矫正术无法达到足够的矫正。

在现阶段，作者依据受累的节段活动度将 DLK 简单地分为两种治疗方式：活动型（弹性型）和非活动型（僵硬型）。该分类方法在临床手术决策中更加实用。对弹性型和不稳定型的 DLK，畸形可以较为容易的矫正。但是，对于僵硬型的 DLK 而言，如果不采用前路松解和/或后路楔形截骨术的话，畸形矫正较难达到（流程见图 27.18）。

表 27.1　四种类型的 DLK 根据节段稳定性选择术式选择

根据节段稳定性的临床分型	应选择的手术入路	备注
上腰椎弹性型 DLK（正常或低活动度）	去松质骨截骨术 后路器械固定矫正术	不推荐无固定的融合
下腰椎弹性型 DLK（正常或低活动度）	去松质骨截骨术 后路器械固定矫正术	需要更加坚强的内固定 手术时间较长
下腰椎不稳定型（高活动度）	前后路联合松解术 后路器械固定矫正术 +PLIF	器械固定矫正是可行的 需要更加坚强的内固定
下腰椎僵硬型（无活动度）	去松质骨截骨术	需要前路松解、后路截骨和后路器械固定

术后处理

DLK 患者竖棘肌群和骨盆伸肌会出现萎缩[13-17]。因此，为防止术后再发前倾畸形，术前应教育患者如何加强术后肌肉锻炼。在其他病因的腰椎后凸中，竖脊肌群和骨盆伸肌是正常的。加强臀肌和腘绳肌在骨盆伸展（骨盆后倾斜）中的力量，对于维持直立姿势非常重要。如果患者臀部肌肉过弱，则矫正手术无法成功。同时也要加强股四头肌强化训练和一条腿站立训练，因为 DLK 患者在既往的数年中一直存在膝盖弯曲。

总之，要制定和建立腰背部、骨盆和下肢伸肌锻炼计划。

术后效果评价

术后改善可以通过临床和影像学两方面进行评价：

1. 临床评估主要是评价步行能力的改善和日常生活能力的提高（日常生活中的困难消失）、腰背部疼痛的缓解程度、躯干外观的改善以及患者的总体满意度。

2. 影像学评估主要是指矢状位序列的纠正，包括腰椎前凸角，术前术后 C7 垂线相对于 S1 正常范围的位移距离。

术后并发症

应该注意的是，DLK 是由于腰椎动态稳定机构减弱而导致的椎间盘退行性病变和退变性的盘源性节段弯曲不稳，而不是由于骨骼性病变导致的。因此，其他病因的腰椎后凸畸形和胸椎的后凸减少不应按照 DLK 的手术治疗原则而进行矫正手术。通常来讲，有两种类型的并发症：常见并发症和特殊并发症。

常见并发症

应该正确的选择手术治疗的患者。老年性骨性脊柱后凸畸形和/或老年性脊柱畸形伴帕金森病的患者，均不是手术的合适人群。骨质量差可能是器械矫形固定失败的原因。因此，在计划进行器械矫正术前，应首先治疗骨质疏松症。采用特立帕肽治疗骨质疏松症可以在很短的时期内将骨密度提高到 1.0 以上，但费时且费用昂贵。最后，矫正不足（未完全恢复腰椎前凸）而使腰椎前凸少于 35°，可以

认为手术失败，这也是导致再次后凸畸形发生的原因。

特殊并发症

器械固定后，相邻节段和椎体会出现问题，同时固定的椎体（螺钉松脱或螺钉失败）也会出现相应的问题。

1. 后凸应力向脊柱未融合部位（骨与关节）的转移：继发于强直性脊柱炎和医源性平背的后凸畸形患者，矫正手术可以解决临床问题。然而，在 DLK 术前，应仔细评价畸形类型以及腰椎、骨盆和髋部的动态伸肌情况。如果有竖棘肌群和臀部肌肉无力或萎缩，畸形矫正术术后很快就会失败，因为早期后凸应力的位移会逐渐导致相邻关节出现病变，即早期交界性后凸。既往 Lee 等解释只有在 DLK 时才出现这种应力改变[15,16]。但即使在序列正常且竖棘肌和臀部伸肌均正常的融合后脊柱中，这种后凸应力也会作用于相邻的上关节。

2. 应力在"融合部位"的集中：这些会导致脊柱后路固定和 / 或融合失败（螺钉扭转或失效），也会导致融合节段的椎体骨折。前路植骨融合或植骨融合器可以减少这种并发症。

持续性的后凸畸形

老年性的圆背、强直性脊柱炎及结核性脊柱后凸所导致的后凸畸形均是静态的，但 DLK 的后凸畸形是动态的。在前者，脊柱畸形不会随行走而改变，但 DLK 时脊柱畸形会随行走而变化，同时是时间依赖性的。

代偿机制

在站立位矢状面躯干失平衡期时，患者临床表现后凸的姿势或躯干部向前移动。对于这种失代偿的脊柱，身体可动员相应的补偿机制。在早期 DLK 时，这种补偿机制主要如下：为了纠正和 / 或补偿后凸姿势，患者在行走时上躯干向后摆动（胸部向前凸出并展开，双肩外展），臀部和膝盖弯曲。在 DLK 中，最有效的代偿机制是"骨盆后倾"。然而，在骨盆伸肌无力的患者中，无法通过骨盆后倾来稳定腰骶段。这种情况时，在 4 型 DLK 中，被动稳定结构被动员起来以维持骨盆后倾斜。

竖脊肌群和臀部肌肉

以前已有"腰盆节奏"（lumbar pelvic rhythm）予以解释。在 0°到 45°的前屈时，发生弯曲的部位主要在腰椎，然而从 45°到 90°时，主要是骨盆弯曲。为了防止突然的弯曲，竖棘肌进行离心性收缩（等长肌肉拉伸），继而保持平稳和缓慢的弯曲；而骨盆倾斜中，主要是臀肌的离心性收缩。

在躯体从弯腰体位向直立体位升起的过程中，在 90°到 45°时，主要是臀肌发挥作用，随后是竖脊肌发挥作用（图 27.17）。

总而言之，继发于椎旁竖棘肌肌力减弱的椎间盘退变是 DLK 发展的主要原因，此后的前倾畸形是由于臀部肌肉减弱所导致。前弓体位最有效的代偿机制是骨盆向后倾斜。为了达到有效的骨盆后倾，臀部肌肉必须正常。因此，当臀部肌肉萎缩和肌力下降时，代偿机制将会丧失。当骨盆后倾发生时，腰骶角会减小（垂直型骶骨）。

骨盆代偿机制的丧失

骨盆补偿机制的存在（完整的骨盆伸肌）可通过骶角和腰椎前凸来表现。

由于臀部肌肉力量不足而导致骨盆代偿机制在 DLK 患者中缺失时，骨盆会逐渐前倾同时伴随轴向的前倾姿势。在被动稳定结构（韧带和肌肉筋膜）被动拉伸的情况下，患者可以被动后倾其骨盆，进而在躬身、髋膝弯曲的姿势下单独站立，但是在无外物支撑下患者无法直立。这是导致术后持续性驼背的主要原因[16,17]。

结论

了解脊柱如何在站立姿势下协调和轻松地保持平衡是十分重要的。维持这一稳定性的结构首先是静态稳定，如骨、椎间盘和韧带，其次是动态稳定（肌肉）。在任意稳定器出现问题后，脊柱不稳定和畸形将接踵而至。为了预防和治疗年龄的和 / 或特殊职业的和 / 或疾病相关的脊柱畸形，应仔细评估

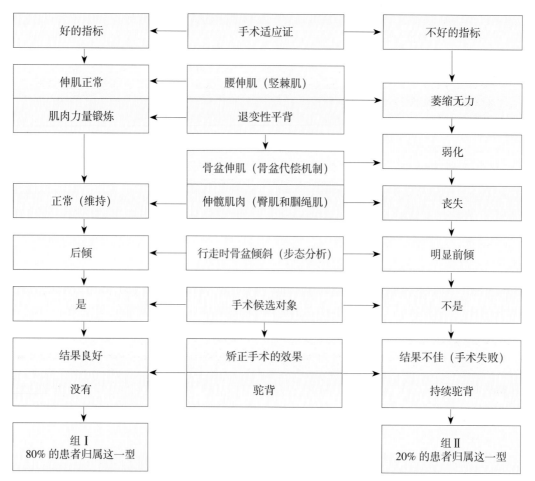

图 27.18 经 Moon 等改良的 Lee 等提出的退变性平背治疗路线图

这些稳定器是否存在病变。DLK 是由年龄的或特殊职业的背部或骨盆的慢性伸肌萎缩和继发的椎间盘退变引起的，而不伴伸肌萎缩的单纯侧向楔形椎间盘退变是导致 DLS 的主要原因，DLS 虽无腰椎伸肌萎缩但单侧的椎旁竖棘肌减弱可能是该病的一个因素。

应该注意的是，为了保证 DLK 的手术矫正成功，术前臀部和椎旁竖棘肌，尤其是臀肌和腘绳肌必须保持良好的肌力。

致谢

我们要感谢 Mr. Seog 在材料收集和分析中的大力协助及其秘书工作。最后我们也感谢 Y Takemitsu 教授的评论和在获取参考文献中的帮助。

参考文献

1. Berthonnaud E, Dimnet J, Roussouly P, Labelle H. Analysis of the sagittal balance of the spine and pelvis using shape and orientation parameters. J Spinal Disord Tech. 2005;18:40-7.

2. Roussouly P, Gollagly S, Berthonnaud E, Dimnet J. Classification of the normal variation in the sagittal alignment of the human lumbar spine and pelvis in the standing position. Spine. 2005;30:346-52.

3. Jackson RP, McManus AC. Radiographic analysis of sagittal plane alignment and balance in standing volunteers and patient's with low back pain matched for age, sex, and size: A prospective

controlled clinical study. Spine. 1994;19:1611-18.

4. Bernhardt M, Bridwell KH. Segmental analysis of the sagittal plane alignment of the normal thoracic and lumbar spines and thoracolumbar junction. Spine. 1989;14:717-21.

5. Bonlay C, Tardieu C, Hecquet J, et al. Sagittal alignment of spine and pelvis regulated by pelvic incidence: standard values and prediction of lordosis. Eur Spine. J 2006;15:15-422.

6. Schwab F, Lafage V, Boyce R, Skalli W, Farcy JP. Gravity line analysis in adult volunteers: Age-related correlation with spinal parameters, pelvic parameters, and foot position. Spine. 2006;31:E959-E967.

7. Vedantam R, Lenke LG, Keenley JA, Bridwell KH. Comparison of standing sagittal alignment in asymptomatic adolescent and adults. Spine. 1998;23:211-5.

8. Jackson RP: Spinal balance, lumbopelvic alignments around the hip axis, and positioning for surgery. Spine State Art Rev. 1997;11:33-8.

9. Basmajian JV. Muscles alive. 4th edn. Baltimore Williams and Wilkins Co. 1978.

10. Farcy JP, Schwab FJ. Management of flat back and related kyphotic decompensation syndromes. Spine. 1997;22:2453-57.

11. Joseph J. Man's posture: Electrographic studies. Springfield: Charles C Thomas; 1960.

12. Globler LS, Moe JH, Winter RB, Bradford DS, Loustein JE. Loss of lumbar lordosis following surgical correction of thoracolumbar deformities. Orthop Trans. 1978;2:239.

13. Takemitsu Y, Harada Y, Iwahara T. Low back pain and aging change of spine in Japanese farmers aged more than 40 years. J Jpn Orthop Assoc. 1984;58:551-2.

14. Takemitsu Y, arada Y, Iwahara T, et al. Lumbar degenerative kyphosis: clinical, radiological and epidemiological studies. Spine. 1988;306:64-72.

15. Lee CS, Kim YT, Kim E. Clinical study of lumbar degenerative kyphosis (in Korean). J Korea Spine Society. 1997;4:27-35.

16. Lee CS (Ed). Degenerative lumbar kyphosis. Seoul: Gunja, Publishing Co; 2000.

17. Lee CS, Lee CK, Kim YT, Hong YM, Yoo JH. Dynamic imbalance of the spine in degenerative flat back. Spine. 2001;26:2029-35.

18. Moon MS, Lee BJ, Kim SS, Lin JF. Evolution of management of spinal deformities: controversial issues and current concept review. J Spinal Surg. 2010;2(1):295-305.

19. Luk K, Lu D, Cheng KM, Wong YW. A prospective comparison of the coronal deformity correction in thoracic scoliosis using four different instrumentations and the fulcrum bending radiograph. Spine. 2004;29:560-3.

20. Takemitsu Y, Atsuta Y, Kamo Y, et al. Operative treatment of lumbar degenerative kyphosis. Proc. 5th Int. Conf. Lumbar fusion an stabilization. Tokyo: Springer-Verlag; 1993. pp.150-9.

21. Lehmer SM, Keppler L, Biscup RS, Enken P, Miller SD, Steffee AD. Posterior transvertebral osteotomy for adult thoracolumbar kyphosis. Spine. 1994;19:2060-7.

22. Nakai O, Yamaura I, Kurosa Y, et al. Posterior stabilization for lumbar degenerative kyphosis: In situ fusion in maximum extension on Hall's frame. Proc. 5th Int. Conf. Lumbar fusion and stabilization. Tokyo: Springer-Verlag; 1993. pp. 135-49.

23. Bridwell KH, Lewis SJ, Lenke IG, Blanke K. Pedicle substraction osteotomy for the treatment of fixed sagittal imbalance. J Bone Joint Surg Am. 2003;85:454-63.

24. Bradford DS, Tribus CB. Vertebral column resection for the treatment of rigid coronal decompensation. Spine. 1997;22:1590-9.

25. Jang JS, Lee SH, Min JH, Han KM. Lumbar degenerative kyphosis (in Korean) J Korea Spine Society. 1997;4:27-35.

26. Jang JS, Lee SH, Min JH, Han KM. Lumbar degenerative kyphosis – radiologic analysis and classifications. Spine. 2007;32(24):2694-99.

27. Cho KJ, Lenke LG, Bridwell KH, Kamiya M, Sides B. Selection of optimal distal fusion level in posterior instrumentation and fusion for thoracic hyperkyphosis. The sagittal stable vertebral concept. Spine. 2009;34:765-70.

28. Cheng KW, Cheng CW, Chen HC, Chang KL, Chen TC: Closing-opening wedge osteotomy for the treatment of sagittal balance. Spine. 2008;33:1470-7.

29. Joseph SA Jr, Moreno AP, Brandoff J, Casden AC, Kuflik P, Newwirth MG. Sagittal plane deformity in the adult patient. J Am Acad Orthop Surg. 2009;17:378-88.

30. Iwahara T, Takemitsu Y, Watakabe M, Goto E, et al. Roentrenologic and biomechanical study of lumbar degenerative kyphosis with special reference to effect of sacral inclination and hip joint (in Japanese). Rinsho Seikei Geka (Clin Orthop). 1988;23(7):811-9.

31. Goto E. Biomechanical effects of lumbar degenerative kyphosis on the hip joint–Study of electromyography of the muscles around hip joint in patients with lumbar kyphosis (in Japanese) J Joint Surg. 2004;23(4):56-61.

第28章

脊柱的矢状面排列及临床应用

Myung-Sang Moon，Sung-Soo Kim，Bong-Jin Lee，Min Geun Yoon，Jeong-Lim Moon

译者：田建平　张凯　赵杰

简介

脊柱是一个聚集体，节段间由关节相维系，每一节段为一功能单位。站立位并非为一种静态体位（一个人即使努力尝试也不可能做到静态的完全站立）。直立位是通过防止失平衡的拮抗肌群的彼此作用来维持的。这会导致持续轻微的身体摇摆，以保持重心在双脚（基底）覆盖区域的上方。直立体位本质上是不稳定的，因为身体的重心位于一个相对小范围的基底部的上方，因此身体需不断摆动以拮抗及中和重力。站立位时，身体的各节段可看作是一个可活动的颠倒的锥形模块，堆叠及连接在下方节段的顶部（图 28.1）。理想状态是各节段的重心位于其支撑部分的中心（下方节段），以通过最小的肌肉活动维持平衡。这是通过机械平衡顺应重力，完成定位和目的性的活动[1-20]。

身体的各部分随着年龄发生改变，脊柱的曲线也发生着变化。在新生儿期，整个脊柱是屈曲的，形成从骶骨至枕骨凸向后方的长 C 形曲线。当幼儿开始获得头部控制时，颈部出现一个反曲线。接着，当幼儿开始坐和站时，在腰部出现第 2 条曲线。可维持站立姿势后，脊柱即出现 4 段曲线。在正常站立状态下，虽然存在一定范围的个体差异[23]，4段身体重心曲线可在最低能耗时呈良好的序列及平衡。相较于新生儿，此时脊柱的弹性明显降低。这些脊柱结构的变化及相伴随的邻近软组织的变化可部分解释在不同年龄阶段在典型姿势时的特征表现。脊柱有冠状面、矢状面及横断面三维结构，以及在四段不同节段中有 2 种不同的身体重心曲线，颈椎和腰椎呈前凸，而胸椎和骶椎节段在正常成人呈后凸（图 28.1~28.5）。

在老年人中，脊柱的形态有翻转至长 C 形曲线的趋势，然而，在许多老年人中，颈椎曲度可增加，因为他们会尝试保持眼睛平行于地面，以向前平视[20,22]。

在拥有正常活动节段的正常脊柱中，后凸节段与前凸节段之间可见偶合运动。脊柱、骨盆、髋关节及膝关节参与维持脊柱身体重心平衡[12]。骨盆是整个脊柱系统不可或缺的一部分，在研究躯干肌肉活动时不能把骨盆和躯干分开。躯干下部的肌群、骨盆及大腿上部协同维持骨盆的位置。臀大肌在站起的起始阶段对骨盆产生影响，可能是通过拮抗竖脊肌对躯干的后伸作用以维持骨盆的稳定。认识正常和异常的脊柱及骨盆序列至关重要。在本篇中，笔者用"直立位平衡躯干"指代无支持状态下中立、舒适的站立位。

矢状面排列的意义

先前，Legaye 等的重心测量研究指出身体上部分的重力轴位于腰椎和股骨头的后方，从而保证较经济的能量消耗及稳定[17,18]。直立位对于经济型

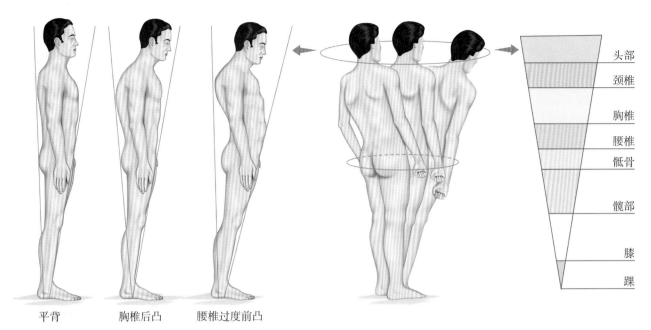

平背　　　　　胸椎后凸　　　　腰椎过度前凸

图 28.1　身体的重心位于一个相对小范围的基底部的上方，上部分躯干不断地在各个方向摆动可以使身体在所有节段均可活动且肌肉组织正常时，没有外部的支持，以最小的努力（最小能耗）维持平衡。站立位并非为一种静态体位（一个人即使努力尝试也不可能做到静态的完全站立）。直立体位本质上是不稳定的，因为身体的重心位于一个相对小范围的基底部的上方，因此身体需不断摆动以拮抗及中和重力。因此在站立位时，身体的各节段可看作是一个可活动的颠倒的圆锥形模块，每一节段头尾相接

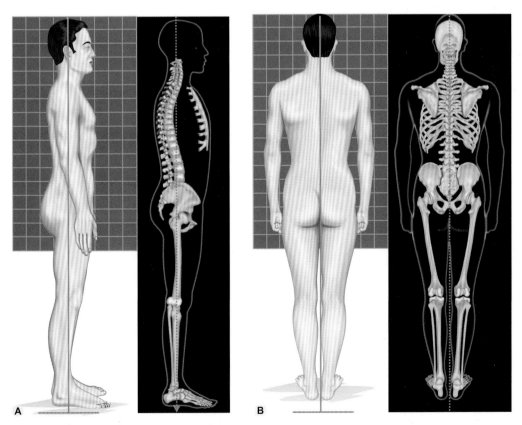

图 28.2　重力线在理想情况下通过乳突，恰好在肩关节的前方，通过髋关节或在其后方少许，在膝关节中心的前方，并落在踝关节前方约 5 cm。A. 侧面观（身体重心）；B. 后面观（冠状位）

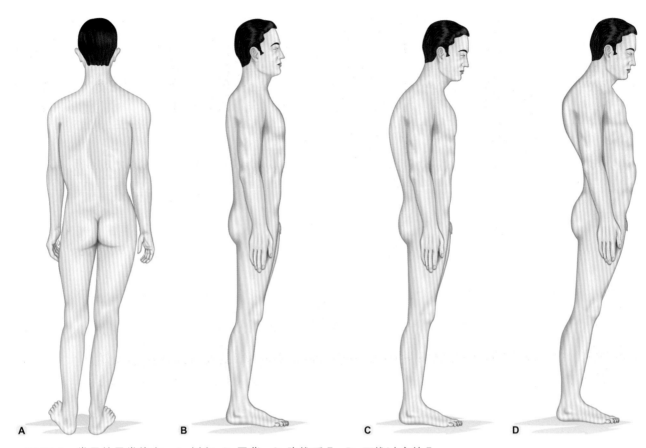

图 28.3 常见的异常体态。A. 侧弯；B. 平背；C. 胸椎后凸；D. 腰椎过度前凸

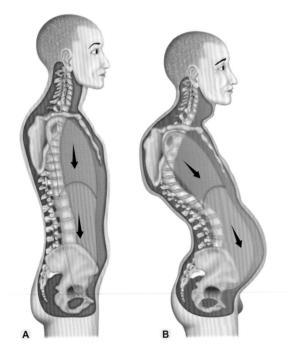

图 28.4 A. 正常的在生理负重结构上的体重分布情况；B. 分布不均会引起一些肌肉和韧带代偿性地在胸椎后凸、腰椎前凸时出现持续收缩

平衡是最理想的。

由于在个体中肌张力、肌力及神经功能对站立姿势均有作用，因此，应该考虑这些因素对站立姿势的控制及重力线的位置的重要性[4]。此外，骨盆、髋关节及膝关节的身体重心形态决定了个体所需的腰椎前凸。骨盆必须在一个自然中立位置在股骨上方保持平衡，而非过度前倾或后倾。

在进行脊柱身体重心序列异常如平背、胸椎后凸及退行性腰椎后凸（DLK）的研究时，理解胸椎后凸、腰椎前凸、身体重心垂直轴（SVA）及 C7 铅垂线中什么是正常和异常至关重要（图 28.5~28.7）[6,12]。

为了阐述脊柱身体重心形态和脊柱骨盆形态的相应关系，应用了大量的描述词汇：静态、重力、稳定和不稳定平衡；经济型平衡、非理想的身体重心平衡、正平衡和负平衡、平衡脊柱和非平衡脊柱；代偿

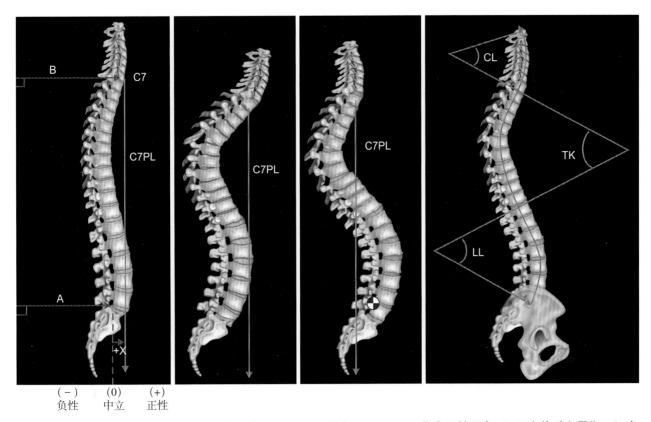

图 28.5　A. 中立身体重心平衡：B=A；负平衡：B < A；正平衡：B > A；+X 代表正性距离；B. 正身体重心平衡；C. 负身体重心平衡；D. 一种展示颈椎、背部、腰椎和骶骨曲线的测量点的图解。SVA 经过 S1 后上角的前部（远距离）定义为正身体重心平衡，当 SVA 经过 S1 后上角的位置足够远时，则定义为负身体重心平衡

脊柱和失代偿脊柱；经济型平衡时的经济型站立位，以及不平衡和失调整的骨盆。这些词汇导致在分类上极大的混乱。平衡和不平衡骨盆是在高度峡部裂型滑脱中使用的词汇，但没有在全球范围被广泛接受，因为患者可以在任何滑脱程度、在无扶持下站立。

如果在活动节段有足够的代偿能力维持站立平衡，SVA 增大也没问题。腰椎的前凸必须大于 30°或者大于胸椎的后凸度数[20]。

躯干屈曲时的平均能量消耗是仰伸时的 4 倍[20]。在躯干屈曲时，腰椎后凸是最消耗能量的[1,18-20]。

站立的释义

对人类直立位的解释，基于重心理念（经济圆锥），躯干上部类似于圆锥的底部，而双足为圆锥的尖部[21]。因此，圆锥尖部在站立时是非常不稳定的，如果没有额外的支持很容易摔倒。在这种站立位时，站立的平衡只能靠额外的支持获得，如绳索、固定圆锥基底于地面。在人类的站立时，内在的对圆锥状身体的骨骼外支持，基本由静态（韧带）和动态（肌肉）稳定装置提供。

一个健康的脊柱，其稳定和平衡不只是由有意识或无意识的动态稳定装置的活动所控制。在这些主动动态稳定装置不工作时，被动稳定装置（韧带和关节囊）及体位改变将在维持和恢复脊柱骨盆平衡和稳定中，被动地接过肌肉的角色。因此，在评估腰椎和腰骶部序列时，首先要评估肌肉（竖脊肌、臀肌、腘绳肌及腹部肌群）的情况。竖脊肌（最大的背部肌肉群）位于脊柱的后外侧，通过宽而厚的肌腱附着于骶骨、髂嵴和棘突，是主要的后伸脊柱和头部的肌肉。双侧收缩可使背部直立，从屈曲位

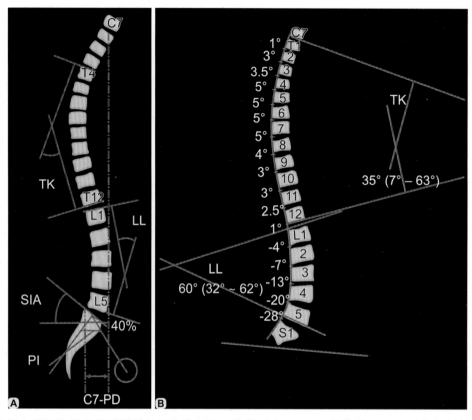

图 28.6　A. 脊柱矢状面和骨盆的影像学测量参数。TK，胸椎后凸；LL，腰椎前凸；SIA，骶骨倾斜角；C7-PD，C7 铅垂线距离；PI，骨盆指数。腰椎的前凸必须超过胸椎后凸 30°~35°，以维持最经济的站立模式；B. 背部和腰椎曲线的测量：腰椎各节段对腰椎前凸的贡献值如下：L1-L2 为 5%，L2-L3 为 10%，L3-L4 为 20%，L4-L5 为 30%，L5-S1 为 40%。TK：胸椎后凸；LL：腰椎前凸

胸椎后凸：正常值 10°~40°；前凸过大：> 70°

腰椎前凸：正常值 40°~60°；后凸：< 5°（一些学者定义为 < 10°）

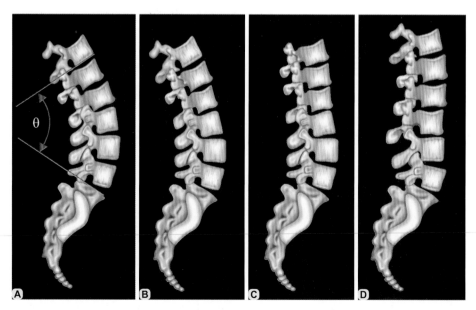

图 28.7　腰骶关节模型及其相应前凸，腰椎前凸角是指 L1 上终板与 S1 上终板的夹角。过度前凸为大于 75°。正常前凸为 40°，20° 以内为前凸过小，< 5° 定义为后凸。A. 过度前凸（75°）；B. 正常前凸；C. 前凸过小；D. 腰椎后凸（5°）

变成直立位，并将头部朝后拉。它们也通过收缩和放松的相互协调，参与控制脊柱的屈曲活动。竖脊肌在后方参与维持腰椎和腰骶部的前凸和稳定。其次，臀部肌肉在后方参与维持骨盆的倾斜，腘绳肌和腹部肌群参与维持髋关节的后伸和稳定。当骨盆过度后倾，通过减少股骨头与髋臼的对合面，使髋关节失去稳定性时，可引起髋 - 脊柱综合征。

脊柱在站立位时需承受轴向压力以支撑身体。当直立位躯干的上半部分在各方向上摆动时，它可在一定范围内使倒立的圆锥活动不倒。但躯干的活动超出允许范围时，圆锥下部分将很难通过中和运动产生的相关负荷以维持运动的躯干上部的稳定。

异常姿势会改变脊柱承受体重的轴线。需要注意的是 C7 铅垂线与重心线并非完全一致，然而，在临床中，为了方便，通常用 C7 铅垂线替代重心线。C7 铅垂线应在 S1 后上角几厘米的范围内通过。Vedantam 等指出随着年龄的增长，SVA 朝前移动，从青少年期的 −5.6 cm 至中老年的 −3.2 cm[11-23]。

当脊柱发展成畸形时，如在某一水平后凸、前凸或侧凸，其近端和远端运动节段将会产生代偿性弯以维持脊柱平衡。然而，如果近端和远端节段无法形成代偿性弯，则脊柱将失去平衡。随之产生的是躯干在矢状面和冠状面的过度改变。必须知道的是僵硬节段无法形成代偿弯，从而脊柱变得不平衡[17]。

个体的肌肉主动活动以保证重心控制可能是认识相同身体重心序列的患者产生不同临床表现的关键。在脊柱侧位片的基础上，各种各样的参数已被用作脊柱骨盆形态的描述。

拥有正常静态和动态稳定装置的直立人群，脊柱呈平衡的生理曲度。失去脊柱平衡，则将产生一个不利于生物力学的体态。在幼儿获得站立体位的过程中，骶骨上终板逐渐变陡，导致骶骨倾角（SS）变大。然而，在行走后 SS 保持稳定，并且不受生长的影响。充分的腰椎前凸（LL）避免了重心的前移，重心前移可改变站立姿势（中立平衡）的平衡。为了站立和行走时直立及目视前方，脊柱身体重心失衡的人会出现背部肌肉的紧张，以尽量使身体不向某一侧倾斜[14-18]。如果处于省力、不疲劳的体位，在无痛情况下可以维持直立一段时间，并且在美学上呈现可接受的外观的话，静态脊柱形态可看作是“良好位置（平衡状态）”。

曲线和腰背部功能

脊柱曲线和运动范围是评估腰背部功能的重要项目，矢状面平衡是最重要和可靠的预测脊柱临床健康状态的放射学指标。特别是腰椎前凸，在站起、下蹲及其他活动的屈曲能力中是重要和决定性的因素。

腰椎前凸的水平受年龄、性别及怀孕肥胖等引起身体重心的移位（很大程度上）的影响。在上述两种情况中，身体重心均随时间朝前移位，从而增加了髋关节的活动。当把一个孕妇孕前和孕后的髋关节活动进行比较时，身体重心的前移导致髋部的活动度增加了 8 倍。因此，作为身体重心前移的代偿反应，腰椎前凸和骨盆倾斜度加大，以减少髋部的活动，这在超重或肥胖者中很常见。此外，生活方式和环境因素也对腰椎前凸影响很大。

矢状面平衡分可活动和不可活动（僵硬）的，引起僵硬型矢状面不平衡的原因主要是多节段的椎间盘退变和脊柱间盘损伤，如强直性脊柱炎，其次是医源性后凸畸形（融合病）（图 28.8）。

Grobler 等描述了脊柱矢状面失衡伴躯干前倾是退变性腰椎后凸、后凸侧弯、弥漫性特发性骨增殖症、创伤后或感染后后凸畸形及强直性脊柱炎等疾病中背部疼痛和疲劳的来源[16,18,20,22]。

脊柱矢状面曲线的测量

近年来，临床医生已经认识到正常腰椎前凸的重要性[2-6]。其中的一个例子是平背，包括退变性腰椎后凸。

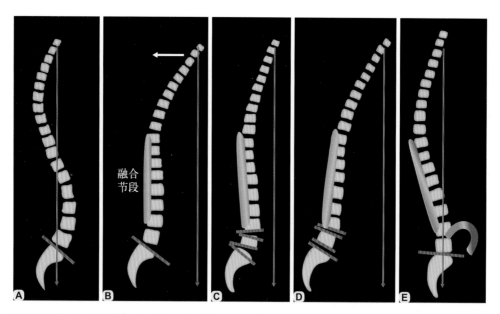

图 28.8　A. 中立位平衡；B. 正平衡；C. 椎间盘过伸；D. 正性失平衡；E. 骨盆后旋，身体重心失平衡的代偿首先发生于未融合节段的椎间盘过伸。随着患者年龄的增大，椎间盘退变引发前凸的丢失。当正性失平衡发生时，骨盆朝后方旋转，使矢状面平衡得以恢复

曲线通过 Cobb 法测量。胸椎后凸是 T1 的上终板和 T12 下终板间的夹角。然而，通常胸椎后凸的测量是 T3 到 T12，因为在胸椎侧位片上常很难辨认 T1 椎体。腰椎前凸是 L1 上终板及 L5 下终板或 S1 上终板间的夹角（图 28.5、28.6）。

目前发表的正常曲线的相关资料相差很大，就像人类面部的相关测量数据一样。因此，脊柱曲线的测量被叫作脊柱外观特征学[16]。

生理性胸椎后凸（正常值 36°，范围 7°~63°）的顶点位于 T5-T8，而腰椎前凸（正常值 60°，32°~82°）位于 L3-L4 椎间盘水平。（图 28.5、28.6）

胸椎必须要有大约 10°~40° 的后凸，而腰椎必须要有大约 40°~60° 的前凸（图 28.5、28.6）。胸椎后凸超过 45° 即被认为是不正常[8]。在颈椎 5° 或者更大的固定后凸成角被定义为后凸。当腰椎前凸小于 5°（有些学者认为是 10°）时被定义为腰椎后凸。小前凸是指 6°~30°（有些学者认为是 11°~30°）。

腰椎各节段对腰椎前凸的贡献值如下：L1-L2 为 5%，L2-L3 为 10%，L3-L4 为 20%，L4-L5 为 30%，L5-S1 为 40%。在屈曲 45° 前，各节段可平均提供 9° 的屈曲度（图 28.6）[24]。

影响排列的因素

在明确疼痛状态的原因和需要矫正的因素时必须考虑正常脊柱的排列标准。显著背离生理性静态脊柱曲线可产生不适和残疾[19-21,21-24]。有很多因素可影响脊柱序列，但有三个因素：家庭遗传、结构异常及习惯和训练的姿势，在流行性和发生频率上取代了所有其他因素。这三个因素中，结构异常对姿势的影响最大[21,29]。一个先天性或者后天获得性脊柱畸形的患者，不管是骨骼、肌肉还是神经源性，抑或静止还是进展，在站立和行走额外消耗的能量会导致其功能性活动能力下降。因为不良的姿势改变了脊柱的承重轴，同时一些肌肉、韧带和椎间盘将过度负重。不正常的姿势仅有少量的功能，可被动或主动地矫正，或者无法矫正。姿势不良可削弱或缩短某些肌群，缩短某些韧带同时松弛对侧韧带，最终加速退变。此外，矫形器也会对脊柱序列产生影响。

姿势和脊柱疾病

站立位平衡被认为是行走和摔倒时最重要的物理因素之一。

最近数年，年轻患者的获得性后凸畸形，如结核及创伤后后凸，引起很大的关注[22]。而直到 20 世纪 80 年代末，老年人的脊柱畸形被认为是正常生理过程而不是疾病[21]。

有三种常见的引起躯干前倾姿态的非创伤性因素：继发于骨质疏松性压缩骨折的圆背畸形，感染及 Scheuermann 后凸的后期并发症，以及新发的退变性腰椎后凸（DLK）[21,22,24]。

尤其对年轻患者来说，严重的脊柱畸形在外观上对患者难以接受，且可引起社会心理学问题，尽管患者的生理功能未受损[21,22,24-26]。

然而，无论什么原因，恢复生理脊柱序列是重要的，因为它减少了邻近活动节段的活动和负荷，同时提供最为经济的站立相。

老年人常有驼背，如继发于骨质疏松性压缩骨折的圆背畸形，以及继发于与节段屈曲不稳定及背部肌肉薄弱相关的椎间盘退变的新发退变性腰椎侧凸及后凸。退变性脊柱后凸在东方女性中较多见，这群人有着不同的生活起居方式如蹲着在农田劳作[26,27]。竖脊肌功能减退是 DLK 的主要因素，这是一个重要信息。Takemitsu 等发现 DLK 是竖脊肌萎缩的副产品。Lee 等发现 Ⅱ 期 DLK 在竖脊肌萎缩的基础上继发臀肌和腘绳肌萎缩，导致脊柱术后持续性前倾。

如上所述，在过去，DLS 和 DLK 即使在功能和外观上不可接受，但也被归类为不需要处理的畸形。

可喜的是，20 世纪 80 年代中期，老年人中新发的后凸畸形在日本和韩国引起了临床医生的注意。

异常矢状面曲线和功能

关于脊柱序列畸形的定义和范围在不断进展。骨骼和非骨骼源性的异常脊柱曲线有两种，平衡型和不平衡型（失代偿或无法调整）。

当矢状面曲线在胸椎超出正常曲线，称为过度后凸；当后凸减少时称为后凸减少。在腰椎，前凸曲线增大称为过度前凸或背部凹陷，当前凸曲线减少时，称作腰椎后凸或平背（图 28.5、28.9~28.12）。

谈及矢状面正平衡，Glassman 等提出矢状面平衡在临床健康状态的影像学预测上是最重要和可靠的[5]。他们的研究包括以前进行融合和非融合的病例，他们发现矢状面正平衡的患者在疼痛、功能和自我形象的自我评价中结果更差。另一项关于矢状面正平衡的研究发现，即使轻度的矢状面正平衡也是有害的。症状的严重程度与矢状面不平衡的进展呈正线性相关（图 28.5）。

姿势的异常可改变脊柱的承重轴（图 28.4~28.7）。姿势异常或躯干肌力减弱（神经肌肉疾病、肌肉营养失调）常被认为是椎体或假性根性症状的原因。在任何偏离于正常的姿势中，肌肉、韧带和椎间盘将会负荷过多。过度后凸（圆背）、平背、前凸减少和侧弯是最常见的异常姿势。

通常对于平衡的脊柱，腰椎前凸角度必须要比胸椎后凸角度至少大 $30°$ [2,24]。

青少年侧弯在临床上仅仅是个外观问题，而退变性侧弯仅有疼痛诱发的情况而无外观主诉。退变性后凸畸形不仅有外观问题，也存在功能问题[14,15,19-22,24,25]。

退变性脊柱后凸主要起源于退变性椎间盘楔形变，伴或不伴有节段不稳、竖脊肌萎缩的椎间盘退变。同时，在老年人中骨质疏松后椎体楔形变也是畸形发生的原因，两者可能同时存在[18,19,21,24,26]。

临床腰椎后凸分为两大类：单纯椎间盘源性和非椎间盘源性（骨源性），以及代偿型和失代偿型。

脊柱矢状面平衡的定义和测量

脊柱的平衡通过测量 S1 后上角或 S2 前上角至 C7 铅垂线的距离来评估（图 28.4~28.7）。

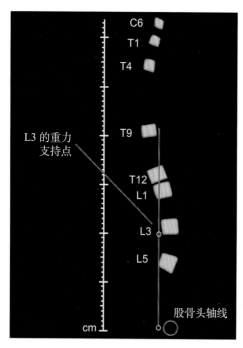

图 28.9　Similibary 软件对正常人体的图解：重力线投影于 L3 椎体水平

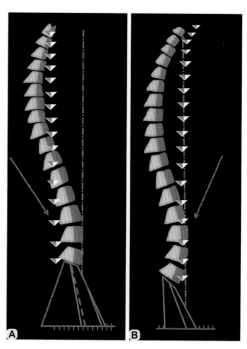

图 28.10　Legaye 等重力测量图阐述矢状面脊柱形态及重力在每个椎体的作用点。图 28.10 A 和 B 中的垂直箭头代表重力线及椎体和髋关节的关系，斜箭头代表 L3 椎体上的重力作用点。A. 经济稳定的矢状面形态：重力投影在腰椎结构和股骨头的后方；B. 非经济矢状面形态：重力投影在腰椎结构和股骨头的后方

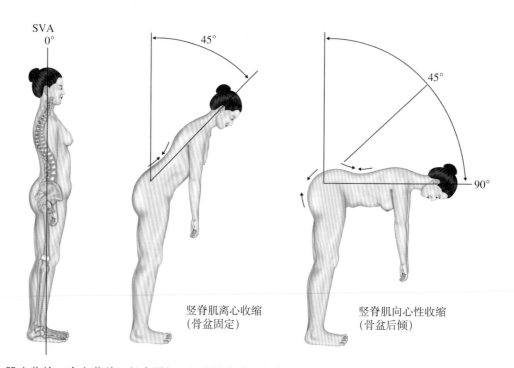

图 28.11　肌肉收缩。离心收缩：长度增加；向心性收缩：长度缩短；等张收缩：不管长度变化，维持相同张力；等长收缩：保持长度不变，张力发生变化。"腰骶部节律"

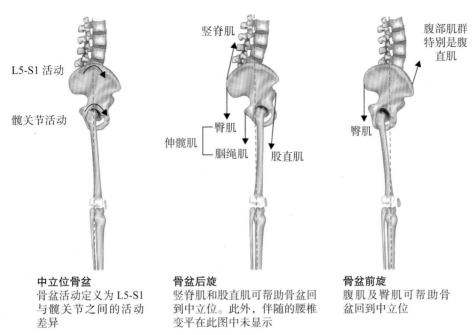

图 28.12　中立位的骨盆自由旋转

中立位骨盆
骨盆活动定义为 L5-S1 与髋关节之间的活动差异

骨盆后旋
竖脊肌和股直肌可帮助骨盆回到中立位。此外，伴随的腰椎变平在此图中未显示

骨盆前旋
腹肌及臀肌可帮助骨盆回到中立位

对于脊柱矢状面排列有 3 种不同的评估方式，虽然这些方法都是基于骶骨和 C7 铅垂线的关系，不同的作者关于对于脊柱矢状面正常排列有不同的定义。一些作者测量铅垂线至 S1 或 S2 之间的距离（图 28.1），铅垂线的起点以及骶骨测量产生大量不同的数据资料。

一种定义是当铅垂线通过骶骨 2 cm 范围内时，脊柱矢状面是平衡的，当铅垂线通过骶骨 2 cm 范围以外，则脊柱矢状面不平衡。另一种定义是铅垂线通过 S1 后上角前方 5 cm 范围内及后方 2 cm 范围内时，脊柱矢状面是平衡的。总而言之，所有测量的数据都失之主观，因为都没有肌电图资料和组织柔韧性测量或肌腱测量数据的支持。

然而，Berthonnaud 等、Dubousset 与 Schwab 等、Joseph 等报道 C7 铅垂线应通过 S1 后上角几厘米范围内 [2-12,21,22,24-26]。因此，不同作者所测量的正常范围的数据存在很大的差异（表 28.1）。骶骨倾斜角和（或）腰椎前凸的失调会影响重力线位置。

表 28.1　不同作者对平衡及不平衡脊柱定义中 C7 铅垂线至 S1 或 S2 距离的正常范围

在 S1 和 S2 的测量点	作者	C7 铅垂线至 S1 或 S2 距离（cm）	备注
S1 的前上角	Gelb 等	−3.2 ± 3.2 (−10.1 ~ 7.7)	
	Vedantam 等	−5.6 ± 3.5 (−13.4 ~ 1.8)	青少年：−5.6 cm 中年：−3.2 cm
S1 后上角	Jackson 和 McManus	−0.08 ± 2.5 (−6 ~ 6.5)	前后方超过 2.5 cm
	Peterson 等	0.38 ± 2.1 (−5.7 ~ 5.2)	
	Berthonnaud 等 Dubousset 等 Swab 等 Joseph 等	数厘米	
S2	Suk 等	S2 前方 2 英寸（1 英寸 =2.54 cm）	脊柱手术教科书，韩国

为了维持正常的脊柱功能，每一水平的脊柱曲线应该保持平衡。如果由于退变性节段僵硬导致曲线失去平衡，脊柱会出现不平衡或失代偿状态。此外，一些类型的腰骶段及骨盆形态很难适应站立姿势的改变，导致无法站立，PI 的增大也可能使发育不良型腰椎滑脱有进一步加重的趋势[2,13]。

测量方法学和脊柱排列的临床意义

Vedantam 等指出通过肩关节屈曲 90°影像评估的方法可能会低估脊柱矢状面倾斜[24]。因此，建议采用在伸髋伸膝的情况下手指放置于锁骨或双手臂交叉的方式行脊柱全长、髋、膝关节 X 线片的拍摄。

在冠状位评估站立位脊柱平衡时，发自外枕骨隆突的铅垂线需通过臀沟。而在身体重心，C7 铅垂线需通过 S1 的后上角。

C7 铅垂线落在 S1 后上角的前方为正平衡，而落在 S1 后上角后方为负平衡（图 28.3~28.5）。正平衡意味着躯干前倾，负平衡意味着躯干后倾。

在正平衡的患者中，躯干前倾通过测量 C7 铅垂线至 S1 后上角的距离来评估。

在失代偿的病例中，C7 铅垂线位于 S1 后上角的前方（超过 5 cm）或位于 S1 后上角的后方（超过 2 cm）[2,14,20,25]。

老年人有驼背属于正平衡。大多数退变性后凸的老年人为正平衡。但有些退变性后凸 2 期的患者常表现为负平衡[2,21,22,24-26]。

控制脊柱和骨盆的肌肉

人体是围绕一套复杂的骨骼杠杆建立的，骨骼的位置和活动受肌肉的控制。为此，每个个体都有 2.5 亿横纹肌纤维组成的肌肉组织，并根据功能需要附着于骨骼上。运动与神经系统相协调，神经系统可设计复杂活动的程序、储备程序备用，并且在反馈信号无影响的情况下调控肌肉的活动。

许多肌肉参与产生和控制脊柱活动。相关肌肉有以下特性：它们的长度可能相当长，一些是单关节肌肉，而一些为跨越多个关节肌肉；它们可能浅表也可能深在；深在肌肉（多裂肌）较短。更浅表的长肌主要提供粗略的调整，而深在的短肌提供精细的调整和节段的稳定。深在肌的力臂较短小，因为牵拉的距离很短[22]。

在跨双关节肌肉中，如腘绳肌，纤维长度太短，在相关关节到达最大活动范围时，肌肉长度改变无法做出相应改变。一个人站立位时髋关节完全伸直，如果用腘绳肌屈曲一侧膝关节，将感到在膝关节完全屈曲前肌腱紧张度下降，肌肉在那时处于主动不足的状态。相反，保持膝关节充分伸直后尝试弯曲髋关节可出现被动不足。在这些情况下，结缔组织的牵拉带来在髋关节到达其活动极限之前出现被动不足。

产生脊柱活动的肌肉两侧成对存在。它们通常位于脊柱的前方或后方，虽然有一些如腰方肌、腰大肌位于脊柱的外侧。腰椎和骨盆可做前述的偶合运动，即所谓的腰骨盆节律。

身体的平衡姿势可使肌肉维持直立的做功减到最低。

总之，认识腰椎和骨盆在处理腰骶椎排列异常（如退变性后凸）中主动稳定装置的作用非常重要，包括腰部肌肉、臀肌及伸髋肌。

前屈时，有两种主要的因素维持脊柱的稳定：脊柱后方软组织的张力防止其向前倾倒，竖脊肌主动收缩可控制重力带来的屈曲活动。当完全屈曲时，竖脊肌的活动会突然停止，所以完全屈曲的状态，脊柱的支持只依靠韧带的被动紧张。因此，脊柱在完全屈曲状态时易受伤害，因为其后方的支持机制——肌肉的主动控制失去工作。

对腰椎的屈曲活动有另外一种观点。站立位从 0°~45°的前屈过程中，竖脊肌（髂肋肌、最长肌、棘肌）参与主动维持脊柱特别是腰椎的稳定。进一步从 45°~90°的前屈过程，竖脊肌的筋膜和韧带变得紧张，它们在腰部阻止进一步的屈曲（图 28.12）[21]。

脊柱和骨盆的运动

脊柱的曲线可在脊柱活动后发生改变。甚至在腰椎屈曲和伸直可出现曲线的完全反曲。

当一个人直立时，这些曲线可允许脊柱承受更大的压缩力，而并非仅仅是笔直的支撑杆。

大多数脊柱的活动是二维或三维活动，而并非单纯一个方向的活动。脊柱不同区域的关节突的形态和方向引导和限制了脊柱的活动。

前倾体位时，屈曲 45° 前，每个腰椎节段可平均提供 9° 的屈曲活动度，而后骨盆前倾可使腰椎进一步从 45° 屈曲到 90°（图 28.12）[19-22,24,25]。

由于骶骨和髂骨的连接非常坚实，骨盆位置的改变会导致脊柱特别是腰椎排列的异常（图 28.13）。在躯干从 0° 屈曲到 45° 时，由于骨盆伸肌（臀大肌和腘绳肌）的等长收缩，骨盆不发生移动。当进一步屈曲时，骨盆借助骨盆伸肌的离心收缩（肌肉等张收缩），开始向前倾以稳定腰骶关节[13]。在 90° 屈曲时，紧张的骨盆伸肌和腘绳肌及韧带围绕着骨盆，阻止进一步的屈曲。

正常脊柱在极度屈曲时，各节段的终板在矢状面上平行，进一步屈曲，不会出现额外的成角活动[21]。

显然，当由于疼痛或退变导致腰椎活动受限时，将会对姿势的调整产生明显影响。

通过被动增加后方韧带的张力，韧带在完全屈曲时可受更大的牵拉，正常 ROM 的中性区（neutral zone）可以变宽。躯干屈曲过程中，需完成从肌肉到韧带支持结构的紧张度的转换。当躯干从完全屈曲体位起立时，该活动由髋部伸肌启动，该肌肉的活动先于背部伸肌[19]。

在平衡脊柱中骨盆前倾时，腰椎前凸加大。这是通过伸髋肌肉的收缩达到平衡。当这些肌肉收缩时，它们可使骨盆后倾。在运动中，这些肌肉可与腹部肌肉协同。因此，伸髋肌肉和腹部肌肉协同提供骨盆后倾的力量，同时使腰椎变平（图 28.14）。

据报道，在膝关节屈曲挛缩患者站立位时骶骨倾斜度明显减少，这常引起腰背痛[30,31]。

站立位时在腰骶关节的剪切力大约是体重的 50%。如果屈曲至骶骨角为 50°，则剪切力达到体重的 75%[1]。

腰骶角和骨盆倾斜角、骶骨倾斜度（骶骨倾角）和骨盆指数

认识腰骶尾部参数对各种脊柱畸形非常重要，包括退变性后凸。腰骶尾的关系通过 5 个词汇来表达：角度、倾斜、倾斜度、骨盆指数和 S1 的突出部分（图 28.15、28.16）。在手术处理腰骶疾病时，这些指数应详细考虑。

腰骶角（骶骨倾角，SS）由骶骨上终板和水平线构成。骶骨倾斜度与腰骶角的意义相似，该角度是由骶骨后方表面与垂线构成。根据骨盆倾斜的变化，骶骨上表面的倾斜度发生改变。有骨盆前倾和后倾两种。骶尾骨（Sacrocoxal）关系通过骨盆指数来描述。骨盆指数是双侧股骨头中心连线的中点与 S1 上终板终点的连线以及 S1 上终板垂线的夹角。骨盆指数（PI）、骨盆倾斜角（PT）和骶骨倾斜角（SS）有密切的关系，其中一种参数发生变化，将会对其他参数和骶骨骨盆的总体序列产生影响（图 28.13、28.14）。

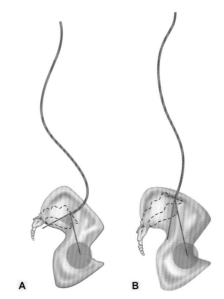

图 28.13　在动态稳定装置下的脊柱矢状面形态的正常个体差异。A. 高 PI 伴有高 PT 及大的腰椎前凸；B. 低 PI 伴有更水平的骶骨上终板和更平的身体重心曲线

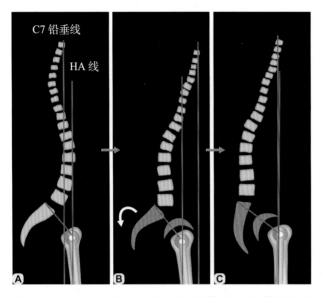

图 28.14　当由于髋臼覆盖不充分引起髋关节骨性关节炎时，HA 向前方移动。为了代偿髋关节中心的前移，腰椎失去正常的前凸，且腰椎后凸加速。A. 正常；B. 腰椎后凸改变；C. 髋关节的代偿

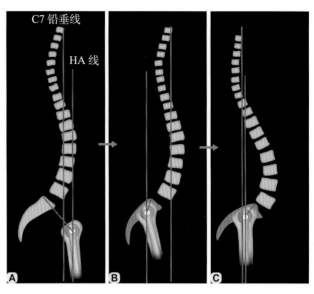

图 28.15　先天性髋关节脱位的患者，HA 移至后方，为了代偿髋关节中心的后移，腰椎前凸加大。A. 正常；B. 髋关节脱位；C. 脊柱的代偿

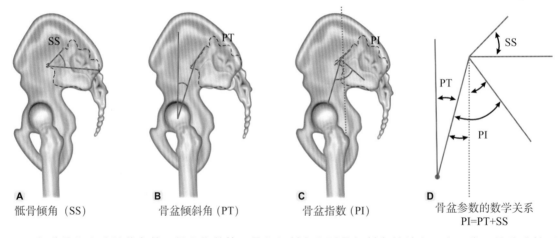

A　骶骨倾角（SS）　　B　骨盆倾斜角（PT）　　C　骨盆指数（PI）　　D　骨盆参数的数学关系 PI=PT+SS

图 28.16　各种骨盆和髋关节参数。骨盆指数等于骨盆倾斜角和骶骨倾斜角的总和。在正常人骨骼成熟后其值不发生改变。PI 和骨盆厚度是形态学参数，而骨盆倾斜角、骶骨股骨倾斜角和突出度为位置参数。骶骨倾斜度（SI）也被用于定义垂线和骶骨后缘切线的夹角。S1 的突出部分是指骶骨终板的中心到双侧股骨头连线中垂线的水平距离

　　骨盆倾斜角和骶骨倾斜角的总和等于骨盆指数[4-9,17,18]。PI=PT+SS（男性：53.2°±10.3°；女性48.2°±7°）。PI 是描述骨盆总体形态及骨盆单元中骶骨位置的良好指标。

　　在正常情况下，PI 值与骨盆倾斜角及腰椎前凸一样随着年龄增长而轻度加大，PI 在 10 岁以后稳定，并在青少年和成年以后不再发生变化。因此，即使在骨盆严重前倾的骨骼成熟的患者中，PI 也不发生改变，因为骶骨和髂骨作为一个单元在运动。PI 值在发育期的改变可能是为了避免身体重心的前移[4]。

　　尽管在严重的腰椎进行性滑脱中会发生适应性

形态改变，但 PI 值不发生变化。

骨盆倾斜角（PT）相对小和大骶骨倾角（SS）的腰椎滑脱被认为是"平衡骨盆形态"的腰椎滑脱，因为骨盆的空间方向与无症状对照组相似。

在一个平衡良好的脊柱骨盆排列中，PI 较大，骶骨上终板的倾斜度和腰椎前凸大。而小的 PI 常伴骶骨上终板较水平和腰椎矢状面曲线较平。然而，僵硬的腰椎曲线无法对 PI 的改变无法做出相应变化（图 28.17）[1]。

Geiger 等提出将参数 S1 突出部分与骶骨倾角和骶骨倾斜角联系起来，S1 突出部分是指骶骨上终板中点至双侧股骨头中心连线的中垂线的水平距离，测量以厘米计。当髋关节位于骶骨上终板前方时为负值，在其后方为正值。这事实上与 Hresko 对不平衡骨盆的定义相反。

骨盆倾斜只发生于腰骶关节。因此，如果不出现韧带蠕变或腰椎未参与代偿曲线的形成，则骨盆代偿能力有限。

只有极少数情况下，骶髂关节发生过度活动，使得成人的 PI 发生改变。也就是说，骶骨在骨盆环内通过骶髂关节分离的单独旋转改变了 PI。这种发生率极低。

高 PT 提示骨盆后倾，髋臼未完全包绕股骨头。而低 PT 常伴有骨盆前倾趋势，髋臼完全包绕股骨头。虽然能量消耗增多，动态稳定装置在这两种情况下均功能正常。

Hresko 等定义的"平衡和不平衡骨盆形态"没有充足的数据，只是基于无症状和有症状的发育不全型腰椎滑脱的站立位影像进行解释[7]。相对低 PT 和高 SS 的患者被称为"平衡骨盆形态"的腰椎滑脱。因为骨盆的空间方向与无症状对照组相似。相对高 PT 和低 SS 的骨盆后倾患者被称为"不平衡骨盆形态"的腰椎滑脱。因为骨盆的空间方向与无症状对照组不一致（图 28.17）。"不平衡骨盆形态"的腰椎滑脱患者有更加后凸的腰骶角（LSA），高 L5 指数（L5I），更大的腰椎前凸及更小的胸椎后凸，从而在矢状面平衡上有更大的变异性（图

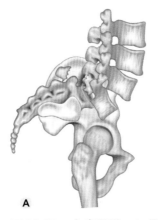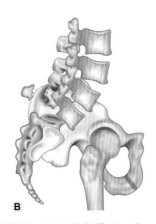

图 28.17　高度滑脱。A. 平衡骨盆；B. 不平衡骨盆。高度腰椎滑脱的身体重心脊柱骨盆序列：Hresko 的平衡和不平衡骨盆。没有数据资料定义平衡和不平衡骨盆。Hresko 等指出高骨盆倾斜角（PT）提示骨盆后倾，而低度骨盆倾斜角与骨盆前倾相关。相对低 PT 和高 SS 的患者为"平衡骨盆形态"的腰椎滑脱，因为骨盆的空间方向与无症状对照组相似。骨盆后倾（相对高 PT 和低 SS）的患者为"不平衡骨盆形态"的腰椎滑脱，因为骨盆的空间方向与无症状对照组不一致。"不平衡骨盆形态"的高度腰椎滑脱患者中，较低的腰骶角（LSA）和 PT 增加（骨盆后倾），可能可以代偿腰骶部后凸所导致的身体重心后移。S1 的突出部分（骶骨终板的中心到双侧股骨头连线中垂线的水平距离）在不平衡骨盆的患者中更大[4,17]。然而，在这两种情况中，平衡和不平衡骨盆，不管动力稳定装置能耗相同与否，患者均可在无辅助时站立

28.16~28.18）。Hresko 等指出将带有高 PT 的后倾骨盆考虑成腰骶局部后凸（低 LSA）的调整、适应方式。在低 LSA 的不平衡重度滑脱患者中，PT 的增加（后倾骨盆）可能代偿腰骶部后凸（将质量的中心调至后方）。当 LSA 和 L5 指数接近正常范围时，PT 变得不再那么重要，骨盆此时保持一个更加前倾的位置。然而，即使是 Hresko 所谓的不平衡骨盆患者也可在无扶持的情况下站立。针对这种情况，所谓的 Hresko 平衡骨盆会带来什么临床问题的疑问也随之而来。Phalen-Dickson 征在腰椎脱位的患者中是使躯干平衡的方式，以减少腘绳肌痉挛，从而使站立变得可能。通常来说，骨盆代偿机制通过与腰椎前凸相关的骶骨角来体现，仅在有完整骨盆后伸机制的病例中。

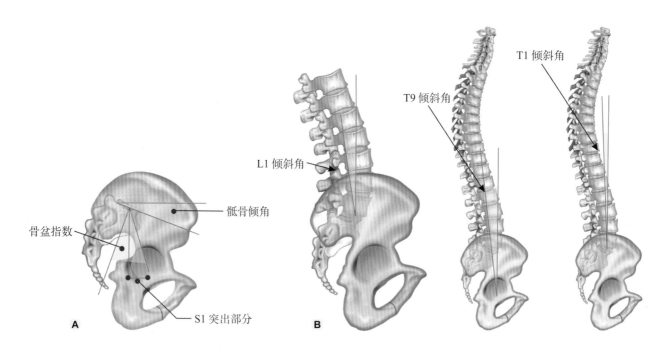

图 28.18　T1、T9 及 L1 相对于倾斜骨盆的倾斜度及 S1 突出部分的测量。A. 骨盆的参数：骨盆指数、骶骨倾角、S1 在股骨头上的突出部分；B. 脊柱参数：L1 倾斜角、T9 倾斜角、T1 倾斜角。S1 突出部分是指骶骨上终板终点至双侧股骨头中心连线的中垂线的水平距离，测量以厘米计。当髋关节位于骶骨上终板前方时为负值，在其后方为正值。这事实上与 Labelle 等对不平衡骨盆的定义相反 [13]

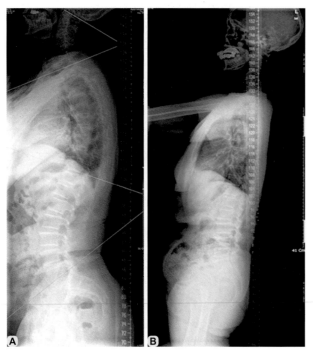

图 28.19　A. 脊柱和骨盆的矢状面平片；B. Takemitsu 2 型 DLK 及 Lee 1 型 DLK 的例证

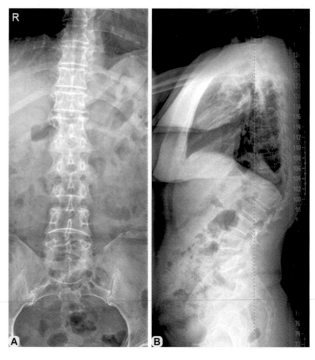

图 28.20　一个腰椎前凸充分代偿 T12-L1 椎体楔形变且呈负平衡的例证

在不平衡的高度滑脱伴低 LSA 的患者，PT 的增加也许可代偿腰骶后凸（其可使质量的中心后移）。

目前作者对他们的"平衡和不平衡骨盆形态"相当困惑。因为没有明确的数据去区分两种骨盆形态，且其临床意义未提及。他们描述了 2 种骶骨形态，水平型和垂直型[7]。在退变性腰椎后凸中，运动状态（行走）时骶骨垂直提示相对好的臀肌和伸髋肌，而骶骨水平提示臀肌和伸髋肌肉缺陷，导致脊柱矫形术后再次出现弯曲。此外，不明确"平衡和不平衡骨盆"是否与"代偿性及失代偿骨盆"同义。不平衡骨盆的临床表现未展示。在他们的图 28.17 中所描绘和解释的不平衡骨盆是错误的。髋关节远在腰椎的前方[7]。因为骨盆环是作为一个单位活动，且无法分离骶骨。只有骶髂关节分离时才能有如此的影像表现。目前作者的观点是应将动态和静态不平衡带入脊柱骨盆序列的阐述。

正常情况下，PT 直接在脊柱活动中代偿腰椎前凸，同时间接影响髋臼对股骨头的覆盖。Offerski 和 MacNab 首先报道脊柱矢状面排列对髋关节产生的病理状态并提出髋 - 脊柱综合征[28]。骨盆后倾使股骨头的髋臼覆盖面减少，导致髋关节骨关节炎。Goto 提出当骶骨倾斜角从 35°降低到 10°时，股骨头的髋臼覆盖面积减少 21%[34]。此外，骨盆倾斜指数（PII）与 Jackson 骨盆角相关也被证实[26,28]。

先天性髋关节脱位的患者，髋部轴线（HA）移至后方。为了代偿髋关节中心的后移，腰椎过度前凸[26]。屈曲的膝关节也对髋关节及腰椎产生影响[30-37]。

在 DLK 术后，如果患者可通过臀肌减少骨盆

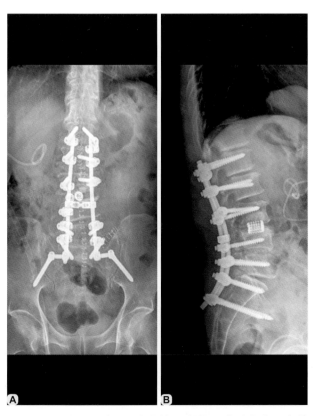

图 28.21 这是一个 68 岁女性，脊柱后路融合内固定使腰椎充分前凸以恢复身体重心平衡，并防止术后再出现脊柱弯曲。虽然 T12-L1 的邻椎病很可能迟早会发生

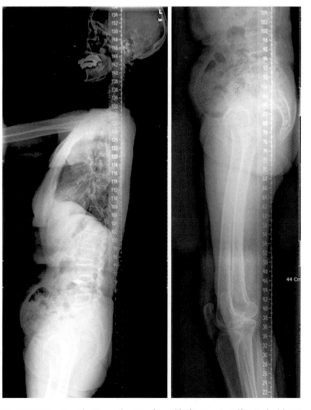

图 28.22 A. 这是一个 65 岁、伴有 2 型 I 期退变性后凸的女性的全脊柱侧位片，可见整个脊柱变平，伴骨盆的后倾

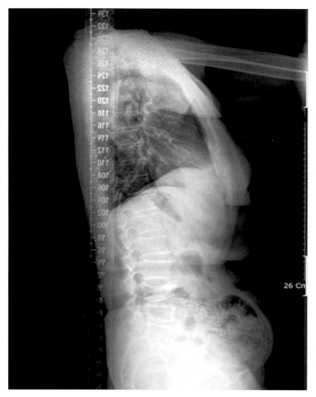

图 28.22（续） B. 从 C5 到骶骨的脊柱矢状面片。可见 L4 椎体的塌陷伴骶骨变垂直（骨盆后倾）

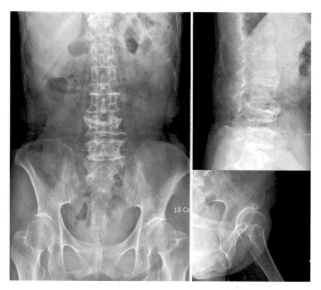

图 28.22（续） C. 腰椎（前后位和侧位片）和有关节炎的髋关节同时展示，伴股骨头前部未覆盖。骨盆后倾使髋臼未完全覆盖股骨头，虽然骨盆后倾在站立位时，在臀肌完整的情况下，稳定了骶髂关节，但对髋关节是致病性的

倾斜（骨盆后倾）及伸髋，则患者可直立而不会出现躯干再次弯曲。继发于臀肌及伸髋肌减弱或消失的明显骨盆前倾的患者只能在静态站立时短时间维持，如果没有外界的扶持或行走则会迅速出现躯干的弯曲。Lee 等将这些情形分为两类：前者为 I 型，后者为 II 型。

综上所述，可维持力学平衡的站立姿势、顺应重力、允许移动及辅助在最省力的情况下达到目的性活动是最理想和最健康的脊柱状态，允许 C7 铅垂线和骨盆倾斜角在一定范围内发生改变。

治疗不平衡脊柱、骨盆和髋关节，目的不仅仅是恢复脊柱的正常身体重心垂直轴，同时也要尽可能改善外观（图 28.19~28.22）。

致谢

我们谨此感谢 Mr Seog In Moon 的对本文准备过程中的秘书工作和积极支持，我们也要感谢 Prof Y Takemitsu 和 Prof. CS Lee 的意见和评论以及对获取有益的参考文献方面的帮助。

参考文献

1. Bae TS, Mun MS. Effect of lumbar lordotic angle on lumbosacral joint during isokinetic exercise: A simulation study. Clin Biomech. 2010; 25: 628-35.

2. Curylo LJ, Edwards C, Dewald RW. Radiographic markers in spondyloptosis—Implications for spondylolisthesis progression. Spine. 2002; 27(18): 2021-25.

3. Dubousett J. Three-dimensional analysis of the scoliotic deformity. In Weinstein SL (ed): The pediatric spine: principles and practice.

New York, NY: Ravin Press; 1994. pp 479-96.

4. Geiger EW, Mueller GO, Niemeyer T, Kluba T. Adjustment of pelvispinal parameters preserves the constant gravity line position. Int Orthop. 2007; 31: 253-8.

5. Glassman SD, Bridwell KH, Dimar JR, Horton W, Berven S, Schwab F. The impact of positive sagittal balance in adult spine deformity. Spine 2005; 30: 2024-9.

6. Hanson DS, Bridwell KH, Rhee JM, Lenke LG. Correlation of pelvic incidence with low- and high-grade isthmic spondylolisthesis. Spine. 2002; 27(18): 2026-9.

7. Hresko MT, Labelle H, Roussouly P, Berthonnaud E Classification of high grade spondylolisthesis based on pelvic version and spine balance. Spine. 2007; 32(20); 2208-13.

8. Jackson RP, McManus AC. Radiographic analysis of sagittal plane alignment and balance in standing volunteers and patients with low back pain and matched for age, sex and size. A prospective controlled clinical study. Spine. 1994:19: 1617-8.

9. Jackson RP. Spinal balance, lumboplevic alignments around the hip axis, and positioning for surgery. Spine. State Art Rev. 1997; 11: 33-58.

10. Jackson RP, Peterson MD, McManus AC, et al. Compensatory spinopelvic balance over the hip axis and better reliability in measuring lordosis to the pelvic radius on standing lateral radiographs of adult volunteers and patients. Spine. 1998; 23: 1750-67.

11. Jackson RP, Hales C. Congruent spinopelvic alignment on standing lateral radiographs of adult volunteers. Spine. 2000; 25(21): 2808-15.

12. Jang J-S, Lee S-H, Min J-H, Han K-M. Lumbar degenerative kyphosis – Radiologic analysis and classification. Spine. 2007; 32(24): 2694-9.

13. Jones TR, Rao RD. Adult isthmic spondylolisthesis. J Am Acad Orthop Surg. 2009; 17: 609-17.

14. Joseph SA Jr, Moreno AP, Brandoff J, Casden AC, Kuflik P, Neuwirth MG. Sagittal plane deformity in the adult patient. J Am Acad Orthop Surg. 2009; 17: 378-88.

15. Labelle H, Roussoluly P, Berthonnaud E, Dimnet J, O'Brien M. The importance of spino-pelvic balance in L5-S1 developmental spondylolisthesis. Spine. 2005; 30(65): S27-S34.

16. Lee CS, Lee CK, Kim YT, Hong YM, Yoo JH. Dynamic imbalance of the spine in degenerative flat back. Spine. 2001; 26: 2029-35.

17. Legayo J. Duval-Beaupere G. Gravitational forces and sagittal shape of the spine – clinical estimation of their relations. Int Orthop. 2008; 32: 809-16.

18. Legaye J: Influence of the sagittal balance of the spine on the anterior pelvic plane and on the acetabular orientation. Int Orthop 2009; 33: 1695-700.

19. Mac-Thiong JM, Berthonnaud E, Dimar JR, Betz RR, Labelle H. Sagittal alignment of the spine and pelvis during growth. Spine. 2004; 27: 1642-7.

20. McClure PW, Esola M, Schreier R, Sielger S. Kinamatic analysis of lumbar and hip motion while rising from a forward, flexed position in patients with and without a history of low back pain. Spine. 1997; 22: 552-8.

21. Moon MS, Lee BJ, Kim SS, Lin JF. Evolution of management of spinal deformity: controversial issues and current concepts review. J Spinal Surg. 2010; 2(1): 295-305.

22. Moon MS, Kim SS, Lee BJ, Moon JL, Moon YW. Surgical management of severe rigid tuberculous kyphosis of dorsolumbar spine. Int Orthop 2011; 35: 75-81.

23. Aita K, Yonekura Y, Morimoto T, Hotokebuchi T et al: Hip-spine syndrome: investigations measurement of pelvic inclination at standing position (in Japanese) Seikeigeka to Saigaigeka (Orthop and Traumatol) 2004; 53(4): 867-73.

24. Schwab F, Lafage V, Boyee R, Skalli W, Farcy JP. Gravity line analysis in adult volunteers: Age-relatged correlation with spinal parameters, pelvic parameters, and foot position. Spine. 2006; 31: E959-67.

25. Takeda N, Kobayashi T, Atsuda Y, Matsuno T, Shirado O, Minami A. Changes in the sagittal spinal alignment of the elderly without vertebral fracture: a minimum 10-year longitudinal study. J Orthop Sci. 2009; 14: 748-53.

26. Takemitsu Y, Harada Y, Iwahara T, Miyamoto M, Miyatake Y. Lumbar degenerative kyphosis—clinical, radiological and epidemiological studies. Spine. 1988;306: 64-72.

27. Takemitsu Y, Harada Y, Atsuta Y, et al. Degenerative lumbar kyphosis in the middle-aged and elderly. Orthop Surg. 1987; 12(suppl): 18-21.

28. Iwahara T, Takemitsu Y, Watakabe M, Goto E, et al. Roentgenologic and biomechanical study of lumbar degenerative kyphosis with special reference to effect of sacral inclination and hip joint (in Japan). Rinshho Seikei Geka (Clin Orthop.) 1988; 23(7): 811-9.

29. Vedantam R, Lenke LG, Keenley JA, Bridwell KH: Comparison of standing sagittal alignment in asymptomatic adolescent and adults. Spine 1998; 23: 211-5.

30. Konishi N, Mieno T. Determination of acetabular coverage of the femoral head with use of a single anteroposterior radiography. J Bone Joint Surg. 1993; 75A: 1318-32.

31. Tsuji DI, Matsuyama SH, Koto M, et al. Knee-spine syndrome: correlation between sacral inclination and patellofemoral joint pain. J Orthop Sci. 2002; 7(5): 519-23.

32. Doiguchi Y, Iwasaki K. Radiological investigation of pelvic inlet form and pelvis inclination (in Japanese). Seikei Saigia Geka (Orthop and Traumatol). 1992; 41(2): 641-5.

33. Murata Y, Takahashi K, Yamagata M, Hanaoka E, Moriya H. The knee-spine syndrome. J Bone Joint Surg. 2003; 85B: 95-9.

34. Matsuyama Y, Hasegawa Y, Yoshihara H, Tsuji T, Sakai Y, Nakamura H, et al. Hip-spine syndrome. Spine. 2004; 29(21): 2432-7.

35. Goto E. Biomechanical effects of lumbar degenerative kyphosis on the hip joint - study of electromyography of the muscles around hip joint in patients with lumbar kyphosis (in Japanese). J Joint Surg. 2004; 23(4): 56-61.

36. Doigichi Y, Iwasaki K. Change of pelvic inclination after total hip arthroplasty for osteoarthritis of the hip (in Japanese). Hip Joint. 2004; 30: 450-3.

37. Aita K, Hotokebuchi T: Relation between low back pain and pelvic inclination in patients with hip disease (in Japanese) Kanstsugeka 2004; 23(4): 102-9.

第 29 章

腰椎不稳定的诊断、评估和治疗

Myung-Sang Moon，Sung-Soo Kim，Jeong-Lim Moon，Sung-Sim Kim，Hanlim Moon

译者：周源　齐强

一般认为，在正常或超负荷状态，腰椎能够完成其功能不引起临床症状，就是腰背强壮（strong back），反之则为腰背虚弱（weak back）。事实上，体力劳动者的腰背功能存在巨大的个体差异。众所周知，腰背强壮的人肌肉发达，较之腰背虚弱的人，其骨骼、肌肉和关节更强健；腰背虚弱的人常常腰椎不稳定。对所有人而言，不论腰部力量如何，结构缺损是其腰背虚弱或不稳定的原因。

如没有基本的结构缺陷，个体对某项工作的适合度受体格和训练的影响。腰椎每一节段的都有确定的正常运动范围。超出运动范围均属于非生理性运动，进而腰部会逐渐出现不适症状，最终影响功能。在生物力学中，称此类超范围异常活动的腰椎为不稳定腰椎。因此，临床上给脊柱稳定性下定义不是一件容易的事。

有人用"脊柱灵活性"表示脊椎活动度。"腰强直或僵硬"用于表示脊柱活动度下降，"腰椎不稳"或"腰背虚弱"用于表示活动度增加。不过，"腰背虚弱"是老百姓的用语，不等同于腰椎不稳。在不能胜任伴有轻微隐痛但并不疲累的工作时，人们也说自己"腰背虚弱"。

腰椎强直和僵硬表明脊柱活动受限，而腰椎不稳表明脊柱不稳定和活动过度并导致脊柱稳定性丧失。两者均可在发展的某一阶段出现临床症状。但腰椎不稳出现临床症状更常见。

节段性脊柱不稳是一个临床概念，与力学中所说的稳定性意义不完全相同[1-5,7,15,19-22]。节段性不稳是指在韧带对运动节段活动仍存在约束的前提下，某一运动节段在负重活动中出现的过度或不当运动（摇晃）。不稳也可以定义为在负重下异常增加的关节变形[19,21]。Newman将不稳定义为"软组织对节段间失去控制，进而出现潜在薄弱部位及产生病变[17]"。

在临床上，不稳本身并不是一个诊断，其存在是以标度来证实。事实上，运动节段有一个放大了的"中性区"[韧带弛缓区（LZ）]，在该区内，椎间盘和韧带对运动的阻力极小[1,4,5,17,19,22]。

椎间盘或椎体损伤会加大中性区，导致这种类型的不稳；例如，运动节段对弯曲、剪切和扭转的抵抗直接因纤维环损伤而减弱，或因相邻椎体终板被破坏使其对髓核压力减小、间接造成纤维环松弛而减弱运动节段对弯曲、剪切和扭转的抵抗。长时间负重或退行性变导致的髓核水分丢失，即使在正常骨骼稳定性存在时，也使髓核内部压力减小，纤维环松弛，降低了旋转的阻力。这或许解释了在剪切和压缩方向的反复负重，将导致椎骨相对于下一椎骨逐渐前移，并轻度旋转[19,22]。

在骨骼产生缺损时，即使存在正常的韧带和肌肉结构，运动节段也逐渐出现不稳[15,19]。

椎旁肌的合理布局为脊柱在中性区范围内提供了稳定性，但仅限于角旋转运动。由于背部肌肉起止点的问题，其不能阻止运动节段小的平移。

不过，肌肉可通过改变作用于脊柱的压缩力间接地影响平移稳定性：肌肉活动受损产生的异常低压缩负荷，将降低相邻神经弓的叠加程度，从而减弱脊柱对弯曲和轴向旋转运动的抵抗。局部肌张力低下，特别是在椎间盘退变时，也使得平移运动加大[19]。

就脊柱运动灵活性与年龄的关系而言，正常情况下，年轻人由于软组织弹性更好、关节结构正常，脊柱运动更灵活，表现出更大的运动范围[15]。儿童因为脊柱的运动度更大，颈部脊柱伸长可达 2 英寸（1 英寸 =2.54 cm），而颈段脊髓伸长 0.25 英寸就会断裂。

老年人脊柱结构的弹性逐渐下降，关节随年长而僵直，脊柱运动度差一些。当然，除上述原因以外，关节本身的变化也影响脊柱运动度[15]。

腰椎不稳与腰背疾病的发生密切相关，也是最重要的因素之一，近年来脊柱节段稳定性的保持常被过分强调[2,6,15]。即便如此，不稳与非Charcot 脊柱下腰部疾病的临床相关性仍有争议。Charcot 神经病变性脊柱临床症状轻，但有严重不稳时难以处理。

总之，关节不稳定可由多种原因导致，其在放射影像片的表现是过大的活动角度差（倾斜）和/或滑移移位（表 29.1、29.2）[1-5,7,15,17,19]。

要更好理解运动节段的稳定性，探讨关节稳定结构是基础。

表 29.1 运动范围过度与结构缺损/破坏

运动范围过大	结构缺损/破坏性原因
屈曲过度	• 后方骨性结构、韧带损伤/缺损
后伸过度	• 前方韧带破坏 • 后弓破坏/缺损（包括椎间关节、关节面和囊韧带）
过度侧曲	• 重度后弓骨折/纤维环前外侧部严重撕裂
过度轴向旋转	• 后弓破坏/缺损（包括椎间关节、关节面和囊韧带） • 重度后弓骨折/纤维环前外侧部严重撕裂

表 29.2 运动过度的不稳定类型

异常运动（移位）	运动平面	移位程度
平移 • 前向 • 后向 • 侧向（旋转）	水平面	> 2 mm*
成角（椎间盘平面角或"倾斜"） • 前向（屈曲） • 后向（后伸） • 侧向右 • 向左	矢状面 冠状面	> 9°** L2–L3 ≥ 14.3°*** L3–L4 ≥ 15.5°*** L4–L5 ≥ 18°***
旋转 • 向右 • 向左	轴向	小关节空隙

注：* Wiltse and Winter; ** Graf; *** Dvorak

发病机制

腰椎的过度轴向旋转和平移可能继发于骨性椎弓损伤，包括椎弓根和关节突关节，亦可能在关节突关节缺失和/或不对称时发生。一旦椎间盘发生退行性变，腰椎活动不再灵活，相邻节段间的运动出现不均衡、过度和不规则，进入了节段不稳定阶段。

正常情况下腰椎前屈时，在矢状面上，L5 以上的椎体的椎间盘边缘相互平行。因此，对每个病例，找出节段不稳定的原因是重要的，但并非容易。

非神经来源的发病因素

1. 骨骼因素：骨骼异常和缺陷［骨外形、关节结构、关节面形状、关节面不对称、先天性或医源性的关节面和椎板缺失（图 29.1）、峡部缺损（图29.2~29.4）、椎弓根缺损（图 29.5），以及其他骨性缺损］。

2. 软组织（非骨骼因素）：基础（静力性）稳定因素（韧带、关节囊），动力性稳定因素（肌肉），神经因素（神经病变）。

3. 获得性 Charcot 关节。

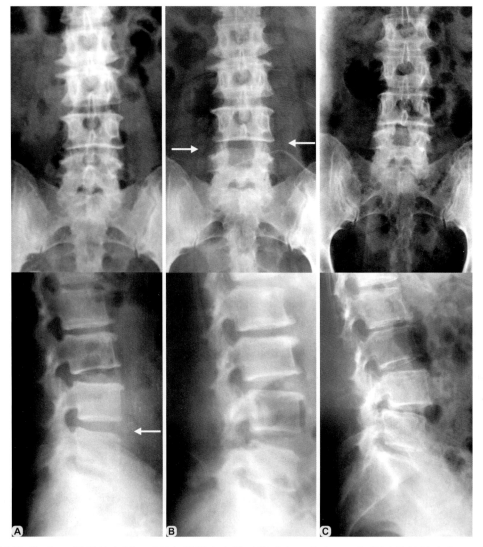

图 29.1　椎板切除后 L4 滑脱的病例。可见向前滑出合并后伸成角不稳定：A. 初期（椎管狭窄）；B. 术后即刻的放射影像片；C. 术后 6 年 7 个月

4. 先天性不敏感。

运动范围扩大与结构缺损

• 屈曲过度（前屈）：由后方韧带 - 骨性损伤或缺陷引起

　• 后伸过度（后屈）不稳定性：

　　（1）前方韧带破坏（环韧带、前纵韧带）

　　（2）椎弓破坏和缺损和（或）异常包括椎间关节

　• 关节面

• 过度侧屈：由严重椎弓骨折或严重前外侧纤维环撕裂所致（3）

• 过度轴向旋转：由"2"+"3"引起

临床腰椎不稳定性的评估

Wiltse 和 Winter[25] 提出椎体平移大于 2 mm 的程度为矢状面不稳定性，Dvorak[1] 提出：L2-L3 ≥ 14.3°、L3-L4 ≥ 15.5° 和 L4-L5 ≥ 18°（表 29.1）为成角不稳定。

尽管存在侧向成角和 / 或平移过度的不稳定，对于冠状面不稳定尚没有临床评估的参考数据。虽然存在真正的侧向平移，但临床从未有过报道，而老年退行性腰椎侧凸患者常发生侧向旋转滑脱。临床上没有无侧向滑脱的单纯旋转不稳定（图29.1）[1,2,19]。单纯垂直不稳定是存在的，但不是本章讨论的内容。

分型

理论上，成角和平移不稳定分为 7 种类型，包括单纯基本型 5 种（前、后、侧、垂直和旋转）和混合型。但如上所述，在临床中不存在无侧向平移的单纯侧向滑脱和旋转不稳定（图29.6~29.12）[15,16]。

1. 仅有成角，无水平平移：①向前；②向后。

2. 仅有平移：向前（前向滑脱）；向后（后向滑脱）。

3. 平移和成角：①向前或向后平移和成角（前向或后向滑脱）；②侧向成角和平移（侧突合并侧向旋转滑脱）。

4. 侧向旋转平移（侧向滑脱）（图 29.13、29.14）。

5. 侧向成角（倾斜）和侧向旋转平移（侧凸和侧向滑脱）。

6. 垂直平移[7]。

7. 其他混合型[15]。

7 种类型中，矢状面和冠状面上的成角、平移和混合型成角 - 平移不稳定在临床上最常见（图29.6~29.10）[1,13,15]。

临床按照有无合并椎管狭窄症状，将上述类型进一步被合并为 2 大类：

1. 无椎管狭窄的不稳定。

2. 有椎管狭窄的不稳定。

根据姿势，伴有狭窄症状体征的平移不稳定可分别再分出 2 种临床亚型：可复位和不可复位型（图 29.2 和 29.15）、动力性和静力性狭窄型[11,12,14,15]。

一般认为，不可复位型是不稳定的非过度运动型之一，而非过度运动型不稳定是不稳定接近终末阶段的表现，此时退行性变和修复过程达到

了静力性平衡。扰乱该平衡将导致过度运动不稳定持续。

如果不稳定分型过于简单，则不能为腰椎和腰 - 骶椎不稳定的诊断和术式选择提供足够的信息。因此，本章作者尝试一种新而实用的临床分型方法，对认识脊柱不稳定更有利。异常运动有 2 类：运动不足和运动过度。

因此在理论上，按照不稳定的严重程度和临床症状体征，腰椎不稳可被分成多种临床类型，即：

1. 按照成角、平移和旋转的严重程度。

2. 按照有无姿势性中心狭窄症状和体征——静力性和动力性。

3. 按照姿势可否复位。

某些动力性腰椎中央椎管狭窄病例，前屈能缓解症状，而另外一些病例在后伸时可以缓解症状，此时滑移椎体可能复位或也可能未复位（图29.16）[15]。

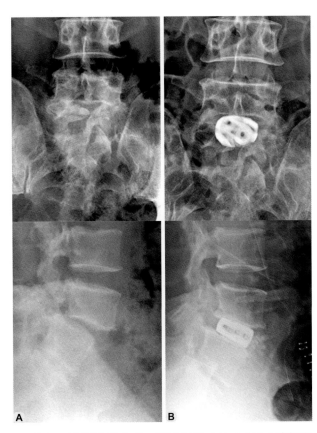

图 29.2　54 岁男性患者，无神经影响的 I 度 L4 峡部滑脱。A. 术前；B. 采用 Stabilis cage 行前方椎间融合术后

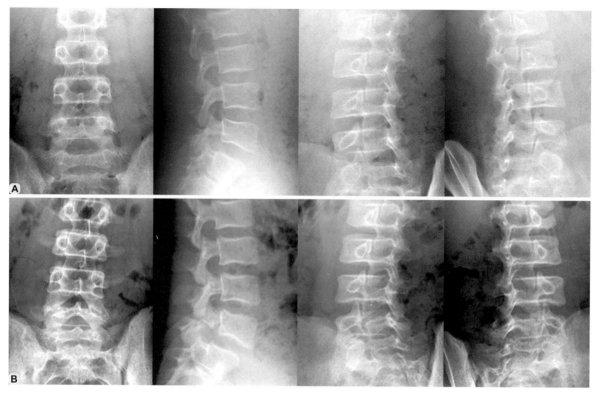

图 29.3　一例 12 岁男孩的峡部脊柱滑脱。A. 在初期的前后位片、侧位和两个斜位片，可见到峡部缺损，无滑脱；B. 6 个月后的前后位片、侧位和两个斜位片，显示 L5 轻微滑脱

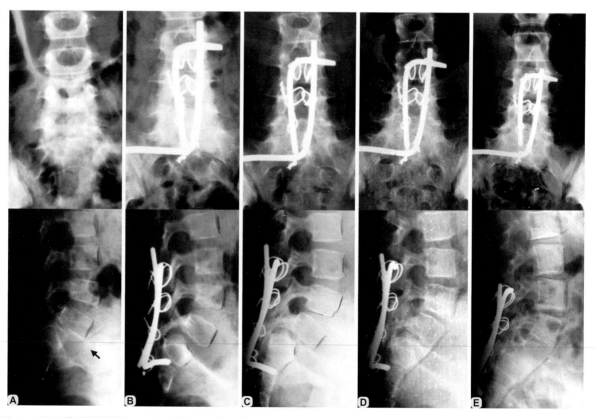

图 29.4　L5 腰椎滑脱举例，患者女性，13 岁，背肌痉挛严重，直腿抬高受限明显。A. 初期；B. 后向后方内固定术后即刻；C. L5-S1 前方椎体间融合术后；D、E. 术后 1 年和 6 年，可见稳固的前融合

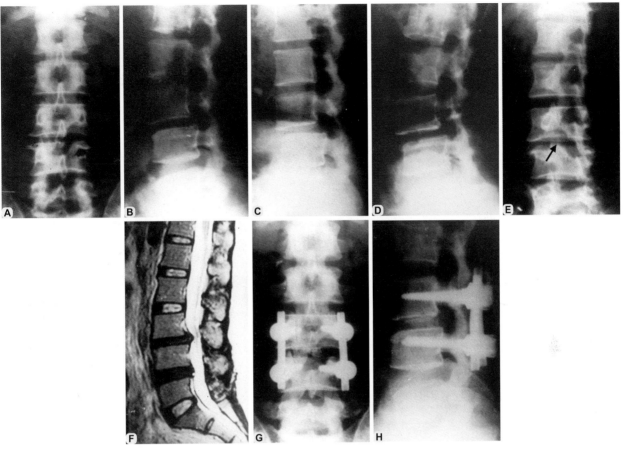

图 29.5　先天性椎弓根缺失导致的 L3 滑脱。初期影像图片：A. 正位；B. 侧位；C. 前屈；D. 后伸；E. 斜位；F. MRI；G、H. 术后（椎弓根螺钉固定）

Pope 和 Frymoyer、Pope 和 Panjabs 将节段不稳定分成 2 种主要类型：原发型和继发型，两者又被分成不同的亚型[21,22]。

原发（非医源性）型不稳定分出 5 种亚型：

1. 轴向旋转不稳定。

2. 平移不稳定。

3. 后向滑脱不稳定。

4. 进展性退变性侧凸。

5. 椎间盘紊乱综合征。

继发（医源）型不稳定分出 3 种亚型：

1. 椎间盘切除术后。

2. 减压椎板切除术后。

3. 脊柱融合术后：①脊柱融合之上或下（连结部不稳定）；②假关节形成。

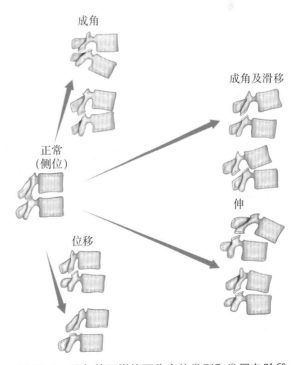

图 29.6　示矢状面脊柱不稳定的类型和发展各阶段

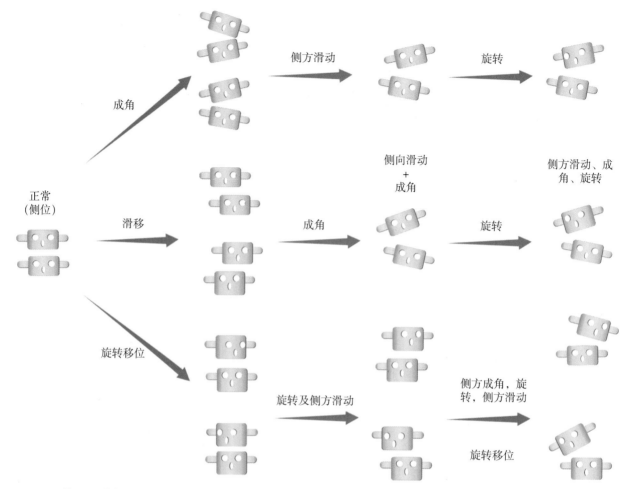

图 29.7　冠状面上节段性脊柱不稳定的发展过程

旋转移位		旋转及侧方滑动		旋转、侧方成角及侧方滑动	
右	左	右	左	右	左

图 29.8　冠状面上角、旋转、平移和结合型脊椎移位的各种类型

临床症状和体征

多数患者主诉下腰痛、坐骨神经痛或跛行，患者可出现频繁发作的腰部由前屈至直立动作因突发疼痛而终止"交锁腰痛"（catching pain）或"不稳定交锁感"（instability catch），或在慢性腰痛伴或不伴有腿痛的背景下出现急性不对称性下腰痛。这种疼痛自发地伴有不对称的肌肉收缩。

疼痛是最常见的早期临床症状。疼痛可源于脊柱内或邻近脊柱的多种结构，包括椎间盘、成对的椎间关节、椎体和周围的韧带和肌肉。除肌肉骨骼

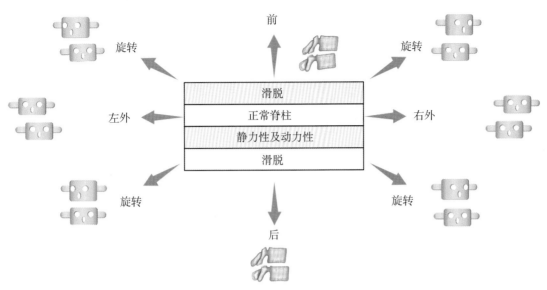

图 29.9　矢状面和冠状面上的动力性和静力性滑脱的各种类型

之外，对发自椎管的神经根的挤压和破坏以及损伤脊髓本身，均可产生疼痛。

诊断

虽然疼痛的发生机制仍存在争议，但在治疗前应查明伴有疼痛的腰椎不稳的真实原因。依据疼痛可能的起源，下腰痛粗略分为 4 组：第 I 组，神经根性疼痛和椎管狭窄；第 II 组，疼痛源于前柱或椎间盘，伴有退行性椎间盘病变或脊柱滑脱；第 III 组，后柱疼痛，包括关节突关节；第 IV 组，软组织源性腰痛。最后一组一般属于非手术治疗的疾病[15,16]（表 29.3）。

表 29.3　下腰痛的分型

第 I 组	神经根性疼痛和椎管狭窄
第 II 组	疼痛源于前柱或椎间盘，伴有退行性椎间盘病变或脊柱滑脱
第 III 组	后柱疼痛，包括关节突关节
第 IV 组	* 软组织起源的腰痛

注：* 一般属于非手术治疗的疾病

为腰椎不稳定患者提供更好的治疗，需要利用现有的全部现代检查设备以做出准确的诊

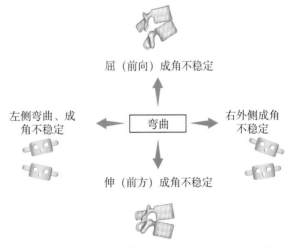

图 29.10　矢状面和冠状面上角不稳定的各种类型

断[1,3,5,6,15,24-26]。然而，X 线片包括应力位 X 线片，是诊断的基本工具。因此，患者有疑似腰椎不稳定的主诉时，建议将拍摄 X 线片及应力位 X 线片作为诊断的第一步[15]。

要做出结论性的诊断，需要找到病因：骨和韧带的基本解剖结构缺损。X 线片至少应显示下列发现：椎体相对于参照椎体的成角和 / 或平移性移位，Hadley Lazy S 征[3]，牵张性骨赘，关节突关节液，以及椎间盘 Knuttson 真空征（图 29.17）[5]。据 Lin 和 Moon 报告，过伸位侧位片和 CT 的 Knuttson 征

检出率比普通屈曲位和中立位侧位片高[6]。他们认为伴有真空征的不稳定节段是导致腰痛的主要部位，强烈建议行融合术以根除痛因[6]。也有报告后路器械稳定不稳定节段后，真空征逐渐消失了，这是因为正常关节内是负压，关节重新获得稳定。如果关节腔充满液体和/或气体，由负压变成正压，关节就不稳定。

假如X线或应力X线片未显示节段不稳定的任何证据，就不能做出腰椎不稳定的诊断。因为现代医学需要循证医学依据。

如果疼痛由于节段活动过度，如椎间隙活动成角、平移和轴向运动等程度过大，即一个椎体相对于另一个椎体的运动或排列异常，脊柱运动节段不稳定的临床诊断是成立的。成角不稳定评估最困难，当非运动过度类异常运动和/或结构对生理性负重做出的异常生物力学反应导致疼痛时，确立成角不稳定的诊断也非常困难。

应注意的是，即使节段不稳定伴有很小的峡部骨性缺损，也能导致3种滑脱情况（前向滑脱、单纯侧向滑脱和旋转侧向滑脱）以及侧凸性倾斜发生。

目前，虽然轴向旋转疼痛高度提示旋转不稳定，但在早期尚没有可靠的检查试验确认。躯干扭转状态下的动力性CT扫描（关节突关节的间隙征）对诊断旋转不稳定有重要价值，也需要非应力及应力腰椎拍摄伸屈位和扭转的X线片[2]。术中，可用测量器具如正位、侧向角运动和旋转运动。

脊柱不稳定中椎管狭窄的诊断主要依据临床症状，脊髓造影、CT和MRI可进一步证实。

旋转状态下的CT扫描，可显示一个后方小关节张开（出现空隙），伴有动力性的反复脊神经卡压。

腰椎MRI显示：①椎间盘水化状态（椎间盘退化）；②邻近退化椎间盘的软骨下腔的变化；③关节突关节液。T2椎间盘脱水征表明椎间盘退化。T1椭圆形白色镜影表明脂肪变性，T2软骨下区出现高透亮带表明存在水合炎性物质。据报告，20%的

椎间盘退化出现前述的MRI表现，而具有这些表现的患者伴有脊柱不稳定。然而，如果这些征象不伴有椎间盘退化，关节突关节的空隙并不明显。因此，MRI改变有可能伴随脊柱不稳定，但并不肯定，因为这些异常发现是不稳定的继发产物，并随时间而变化[15]。

不稳定的预后因素

不稳定的预后取决于其自然病程。在稳定的自然过程中，如果观察到症状缓解和放射影像学改善的表现，预后一般是好的。当达到静力性平衡时，接近不稳定的终末阶段，临床症状应该逐渐减轻。放射影像学方面，应力试验应显示运动逐渐下降，同时椎间盘高度的塌陷无进一步增加。下一节椎体的上部边缘可见到前侧和外侧的骨质隆起形成。假如不稳定末期阶段的静力性平衡自发地稳定了运动过度的节段，预后将是好的。但如果未被稳定则预后不佳。预后一般取决于年龄和性别、椎间盘变性的程度、骨质和关节面的构造和缺损、腰骶角、在髂嵴连线线上L4的高度和骨盆入射角。

总之，不稳定节段的稳定表现如下：

1.临床症状自发、逐渐地缓解。

2.放射影像学的稳定表现：①应力试验应显示运动逐渐下降；②椎间盘厚度或椎体的塌陷无进一步增加；③可见到下一节椎体的上部边缘的前侧和外侧的骨刺生长（骨质隆起）。[15]

上述临床症状缓解和放射影像学表现提示持续性、症状性不稳定运动节段的自发或自然稳定化。

治疗

总体而言，对疼痛性腰椎不稳定患者的治疗尚不明确，治疗由脊柱结构引起的疼痛的手术时机也有争议。诊断为下腰椎不稳定的患者，在腰痛原因不明时，不应急于施行稳定性手术（图29.12和29.18）。

对于腰椎不稳定，如果存在持续的严重下腰痛，不稳定加重和 / 或无自发稳定的迹象，应该用支具限制或消除运动的手术来稳定该腰椎节段。非手术治疗须持续足够时间以充分确定疗程和患者的临床反应（图 29.11）[9-11,16,17,25]。

表 29.4　无椎管狭窄患者的姿势和训练建议

- 避免铲掘、举重、园艺等体力活动

- 避免手球、集会、网球和自行车等运动锻炼

- 避免单腿站立，因其对骨盆和脊柱产生不对称的负荷

- 等长的腹部和下腰部活动，主要锻炼腰部深肌群 / 多裂肌，稳定腰部，改善平衡。这些活动最好在训练垫上进行。

- 背肌训练物理治疗项目和举重物技术训练是有益的

对无狭窄表现的下腰椎不稳定采取的所有保守治疗，应以减轻不稳定节段的负荷为目标，理想的结果是阻止恶化和缓解疼痛。随着时间过去，过度运动将逐渐减少，稳定性一天比一天增加。最痛苦的运动似为旋转，因其既产生压缩又产生剪切。患者应减少铲掘、举重、园艺等体力活动和手球、集会、网球和自行车等运动锻炼，但姿势应该能改善（表 29.4）。

应避免单腿站立，因其对骨盆和脊柱产生不对称的负荷。男性肥胖一般围绕腹部发生，增加脊柱前凸的紧张度，而女性增加的脂肪均匀分布全身。

等长的腹部和下腰部活动主要锻炼腰部多裂肌的深肌群，稳定腰部，保持平衡。这些训练多裂肌的活动最好在训练垫上进行。腰背虚弱的运动员应改进技术或变换工作姿势以缓解临床症状，也应该在所有的训练活动中加入改善背肌的项目。

医师可给予患者背肌项目的物理治疗，对举重物技术提出建议等。

手术治疗

积极的非手术治疗失败是手术治疗的指征。

不能行小关节脊神经根切断术以缓解腰痛，

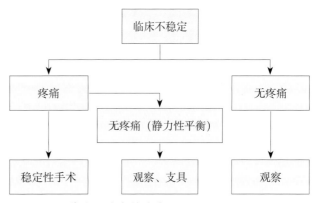

图 29.11　临床不稳定的治疗图

因其切断多裂肌的神经支配，增加过度运动和不稳定性。对症状性不稳定脊柱施行稳定手术的唯一目的是恢复正常脊柱。然而，手术应以恢复正常的脊柱 - 脊神经关系为基础：恢复正常排列（纠正畸形），稳定脊柱单位和 / 或神经减压（图 29.12）。

稳定手术包括 3 类：①保留运动；②限制运动；③消除运动。

第一类手术保持正常运动，如峡部缺损修补手术。第二类手术限制运动，如采用张力带动力性椎弓根螺钉系统 [韧带成形术（Graf 手术），脊柱动力性中和系统（Dynesys），支点辅助软稳定系统（FASS）或 Mochida 骨 Keio-Leed 韧带成形术]（图 29.12 和 29.18）[9-11]。另外，近期引入了下列器械如半坚强杆动力性椎弓根螺钉系统（Isobon TTL，AccuFlex，CS-Horizon Agile，Stabilimax NZ，Bioflex 弹簧杆椎弓根螺钉系统，Truedyne PDS 通用后路动力性系统，动力性稳定系统，NFlip）（图 29.18）。第三类是坚强稳定-骨性融合术（图 29.2、29.4、29.5、29.19 和 29.20）[15]。

对于腰椎不稳定合并症状性椎管狭窄的患者，应采取一切保守或手术治疗手段缓解症状。神经减压术包括椎板切除减压术、椎间孔切开术、广泛椎板切除和椎间孔切开联合手术以及椎骨关节面切除术、椎板成形术、原位或减压后融合术。

对于不稳定伴有椎管狭窄的患者，不论何种原因造成，狭窄的治疗优先于不稳定的治疗。峡

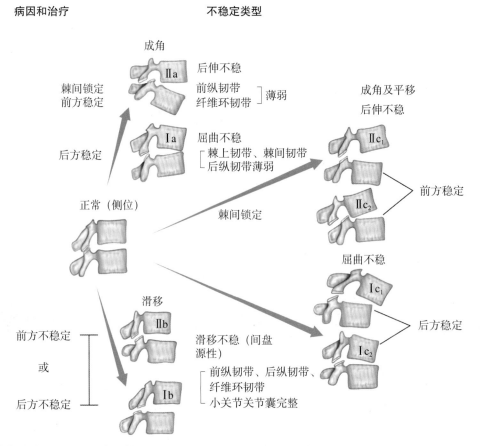

图 29.12　各种类型的矢状面不稳定及其发展和治疗。"Ⅰ"代表屈曲不稳定，"Ⅱ"代表后伸不稳定；"a"代表角度差异；"b"代表单纯平移不稳定；"c"代表角和平移结合型不稳定，"c1"代表前向滑行，"c2"代表后向滑行

部性脊柱滑脱和退行性脊柱滑脱的神经根压迫部位不同：峡部脊柱滑脱压迫在峡部下方，退行性脊柱滑脱压迫在中央管。因此，在峡部脊柱滑脱，L4 神经根被压在 L4-L5 椎间盘水平，L5 神经根被压在 L5-S1 椎间盘水平；而在退变性滑脱的患者，L5 神经根受压于 L4-L5 水平，而 S1 神经根受压于 L5-S1 水平。

对于动力性椎管狭窄，行牵引-屈曲融合或牵引-后伸融合术而不进行椎板切除减压理论上能缓解狭窄症状（图 29.16）。但是，不推荐屈曲-牵引融合术，因为这会干扰矢状面的腰部曲线（导致平背）。

对静力性狭窄，首先应施行椎间孔切开术、椎板切开术、椎板切除术和椎间孔切开和椎板切

除联合手术进行减压，然后跟着进行稳定手术。对伴有狭窄的非运动过度性不稳定患者，广泛减压性椎板切除术和/或脊柱关节面切除术应与稳定手术结合进行，因为广泛减压术进一步使不稳定节段失稳。

稳定手术

一般预期稳定手术能完全缓解疼痛，对于症状性脊柱不稳定，单靠器械固定的稳定手术不能完全缓解每一个患者的疼痛。脊柱稳定手术能够缓解创伤性腰椎不稳定伴发的肌肉骨骼疼痛，单用该手术很难缓解已存在的神经根性痛。

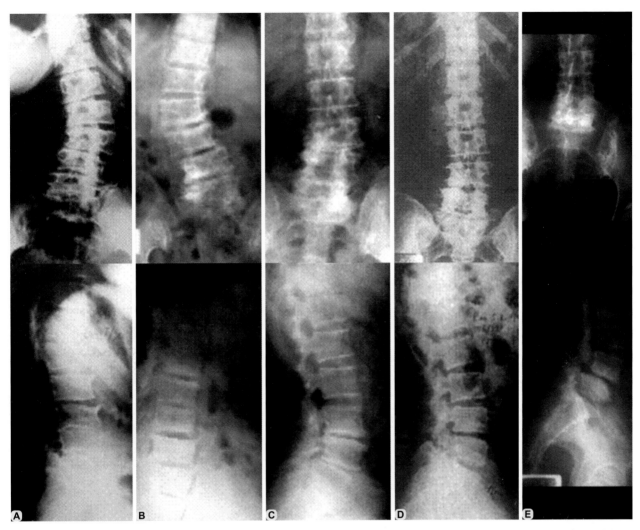

图 29.13　伴有侧向旋转滑脱的腰椎侧凸的不同类型举例。A. 伴有脊柱前凸过度和 L3 侧向旋转滑脱的特发型侧凸；B. 伴有无前凸、L3 侧向旋转滑脱的退行性侧凸；C. 伴有 L3–L4 和 L4–L5 椎间盘高度变性和 L4 前向滑脱的椎板切除术后单节段侧凸；D. 峡部脊柱滑脱，单节段（L4–L5）退行性侧凸，伴有单纯 L4 左侧滑脱，无椎体旋转；E. L4 峡部一级脊柱滑脱，侧凸伴有椎体旋转

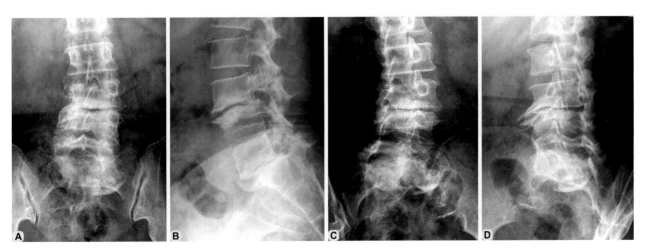

图 29.14　62 岁女性，退行性腰椎侧凸，伴有 L3–L4 和 L5–S1 峡部脊柱滑脱。S1 前上边缘的前部骨性隆起形成良好，表明该节段稳定。L3–L4 可见椎间盘高度变性和骨赘形成

治疗矢状面不稳定的稳定手术

保留运动的手术

这是一个采用螺钉固定、钢丝和骨移植进行直接修复峡部缺损的手术。

限制运动的手术（非融合性稳定术）

限制运动的手术旨在减少受累节段的正常运动范围。

前屈不稳定

过去 20 年来，引入两类器械用于动力性腰椎不稳定的治疗：①张力带动力性椎弓根螺钉系统；②半强硬杆动力性椎弓根螺钉系统。

表 29.5　运动保留稳定手术

1. 采用螺钉固定和骨移植直接进行峡部不连的骨修补
2. 采用 Scott 金属线缝合进行直接修复
3. 联合稳定手术

表 29.6　运动限制手术

不稳定类型	手术
屈曲不稳定	韧带成形术 1. Graf 手术 2. Mochida 手术
后伸不稳定	1. 棘突间减压装置 后伸块间隔器（Coflex，Wallis，Diam，X-stop） 2. Dynessy 动力性稳定器

1. 韧带成形术：有两种术式。

（1）Graf 韧带成形术：Graf 带固定术对后稳定结构进行强化，起到张力带的作用（表 29.6，图 29.12 和 29.18）[2,13,23]。它首先阻止过度屈曲，其次阻止旋转，从而达到对抗小关节前凸。由于 Graf 带导致相应节段的过伸和压迫，使得椎间孔更狭窄，侧方椎管狭窄时，侧方椎管必须彻底去顶减压。Graf 推荐 75 N（牛顿）作为理想的上带压力。本 Graf 手术仅适用于单纯前屈不稳定，不适用于继发于前稳定结构低效或无效的过伸不稳定和小关节面等情况。

这种通过预加压可调节环形韧带的后稳定手术，使小关节不出现空隙，而后者是患者大多数疼痛的根源。这种治疗也使腰椎前凸复位，从而使被稳定关节远离旋转力的影响，但目前，应主要关注韧带的长期命运。需要再次强调的是，Graf 环形韧带固定治疗不适用于伴有后向成角的前、后和冠状面旋转椎体平移[14,16]。

（2）Mochida 等后方韧带成形术：在紧邻椎体后壁和两个椎弓根孔前方的椎体后部，打出骨性隧道，使用人工韧带（Keio-Leed）而不是器械来稳定后部结构[9,10]。该手术过程中，韧带固定区域距离脊柱屈曲轴太近，提供适度的韧带张力也是一个问题。因此，该手术对于加强后稳定结构作用有限。而且，同 Graf 韧带成形术一样，在提供长期连续的后方稳定时，材料蠕变也是一个问题[2,11,16,23]。

2. 半坚强杆动力椎弓根螺钉系统：该系统中，

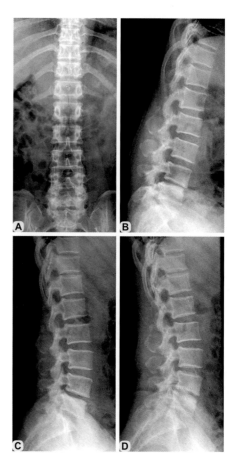

图 29.15　A~D. 可复位退行性 L4-L5 一级前向滑脱（屈曲成角和前向平移不稳定）病例

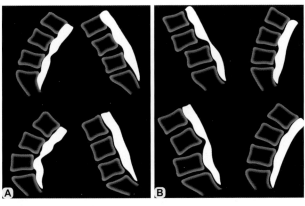

图 29.16　单纯伸 / 屈位 X 线片显示可复位前滑脱，伸 / 屈位椎管造影 X 线片显示动力性狭窄。A. 过伸位动力性狭窄；B. 屈曲位动力性狭窄

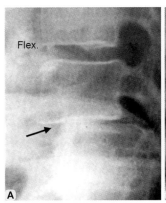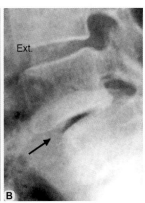

图 29.17　Knuttson 征举例。A. 屈曲时空隙消失；B. 后伸时空隙出现

使用带有相关的铰链、弹簧或减震装置的硬杆，使得部件（杆）可做纵向运动。

后方过伸不稳定

由于矢状面后方过伸不稳定导致过伸动力性狭窄，目前已有用于稳定的棘突间减压装置（Coflex，Wallis，Diam 和 X-stop）[8,14,16,24,26]，但该手术仅适用于脊柱后部结构保持完整无损的患者。对后部结构缺损的患者，可使用替代棘突间内植物的 Dynessy 动力性后稳定（支点辅助软稳定）系统。这些装置防止植入节段在矢状面上从其中立位进一步后伸，这有助于保持较大椎间孔容积，防止受累节段出现继发于动力性后伸狭窄的症状，但在屈曲、侧弯和轴向旋转时几乎不起作用。然而，Zuckerman 等提出的本手术的适用标准是：患者在腰椎屈曲时疼痛消失并能够行走 50 英尺（约15.2 米）[26]。哪些神经性间歇性跛行患者能使用这些装置而不是椎间孔减压术进行治疗尚有争议。至今，这类手术还有 3 个未回答的问题：长期临床疗效、装置的使用寿命、装置对植入节段椎间盘的时间影响。

针对矢状面不稳定的活动消除（融合）手术

施行稳定手术要注意到的基本原则（表 29.7）。脊柱有两个活动的柱：前柱和后柱。在前柱，运动依靠椎间盘的弹性变形而传递，而在后柱，运动通过小关节传递。因此，椎间盘和小关节二者一起分担负荷，保持脊柱的完整性。

脊柱的结构可以确保向前能够抵抗挤压力和扭转力的作用，向后能够抵抗牵张力的作用。

肌肉和韧带在后面加压。这意味着后方器械只能作为加压装置（张力带）。鉴于此，近来有些外科医师建议，稳固的融合在前、后侧都需要器械稳定（表 29.7）[18]。

1. 后路手术

（1）后方融合（PF）。

（2）后外侧融合（PLF），有或无后方器械固定。

（3）腰椎后路椎间融合（PLIF）或经椎间孔腰椎椎体后融合（TLIF），有或无后方器械固定。

后外侧融合（PLF）和有或无后侧器械固定的腰椎后路椎体间融合是最常用的手术（图 29.4、29.5、29.19 和 29.20）。反旋转小关节融合（Farfan）适用于轴向旋转不稳定[16]。

2. 前路手术 [腰椎前路椎体间融合（ALIF），有或无器械固定]：对于单节段脊柱不稳定疾病，施行原位和复位后融合术是公认的治疗手术[12]。对于无神经症状的矢状面平移不稳定，ALIF 是治疗方法之一（图 29.2）。

轴向旋转不稳定：反旋转小关节融合足以解决问题，因为单纯反旋转就可能使神经根减压。但

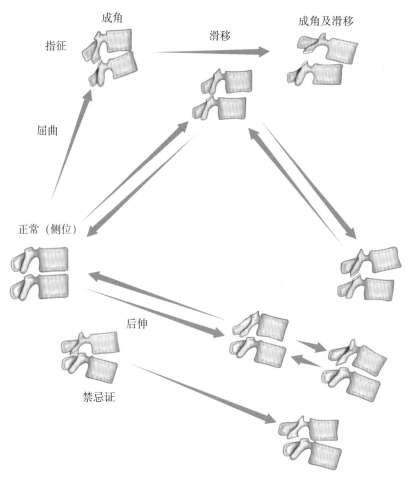

图 29.18　Graf 环行韧带稳定术的适应证和禁忌证

是，现在趋向于采用反旋转小关节融合来稳定不稳节段，并常辅以横突融合和器械稳定术。

表 29.7　限制运动手术

- 后稳定手术
  - 后融合（± 后方器械）
  - 后外融合（± 后方器械）
  - 椎体后融合
  - 经椎间孔椎体融合
- 前稳定手术
  - 椎间体前融合 ± 前置器械
- 联合型前后融合联合 ± 前和 / 或后方器械

退行性腰椎后凸不稳定的稳定手术

退行性腰椎后凸合并滑脱并不多见。但是，不能将稳定手术只局限于滑脱节段。器械辅助的稳定

手术的主要目标是使腰椎在矢状面上的排列恢复正常（＞35°脊柱前弯），滑脱的节段应该被包括在器械辅助的畸形矫正和稳定范围内。

冠状面不稳定的稳定手术

冠状面不稳定常见于退行性腰椎侧凸（DLS）患者，少见于其他脊柱疾病（图 29.7~29.10、29.13、29.14 和 29.19）。

DLS 与成年特发性侧凸不同，因为其脊椎结构缺损最少、退变严重、腰椎前凸变小。在放射影像学上有两种主要类型——单节段和多节段型。患者临床表现有腰痛、脊柱侧凸和旋转滑脱畸形和 / 或狭窄症状。DLS 治疗的主要目标是采用一切保守或手术治疗手段，缓解神经根疼痛等症状。手术的首

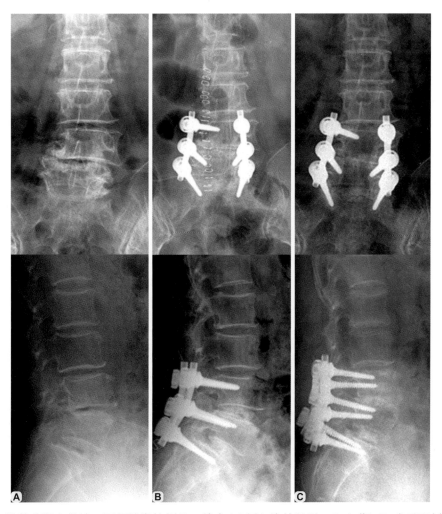

图 29.19　下腰椎单节段症状性、退行性脊柱侧凸，伴有 L4 侧向旋转滑脱。A. 初期；B. 术后即刻；C. 术后 1 月

要目标是解除神经根的压迫，其次是纠正腰椎生理弧度后不稳定的节段，最后是改善脊柱功能。

按照临床类型，有多节段和单节段融合术两种手术。

对于症状性进行性加重而无狭窄症状的 DLS，在完全纠正冠状面畸形和矢状面排列后，辅以内固定的融合术是最佳治疗。不推荐施行畸形未纠正的侧凸脊柱融合术，因为大多数情况下，冠状面畸形纠正不够使得连接不稳定的早期发生复杂化。

对于无旋转和狭窄症状的疼痛性单节段（局限于下一个或两个连结）DLS，优先推荐 ALIF 治疗[16]。对于伴有狭窄症状的稳定、非进展性多节段 DLS，推荐只采用减压手术。伴有狭窄症状的不稳定 DLS，在完全减压和纠正畸形后，必须对全部侧凸节段采用器械稳定手术。DLS 手术目前的问题是确定稳定的范围：上至 L1、T10、T6 和 / 或下达 S1（图 29.21）。

腰椎管狭窄的神经减压手术

1. 后伸不稳定和后伸动力性狭窄：对于这类疾病，可以使用棘突间减压装置和 Dynesys 动力性中和系统（表 29.8 和图 29.19）[8]。

2. 后路减压包括中央和 / 或侧方椎管的椎板切除。对于有狭窄症状的退行性腰椎不稳定，无论伴发的畸形如何，它都是值得选择的治疗手术。不过，由于该手术使得脊柱进一步不稳定，应联合施行稳定手术。

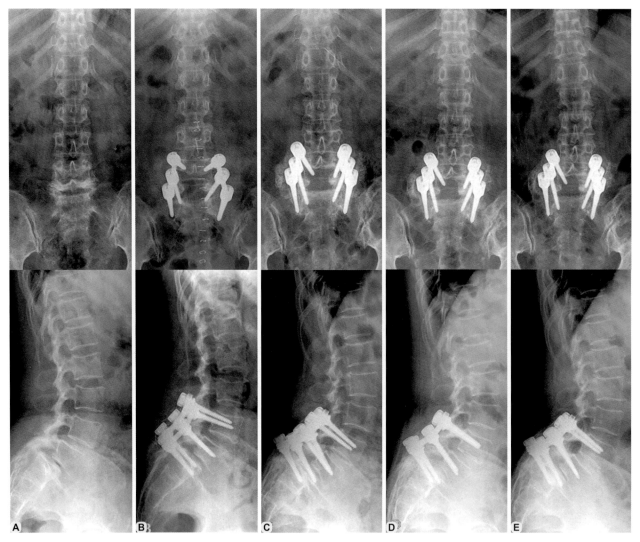

图 29.20　A~E. L4-L5 和 L5-S1 两个节段退行性脊柱滑脱症，采用原位后椎弓根螺钉固定和 PLF 手术治疗

表 29.8　神经减压手术

- 棘突间减压装置
- 椎板切开术
- 椎间孔切开术
- 联合广泛椎板切开和椎间孔切开术
- 椎骨关节面切除术
- 原位或复位后融合术

3. 前路减压椎体切除术：该手术一般不适用于治疗伴有狭窄的腰椎不稳定。但是，即使针对静力性狭窄，单独施行前路腰椎椎体间融合术也能减少并使滑脱椎体复位，恢复脊柱稳定性，最终缓解狭窄症状（图 29.2）[12]。最近已有治疗这种疾病的带有螺钉固定的前路融合器 [16]。

4. 后路器械辅助复位：对于侧向和垂直移位（滑移），该手术恢复了中央椎管的口径和脊椎的正常排列，从而使被挤压的神经有效减压。不过，该手术并不总能够实现彻底减压。

5. 牵开屈曲融合术或牵开后伸融合术：该手术有效缓解动力性狭窄的症状，也提供了稳定性 [14]。融合时的体位对于缓解症状很重要。L5 反向不稳定常伴有椎骨狭窄的症状，累及 S1 神经根，最合理的治疗是屈曲融合术（牵开杆或椎弓固定加小关节融合）。一般而言，脊柱融合术应辅以内固定以稳定融合节段，保持椎骨位置处于融合状态。

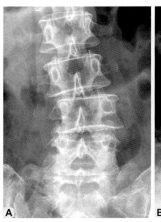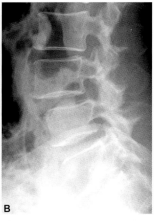

图 29.21　53 岁女性多节段退行性腰椎侧凸病例。可见 L2 的侧向旋转滑脱和 L3 的向前滑脱

结论

对保守治疗失败的患者，应该施行手术以稳定失稳节段。稳定手术的目标是缓解疼痛。评估不稳定的类型是手术治疗的基础。特别注意，要尽可能保留脊柱的运动。应该依据不稳定的类型及其症状和体征来选择施行哪一种稳定性手术。

稳定手术可分为 3 类：①保留活动（保持全部活动）手术；②限制活动手术；③消除活动手术。

参考文献

1. Dvorak J. Panjabi M, Chang D. Functional radiographic diagnosis of the lumbar spine - Flexion, extension and lateral bending. Spine. 1991;165:562-71.

2. Graf H. Instabilite vertebrale. Treatment a l'aide d'un system soule. Rachis;1992.

3. Hadley L. Apophyseal subluxation. J. Bone Joint Surg. 1936; 18:428.

4. Kirkaldy-Willis WH, Farfan HF. Instability of the lumbar spine. Clin Orthop. 1982; 165:110-23.

5. Knuttson F. The instability associated with disk degeneration in the lumbar spine. Acta Radiol. 1944;25:593.

6. Lin JF, MS Moon. Symptomatic vacuum phenomenon of the lumbar disc. In: Bhave A (Ed): Emerging techniques in spine surgery. New Delhi, Jaypee Brothers; pp. 240-9.

7. Luk KDK, Chow DHK, Halmes A. Vertical instability in spondylolisthesis: a traction radiographic assessment technique and the principle of management. Spine. 2003; 28:819-27.

8. Minns RJ, Walsh WK: Preliminary design and experimental studies of a novel soft implant for correcting sagittal plane instability in the lumbar spine. Spine 1977; 22(16): 1819-25.

9. Mochida J, Toh E, Suzuki K, et al. An innovative method using the Leeds-Keio artificial ligament in the unstable spine. Orthop. 1997; 20(1):17-23.

10. Mochida J. Suzuki K, Chiba M. How to stabilize a single level lesion of degenerative lumbar spondylolisthesis. Clin Orthop. 1999;308:126-34.

11. Moon MS: Treatment of unstable lumbar spine with Graf band system. presented at 19th World Congress, SICOT, 1993.

12. Moon MS, Kim SS, Sun DH, Moon YW. Anterior spondylodesis for spondylolisthesis; isthmic and degenerative type. European Spine J.1994;3:172-6.

13. Moon MS, Moon YW, Moon JL, Kim SS, Shim YS. Treatment of flexion instability of lumbar spine with Graf band. J. Musculoskelet Res. 1999; 3(1):49-63.

14. Moon MS, Moon JL, Kim KW: Letter to editor 25:1739-41. 2000; for Minns RJ, Walsh WK, Spine, 1997;22:1819-25.

15. Moon MS: Unstable lumbar spine: Diagnosis and assessment. Med, Progress. 2006;386-9.

16. Moon MS. Unstable lumbar spine: Management. Med Progress. 2006;390-4.

17. Newman PH. Surgical management of derangement of the lumbar spine. J Bone Joint Surg Br. 1973; 55(1):7-19.

18. Oda I, Abumi K, Yu BS, Sudo H, Minami A. Type of spinal instability that require interbody support in posterior lumbar reconstruction – An in vitro biomechanical investigation. Spine 2003; 28:1573-80.

19. Panjabi MM, Goel RK, Takata K. Physiologic strains in the lumbar spinal ligaments: an in vitro biomechanical study. Spine. 1982;7:192.

20. Pearcy M and Sheperd J. Is there instability in spondylolisthesis. Spine. 1985;10: 175.

21. Pope M, Panjab M. Biomechanical definitions of spinal instability. Spine. 1985; 10:255-6.

22. Pope M, Frymoyer JW, Krag MH. Diagnosing instability. Clin Orthop. 1992; 279: 60-7.

23. Strauss PJ, Novotmy JE, Wilder DG, Grosler LJ, Pope MH. Multidirectional stability of the Graf system. Spine. 1994; 19: 965-972.

24. Wilke HJ, Drumm J, Haussler K, Mack C, Steuolel WI, Kettleer A. Biomechanical effect of different lumbar interspinous implants on flexibility and intradiscal pressure. Eur. Spine J. 2008; 17: 1049-56.

25. Wiltse LL, Winter RB. Terminology and measurement of spondylolisthesis. J Bone Joint Surg. 1983; 65A: 768.

26. Zucherman JF, Hsu KY, Hartjen CA, Mehalic TF, Implicito DA, Martin MJ, et al. A multicentre, prospective, randomized trial evaluating the x-stop interspinous process decompression system for the treatment of neurogenic intermittent claudication: two-year follow-up results. Spine. 2005; 30: 1355-58.

第*30*章

L5-S1 及邻近椎间盘的经腰大肌牵开的侧方入路

Jin-Fu Lin

译者：刘希麟　吴学铭　叶晓健

简介

与前路（ALIF）和后路腰椎椎间融合术（PLIF）相比，侧方入路腰椎椎体间融合术近年来应用越来越广泛，因为其通过后方的肌肉、神经和前方的血管等结构之间直达腰椎间盘，这就避免了重要结构的损伤[1]。经腰大肌的侧方入路手术通常需要对腰大肌进行穿刺、分离、牵拉等操作来暴露侧方的椎间盘。不同的学者使用着不同的术语来描述这一种方法，包括极外侧椎体间融合术（XLIF）[2]、侧方腰椎椎体间融合术（LLIF）[4]、侧方经腰大肌椎体间融合术（LTIF）、直接外侧椎体间融合术（DLIF）[5]等。侧方经腰大肌入路椎体间融合术的普及程度较高，但是它存在着两个主要的缺点：首先，由于腰神经丛行走于腰大肌中，经腰大肌的入路方式有腰丛损伤的潜在风险，术中需要应用神经监护来避免神经的损伤。第二，由于骨盆的遮挡，此入路往往无法达到 L5-S1 节段。然而 L5-S1 是最常见的融合节段之一，此时术者只能进行传统的入路。

本文中笔者描述了一种腰椎间盘外侧入路手术的方法，即通过牵开腰大肌而不是在腰大肌上穿刺来达到 L5-S1 间隙。本文还讨论了此入路一些特殊的解剖学问题及其并发症情况。

材料和方法

作者回顾研究了于 2002~2010 年经侧方入路行腰椎椎间融合术患者的病例资料，共计 55 例患者，治疗节段为 1~3 个节段不等，均包含 L5-S1 间隙，未进行 L5-S1 融合的没有纳入研究。随访患者中包括 15 例男性和 40 例女性，其平均年龄为 61.7 岁（28~82 岁），平均随访期限为 24.6 个月（10~54 个月）。其中 38 例接受了单一节段（L5-S1）的融合，17 例接受了 2~3 节段的融合（L4-S1 或 L3-S1）。其中退行性疾病 51 例，L5-S1 化脓性椎间盘炎 2 例，失败的 L5-S1 ALIF 术后 2 例。

28 例（50.9%）患者需要后路减压，53 例仅植入矩形钛合金侧方椎间融合器（2 例椎间盘炎的患者仅进行了植骨）。平均每个节段应用 7.5 ml 骨移植物（自体或异体骨，5~16 ml）。50 例（90.0%）为左侧入路，5 例（9.1%）为右侧入路。

手术技术

术中应用长柄钝头的手术器械，吸引压力和电凝止血的电流需要调整最低的工作水平。全身麻醉后，患者取俯卧位以方便完成减压（必要时）和取髂骨操作，然后将患者转为侧卧位并妥善固定。

患者体位和切口（图 30.1）

腰部与骨盆连接部放置在可折叠手术台上以打

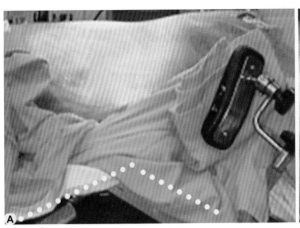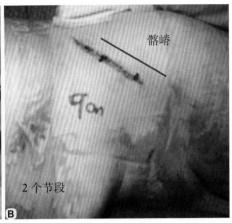

图 30.1　A. 侧路体位和弯曲的手术台；B. 髂嵴前方2.5 cm处做斜切口；2个节段切口长度为9 cm

开侧方椎间隙，切口同侧大腿屈曲以放松腰大肌。铺单前进行侧位透视定位，并做好 L4-L5 及 L5-S1 节段的皮肤标记。

铺单完毕后，术者站在患者前方，做一长约 6~10 cm 的斜行切口（起于腋前线止于髂嵴前方 2.5 cm 处），然后钝性分离腹部肌肉（腹内斜肌和腹外斜肌）。

进入腹膜后间隙

穿透附着在腰方肌上的第三层腹肌（腹横肌），进入腹膜后间隙。然后推开腹膜后脂肪组织，辨认腰大肌及其前缘。

紧靠前纵韧带放置可调节的撑开器，以牵开并保护周围重要结构（输尿管、大血管等）。用吸引器头沿着腰大肌的前缘探查各椎体，寻找椎间盘。探到椎间盘突出的轮廓后，将 2 mm 的克氏针置入邻近的椎体，侧位透视定位确认手术节段。

辨认和处理髂腰静脉 （图 30.2A）

仔细分离附在 L5 椎体上的腰大肌，并从 L4-L5 椎间盘处向后方牵开，在其前面远端找到牵连髂总静脉的髂腰静脉。受到牵拉的髂总静脉通常会横跨在 L5-S1 节段的前外侧，让术者无法经过侧入路处理椎间盘。因此，一旦分离出髂腰静脉，就可以将髂总静脉牵开并保护起来。

髂腰静脉通常位于 L5 椎体的中部，发现髂腰

静脉后，通过 2 根克氏针固定在牵开的腰大肌上来隔开髂腰静脉，静脉上下各固定 1 根以暴露其全长。应用双极电凝进行静脉阻断安全而方便，优于贯穿缝扎法。在将髂腰静脉电凝之前，用吸引器头轻轻地压在髂腰静脉和髂总静脉的连接处，这样能够将髂腰静脉稍微拉长一些，并且可以通过减少静脉回流使髂腰静脉变得稍微细一点。在电凝过程中，吸引器头还可以用来保护髂总静脉。然后将暴露的髂腰静脉中部电凝，并且用 15 号手术刀将其切断，留下一个安全长度的残端连在髂总静脉上。

髂总静脉的保护和侧方椎间盘切除 （图 30.2B）

切断髂腰静脉后，将粗大而壁薄的髂总静脉小心地从 L5 椎体旁牵开至 L5-S1 椎间盘下缘。靠着 L5-S1 节段的前纵韧带放置可调节撑开器，将髂总静脉保护起来。牵开覆盖其上方的腰大肌，L5-S1 侧的方椎间盘纤维环就暴露出来了。2 根克氏针分别放置于邻近椎间盘的上下椎体中，然后切除侧方椎间盘（图 30.3）。

L5 侧方楔形截骨 （图 30.4）

侧方入路进行 L5 椎体远端楔形截骨可以很好地防止骨盆遮挡术区，此法对椎间盘狭窄或者骨赘增生的病例同样有效。然而有些高位遮挡的骨盆会让术者无法平行终板进入 L5-S1 间隙，此时带角度

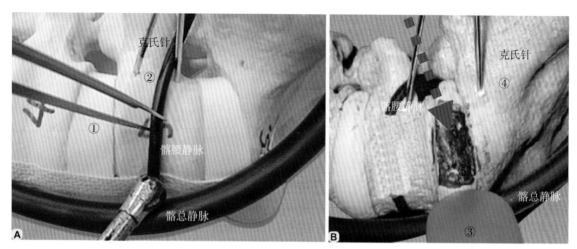

图 30.2　A. ①牵开 L4-L5 节段处的腰大肌并用克氏针固定；②使用双极电凝在髂总静脉较上方将髂腰静脉电凝并切断；B. ③将髂总静脉从椎间盘处牵开；④牵开并固定远端的腰大肌；⑤保护好髂总静脉后在前纵韧带后方切开椎间盘（红色虚线箭头指示切口的方向）

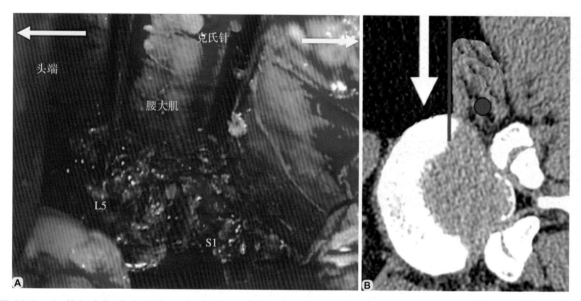

图 30.3　A. 椎间盘切除术后的 L5-S1 节段；向后牵开腰大肌并用 2 根克氏针固定（黄色箭头指示头和脚的方向）；B. 白色箭头指示侧方入路；红线表示固定牵开腰大肌的克氏针；红色点指示保护在腰大肌中的腰丛

的长柄器械仍然难以到达对侧 1/3 的椎间隙。

融合完成后彻底止血，静脉出血通常可以用明胶海绵或止血纱压迫止血。取出克氏针后，关闭切口，无需引流。

如果需要进行 2~3 个节段的融合（图 30.5），我们通常都先融合 L5-S1，因为其他节段的出血可能会影响 L5-S1 节段的视野。L3-L4 和 L4-L5 节段的融合相对比较简单，因为不需要去处理静脉系统或者避免骨盆遮挡。

为了完成侧方入路的椎间盘切除，有时候术者需要切断走行在腰椎前外侧的交感神经链。

术后处理

术后腹膜后渗血大概会有 400 ml 左右，术后第 2 天早晨需要常规复查血红蛋白浓度。麻痹性肠梗阻通常会持续 1~3 天。如果可以耐受伤口疼痛，应鼓励患者在助行器帮助下行走活动，可以根据情况选择是否需要佩戴腰部支具。

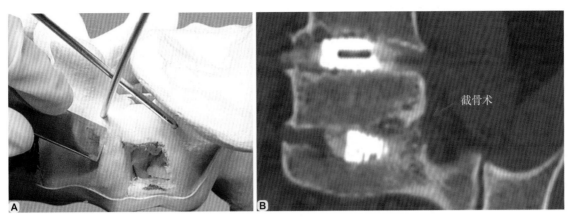

图 30.4　A. L5 侧入路远端截骨改善手术视野，也可针对伴有骨赘的狭窄椎间隙；图示在 L5 和骶椎边缘的交叉的克氏针；B. L5 椎体截骨后后前位 CT 重建

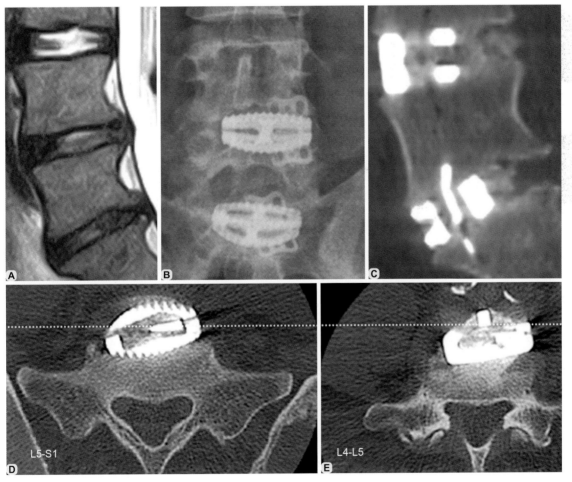

图 30.5　A. 35 岁女性，患有 2 级椎间盘源性痛（腰椎 MRI T2 加权）；B. 术后腰椎前后位片示 L4–L5 和 L5–S1 椎体融合，提示骨盆髂嵴间线在 L5–S1 节段之上；C. 3 个月随访时矢状位 CT 重建；D、E. 轴位示 L5–S1 节段、L4–L5 节段。融合器从一侧置入并横向放置

结果

本组病例中，4 例发生了较为严重的围手术期并发症（7.3%），其中 2 例 L5-S1 单一节段病例发生了 L5 神经不完全性损伤，均在 6 月内好转。2 例在术中显露 L5-S1 椎间盘时发生了大静脉损伤，其中一例损伤了髂腰静脉，出血约 400 ml，另一例损伤了髂总静脉，出血约 700 ml。上述静脉损伤均在长时间纱布压迫（大于 30 分钟）止血成功，未进行静脉修补。上位椎间隙的手术操作中没有造成神经血管损伤。

本手术平均出血量为 250 ml，平均手术时间为 100 分钟，平均住院时间为 6 天（4~10 天），平均切口长度为 8.6 cm（4~12 cm）。

L5-S1 入路的相关解剖变异

显露 L5-S1 侧方间隙过程中，术者可能遇到至少以下 5 种解剖变异。55 例患者的手术难度因个体差异而各不相同，取决于以下 5 种变异出现的多少。

1. 22 例患者存在异常短小、粗大的髂腰静脉（直径 >10 mm），占全部患者的 40%。短小粗大的髂腰静脉不易于止血，离断后留下的残端长度也非常短，其断端非常靠近髂总静脉。

2. 8 例患者髂总静脉张力较大，占全部患者的 14.5%。即使切断髂腰静脉，其髂总静脉仍然难以被游离并从椎间盘后外侧牵开。

3. 32 例患者椎间盘位置较低，占全部患者的 58.2%（图 30.5B）。这指的是椎间盘在骨盆中相对于嵴间线的距离，如果 L5-S1 椎间盘在髂嵴间线以下，为取得良好的手术视野，通常需要进行 L5 椎体楔形截骨。相反，如果 L5-S1 椎间盘与嵴间线平行，那么进入该间隙就变得容易了。

4. 20 例患者具有巨大的腰大肌，占全部患者的 36.4%。对于老年患者，萎缩的腰大肌比较容易牵开；但对于一些肌肉发达的年轻男性，其强大的腰大肌往往需要逐级牵开。

5. 10 例患者髂腰静脉缺如，占全部患者的 18.2%。为髂腰静脉缺如的患者进行 L5-S1 椎间盘的手术要容易得多。相比之下，侧路 L3-L4、L4-L5 节段的手术要相对简单一些，因为其技术上不需要处理大静脉。对于 L5-S1 椎间盘的手术，左侧入路与右侧入路技术上没有很大的差别，不过在 L3-L4 与 L4-L5 节段行右侧入路时，下腔静脉与椎间盘的距离比较近。

因交感神经被切断，其中 55 例患者出现切口同侧下肢皮温升高，大多数患者无明显症状，并在 6 个月后由于对侧交感神经支配而得到改善。19 例（34.5%）出现一过性的大腿前侧疼痛或感觉异常，这些症状也在 2 个月内消失。远期随访中未出现逆行性射精、深静脉血栓形成、感染等相关并发症。

讨论

传统入路（如前路、后路及经椎间孔入路）应用于腰椎椎间融合术的缺点是众所周知的。穿越腰大肌的微创侧方经腰大肌入路（LTA）能够将入路相关问题最小化，是一种很有吸引力的术式选择。但是，它也有两个主要缺陷：即腰丛损伤风险和无法到达 L5-S1 椎间隙。有损伤风险的神经包括腰神经根、腹股沟神经以及生殖股神经等，因此术中推荐使用神经监测来降低神经损伤的风险。一些解剖研究试图通过限定安全区域来预防神经损伤。一个尸体研究曾试图对 LTA 术中神经的走行进行定位，但其得出的结论是没有一个区域是绝对安全的，所以其作者推荐将神经根直接显露，并且（或者）使用神经监测[10]。但是神经监测并不能保证万无一失，神经损伤的案例仍然时有发生，在 L4-L5 节段中尤其多见[6]，因此有学者建议，在这一节段的手术可以选择 ALIF、TLIF 或者 PLIF 等传统入路。

在笔者的研究中，腰神经被保护在牵开的腰大肌中，没有患者发生不可逆的神经损伤。其中仅有 2 例患者出现了不完全性的 L5 神经损伤，并在不久后得到了痊愈。我们推测其原因可能是肌肉被牵拉后的收缩作用造成了神经的牵拉。术后大腿前侧出现短暂感觉异常或疼痛可能也是由于这个原因。最常见的暂时性神经功能障碍是入路同侧下肢无症状性皮温升高，这是由于切断了术侧的交感神经链。由于我们习惯在前纵韧带后方进行椎间盘切除术，所以邻近交感神经链的离断似乎是难以避免的；但幸运的是，这些下肢皮温升高的患者在 6 个月之后由于神经的再支配作用，其症状都能够逐渐消失。通过牵开腰大肌，不仅保护了其下方的神经，其肌肉本身的完整性也受到了保护。

长期以来，由于骨盆的遮挡，L5-S1 节段的微创侧方入路手术往往被认为是不可能完成的。在我们的病例中，骨盆不再是不可逾越的障碍。结果表明，部分患者可能存在各种不同解剖变异的组合，包括：静脉系统[17,18]、椎间盘到骨盆缘或嵴间线的相对距离[19]以及腰大肌的大小等变异。

手术的难易取决于解剖变异的情况。由于静脉系统变异程度较高，而损伤静脉的处理技术要求很高，学习曲线非常陡峭，因此被认为是此入路的关键所在。我们的经验包括：①小切口位置应更靠近前方；②大静脉的处理：通过分离、电凝、离断髂腰静脉后，将髂总静脉牵开，使之远离 L5-S1 椎间盘前侧方；③ L5 椎体远端可以行侧方楔形截骨，

此法也适用于伴有间隙狭窄或骨赘的节段。有两种可能导致大量出血的静脉损伤，但长时间（＞ 30 分钟）的大量纱布压迫后，出血一般可以得到有效控制。针对血管问题，笔者推荐术前向血管外科医生咨询，但术者本身也需要掌握基本的处理静脉损伤的能力。

相对于 L5-S1 节段，上位椎间隙的手术相对简单安全，因为操作区域没有静脉遮挡，而且间隙位置通常高于嵴间线。但需要指出的是，术者仍然需要注意附近的大静脉位置并将其妥善保护，尤其在进行右侧入路手术时。本组病例中，仅有 2 例有之前的前路 L5-S1 手术史。因此，尽管在这两例患者中未出现神经血管损伤，术者对于处理疤痕组织的经验还十分有限。在 2 例化脓性椎间盘炎的病例中，笔者用手指将椎间盘与周围炎性肉芽组织钝性分离，效果满意。

综上所述，笔者介绍了一种通过牵开腰大肌来进行的小切口侧方入路路腰椎椎间融合手术方式。与经腰大肌入路的潜在神经损伤风险相比，此术式做到了充分的神经保护。此术式通过大静脉的妥善处理，实现了原本被认为不可能完成的 L5-S1 侧入路椎间融合手术。我们的侧方入路方案可能是比经腰大肌入路更安全的选择。

参考文献

1. Heth JA, Hitchon PW, Goel VK, et al. A biomechanical comparison between anterior and transverse interbody fusion cages. Spine. 2001;26(12):E261-7.

2. Ozgur BM, Aryan HE, Pimenta L, Taylor WR. Extreme Lateral Interbody Fusion (XLIF): a novel surgical technique for anterior lumbar interbody fusion. Spine J. 2006; 6(4):435-43.

3. Sharma AK, Kepler CK, Girardi FP, Cammisa FP, Huang RC, Sama AA. Lateral lumbar interbody fusion: clinical and radiographic outcomes at 1 year: a preliminary report. J Spinal Disord Tech. 2011;24(4):242-50.

4. Kepler CK, Sharma AK, Huang RC. Lateral transpsoas interbody fusion (LTIF) with plate fixation and unilateral pedicle screws: a preliminary report. J Spinal Disord Tech. 2011;24(6):363-7.

5. Knight RQ, Schwaegler P, Hanscom D, Roh J. Direct lateral lumbar interbody fusion for degenerative conditions: early

complication profile. J Spinal Disord Tech. 2009;22(1):34-7.

6. Houten JK, Alexandre LC, Nasser R, Wollowick AL. Nerve injury during the transpsoas approach for lumbar fusion. J Neurosurg Spine. 2011;15(3):280-4. Epub 2011 May 27.

7. Benglis DM, Vanni S, Levi AD. An anatomical study of the lumbosacral plexus as related to the minimally invasive transpsoas approach to the lumbar spine. J Neurosurg Spine 2009; 10(2): 139-44.

8. Uribe JS, Arredondo N, Dakwar E, Vale FL. Defining the safe working zones using the minimally invasive lateral retroperitoneal transpsoas approach: an anatomical study. J Neurosurg Spine. 2010;13(2):260-6.

9. Kepler CK, Bogner EA, Herzog RJ, Huang RC. Anatomy of the psoas muscle and lumbar plexus with respect to the surgical approach for lateral transpsoas interbody fusion. Eur Spine J.

2011;20(4):550-6. Epub 2010. Oct 13.

10. Banagan K, Gelb D, Poelstra K, Ludwig S. Anatomic mapping of lumbar nerve roots during a direct lateral transpsoas approach to the spine: a cadaveric study. Spine (Phila Pa 1976). 2011;36(11): E687-91.

11. Guérin P, Obeid I, Bourghli A, Masquefa T, Luc S, Gille O, et al. The lumbosacral plexus: anatomic considerations for minimally invasive retroperitoneal transpsoas approach. Surg Radiol Anat. 2011. Oct 5.

12. Davis TT, Bae HW, Mok MJ, Rasouli A, Delamarter RB. Lumbar plexus anatomy within the psoas muscle: implications for the transpsoas lateral approach to the L4-L5 disc. J Bone Joint Surg Am. 2011;93(16):1482-7.

13. Peretti F, Hovorka I, Fabiani P, et al. New possibilities in L2-L5 lumbar arthrodesis using a lateral retroperitoneal approach assisted by laparoscopy: preliminary results. Eur Spine J. 1996;5(3):210-6.

14. McAfee PC, Regan JJ, Geis WP, et al. Minimally invasive anterior retroperitoneal approach to the lumbar spine. Emphasis on the lateral BAK. Spine. 1998;23(13):1476-84.

15. Wolfla CE, Maiman DJ, Coufal FJ, et al. Retroperitoneal lateral lumbar interbody fusion with titanium threaded fusion cages. J Neurosurg. 2002;96:50-5.

16. Bergey DL, Villavicencio AT, Goldstein, et al. Endoscopic lateral transpsoas approach to the lumbar spine. Spine. 2004;29(15): 1681-8.

17. Jasani V, Jaffray D. The anatomy of the iliolumbar vein. A cadaver study. J Bone Joint Surg Br. 2002;84(7):1046-9.

18. Kiray A, Akcali O, Guvencer M, Tetik S, et al. Iliolumbar veins have a high frequency of variations. Clin Orthop Relat Res. 2004;(425):252-7.

19. MacGibbon, Farfan HF. A radiologic survey of various configurations of the lumbar spine. Spine 1979;4(3):258-66.

第 *31* 章

腰椎管狭窄症的最新概念

Myung-Sang Moon，Sung-Soo Kim，Jeong-Lim Moon，Jang-Cheol Sihn

译者：吴德升

简介

椎管狭窄是指椎管内的神经结构受到压迫，是常见于老年患者的一种后天获得性的脊柱疾患，也有三四十岁的年轻人在活动度较大的颈腰椎存在先天性的骨性椎管和椎间孔狭窄[1-12]。如软骨发育不全和身材矮小综合征，这样的患者 Pavolv 比值一般较小[1]。椎管狭窄症主要是在骨性椎管狭窄（椎弓根短、椎板肥厚、关节突关节增生）和软组织增厚（黄韧带）的基础上，椎间盘退变引起。腰椎管狭窄症可以按照病因来进行分类（表 31.1 和图 31.1）。

腰椎管狭窄症的症状主要是由于神经结构如马尾神经和神经根受到压迫所引起的。姿势和脊柱不稳等动力性因素不仅会诱发症状，而且会加重症状。症状的严重程度与影像学上所能看到的压迫程度并无必然联系。一般认为，血管因素也参与了症状的发生过程。

表 31.1　腰椎管狭窄症的分型

Ⅰ. 先天性或发育性（原发性椎管狭窄）
A. 特发性
B. 软骨发育不全
C. 骨硬化病
Ⅱ. 获得性（继发性椎管狭窄）
A. 退变性狭窄
a. 中央型椎管狭窄

（续表）

b. 侧隐窝和椎间孔狭窄
c. 退变性滑脱
B. 医源性
a. 椎板切除术后
b. 脊柱融合术后
c. 椎间盘切除术后
C. 其他病变
a. 肢端肥大症
b. Paget 病
c. 氟化病
d. 强直性脊柱炎
D. 脊柱创伤后椎管狭窄
Ⅲ. 联合性：先天性、发育性或者获得性的因素共同引起椎管狭窄

根据狭窄的解剖部位不同，会以不同的术语来描述：中央管狭窄、侧隐窝狭窄、关节突下区狭窄、椎弓根下区狭窄、侧方神经沟狭窄、椎间孔狭窄、椎间孔外椎间盘区狭窄。这么多的术语容易令读者混淆。

局部解剖和活动范围

表 31.2 描述了腰椎的活动范围。

腰椎管组成可以分为两部分：静力性结构和动力性结构。静力性结构是指在椎间盘之间的骨性椎

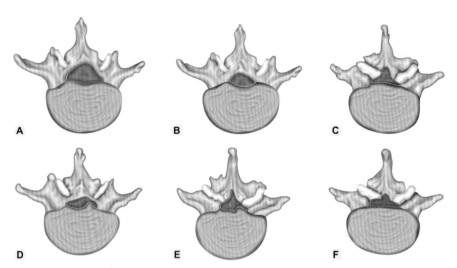

图 31.1 Arnold 等在 1976 年所描述的各种类型的椎管狭窄。A. 正常椎管；B. 先天性 / 发育性狭窄；C. 退变性狭窄；D. 先天性 / 发育性狭窄伴椎间盘突出；E. 退变性狭窄伴椎间盘突出；F. 先天性 / 发育性狭窄伴退变性狭窄

管，动力性结构大致相当于黄韧带分布的区域（图 31.2）。能引起症状的狭窄部分主要是动力性部分，这里是神经根发出的地方。

马尾神经前方是椎间盘、后纵韧带和椎体，侧方是椎弓根和黄韧带外侧延伸部分，后方是黄韧带、椎板和关节突关节（图 31.3）。

神经根管（神经根出口）的前壁是椎间盘、椎体，后壁是关节突关节，上壁和下壁是椎弓根。

为容纳大小平均的神经结构，椎管的平均矢状径为 12 mm，最小横断面积为（77±13）mm²。

正常的椎间孔的高度为 16~19 mm，面积为 40~160 mm²。高度 ≤ 15 mm 就可以被认为是病理性的。

Mayoux-Benhamon 等在 1989 年的研究表明，椎间孔的宽度最小为 5~6 mm，最大为 7~8 mm。在脊柱前屈时椎间孔的面积会增加 12%（椎间孔宽度增加 30%），脊柱后伸时会减小（变狭窄）15%。椎间孔的最大宽度在前屈时会增加 13%，后伸时会减小 9%。腰椎椎间孔能够比颈椎提供神经根和脊椎神经更大的活动余地。究其原因，神经根和椎间孔大小的比值在颈椎是 1:2，而在腰椎是 1:5（Jenis 与 An 报道是 30%；Hayland 等报道是 10%~30%）。

表 31.2 腰椎活动度

节段	活动度（角度）			备注
	Begg&Falconer	Allbrook	Louis R	
L1 (L1–L2)	10°	6°	11°	
L2 (L2–L3)	12°	8°	12°	
L3 (L3–L4)	14°	13°	18°	
L4 (L4–L5)	15°	19°	24°	Hallinshead L4 > L5
L5 （L5–S1）	15°	18°	18°	
合计	60°	64°	83°（30° /53°）	前向：3 后向：1

注：①侧屈 H：前后屈伸 = 2:3；②轴向旋转：16°（左 / 右：8° /8°）；③L5–S1 节段旋转：5° ~6°，正常行走时为 1.5°；④ "/"：后伸 / 前屈；⑤侧屈：40°（左 / 右：20° /20°）

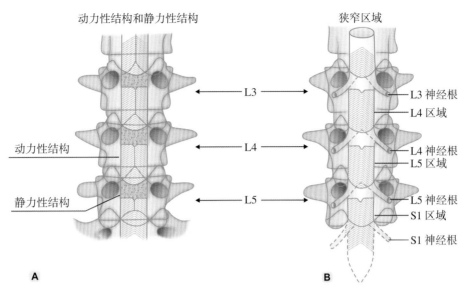

图 31.2 A. 腰椎管组成可以分为两部分：静力性结构和动力性结构。静力性结构是指在椎间盘之间的骨性椎管，动力性结构大致相当于黄韧带分布的地方；B. 由于能引起症状的腰椎管狭窄部分主要是动力性结构，我们已经把在动力性结构存在的狭窄看作是狭窄区域，大致在神经根分出水平

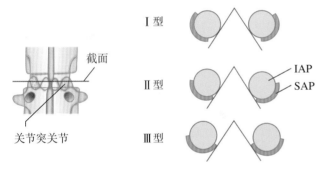

图 31.3 关节突关节水平的截面图：显示上下关节突的位置关系。IAP：下关节突；SAP：上关节突；Ⅰ型：关节突方向呈矢状位排列；Ⅱ型：关节突方向呈半矢状位排列；Ⅲ型：关节突方向呈冠状位排列

神经结构解剖（硬膜囊内外的神经根在中央椎管和神经根管的走行）

在马尾神经，位于硬脊膜内的神经结构是按照确定的模式走行的（图 31.4、31.5）。在硬膜囊内走行的位置最靠后的是 S5 神经根，从 S4 节段向前走行穿过 S1 椎体（在 L5-S1 椎间盘水平）。在 L5-S1 水平，最靠前的是 S1 神经根。在 L4 和 L5 椎体之间，L4 神经根向侧前方进入，比 S1 神经根更靠后。这样的走行排列是对称和有规律的，在每一椎间盘水平都有神经根向头端汇入脊椎神经。神经根从硬膜的分支情况如图 31.4 所示。

侧方椎管可以被分为 3 部分：入口区、中间区和出口区。它连通了椎管内外的空间。

入口区是侧方椎管最靠近头端的部分，位于上关节突的中间或者下面。它的前壁是椎间盘，后壁是关节突关节。中间和侧面是开放的。

中间区位于椎弓峡部，也就是椎板和椎弓根下面的部分。背根神经节（DRG）和腹侧运动神经根（索状部分）被包裹在硬脊膜的脑脊液中。前界是椎体的后缘，后界是椎弓峡部，内侧缘正对着中央椎管。

运动神经纤维位于前中央区，更粗一些的感觉神经纤维位于后外侧区。感觉和运动神经纤维是连续的，斜向走行的。在神经根管内的是背根神经节的细胞体和神经纤维，包括位于前方的较小的运动神经纤维和位于后方的较大的感觉神经纤维。背根神经节一般位于神经根管内，通常在椎弓根水平的临近椎间盘的区域。

背根神经节（DRG）一般大约占据了椎间孔区域 23%~30%，位于腰椎椎间孔外上侧部分，并且在 90% 的腰椎水平都是直接位于椎弓根下方。

出口区是一个椎间孔周围的区域，其后方边界由相同节段神经入口区域水平以下的小关节侧面构

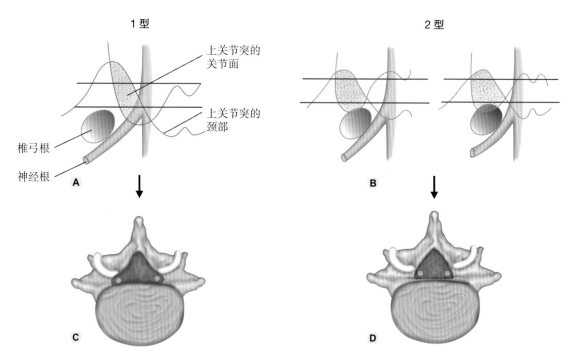

图 31.4　1型（左上图）：神经根从硬脊膜鞘发出并在上关节突的关节面走行。2型（右上图）：神经根从硬脊膜鞘发出并在上关节突肩部的走行。1型横截面（左下图）；2型横截面（右下图）

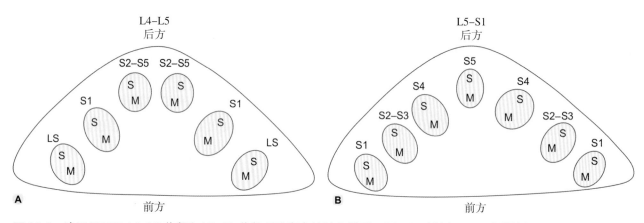

图 31.5　该图显示了 L4–L5 节段和 L5–S1 节段硬膜囊中的神经排列。M，运动神经；S，感觉神经

成，前方边界由入口区域椎间盘下一水平面的椎间盘构成。出口区域包含的神经是有神经束膜的周围神经。

　　由自身因素和振动导致的椎间孔狭窄会刺激背侧根神经节的敏感机制。振动会影响两个背根神经节、P 物质以及血管活性肠肽的合成与转运。在 P 物质通过 cAMP 依赖的机制来增加骨的重吸收过程，激发胶原酶和前列腺素 2 的合成，由此参与了退行性关节炎的发展。

　　L4-L5 和 L5-S1 节段狭窄高发的原因在于更小的椎间孔／神经根区域比例，而这个比例的缩小则由下列因素引起：第一，下腰段椎体直径、骶椎神经根直径和背根神经节直径（7 mm）的增大；第二，更多地在外侧沟斜向走行的神经根，会增加椎弓根弯曲和椎间孔狭窄效果的敏感性；第三，更高的椎间盘退变和腰椎病发生可能性。

　　在 An 等报道的潜在腰椎间孔狭窄病例中，有4% 发生 L2 神经根，5.3% 在 L3 神经根，15% 在

L4 神经根，还有 75% 在 L5 神经根。

脊柱运动

表 31.2 中介绍了脊柱运动的范围。腰椎前屈 /后伸位的范围大概在 68°~83°（50°/30°）。从 L1/L2 到 L4/L5，节段之间的活动度逐渐增大。侧屈可达 40°（左 / 右：20°/20°）。轴向旋转角度可达 16°（左 /右：8°/8°）。侧屈角度与前屈后伸角度比例为 2:3。L5/S1 节段的旋转角度为 5°~6°，并且在行走时 L5/S1 旋转角度为 1.5°。

神经根的病理生理学

蛛网膜下腔的马尾和其相邻神经根部分是悬浮在脑脊液当中的。神经根鞘膜是很薄的，并且相对于外周神经的神经束膜来说，缺少一个渗透屏障，所以其内部神经所在空间和蛛网膜下腔是连续的。相应的，这个渗透屏障可在蛛网膜（硬膜和根袖的下方）的更深处发现。由于缺少这样的特殊结构，在腰椎管狭窄中，马尾征和神经根性症状的发展过程中所涉及的机制与周围神经症状发展机制不同。

如果蛛网膜下腔是开放的，那么游离的神经根渗透膜中的神经内压将不会增大。但是，在站立和行走时，腰椎前凸角会增大，蛛网膜下腔的阻塞可能会发生，并且神经根会被蛛网膜的渗透屏障所包绕。随后，会妨碍水肿向蛛网膜下腔的扩散，导致神经内压的升高和所谓"间室综合征"的发生。

神经压迫症状体现了神经所受的影响，其主要由被动的机械性压迫所致。因此，神经可被多种形式的压迫所影响：

1. 按病程缓急分类：急性的（突然的）或渐进的（慢性过程）；持续性的或间歇性的。

2. 承重的大小（力的大小）。

3. 压迫区域的大小：小范围或大范围区域的压迫（当承重相同时）。

4. 压迫持续时长：①短时间或长时间；②压迫的频繁程度。

5. 施压物的硬度：软或硬（没有弹性）。组织：椎间盘或骨赘。

以上 5 条列出了可能影响神经压迫的几种因素。

由于压迫的原因，神经的血液循环会发生障碍：动脉系统和 / 或静脉系统。动脉系统的障碍可能引起局部缺血，而静脉系统的障碍可致淤血并且最终将导致因水肿所引起的间隔室综合征。而且，被压迫的轴索可能被直接或间接的损伤。还有，压迫所影响的神经营养状况可以很复杂。

众所周知，比神经动脉压高的压迫可达 200 mmHg（22.66 kPa）。突然间的高压会使动脉循环终止，同时，缓进的压迫起始时会导致静脉淤血和神经水肿，并且最终将使动脉血液循环减少。

狭窄节段的病理表现

衰老进程所致的椎间盘改变可引起椎间盘高度的降低、髓核的突出、椎间盘突出、椎体边缘早期骨赘形成以及小关节病。有时受影响节段的不稳可以很复杂。当椎间盘因退变而发生滑脱，从头至尾的椎间孔空间的狭窄进程会加剧，可能会导致神经根的卡压。因此，中央管和侧隐窝狭窄就发生了。当椎间盘退变速率超过了小关节退化程度时，就发生了向后滑脱；相反，若小关节退化速率超过椎间盘退变速率，则可致前滑脱。当关节突在一个矢状面的时候，以上都是成立的。

神经受压效应（压力大小、速度、时长和血运对神经功能的影响）

众所周知，压力负荷、时长和速度会对受压神经产生直接影响。Garfin[3,9,11] 和 Rydevik 等[19] 报道，当神经根受到 200 mmHg（高于平均动脉压）的压力时，会导致神经传导速度急剧减慢。而且在解除压迫后，传入神经几乎不能恢复，传出神经功能只有 30%~40% 的恢复。增加压迫时长（从 2 小时到 4 小时）会对神经的恢复能力产生影响。虽然初始的受损程度是相同的，但是恢复时间明显延长了，特别是当压力在 100 mmHg（13.33 kpa），但压迫时间加倍的时候。这些损害在传入神经要比传出神经更显著。

压迫速度对神经功能的影响与预后有关。水肿和营养缺乏与压力大小和起病速度有关。压力越大，起病就越迅速，水肿就越严重，神经血供越差。

临床症状

由于起病过程是缓慢持续的，早期症状往往很隐匿。临床症状可有神经性跛行、单侧腰痛、腿痛（坐骨神经型）、麻木、肌无力和感觉异常。

1. 腰痛：这可能不是主要症状，但其可以因活动而加重，并且通常可以通过休息缓解。

表 31.3　几种不同诊断的临床体征

检查结果		神经性跛行	血管性跛行	腰椎退变
①	疼痛			
	类型	定位不明绞痛，疼痛，下肢的烧灼痛	紧绷感，绞痛（通常在小腿）	背部钝痛
	位置	背部，臀部，下肢	小腿	背部
	放射	由近至远	局限于下肢	局限于背部
	加重因素	站立，特别是躯干伸直时，行走时少见，骑自行车时更少见（除非躯干伸直）	行走或骑车（涉及下肢的活动）	各种类型活动（弯腰、站立、转身和抬举重物）
	缓解因素	坐下时，屈体时，蹲坐时	坐下时，肌肉非运动状态	活动的减少和休息
	缓解时间	延长的	很快	延长的
②	上坡行走	或多或少的疼痛	疼痛	或多或少的疼痛
③	下坡行走	疼痛（当腰部过度前伸时）	疼痛	或多或少的疼痛
④	腰痛	常见	不常见	常见
⑤	脊柱活动限制	常见	不常见	常见
体征				
神经系统体检		偶尔阳性，通常不对称	阳性很罕见，如有则为对称	阴性
直腿抬高试验		通常阴性	阴性	阴性
股神经牵拉试验		通常阴性	阴性	阴性
下肢动脉搏动		可触及或是成对称性减弱	减弱或不可触及，经常是不对称的	—
皮肤		正常	毛发减少，萎缩	正常
自行车试验		腰部过屈时可为阳性	任何姿势均可为阳性	阴性

表 31.4　两种不同的跛行和腰椎病的特征性临床症状体征

检查项目	神经性跛行	血管性跛行	混合型	腰椎退变
神经系统检查	偶尔阳性，通常非对称	阳性很罕见，如有阳性则为对称性	如有阳性则为对称性	阴性
直腿抬高试验	通常阴性	阴性	通常阴性	阴性
股神经牵拉试验	通常阴性	阴性	阴性	阴性
下肢动脉搏动	可触及或是成对称性减弱	减弱或不可触及，经常是不对称	对称性减弱	对称
皮肤	正常	毛发减少，萎缩	毛发减少，萎缩	正常
自行车实验	腰部过屈时可为阳性	任何姿势均可为阳性	任何姿势均为阳性	阴性
踝臂指数（ABPI）			< 0.9（方差 25%）	

表 31.5　腰椎管狭窄症（LSCS）和血管闭塞性
疾病（PAOD）的体征区别

	腰椎管狭窄症	血管闭塞性疾病
疼痛		
站立负荷试验		
行走	+	+（停止走动即转阴）
前屈	−	−
后伸	++	−
坐位	−	−
卧位	−	−
体姿		
前屈位	−	−
迈步感	+	−
瘫痪	+ 或 −	−
肌力减退	+ 或 −	−
左右温度觉对比	+ 或 −	−
踝臂指数（ABPI）< 0.9	−	+
足背动脉搏动	+	+ 或 -
小腿疼痛	−	+

注：PAOD，外周动脉阻塞性疾病

2. 马尾型间歇性跛行：症状的发生是由于神经根受压和缺血。双侧下肢麻木（或感觉减退），在行走过程中会加重以至于无法继续行走。在前屈且休息一段时间后，症状才得以减轻从而可以继续行走。典型症状为从脚底开始的刺痛，且症状向上蔓延，且程度越来越严重（迈步感）。腰痛加重罕见。肢体刺痛之后随之而来的是肌力减退，但常不明显。

3. 单侧肢体疼痛乏力有时会加重，但罕见。这种情况的出现是由于复杂的、严重的侧隐窝狭窄或椎间盘突出导致。这提示了腰骶神经根都受到了机械和炎症方面的刺激。

4. 在严重的病例中，站立和背伸的体姿可诱导肢体刺痛。患者会诉会阴区感觉异常，排尿困难，且会因下肢痛而在床上保持仰卧位（不宁腿综合征）。

5. 间歇性跛行的诊断可以根据患者耐受的步行

距离确定：最具特色的是神经性跛行。但不应该仅仅与血管闭塞性疾病区分，更应该与其他血管性疾病鉴别。尽管有个体差异，但我们还是应该从患者年龄、原发疾病的严重程度、步行距离的减少程度来综合考量。

神经根的双重受压效应

如果有两个节段的神经根受压，则会产生更大的神经功能障碍，即便两个阶段都只受到了轻微的压迫。这个现象被称为双重受压效应。这可能是受压处的静脉瘀滞造成的。

背根神经节的受压可能会导致炎性介质释放（神经肽）。P 物质（SP）和血管活性肠肽（VIP）增加了血管通透性从而产生水肿，使疼痛及神经根受压程度加重。

一直悬而未决的一个问题就是行走为何会使间歇性跛行加重？一种可能的理论就是与神经根相关的血管扩张导致神经根活动范围减小。在间歇性跛行的患者中，会出现静脉瘀滞，同时导致动脉血流障碍。

神经学特征

1. 腱反射：神经根损伤的患者会出现跟腱反射的明显减弱或消失。腱反射亢进提示锥体束受损，此时要检查颈髓和胸髓是否受损。

2. 坐位时无症状：浅感觉损伤通常不会被发现，有时在病程的终末阶段才会发现小腿三头肌、股四头肌的肌张力下降和肌肉萎缩。

3. 足趾步态、跟趾步态：典型的阳性体征。直腿抬高测试：在老年人当中通常为阴性，除非有复杂的椎间盘疾病。

4. 在大多数病例中，神经学检查可以发现多根神经根的病变。

影像学表现

临床诊断应该基于影像学的辅助检查。

1. 简单的两个方向的 X 线片：小关节突呈球状增生，小关节呈矢状位内聚排列。下椎体关节面呈 W 形，椎间隙变窄和骨刺形成，椎板增厚，椎间孔变窄，退变性侧弯和滑脱。对于年轻人的发育性狭窄，椎管径线的测量是很重要的。

2. 神经根造影和记录感觉神经动作电位（SNAPs）：对椎间孔狭窄有诊断意义。神经根造影可以检查根袖是否收缩或断裂。尤其要确定造影剂在何处中断。若造影剂在椎间孔出口附近中断，那么就应该从椎管外侧手术。若发现一侧的隐神经（L4），腓浅神经（L5）和腓肠神经（S1）处的造影剂中断，则有可能是背根神经节或其远端的受压。

3. 脊髓造影：目前很少做，因为已被磁共振取代。以往认为脊髓造影是确诊的最佳证据（图31.6~31.8）在前后位脊髓造影图像上，多个节段的图像呈锥形，完全或不完全的造影剂瘀滞，神经根的缺损图像，椎管狭窄图像，马尾上也会出现蜿蜒形条带状的图像。在侧位脊髓造影图片中，可看到各个节段的椎间盘的膨出和向后压缩。

4. CT 扫描：椎管形状，椎间关节呈退行性变；骨刺，和椎管内韧带骨化。 CT 脊髓造影可以提示硬膜囊的病变（图31.9）。

5. 磁共振：可以通过磁共振来制定手术计划，选择手术节段及判断是否合并其他脊柱疾病。

通过磁共振可以很好地诊断中央管狭窄及侧隐窝狭窄、关节突关节异常、骨赘、椎间盘膨出或突出和黄韧带增厚（图31.10）。

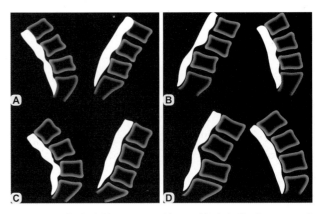

图 31.6　脊髓造影显示了两种不同的狭窄类型：A、B. 过伸位狭窄；C、D. 过屈位狭窄。过伸位狭窄更常见：狭窄的症状都在前屈姿势行走时好转，而在背伸姿势行走时加重

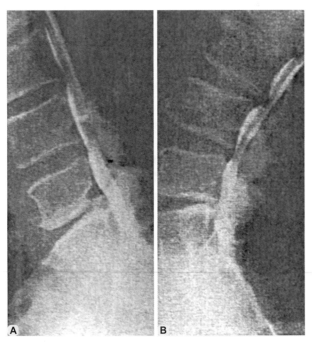

图 31.7　A、B. 动力位脊髓造影。在过伸位时，腰椎管狭窄症变得更加严重且硬膜受压更严重

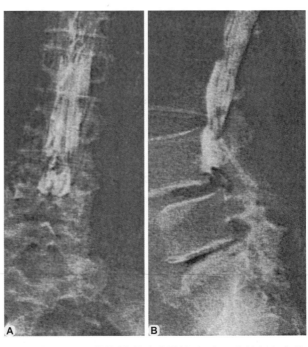

图 31.8　A、B. 蛇纹样脊髓造影缺陷：（冗余神经根）位于狭窄中心

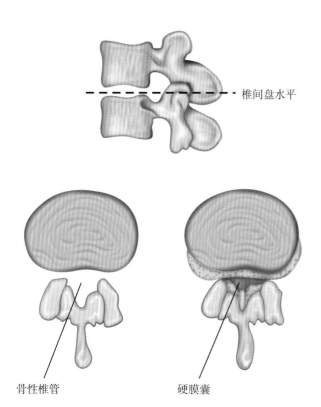

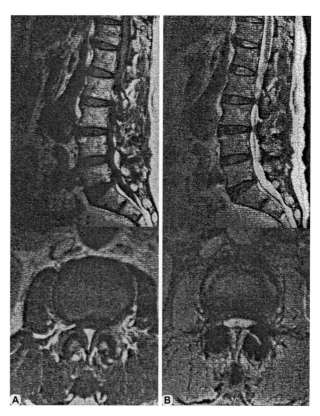

图 31.9　CT 检查显示是硬膜囊和骨性椎管之间的比例大小差异。虚线区域表示软组织、椎间盘和黄韧带。在大多数的情况下，最狭窄处是在图像的顶部。CT 的诊断价值在于其对骨性椎管，尤其是侧椎管条件的评判。硬膜腔狭窄程度也可以通过特殊的方法来确定

图 31.10　腰椎管狭窄症的 MRI 特点是硬膜囊受压及蛛网膜下腔显示异常增强信号。症状型腰椎管狭窄的 MRI 图像：A. T1 加权像；B. T2 加权像。矢状位图像显示最严重的狭窄在 L2-L3 水平，冠状位图像显示最严重的狭窄在椎间盘的顶部（关节突关节水平）

诊断

人们通常认为，通过临床症状来诊断是很容易的。但这并不正确，即使诊断的准确率已经高达 90%，也不能仅仅通过临床症状来诊断。对于全科医生来讲，确诊腰椎管狭窄并不那么容易。

这种疾病不可以单单通过诸如脊髓造影、椎管造影、CT 和 MRI 的影像学结果诊断。这是由于有些无症状患者可显示异常影像学表现。另外，并不是只有狭窄的患者才会出现症状，尤其是老年患者。超过 60 岁的老年男性常常有脊柱退变，而发育性狭窄常发生在 30 岁以上的人群中。可通过肌电图和神经传导检查与血管性跛行、周围神经病变、腰椎滑脱所致椎管狭窄等疾病来鉴别。

神经根阻滞对于神经根管狭窄的诊断是很有帮助的（图 31.11、31.12）。

侧隐窝狭窄的诊断

硬膜外注射和神经根阻滞术（L5、S1）可以诊断侧隐窝狭窄。可以通过神经阻滞、硬膜下和神经根造影术等穿刺技术来评估狭窄、阻塞或根外空间的异常。通过麻药注射可评估根性症状的改善情况。

治疗

保守治疗虽然有时会对症状缓解有所帮助，但很难使症状完全缓解，甚至有少数患者症状会加重。椎管狭窄的患者是否需要手术应该要根据患者

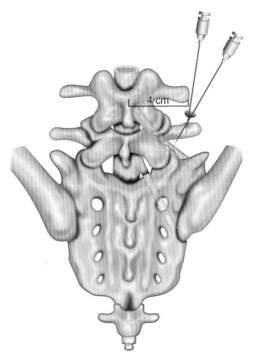

图 31.11 L5 神经根阻滞通路

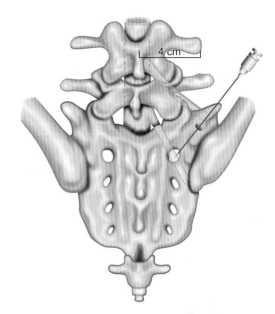

图 31.12 S1 神经根阻滞通路

生活质量是否下降、症状是否加重来决定，而不是根据神经系统体检和 MRI 检查来决定。选择手术的原因还有减轻患者神经症状和提高生活质量。但要告知患者及其家属，减压手术并不能解决所有的神经功能障碍问题。

　　作为治疗的第一步，应首先给予患者保守治疗。只有在保守治疗失败，并且患者及其家属知情同意后，才能考虑手术治疗。

保守治疗

　　保守治疗方法包括疾病宣教、安慰、使用非甾体类抗炎药以及麻醉药物，也需要通过功能锻炼来增强肌肉的力量及耐力。物理治疗也是有帮助的，但作用不显著。理疗师通常教授患者理疗方法，让他们进行自我锻炼。

　　佩戴腰围也是有帮助的，但为了防止肌肉萎缩，不宜长期佩戴（图 31.13）。

硬膜外神经根阻滞

　　根据病情决定是否选择此种疗法（图 31.11、

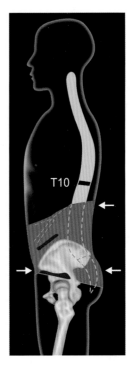

图 31.13 Williams 氏屈曲支具

31.12、31.14）。局麻药物一般有利多卡因、卡波卡因、布比卡因等，而激素常用于减轻炎症，但目前仍存在争议。

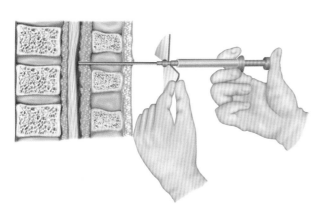

图 31.14　麻醉药物硬膜外腔注射治疗根性症状的通路

手术治疗

手术最根本目的是在中央管、侧隐窝、椎间孔、前椎间孔等神经根受压处对其进行减压。

由于疾病的严重程度、发病时长、狭窄区域存在个体差异，所以也应采取不同的减压方式。没有一种方法能够解除所有类型的狭窄。手术的原则是神经减压。而且减压范围往往被低估。一般说来，减压范围越大越好。但若减压节段失稳，则需通过融合来起稳定作用。

现在手术的创伤越来越小。现有几种微创减压技术，如显微镜技术及内镜技术，手术效果也令人满意。因此越来越多的人选择微创手术，正是由于其具有组织结构破坏小、保留减压节段稳定性、无需内植物和美观等优点。手术目的是彻底、安全地减压。

下列因素可以帮助医生预测减压效果，从而更好地对病人进行宣教。

提示预后较好因素：①减压彻底；②小关节稳定；③早期减压；④术后佩戴腰围及功能锻炼。

提示预后较差因素：①术后持续性腰痛；②多节段减压；③减压时机较晚；④术前出现神经功能障碍，包括急性排尿困难。

在出现马尾症状后，越早减压，术后残留神经症状的可能性越小（减压手术最好在 48 小时内进行）。

棘突间撑开减压装置

这种技术最好的适应证是过伸性动力性狭窄：屈曲时症状好转，伸展时症状加重。

减压

手术的最终目的是对神经结构（包括马尾和神经根）进行充分减压（图 31.15、31.16）。虽然维持手术减压节段的稳定性十分重要，但手术的首要目标还是神经结构的充分减压。因为手术的失败多

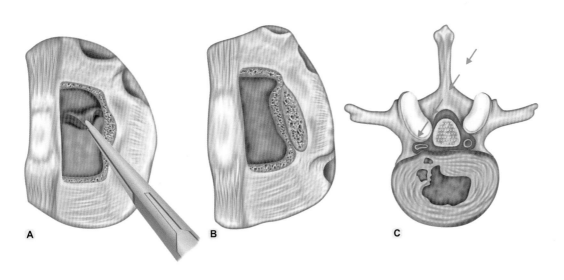

图 31.15　节段性椎管减压的技术。A. 在切除黄韧带后，能够看见增生的骨赘，并且能将其缓慢切除；B. 在侧方切除上关节突的中 1/3 后，能够看见上方关节突骨赘侵入椎管的侧方；C. 用骨刀或刮匙清除骨赘

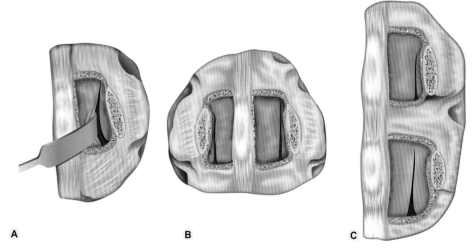

图 31.16　A. 在将上关节突骨赘切除后，就能看见侵入其中的神经根；B. 在椎管另一端可进行选择性减压，保留重要的韧带 – 骨质连接结构，能够维持很好的稳定性；C. 上方节段如果必要的话也可以减压

是由于减压不彻底，而非减压过度。虽然后路减压术后脊柱不稳发生率较小，但当有不稳可能性时，就需要进行融合手术。

开窗手术

开窗手术是通过开一个小的骨窗来减压，手术过程包括切除椎板及小关节中间 1/3 部分，完全切除黄韧带，术中尽量保留小关节。由于它较全椎板切除能更好地保留脊柱稳定性，是大多数腰椎管狭窄患者的选择。

当减压彻底时，硬膜囊重新搏动，神经根血运恢复且有一定活动度。由于术后恢复快、能够保留椎间高度，高度选择性椎管减压备受推崇。因为椎管狭窄多数发生在动力性节段（椎间盘和小关节突），而非静力性节段（椎体，椎弓根和椎板）。这使得在解除椎管狭窄的同时能够保留骨性结构（图31.2）。但是当开窗手术不能对中央椎管进行彻底减压时，就应选择椎板切除术。当神经根症状是与中央管狭窄相关时，就必须进行侧隐窝的充分开顶（unroofing）减压。

椎板切除术

椎板切除术是在一个或多个节段上切除全部椎板和小关节，其减压范围更广，常用于老年患者。它只对中央椎管起减压作用，因此，如有神经根症状，还需进行侧隐窝减压。

背根神经节的位置需要通过 MRI 检查来确定。当其受压部位在椎管内时，需要对椎管进行减压；而当其受压部位在椎间孔区域时，则需要进行椎管外减压。

椎板成形术

Tsuji 首先报道了整块扩大椎板成形术，但它很少被运用。手术过程与治疗脊髓型颈椎病的颈椎椎板成形术相似[31]。

椎管狭窄的手术减压成功率最低为 20%，最高为 77%~85%。术后残留腰背痛和坐骨神经痛症状很常见。虽然减压术后不稳在 0~100% 均有报道，但其发生率一般在 10%~12%。Hopp 和 Tsou 报道再手术率为 16.6%，其中 4.6% 由于滑脱，4.3% 由于椎间盘突出，8% 由于症状顽固性。

结论

综上所述，我们能得出以下结论：准确诊断是有效治疗的基础。我们需要鉴别中央椎管狭窄和椎间孔狭窄，以及动力性狭窄和静力性狭窄。需要在保证受压神经根充分减压的前提下，尽量避免造成术后节段不稳。

参考文献：

1. Verbiest H. Aradicular syndrome from developmental narrowing of the lumbar vertebral canal. J Bone Joint Surg. 1954; 36B:230-7.

2. Epstein JA, Epstein BS, Lavine L. Nerve root compression associated with narrowing of the lumbar spinal canal. J Neurol Neurosurg Psychiat. 1962;25:165-76.

3. Garfin SR, Herkowitz HN, Mirkovic S. Spinal stenosis. J Bone Joint Surg. 1999; 81A: 572-86.

4. Arnoldi CC, Brodsky AE, Cauchoix J, Crock H, et al. Lumbar spinal stenosis and nerve root entrapment syndromes. Definition and classification. Clin Orthop. 1976;115:4-5.

5. Ciol MA, Deyo RA, Howell E, Krief S. An assessment of surgery for spinal stenosis: time trends, geographic variations, complications, and reoperations. J Am Geriat Soc. 1996; 44: 285-90.

6. Cohen MS, Wall EJ, Brown RA, Rydervik B, Garfin SR. 1990 Acromed Award in basic science. Cauda equina anatomy II: extrathecal nerve roots and dorsal root ganglia. Spine. 1990; 15:1245-51.

7. Cohen MS, Wall EJ, Kerber CW, Abitbol JJ, Garfin SR. The anatomy of the cauda equina on CT scans and MRI. J Bone Joint Surg. 1991; 73(B): 381-4.

8. Cornefjord M, Takahashi K, Matsui H, Olmarker K, Holon S, Rydevik B. Impairment of nutritional transport at double level cauda equina compression. Neuro-ortho. 1992; 13:107-2.

9. Dodge LD, Bohlman HH, Rhodes RS. Concurrent lumbar spinal stenosis and peripheral vascular disease. A report of nine patients. Clin Orthop. 1988; 230:141-8.

10. Garfin SR, Cohen MS, Massie JB, Abitol JJ, Swenson MR, Myers RR, Rydervik BI. Nerve-root of the cauda equina. The effect of hypotension and acute graded compression on function. J Bone Joint Surg. 1990;72(A):1185-92.

11. Garfin SR, Rydevik BL, Brown RA. Compressive neuropathy of spinal nerve roots. A mechanical or a biological problem? Spine. 1991;16:162-6.

12. Grob D, Humke T, Dvorak J. Degenerative lumbar spinal stenosis: decompression with and without arthrodesis. J Bone Joint Surg. 1995;77A:1036-41.

13. Hawkes CH, Roberts GM. Neurogenic and vacular claudication. J Neurol Sci. 1978; 38:337-45.

14. An HS, Butler JP. Lumbar spinal stenosis: historical perspectives, classification, and pathoanatomy. Semin Spine Surg. 1999;11:184.

15. Herkowitz KZ, Garfin SR. Decompressive surgery for spinal stenosis. Semin Spinal Surg. 1989;1:163-7.

16. Johnsson KZ, Rosen I, Uden A. The natural course of lumbar spinal stenosis. Clin Orthop. 1992;279:82-6.

17. Olmarker K, Rydevik B, Holm S, Bagge U. Effects of experimental graded compression on blood flow in spinal nerve roots. A vital microscopic study on the porcine cauda equina. J Orthop Res. 1989;7:817-23.

18. Postacchini F: Management of lumbar spinal stenosis. J Bone Joint Surg. 1996; 75B(1):154-64.

19. Rydevik B, Lundborg G: Permeability of intraneural microvessels and perineurium following acute, graded experimental nerve compression. Scan J Plast and Reconstr Surg. 1977;11:179-87.

20. Wall EJ, Cohen MS, Abitol JJ, Garfin SR: Organization of intrathecal nerve roots at the level of the conus medullaris. J Bone Joint Surg. 1990; 72A:1495-9.

21. Wall EJ, Cohen MS, Massie JB, Rydevik B, Garfin SR. Cauda equina anatomy I: Intrathecal nerve root organization. Spine. 1990; 15:1244-7.

22. Yoshizawa H, Kobayashi S, Hachiya Y. Blood supply of nerve roots and dorsal root ganglia. Orthop Clin North America. 1991; 22:195-211.

23. Ikuda K, Arima J, Tanaka T. Short-term result of microscopic posterior decompression for lumbar spinal stenosis. J Neurosurg. 2005; 40:624-33.

24. Gelalis ID, Stafilas KS, Korompilias AV, Zacharis KC, Beris AE, Xenakix TA. Decompressive surgery for degenerative lumbar spinal stenosis: long-term results. Int Orthop. 2006; 30:59-63.

25. Takaso M, Nakazawa T, Imura T, Okada T, et al. Less invasive and less technically demanding decompression procedure for lumbar spinal stenosis – appropriate for general orthopedic surgeons? Int Orthop. 2011;35:67-73.

26. Schatzker J, Pennel GF: Spinal stenosis, a cause of cauda equina compression. J Bone Joint Surg. 1968;50B:606-18.

27. Jones RAC, Thompson JLG. The narrow lumbar canal, a clinical and radiolgical review. J Bone Joint Surg. 1968; 50B:595-605.

28. Arnold CC, et al. Lumbar spinal stenosis and nerve root entrapment syndromes. Definition and classification. Clin Orthop. 1976; 115:4-5.

29. Spurling RG: Hypertrophy of the ligamenta flava as a cause of low back pain. JAMA. 1937;109:928-33.

30. Takoso M, Nakazawa T, Imura T, et al. Less invasive and less technically demanding decompression procedure for lumbar spinal stenosis – appropriate for general orthopedic surgeons? Int Orthop. 2011; 35: 67-73.

31. Tsuji H et al: Expansive laminoplasty for lumbar spinal stenosis. Int Orthop. 1990;14:307-14.

第**32**章

一期经前后路腰骶椎融合术：手术技术和疗效

Cederic Barry，Boissiere L，D'acunzi G，Perrin G
译者：罗益滨 王新伟

简介 [1-6]

腰骶部关节融合术是治疗腰椎退变性疾病最常见的手术方式之一。腰骶部融合的目的是重建脊柱节段的稳定性，恢复腰椎前凸，达到椎间融合，必要时对受压的神经进行减压。不同的手术技术对应上述不同的手术目的。每个术式也有各自的优缺点。随着近年来前路手术器械和技术的进步，腰椎前入路手术越来越为更多人接受。

我们编写此章节来报道我们在一期前后联合入路腰骶部融合术上的经验，以讨论该术式相对于其他脊柱关节融合术的优点。

病例研究

本章节的目的是报道 62 例行一期 360° 腰骶部融合术（1 或 2 个节段）患者的临床和放射学结果，随访时间为 1 年。手术技术也进行了详细的描述。

材料和方法

2008 年 6 月至 2010 年 12 月期间，62 例患者连续入组本研究。平均年龄（44±11）岁，女性39 例，男性 23 例。记录手术前后的临床（VAS 评分、ODI 评分）和放射学（手术节段以及总体前凸）数据以及手术方式和并发症。1 年后进行 CT 扫描以评估椎间融合率（通过脊柱椎间研究学会标准，Spine Interbody Research Group Criteria）。

手术指征包括：36 例患者出现椎间盘退变性疾病（单纯退变 n=6；包括 Modic Ⅰ 型改变 n=4；曾行椎间盘切除术 n=9；L5-S1 腰椎滑脱症 n=11；腰骶移行部异常 n=6）以及 26 例低度（Ⅰ 或 Ⅱ 级）峡部性腰椎滑脱。所有患者表现腰痛和（或）放射痛，持续时间超过 6 个月。

所有患者进行了联合入路手术：一期全麻下前路腹膜后入路，同时使用 PEEK 椎间融合器和 BMP 进行融合，然后后路进行椎弓根螺钉内固定。

手术技术

两个入路（前、后路）的手术都在一次全身麻醉下完成。

前路手术

术前已进行 3D 血管 CT 扫描评估椎体前血管结构（动静脉）的形态学和位置，特别关注了髂血管和椎间盘之间的关系。椎前血管 3D 重建可以为手术提供更方便的血管解剖信息。

为了方便暴露腰骶部术区、输尿管，术前需要常规插导尿管排空膀胱。另外，术中进行双足血氧监测，避免血管过度牵拉或被手术拉钩压扁。

体位

常规采用仰卧位（French position），下肢外展腰椎轻度过伸。

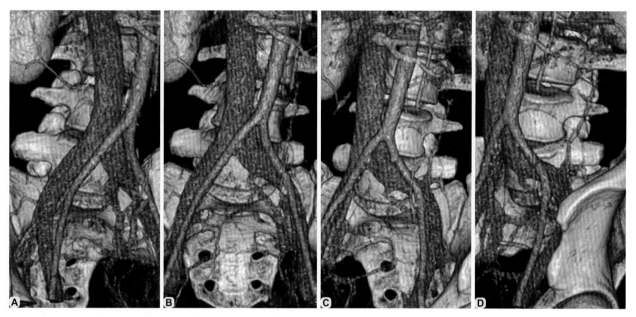

图 32.1　术前 3D CT 血管造影评估腰部血管解剖结构

X 线片

患者体位放置好了以后通过 X 线正位和侧位片在皮肤表面标记上椎间隙的位置和角度。大多数人的 L4-L5 椎间隙投影在肚脐水平，L5-S1 在脐和耻骨联合连线中段，但可能存在较大的个体差异。所以，术前行 X 线片检查很有必要。

腹膜后间隙的暴露

采取纵向旁中央切口，L5-S1 取右侧，L4-L5 取左侧。L5-S1 也可以采用水平切口。暴露直肠前窝后，纵向切开并用 Kocher 钳使直肠肌肉和前窝的下表面进行分离。直肠肌肉向两侧拉开，使直肠后窝及腹膜后脂肪充分暴露。此时，维持直肠后窝前倾的弓形韧带需要仔细辨认。这条韧带从中线向两侧腹壁伸展，是从侧方进入腹膜后间隙的标志。

我们推荐从侧腹壁开始切开腹膜后脂肪，大约切到髂嵴前方的区域。腹膜后脂肪用扫拨的动作从侧方到中央轻柔地从直肠窝和髂肌牵开。在髂窝内表面放置一些冷盐水纱布可能有助于切开脂肪。下腹部血管和直肠肌肉表面深部的左侧相接触。

为了更好地将腹膜以及内容物向中间牵拉，弓形韧带必须纵向切开。其目的是更好的暴露腰大

肌。必须小心保护该肌肉表面走行的生殖股神经。在女性患者中，随后暴露的髂腰肌需要仔细分离圆韧带，这条韧带连接子宫的侧角和腹股沟环的深部之间，可能限制暴露范围，影响手术进程。

椎前间隙的暴露

髂腰肌暴露完后，进一步将腹膜及其内容物向中间偏对侧牵拉，有助于辨认髂血管，即动、静脉，以及左侧的输尿管。脂肪组织和髂血管紧密相连，通常还包裹着淋巴组织，如果手术时分离不仔细，引起淋巴损伤可能导致慢性腹膜后淋巴囊肿。输尿管和输精管要轻柔地向中间牵开，无需和腹膜内容物分离。大部分输尿管是和腹膜粘连在一起。在这个步骤中，数字触诊器有助于定位位于左髂总静脉和右髂总动脉之间的突起。放置中央、侧方以及头侧区域三个方向的自动拉钩叶片，可帮助获得最佳的暴露。交感下腹丛几乎 80% 的分支都位于主动脉弓左侧，并且在穿过盆腔边缘时穿过左髂总动脉，为了避免损伤该神经丛，只有双极电凝可以用在这个位于突起前方的区域。

在大部分病例中，为了暴露 L5-S1 的椎间盘，髂血管没有必要牵拉，但髂骨中部的血管需要分离。

椎间盘切除和椎间稳定步骤

在前纵韧带剥离后，需要对其进行椎间盘全切除（图 32.2）。在后纵韧带前方切除全部椎间盘，暴露后纵韧带。椎间盘切除的效果可以用通过椎间盘的内镜进行检验。

接着，放置一个较大的前凸型 Peek 融合器建立脊柱节段的稳定性，融合器内填充取自髂嵴的骨髓和多孔双向陶瓷混合物。用一块或两块前入路钛板固定两个椎体以增加结构稳定性和椎间融合率。

关闭切口

在大部分病例中，腹膜后引流没有必要。但不要忘记缝合弓形韧带，特别是切开超过 2.5 cm 的病例。直肠前窝需要用连续缝合线小心翼翼地关闭。

L4-L5 入路

L4-L5 的入路和 L5-S1 的入路有 5 个方面的不同：

- 通常采用左侧入路，因为右侧有髂血管分叉
- 暴露时应当靠近左髂总动脉旁边，而不是在髂血管分叉处

- 通常需要切开弓形韧带
- 有时需要结扎髂腰升静脉。我们建议每侧血管放置双枚血管夹以保证止血效果，一旦止血失败可能引发难以控制的大出血。万一存在上升支的下端，很可能保持原样，我们需要注意避免过度牵拉
- 最后，通常为了充分暴露 L4-L5 椎间盘的操作空间，需要移动髂血管，尤其是左髂静脉

L4-L5/L5-S1 入路

当 L4-S1 节段都需要手术时，我们建议一次暴露一个节段，而不是一次同时暴露两个节段，这样可以避免过度牵拉内脏以及血管组织。

后路手术

完成上述步骤后，患者采取俯卧位。用标准的后正中入路，通常部分切开关节。根据术前临床和放射学资料，需要通过椎板 - 椎间孔切除的方式进行部分减压。随后打入椎弓根螺钉，用单轴或者

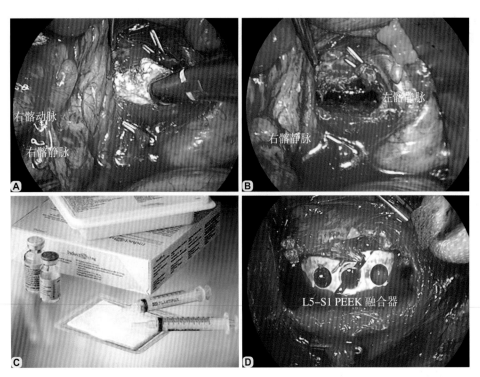

图 32.2　A~D. 前入路手术包括腹膜后入路、椎间盘切除、清理终板软骨以及植入较大的填充有 BMP 的前凸型 PEEK 融合器

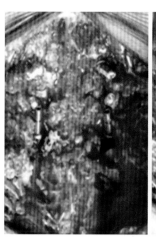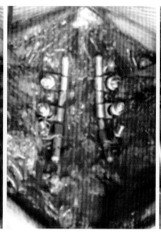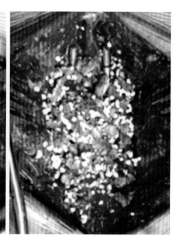

图 32.3　后入路椎弓根螺钉内固定以及后方中央植骨

多轴半球螺钉 - 钳系统建立脊柱稳定性。放置连接杆时需要特别小心。最后，将椎板间及关节突间的骨皮质去除，准备植骨床，填充自体骨并压实（图 32.3）。

结果

手术节段包括：L5-S1 有 42 例，L4-S1 有 12 例，L4-L5 有 8 例（图 32.5）。平均手术时间为 185 分钟，平均出血量为 315 mL（包括前路及后路）（表 32.1）。本研究系列中没有出现严重的并发症。我们观察到了 1 例术中血管损伤（髂静脉），2 例腹壁血肿以及 2 个深静脉血栓。在末次随访时，ODI 评分从术前的 66 分降低到术后的 22 分，VAS 评分从 7.5 分降至 2.5 分（$P<0.01$）（图 32.6）。

节段前凸角术前平均 5°，术后平均 13.5°（$P<0.01$，图 32.7、32.8）。

讨论

相对于单纯的前路或后路手术，联合入路手术的优势如下：

• 前路手术可以保证椎间盘切除（疼痛源）和终板软骨的清理的质量（提高融合率）

• 可以植入较大的前凸型 PEEK 融合器以提供

内植物与上下终板之间充分的接触面（图 32.10）

• 椎弓根螺钉系统可以提供生物力学稳定性（图 32.11）

• 减少神经根的人为骚扰

手术的前后次序也非常重要。前后联合入路关节融合术的概念是前路恢复脊柱序列，后路重建稳定性。当患者采取仰卧位，腰椎轻度过伸，恢复前凸能够取得最好的效果。在前路恢复前凸的基础上，后路手术则单纯为了建立脊柱的稳定性。

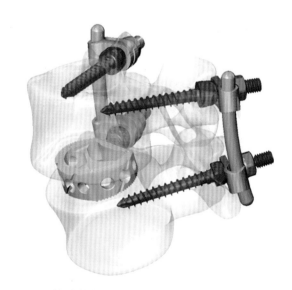

图 32.4　前路椎间融合器及后路椎弓根螺钉内固定装置斜视结构图（来自 ScientX-Alphatec™ Spine, Carlsbad, USA）

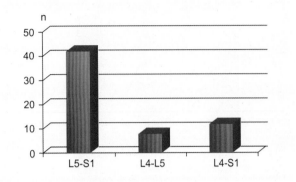

图 32.5　手术节段分布

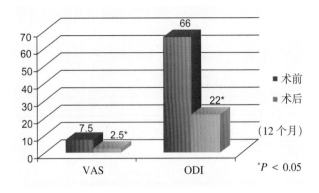

图 32.6　1 年后随访时疼痛及功能状态临床效果

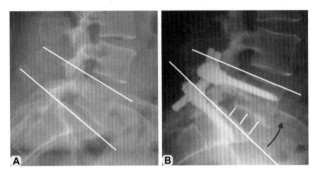

图 32.7　一期前后联合入路治疗 I 度峡部性腰椎滑脱。术后脊柱节段前凸大大改善。A. 术前；B. 术后 1 年

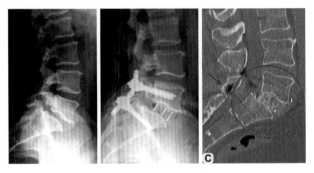

图 32.9　这个例子表明，联合入路手术在大部分患者中实现了 360° 的椎间融合以及后路中间（比如椎板间以及关节突之间）的植骨融合。A. 术前；B. 术后 4 个月；C. 术后 12 个月

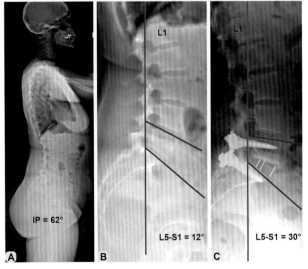

图 32.8　术中脊柱前凸的恢复是参考了脊柱 – 骨盆的相关参数，尤其是骨盆入射角（PI）。这个女性病例中，PI > 60°。理论上，腰椎前凸角大于 70°（PI 理论值是根据 PI 的等级计算的），意味着 L5–S1 节段需要 25°~30° 的前凸（根据总前凸度数的 40%）。这个目的可以通过先前路、后后路的方法获得椎间融合

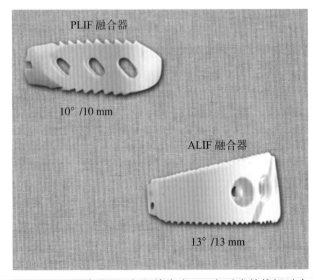

图 32.10　后路（PLIF）和前路（ALIF）手术的椎间融合器的比较。后路（PLIF）中使用的典型的融合器前凸角为 10°，高度 10 mm。而前路（ALIF）中使用的融合器前凸角为 13°，高度 13 mm。这说明联合入路手术的优点在于增加了前凸曲度及椎间隙高度的恢复并增加了填充骨的容量

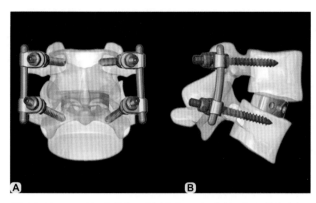

图 32.11 A. 前后联合入路关节固定术的后面观和侧面观，术中使用了较大的具有前凸角的 ALIF 融合器；B. 后路椎弓根螺钉内固定系统（来自 ScientX-Alphatec™ Spine，Carlsbad，USA）

另外，关于融合率的问题，文献中已经明确地阐释了 360° 融合的融合率较高。

而前后联合入路手术的局限性在于：

- 需要两个手术入路

- 并发症发生率较高
- 增加了手术的时间

结论

总体而言，一期前后联合入路行腰骶部融合是一种安全有效的方法，临床和功能恢复结果、椎间融合率、重建脊柱前凸等都较为理想。

表 32.1 围手术期资料

N=62	手术时间（min）	出血量（ml）	
		术中	术后引流
前入路	87±15（63~119）	70±80（0~600）	40±22（0~50）
后入路	96±30（78~175）	245±102（100~500）	280±72（100~500）

参考文献

1. Barrey C, Jund J, Noseda O, Roussouly P. Sagittal balance of the pelvis-spine complex and lumbar degenerative diseases. A comparative study about 85 cases. European Spine Journal. 2007;16:1459-67.

2. Barrey C, Ene B, Louis-Tisserand G, Montagna P, Perrin G, Simon E. Vascular anatomy in the lumbar spine investigated by 3D CT angiography: the concept of vascular window. World Neurosurgery. 2012. In Press.

3. Bianchi C, Ballard JL, Abou-Zamzam AM, Teruya TH, Abu-Assal ML. Anterior retroperitoneal lumbosacral spine exposure: operative technique and results. Annals of Vascular Surgery.

2003;17:137-42.

4. Leufven C, Nordwall A. Management of chronic disabling low back pain with 360 degrees fusion: Results from pain provocation test and concurrent posterior lumbar interbody fusion, posterolateral fusion, and pedicle screw instrumentation in patients with chronic disabling low back pain. Spine. 1999;24:2042-5.

5. Mayer HM, Wiechert K. Microsurgical anterior approaches to the lumbar spine for interbody fusion and total disc replacement. Neurosurgery. 2002;51:S159-64.

6. Vaccaro AR. Core knowledge in orthopedics. In Spine, Surgical management of low back pain, Elsevier; 2005. pp 98-115.

第33章

动力性非融合稳定技术结合脊柱节段矫正系统治疗腰椎退变性椎间盘疾病伴失稳的手术疗效：2年以上结果随访

Hideki Ohta，Yoshiyuki Matsumoto，Yuichirou Morishita，Tsubasa Sakai，George Huang，Hirotaka Kida，Yoshiharu Takemitsu

译者：陈华江

简介

腰椎退变性疾病伴失稳的最佳治疗方法是脊柱融合还是单纯减压手术，长久以来一直存在分歧。尽管融合的效果好，邻近节段病仍然是一个长期存在的问题。而另一方面，许多病例由于单纯减压手术致手术节段失稳加剧导致椎管狭窄症复发，可能需要翻修手术。我们应用节段性脊柱矫形系统（Segmental Spinal Correction System，SSCS；Ulrich Medical，Ulm，Germany）行非融合固定及减压术，以减少单独应用这两种术式的缺点。

常规的脊柱融合术的缺点是需要植骨、潜在邻近节段病（融合病）和手术入路创伤相对较大。显然邻近节段病是一个主要问题。为了解决这一问题积极研发很多内植物（主要在欧洲）尤其是保留活动度的内植物，其目的是在减压同时恢复生理活动度并提供对邻近节段病的预防。腰椎人工椎间盘置换器械正处于评估的阶段，而后路保留活动度的技术仍在发展。

Archibald H. von Strempel 教授在1989年开发了SSCS[1]。它是一个独特的系统，包括固定棒和头端具有活动度的椎弓根螺钉。螺钉完全限制侧向弯曲、旋转和平移，并允许一定的屈伸活动（矢状面）（图33.1）。SSCS 原本与后外侧融合结合使用。然而，

von Strempel 发现即使出现假关节形成，患者多数没有症状，也没有 SSCS 植入失败发生。由此带着保留活动度的理念，他于2004年开展了一项不进行植骨的非融合多中心研究[2]。在日本以外的其他地方，Cosmic 系统（Ulrich Medical，Ulm，Germany）提供的动态椎弓根螺钉具有磷酸钙生物活性涂层（日本健康、劳动和福利部尚未批准生物活性涂层螺钉在日本使用，因此使用了非涂层螺钉）。尽管有人担心铰链断裂，但并没有失败案例的报道。

我们应用 SSCS 非融合固定结合棘突劈开椎板切除术治疗腰椎退变性疾病伴失稳。创伤较小的劈开棘突入路[3]可完成 SSCS 的植入（图33.2）。

本文对 SSCS 治疗腰椎退变性疾病伴失稳的手

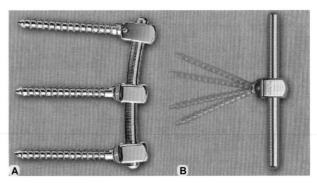

图33.1　A. 节段性脊柱矫形系统限制旋转和平移，并允许屈伸活动。螺钉的头尾侧方向具有20°的活动度；B. 螺钉具有铰链，允许一定活动

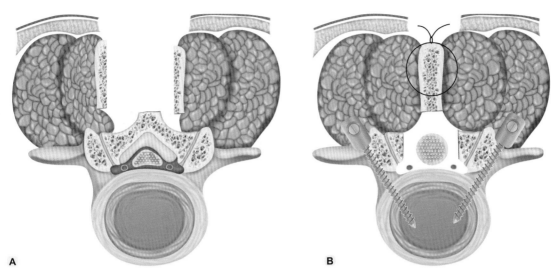

图 33.2　劈开棘突入路。劈开棘突入路椎板切除术的优势包括：减少后方的支撑结构的损伤；较少死腔和失血；由于椎旁肌的神经和血管保持完好可预防肌萎缩。A. 棘突中部纵向劈开；B. 减压和椎弓根螺钉植入后缝合纵切的棘突

术效果和 2 年以上的随访结果进行报道。这项研究的目的是明确临床效果以及邻近节段病和内固定失败的发病率。

方法

从 2005 年 6 月至 2009 年 9 月我们对 214 例患者施行 SSCS 非融合固定术。我们选择了 52 例（男 35 例、女 17 例）随访 2 年以上的患者。平均年龄 64.3 岁（21~82 岁），平均随访 35 个月（24~46 个月）。手术适应证如下：退行性腰椎滑脱症（20 例）、腰椎管狭窄（10 例）、椎间盘突出症（6 例）、腰椎管狭窄症合并椎间盘突出症（15 例）和腰椎椎间盘病（1 例）。所有患者平片检查可见失稳。我们将失稳定义为后方成角大于 5°，前滑脱大于 3 mm，或关节突关节的矢状化。患者体位俯卧摆放于四点支架上，保持腰椎在中立或轻度前凸的位置。通过劈开棘突入路完成减压，然后植入椎弓根螺钉。螺钉和连接棒原位锁定而不进行矫形，然后缝合劈开的棘突完成手术。术中不进行植骨。术后，患者佩戴软质腰围，活动不受限制。

观察项目如下：①基于日本骨科协会（JOA）评分评价临床症状的改变，它与 Oswestry 功能残障指数和 Roland-Morris 残疾调查问卷[4] 具有相关性；②术前和末次随访手术节段的 Cobb 角（最大屈伸）；③术前和末次随访手术节段的活动度范围（ROM）；④邻近节段病和内固定失败的发生。

结果

术前 JOA 评分是（14.4±5.3）分，术后提高到（25.5±2.8）分。Hirabayashi 改善率为 76.0%。术前 Cobb 角 –2.8°±4.8°（最大屈曲位）和 6.8°±4.8°（最大伸展位），ROM 是 9.6°±4.2°。术后的 Cobb 角是 3.2°±3.7°（最大屈曲位）和 5.1°±3.9°（最大伸展位），ROM 是 2.0°±1.8°。后方成角（屈曲失稳）消失，ROM 显著减少（$P<0.001$，配对 t 检验）。相邻节段病出现 3 例（5.7%）。1 位患者手术后 1 年散步时摔伤，出现下肢疼痛。上位相邻节段出现椎间盘突出，患者不愿意接受保守治疗行椎间盘切除术和后外侧腰椎融合术。另外 3 位患者术后上下邻近节段出现轻度的椎管狭窄，但由于症状很轻行保守治疗并密切随访。2 例在下位邻近节段出现椎间隙高度丢失，但没有症状。1 例植入的螺钉断裂，因此，失败率 0.47%（1/214）。1 例 3 节段固定患者出现螺钉松动，但无症状。

病例展示

一例 74 岁的男性患者，诊断为腰椎管狭窄症。症状包括下腰痛 2 年、右下肢疼痛和麻痹、间歇性跛行。脊髓造影发现 L4-L5 狭窄。影像学检查可见屈曲位椎间盘成角 - 8°（后方成角），伸展位 +4°。对椎管狭窄症和失稳行手术治疗。应用 L4-L5 棘突劈开椎板切除术和 SSCS 中立位固定。手术时间为 79 分钟。失血量 52 ml。手术后 34 月，椎间盘仍有 2° 活动（图 33.3），JOA 评分从 13 分上升到 28 分。

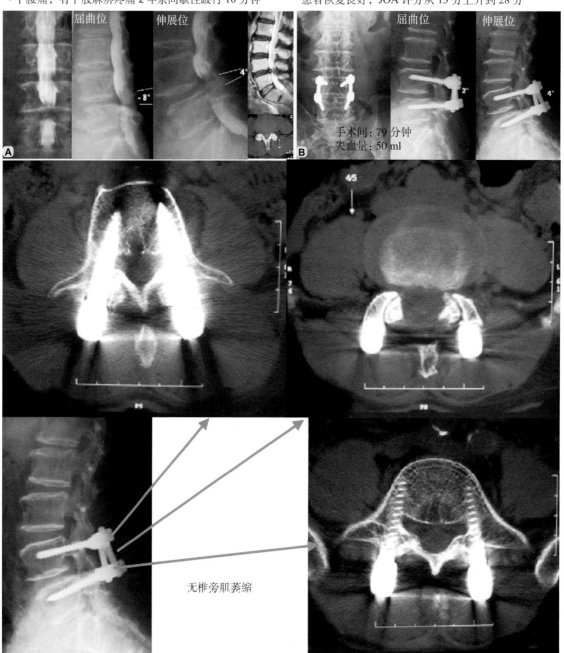

图 33.3　病例展示。A. 术前影像学检查；B. 术后影像学检查；C. 术后影像学检查和计算断层扫描

讨论

在退行性椎间盘疾病治疗方面，脊柱融合术和非融合术的拥护者尚未达成共识。脊柱融合术可立即稳定病变节段，疼痛缓解的同时促进神经恢复。邻近节段病仍然是常规脊柱融合术一个中 / 长期的不足。Ghiselli 等 5 报道腰椎后路融合后手术翻修率为 16.5%（5 年）和 36.1%（10 年）（Kaplan-Meier 法）。活动度保留技术已受到广泛关注，它以实现减压和保留脊柱生理活动的生理重建为目的。

保留脊柱活动度的手术包括通过人工椎间盘实现的椎间盘内稳定和通过椎间盘外部节段性固定实现的椎间盘外固定。腰椎人工椎间盘已在欧洲和美国得到积极的应用，但由于并发症的问题正在进行评估。椎间盘外固定可以通过两种方式实现。一种是动态棒和椎弓根螺钉，另一种是棘突间固定。欧洲市场有很多内植物，但只有 Isobar TTL（Alphatec Spine，Carlsbad，California）和 Graf 系统（SEM，Co.，Mountrouge，France）可在日本使用。Graf 系统 10 年以上的随访邻近节段病的翻修率为 7%，该系统被认为对邻近节段作用很小[6]。Graf 系统对侧向屈曲和旋转具有较少限制。由于后方压力引起的小关节融合已有报告[7]，因此，该系统对于保留活动度效果可能并不理想。

SSCS 有别于上述内植物。它是基于椎弓根螺钉并具有刚性固定棒的固定系统，但螺钉头端具有铰链，这一独特结构提供微动[8]。螺钉铰链在矢状面存在 20°的活动，但其在冠状面、旋转运动和旋转方向上有刚性限制。除了矢状面内活动，SSCS 不允许侧向弯曲、旋转或平移。经过 1 000 万周期（30 年生存期）的动态试验，无内植物失败[9]，螺钉铰链依然完好无损，没有磨屑或松动的表观迹象。1 例翻修手术的患者没有发现磨屑。据报道铰接的后路固定可减轻对螺钉负荷，并且可能会减少断裂的风险[8,10]。在一项多中心研究中，von Strempel 等[2] 报告 2 604 枚螺钉中出现 2 枚断裂（0.12%），1 658 根固定棒中出现 1 根断裂（0.15%）。我们发现在 214 枚螺钉中 1 枚出现断裂，植入失败率 0.47%。这种非融合固定植入物失败率很低，并可避免植骨相关并发症的发生。这种铰接螺钉较刚性螺钉更加接近生理，可减少装置应力载荷，同时可与脊柱活动节段共同承担应力[8,10]。屈伸旋转运动的瞬时转轴[11] 位于椎间盘的背侧半，椎体的上部。屈曲失稳时，椎间盘会以屈曲瞬时旋转轴为中心的向后方（后凸）成角，关节突关节滑移增大。在中立位锁定 SSCS 固定棒和螺钉可限制关节突关节的滑移，消除屈曲失稳。由此屈曲失稳（矢状面的失稳）被消除了。通过铰链装置，椎间盘可存在 2°~3°的微动。这一微动具有防止相邻节段病的功能（图 33.4）。邻近节段病的一个根本原因为手术相邻节段椎间盘内压力的增加[12]，这也会出现在非融合固定[13]。在融合手术中，相邻椎间盘的 ROM 会增加，而非

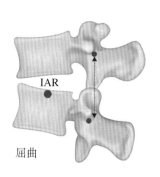
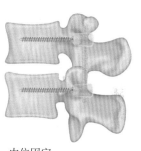
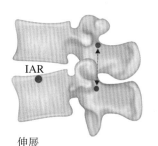
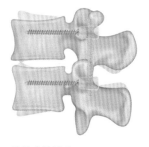

屈曲

中位固定
完全限制关节突关节的滑移

伸展

铰链允许微动

图 33.4　SSCS 的固定机制。屈伸运动的瞬时转轴（IAR）位于椎间盘的背侧、椎体的上部。如果存在屈曲失稳，椎间盘会有以屈曲瞬时旋转轴为中心的后方（后凸）成角，关节突关节出现滑移。SSCS 固定棒和螺钉在中位锁定。关节突关节的滑移受到限制，同时由于螺钉头部和螺纹之间的铰链仍可允许椎间盘的微动。这一微动被认为是一个避震器，像轿车悬架，防止相邻节段病

融合固定可以代偿一些相邻椎间盘的 ROM。在我们的研究中患者椎间盘的 ROM 大幅度减少，从术前 9.6° 到术后 2.0°。2° 平均活动度是否足以防止邻近节段疾病还需要进一步的探讨。

1 例患者（1.9%）在不到 5 年的时间出现邻近节段病需要翻修手术的情况。虽然有必要行进一步长期随访，但短期结果满意，脊柱的稳定性保持良好。

使用劈开棘突入路椎板切除减压对椎旁肌损伤很小，手术后可能会减少下腰部的不适。

SSCS 的适应证为：①轻度退变性滑脱症；②前柱支撑存在；③屈曲位出现后方成角（屈曲失稳）；④关节突关节矢状化。失稳定义为后方成角大于 5°，前滑脱大于 3 mm 或关节突关节的矢状化。有必要进一步研究确定最适用 SSCS 治疗的失稳程度（在本研究中的最大失稳是后方成角 12° 和前滑脱 15 mm）。对于严重失稳的患者我们没有采用 SSCS 治疗的经验。

禁忌证为严重失稳、退行性脊柱侧凸、椎间孔狭窄、峡部裂性腰椎滑脱、创伤和感染。在退行性脊柱侧凸治疗中，铰链运动会受到不对称的限制，增加螺钉断裂的风险。椎间盘高度丢失伴椎间孔狭窄限制 SSCS 的应用。总之，SSCS 不适用于需要行脊柱序列矫形的手术。对于峡部裂性腰椎滑脱，由于关节突关节的损伤会增加固定装置的应力，因此存在断裂的风险。

脊柱融合内固定术是为了脊柱侧弯的矫形而发展起来的。早在 80 年代初，该技术用于退行性腰椎疾病，并且得到了广泛的应用。难道有必要术中对腰椎的不良力线作过分的矫形吗？保留活动度的理念是脊髓减压并固定生理失稳。

在世界范围内，众多公司正竞相开发可上市的脊柱融合植入器械，目的是实现排列良好的骨性融合。SSCS 的最初设计是与植骨配合使用。但是后来发现假关节形成后植入物失败率较低，患者无症状。所以，SSCS 也成为了一种非融合固定系统。但目前尚无长期随访资料。SSCS 装置只允许矢状面上的活动，这一点也需要做出改进。由于解剖原因，腰椎人工椎间盘的翻修具有潜在的高风险。另一方面，由于后路保留活动手术容易被外科医生熟悉掌握并且翻修容易，其预期的发展潜力巨大。我们期待技术的进步会促进理想器械的进一步发展。

结论

采用 SSCS 非融合固定治疗的 52 例失稳的腰椎退变性疾病患者 2 年以上随访发现 JOA 评分改善，Hirabayashi 恢复率为 76%。ROM 得到了明显的限制，从术前 9.6° ±4.2° 至术后 2.0° ±1.8°。1 例出现螺钉断裂，但脊柱的稳定性存在。关于相邻节段病仍需要长期随访。

参考文献

1. von Strempel A, Stoss C, Moosmann D, Martin A. Non-fusion stabilization of the lumbar spine in the case of degenerative disease with A dynamic pedicle screw rod. Coluna/Columna. 2006;5:27-34.

2. von Strempel A, Schiavone MA, Ozer F, et al. Non fusion stabilization with a non rigid but stable pedicle screw system-results of a multicentre study, Presented at Spine Arthroplasty Society - 7th Annual Conference, Berlin, Germany. 2007;May 1-5.

3. Watanabe K, Hosoya T, Shiraishi T, Matsumoto M, Chiba K, Toyama Y. Lumbar spinous process-splitting laminectomy for lumbar canal stenosis. Technical note. J Neurosurg Spine. 2005;3:405-8.

4. Fujiwara A, Kobayashi N, Saiki K, Kitagawa T, Tamai K, Saotome K. Association of the Japanese Orthopaedic Association score with the Oswestry Disability Index, Roland-Morris Disability Questionnaire, and short-form 36. Spine. 2003;28:1601-7.

5. Ghiselli G, Wang JC, Bhatia NN, Hsu WK, Dawson EG. Adjacent segment degeneration in the lumbar spine. J Bone Joint Surg Am. 2004;86:1497-503.

6. Kanayama M, Hashimoto T, Shigenobu K, Togawa D, Oha F. A minimum 10-year follow-up of posterior dynamic stabilization using Graf artificial ligament. Spine. 2007;32:1992-6.

7. Hadlow SV, Fagan AB, Hillier TM, Fraser RD. The Graf

ligamentoplasty procedure (Comparison with posterolateral fusion in the management of low back pain). Spine. 1998;23:1172-9.

8. Scifert JL, Sairyo K, Goel VK, Grobler LJ, Grosland NM, Spratt KF, et al. Stability analysis of an enhanced load sharing posterior fixation device and its equivalent conventional device in a calf spine model. Spine. 1999;24:2206-13.

9. von Strempel A, Sukopp C, Basso S. Non-fusion versus fusion technique for the stabilization of the lumbar spine, Presented at Spine Arthroplasty Society - 4th Annual Conference, Vienna, Austria. 2004;May 4-7.

10. Goel VK, Konz RJ, Grosland NM, et al. Hinged-dynamic posterior device permits greater loads on the graft and similar stability as compared with its equivalent rigid device: a three-dimensional assessment. JPO. 2001;13:1-6.

11. White AA, Panjabi MM. Clinical Biomechanics of the Spine. In: 2nd ed.. Philadelphia: Lippincott; 1990; p.88-9.

12. Weinhoffer SL, Guyer RD, Herbert M, Griffith SL. Intradiscal pressure measurements above an instrumented fusion (A cadaveric study). Spine. 2005;20:526-31.

13. Kitahara K, Takano K, Hara T, et al. Effects of lumbar spinal instrumentation on the adjacent intradiscal pressure [in Japanese]. J Soc Biomechanisms. 2005;26:121-6.

第 **34** 章

脊柱化脓性感染诊断与治疗的最新概念

Myung-Sang Moon，Sung-Soo Kim，Bong-Jin Lee，Young-Wan Moon，Jeong-Lim Moon

译者：程黎明

简介

脊柱化脓性感染性疾病包括一系列疾病，诸如脊柱炎、椎间盘炎、脊柱椎间盘炎症、化脓性小关节病以及硬膜外脓肿。

脊柱感染根据其感染源划分，主要有两大临床类型：血源性和非血源性，即所谓的创伤和 / 或穿刺或手术操作相关性感染。在过去，血源性感染曾是最为主要的临床问题[1-27]。有报道称死亡率可高达 20% 左右。血源性脊柱感染在发达国家很少见，但在发展中国家仍是一个主要又常见的临床问题。近十年，对于患者和医生来说，无论是否使用内植物，各种硬膜外和椎间盘穿刺、脊柱手术而造成的脊柱感染又成为一个棘手的问题[3,4,6,9,23-31]。即使在这个医疗设备及抗生素应用快速增长的年代，脊柱感染的高发生率和治疗困难仍然是目前脊柱外科的难点问题。

在这个章节中将会谈到 3 种脊柱感染——血源性化脓性脊柱炎、儿童感染性椎间盘炎、创伤后和手术感染（包括生物材料植入术后的感染）。而肉芽肿炎症相关的脊柱炎，如结核、霉菌性和布鲁氏杆菌脊柱椎间盘炎症暂未在此提及。

感染的原因虽千差万别，但初始的细菌生长总是伴随着复杂的影响因素，这与致病微生物同宿主的局部和系统内环境相互作用有关。感染的病程演进往往与细菌毒素的毒力强度、较差的局部微环境、宿主的全身免疫力下降有关。

表 34.1　脊柱感染

1. 血源性
   - ①脊柱炎 — 成人 / 儿童
   - ②儿童椎间盘炎
2. 非血源性
   - ①医源性椎间盘炎
     - 椎间盘造影
     - 髓核溶解
     - 硬膜外麻醉和其他
     - 手术：
     - 椎间盘切除术 — 开放性手术 / 经皮（微创或内镜下）
   - ②关节突手术
   - ③术后感染（手术部位感染）
     - a. 非器械性融合
       - 前路椎间融合
       - 后侧路融合
       - 后路椎间融合
       - 经后路椎间孔椎间融合
     - b. 器械性融合（生物材料来源的感染）
       - 后路
       - 前路
       - 内植物（骨、替代物和 / 或椎间融合器）
     - c. 人工椎间盘
   - ④创伤相关的直接或间接感染

首先，简要介绍一下脊柱局部血管的解剖结构，因其与血源性感染的发生之间存在重要关联，而非医源性脊柱感染常继发于血源性感染。在发育早期，脊柱的滋养小动脉长入椎间盘，但 30 岁前这些血管通路就会消失。因此，在儿童时期由于有椎间盘滋养血管的存在，感染常常累及椎间盘。在成人由于这些血管的缺失，机体感染后由邻近组织首先直接侵及椎体，其次才是椎间盘[24,41]。由于邻近椎体的血供通常由同一节段的动脉发出，感染则会影响到两个相邻节段的椎体及二者之间的椎间盘。因为椎间盘内部缺乏血管，感染最初不会影响椎间盘，而在相邻椎体被感染破坏后才会出现椎间盘的感染。此外，椎旁的静脉血管丛也将成为感染播散的通道。

现从临床、实验室检查、影像学表现、骨扫描、CT 及 MRI 表现、诊断和治疗等方面依次阐述。

发病机制

如果宿主的抵抗力下降或骨局部的屏障破坏，致病微生物就会在合适的环境繁殖并最终形成感染。同时，微小创伤也会造成组织局部出血，这会降低局部骨组织的抵抗力。如果此时患者正好发生菌血症，由于机体的抗菌能力被抑制，致病微生物则会被带到特定的部位并在局部增殖。镰刀形细胞贫血症患者骨氧张力较低，易引发一处或多处骨髓炎。

临床表现

脊柱感染的临床表现可呈现多样化，不同的脊柱感染患者有不同的表现。许多脊柱感染的患者大多会合并其他的疾病，如糖尿病、恶性肿瘤、慢性酒精中毒、毒瘾、甘露糖结合凝集素缺乏症（MLB）和获得性免疫抑制症[18,34,39,42-45]。免疫抑制会掩盖早期的临床症状和体征。因此，该疾病在诊断上会变得十分复杂。

疼痛是主要的主诉，并且是以受累区域为中心的。疼痛也有可能会出现在全身不同的位置。体温升高是最常见的主诉之一，其他诸如脊柱活动度下降、肌肉痉挛和僵硬的主诉也是较为常见。受累椎体会出现叩击痛。

由腰大肌刺激出现的"髋部痛"和腹痛的症状时有发生[8,39]。剧烈的背痛、背部僵硬和脑膜刺激征会导致直腿抬高受限[7]。在感染中还会出现不同程度的神经功能丧失[45,46]。化脓性脊柱炎的患者会突然出现瘫痪，但脊柱结核和其他非结核性肉芽肿性感染所导致的瘫痪则会出现较为缓慢[37,47-50]。在感染的过程中，脓肿可能会出现，但形成窦道则较为少见[1,32,47,48]。

实验室检查

全套血细胞计数和炎症指标

全套血细胞计数包括两项关键检查：红细胞沉降率（ESR）[33]和 C 反应蛋白（CRP）[51]，通常中性粒细胞增多也常伴随出现。中性粒细胞的 CD64 表达水平有助于确定感染的存在[52]。尽管在检查之前使用抗生素会降低阴性预测值，但在预测局部感染上仍要好于 CRP、ESP 和 / 或白细胞计数[52]。淋巴细胞减少和血清白蛋白下降代表免疫抑制状态，提示易感性的可能性增加，淋巴细胞计数下降至 10% 或更少以及 1 000/μl 或以下[18,31]。

需要关注脊柱感染患者的免疫系统状态。因为脊柱感染常发生在有免疫抑制的患者特别是老年人。临床医生还需要注意医源性的骨髓相关的体液免疫抑制，以及 HIV 病毒引起的胸腺相关的细胞免疫抑制（细胞结合突触体素、T 淋巴细胞）。这两种免疫系统之间的相互影响较为复杂。如果患者的特异性或非特异性免疫系统出现一或多种先天性或获得性免疫缺陷，多种功能则出现紊乱，主要表现为对各种感染丧失抵抗功能，最终患者会出现严重急性、反复发作的慢性疾病，因此对感染患者做免疫检查是明智的临床选择。

影像学检查

放射学特征

典型的化脓性脊柱感染常有确切的影像学描述，但 X 线对于辨别化脓性和非化脓性感染价值不大[1,2,4]。我们的经验是，成年人脊柱感染最大的难题是鉴别诊断[4,49]（图 34.1）。尽管很容易分辨出影像中的破坏是感染导致的而不是肿瘤或退变，从影像学上区分化脓性或非化脓性脊柱炎是十分困难的。因为有两种形式的化脓性脊柱炎（成骨性和破骨性）很容易被误诊为脊柱结核[47]，因此，很多情况下需要求助于病理学活检，有时即使如此也很难明确诊断。在某些病例中，确诊最终依赖回顾自然病程演变过程以及诊断性治疗的效果观察[47,48]。在脊柱的三个区域需要单独进行 X 线检查：①椎体；②椎间隙；③周围软组织。

影像学变化分为早期和晚期变化（表 34.2、34.3）。

通常来讲，化脓性脊柱炎会存在溶骨和成骨两种变化。感染早期的快速骨形成有助于区别化脓性和结核性脊柱感染。可以看到局部的骨质疏松和椎体塌陷。椎间隙高度丢失通常很快会在大部分化脓性脊柱感染早期（2~4 周）出现，有时感染了椎体上、下相邻节段的椎间盘。究其原因，化脓性脊柱感染时椎间盘破坏往往是由酶造成的，而结核性脊柱感染则由力学因素所致。椎旁软组织肿胀通常并不明显，但在化脓性感染早期（2 周）就可以出现

（图 34.1），而点状钙化灶在化脓性感染过程中并未观察到。

儿童椎间隙化脓性感染早期椎间隙高度仍可维持正常，随着病程发展椎间隙逐渐变窄，终板会出现不规则和模糊的变化（图 34.2、34.3），但骨质破坏出现并不伴有硬化性终版炎和脊柱畸形。

表 34.2　脊柱化脓性感染早期 X 线影像变化

椎旁软组织阴影（水肿和膨胀）	2 周（1/3 的病例）
椎间隙变窄	3~4 周
相邻椎体边缘区域骨质疏松和溶解	6 周

表 34.3　脊柱化脓性感染晚期 X 线影像变化

进展性破坏	8 周
退变（滑脱或后凸）	8~10 周
反应性骨硬化	8~10 周
新骨形成和骨桥形成	12 周
脊柱融合	< 6 月

Kulowski 分级基于疾病进展中影像学的阶段性变化将化脓性脊柱感染分为 4 期（图 34.4）。

骨显像（Bone Scintigraphy）检查

在骨显像检查中，化脓性脊柱感染同结核性脊柱感染仅有很小的差异，因为这两种感染是根据疾病进展来区分的[2,43,47]。放射性核素显像检查

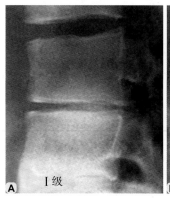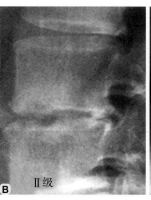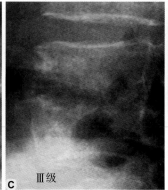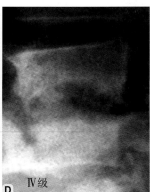

图 34.1　Kulowski 化脓性脊柱炎影像学分级。A. Ⅰ级：仅有椎间隙狭窄；B. Ⅱ级：仅出现在终板的骨质破坏；C. Ⅲ级：椎体破坏小于椎体高度的 50%；D. Ⅳ级：椎体破坏超过椎体高度的 50%

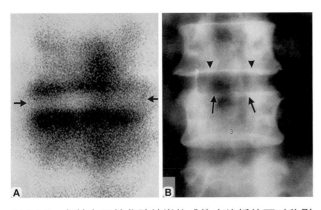

图 34.2　急性血源性化脓性脊柱感染中终板的不对称影像学表现。A. L2–L3 的后路针眼核素显像；B. L3 椎体原发感染的溶骨改变（开箭头所示）和 L2 椎体继发感染的轻微绒毛状改变（箭头所示）

可发现早于影像学破坏的椎体变化，但不具有特异性。

然而，针眼（Pin-hole）核素显像可以清楚地定位放射性物质在化脓性脊柱炎受累椎体终板处的浓聚，且椎间隙清晰可见（图 34.5）。在急性和亚急性期，放射性标记物分布在终板上呈典型的不对称分布。

抗菌膜抗体可根据不同的扫描类型被标记为特殊的"不透明标记物"。利用该抗体所获得的影响有助于定位受累椎体和临床治疗[53-55]。

CT 表现

CT 根据骨质破坏的程度提供更有效的信息，

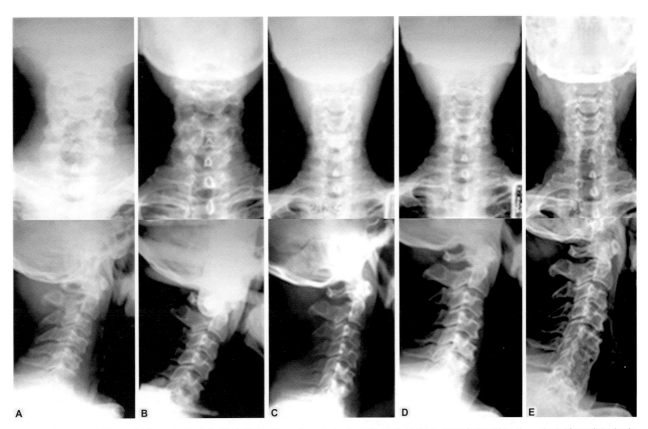

图 34.3　53 岁男性，创伤后血源性化脓性脊柱炎。该患者 1 个月前因伤诊断为颈椎挥鞭样损伤，在当地医院行保守治疗但未愈。此后该患者出现了逐渐加重的临床症状和体征，被建议实施了进一步治疗。该患者同时具有剧痛和颈部僵硬，并出现了高热。实验室检查提示：白细胞增多，血沉及 CRP 指标上升。最终确诊：C5–C7 化脓性感染。A. 最初的颈椎影像学提示颈椎变直，但并没有证据提示骨折和 / 或错位、骨质和椎间盘的破坏；B. C5–C6 和 C6–C7 椎间隙变窄在受伤 1 个月后的影像学检查中可见；C. 进一步的椎间隙变窄和终板不规则改变在 5 个月后的影像学检查中可见；D. C6–C7 椎间盘几乎完全破坏，C5–C6 椎间变窄继续加重；E. C5–C7 椎体的完全融合在伤后 2 年 9 个月的影像学检查中可见

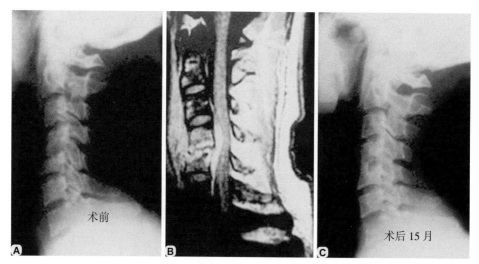

图 34.4　感染灶位于 C4–C5 的 32 岁男性患者：抗生素治疗下采用颈前路融合与四支柱支具的治疗方案。A. 术前颈椎 X 线侧位片：患者逐渐发展为四肢轻瘫，Frankel 分级 D 级。颈椎侧位片提示 C4–C5 椎间盘和终板被破坏。B. MRI 矢状面 T2 加权像提示 C4–C5 椎体的部分破坏，伴有颈椎后凸畸形以及从前方压迫颈髓的咽后壁、硬膜外脓肿。C. 颈前路根治术后 15 月复片提示 C4–C5 椎体融合，生理性前凸恢复

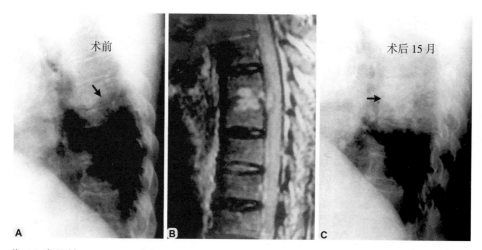

图 34.5　A. 一位 60 岁男性、Frankel 分级 C 级的瘫痪患者胸椎侧位 X 线片示 T7–T8 椎体破坏；B. 胸椎 MRI 提示脊髓前方少量的硬膜外脓肿；C. 经前路减压根治术后 15 个月随访，胸椎侧位 X 线片提示椎体融合，随访时患者神经功能恢复并治愈

包括终板、脊柱后结构和骨性椎管。在化脓性脊柱炎诊断中通过注入钆 -DTPA 进行增强已较少被人们采用，而对于脊髓压迫磁共振能提供更好的影像诊断[56,57]（图 34.6、34.7）。

MRI 检查

化脓性脊柱炎受累的椎体数目少于结核性脊柱炎，且椎旁脓肿也较小[20,56-58]。MR 可以清楚地显示局部水肿和炎症改变，因此对于血源性化脓性脊柱炎的早期诊断很有帮助。注射钆进行核磁共振显示椎间隙增强，提示感染。2 型的骨髓信号改变为 T2 加权高信号，T1 加权低信号，这种信号改变非常典型但是并没有特异性。在化脓性脊柱炎起病 2 周后 MR 即可出现信号的改变，化脓性脊柱炎椎体的 MR 信号比结核性脊柱炎更均质，钆 -DTPA 增强后化脓性脊柱炎较少出现边缘增强。MRI 对于分辨脊髓压迫效果更好[56,57]（图 34.6、34.7）。

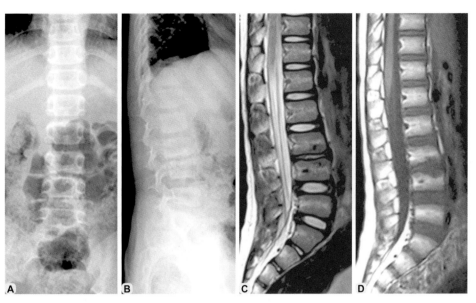

图 34.6　一位患有 L3-L4 水平亚急性脊柱炎的 9 岁男孩，经过为期 6 周的静脉抗生素治疗（图 34.6 A、B），腰椎 X 线片提示 L3-L5 椎间隙变窄以及部分前凸丢失（图 34.6 C、D）。腰椎磁共振（T1 与 T2 加权相）提示变窄的椎间隙及不规则终板，并未发现脓肿的影像学表现

细菌学

只有不到 50% 的患者细菌培养结果为阳性[4,59-62]。有时血培养出来的细菌并不是椎间盘感染源。病原菌起初以自由浮动的形式存在，紧接着将变成菌膜的形态。

菌膜形成是感染加重以及反复的关键[9,16,37,55,63,64]。菌膜是黏附在细胞外多糖基质的菌落聚集而成，而这种多糖蛋白质复合物可以使细菌黏附在内植物或灭活骨上。据 Gristina 和 Costerton 报道，电镜检查发现 59% 的骨科生物材料相关感染中存在糖蛋白包裹的微生物。

内植物的存在促进了细菌的黏附以及菌膜的形成[3-7,9,11,12,16]。这对噬菌作用有不利的影响，因此导致了感染的进展。菌膜保护细菌不被抗生素以及诸如产生抗体以及噬菌作用等宿主免疫防御机制杀灭。并且它还是亚临床感染以及感染复发的重要因素[22,25,37,42,43,55,64]。

这种产糖的细菌基因组序列现已测出[55]，而一些细菌的基因序列如胞内黏附复合体（ICA）也已经检测出来。在骨科的内植物和器械上，具有这些基因序列的细菌可以导致更加严重的感

染[16,42,43,53,55,72]。在未来，分子水平的诊断中检测此基因序列可以帮助临床医师制定更加有效的感染控

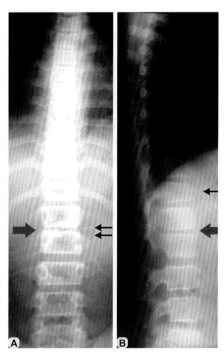

图 34.7　一位 L1-L2 血源性化脓性椎体椎间盘炎的 11 岁男孩，经过为期 4 周静脉抗生素以及 2 周口服抗生素治疗，感染得到了很好的控制。最终的胸椎 X 线仅提示 L1-L2 椎间盘狭窄

制策略。

由于 mecA 基因只在耐甲氧西林的金黄色葡萄球菌（MRSA）中表达，所以我们可以通过检测 mecA 基因把 MRSA 与对甲氧西林敏感的葡萄球菌区分开[42,63,65]。此基因可以表达成一种被称作青霉素结合蛋白 2a 的细胞壁蛋白，这种蛋白对所有的 β 内酰胺类抗生素均很低的亲和性。

慢性感染与菌膜有着非常紧密的联系，菌膜是一种被多聚糖基质所包裹的菌落，也可周期性地产生浮游状态的细菌（即从菌膜上脱落下来的细菌）并释放入血[66]。细菌和其他真核生物一样也有其生存周期。

菌膜是细菌的基本生存方式，以这种形式可以有效抵御外环境对它的影响，其中包括宿主的免疫应答（例如调理素作用、吞噬作用以及补体介导的溶解作用）以及一些常规的抗菌药物[7,9,16,66]。

聚合酶链式反应（PCR）

自从聚合酶链式反应（PCR）技术应用于微生物诊断以来，其广泛应用于一些生长缓慢、很难培养或培养常为阴性的病毒、细菌、真菌以及寄生虫感染的诊断，例如巨细胞病毒（CMV）、结核菌、惠普尔病、卡氏肺孢子菌、刚地弓形虫等[53,67]。用酶扩增技术、PCR 技术可以在几小时之内利用细菌原始两条特定的基因序列扩增出数百万复本。但目前仅有少数实验室将 PCR 技术作为对缓慢及快速增殖细菌的常规诊断。因 PCR 技术具有极高的灵敏度，故其可以作为评价治疗效果好坏的标记，用于决定疗程的长短及预测感染的复发。此外，利用核糖体 16s 亚基的 DNA 保守序列，PCR 技术可发现一些之前未知的或不可培养的细菌。

PCR 技术为感染性疾病的诊断与治疗创造了新的领域，利用 PCR 技术可明确可能的在疾病病原菌，甚至可以对一些多耐药菌进行分析。

分子生物学方法[PCR 与原位荧光杂交技术（FISH）]对于菌膜感染的检测较传统的微生物检测方法更加灵敏[67]。同样，阳性酶联免疫吸附试验（ELISA）也可作为一种诊断工具。

诊断

如果临床表现、X 线改变、血培养和 / 或经皮椎体穿刺无法明确病因，应该进行进一步的骨活检（切开或者穿刺）以明确不同类型脊柱炎的诊断。

总体治疗（表 34.4）

治疗的目的是明确诊断、控制及根除感染以及尽可能减少对局部正常组织包括神经组织的破坏[15,37,69-73]。免疫功能不全的患者临床治疗起来更加困难。

表 34.4　治疗方案

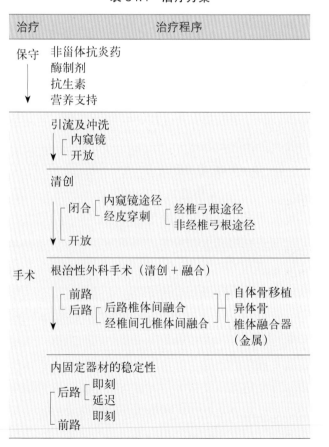

脊柱骨髓炎的治疗策略从保守到手术多种多样，但抗生素治疗在其中起着关键性作用（表 34.5）。保守及手术两种治疗方案均被临床医师倡导[74-80]。抗生素的应用可以很容易消除及控制自由

漂浮的细菌（即浮游细菌）。再出现症状后的 3 天内适当的应用抗生素可以有效地控制感染。足量抗生素治疗 48 小时后仍未见炎症因子的明显改善可被认为治疗失败。此时，对于该种情况的患者需要及时进行外科手术，还包括有神经症状的、脊柱失稳的和需要进行活检诊断的患者。

表 34.5　致病微生物及推荐抗生素

革兰阳性（＋）		
甲氧西林敏感	首选	备选
金黄色葡萄球菌	萘夫西林或克林霉素	头孢唑林或万古霉素
凝固酶阴性的金黄色葡萄球菌	萘夫西林或克林霉素	头孢唑林或万古霉素
耐甲氧西林		
金黄色葡萄球菌	万古霉素或利奈唑胺	复方新诺明或米诺环素 / 利福平
凝固酶阴性的金黄色葡萄球菌	万古霉素或利奈唑胺	复方新诺明、米诺环素 / 利福平、克林霉素
A 族链球菌或化脓链球菌	青霉素 G 或氨苄西林	克林霉素、头孢菌素、万古霉素
B 族链球菌或无乳链球菌	青霉素 G 或氨苄西林	克林霉素、头孢菌素、万古霉素
敏感		
肺炎双球菌	青霉素 G	克林霉素、红霉素
中性		
肺炎双球菌	头孢噻肟	克林霉素、红霉素
抵抗		
肺炎双球菌	万古霉素、左氧氟沙星	奎奴普汀 / 达福普汀、利奈唑胺
敏感		
肠球菌	氨苄西林、万古霉素	氨苄西林 - 舒巴坦、利奈唑胺
抵抗		
粪肠球菌	奎奴普汀 / 达福普汀、利奈唑胺	氯霉素、利福平
革兰阴性（－）		
不动杆菌	头孢他啶、左氧氟沙星、亚胺培南	氨苄西林 - 舒巴坦
肠杆菌	头孢噻肟、亚胺培南	左氧氟沙星、美洛西林、替卡西林 - 克拉维酸
大肠杆菌	氨苄西林 - 舒巴坦	头孢唑林、左氧氟沙星、庆大霉素、阿奇霉素
流感嗜血杆菌	头孢噻肟、氨苄西林 - 舒巴坦	左氧氟沙星、复方新诺明、氨苄西林、阿奇霉素
奇异变形杆菌	氨苄西林、左氧氟沙星	头孢唑林、复方新诺明、庆大霉素
普通变形杆菌、雷特格氏变形杆菌、摩根氏菌	头孢噻肟、亚胺培南、左氧氟沙星	复方新诺明、阿米卡星、亚胺培南
铜绿假单胞菌	头孢吡肟、哌拉西林、亚胺培南	替卡西林 - 克拉维酸、妥布霉素、阿米卡星、环丙沙星
沙雷氏菌	头孢噻肟	左氧氟沙星、庆大霉素、亚胺培南

表 34.6　推荐的防止移植物表面细菌污染的方法

1. 生物材料中加入抗生素
2. 用抗菌肽固定
3. 使用表面活性剂，如： ● 水杨酸 ● 银 ● 右旋糖酐 ● 聚环氧乙烷 ● 血清蛋白（纤连蛋白、白蛋白）
4. 材料特性（组成成分）

外科手术治疗非常有挑战性，处理其他感染的原则也可以应用于处理骨的感染。脊柱术后感染的患者（抗生素治疗无效，或引起了畸形或神经损伤）需要外科手术治疗。对于脊髓细菌感染的患者而言，最好的手术方式仍有争议。如果在确诊化脓性椎间盘炎后立刻采取治疗，则预后较好。清创术是治疗骨髓炎的基础，应该直接、无创并结合术中重建（表 34.6）。

预后一般较好，未行外科治疗的化脓性脊柱炎患者（64%）比行外科手术治疗的患者（26.3%）残留后腰背痛比例更高[41]。保守治疗的患者中，治疗后自发融合被认为是最理想的情况。然而，目前作者的个人经验认为化脓性脊柱炎的自发融合率相对结核性脊柱炎偏低[82]，因此脊柱固定融合也更为必要。

用抗生素及自发性融合治疗感染是最理想的。据作者推算，自发性融合是由于局部产生的 BMP 以及局部 PGE2 的激活，由 4G 蛋白偶联受体（亚型 EP1-EP4）调控[83]。

感染多发性、多耐药菌的肌坏死患者治疗起来较困难，预后也较差。一旦发生截瘫，则是化脓性脊柱炎及椎间隙感染的灾难性后果。

不同类型的化脓性脊柱炎

血源性脊柱炎

血源性化脓性椎脊柱炎
该病的诊断和治疗都很有难度。该病可发生在所有年龄段。早期的文献表明，该病在青春期比成人更多见。但近 30 年，化脓性脊柱炎在成人中更为常见。Waldvogel 对 348 例中的 311 例病患的总结表明，该病成人：儿童的比例是 262:49（5:1）[41]。根据近期文献表明，糖尿病老年患者更危险[8,18,31]，创伤后的患者更易感染[70]（图 34.1）。

感染有多重不同的临床表现，从合并有进行性神经功能障碍的感染类型到没有感染征象的类型。

一旦确诊，治疗首先包括抗生素治疗、卧床休息，并用石膏或支具固定受影响的部位。脊髓炎患者不用手术，仅抗生素治疗即可治愈，但前提是诊断明确，针对用抗生素且足量足疗程。即使细菌培养阴性，起始的抗生素治疗在药敏结果出来前就要开始，且应该是"最佳推测"。细菌培养阴性并不意味着感染处没有细菌，而此时药物疗程仍没有很好地明确。目前作者倾向于 4~8 周的抗生素治疗，包括 4 周的静脉内注射与其他方法结合（表 34.5，图 34.2、34.3、34.8）。

非手术治疗的成功根据 4 项独立的指标推测：小于 60 岁、免疫状态、金黄色化脓性葡萄球菌、降低的血沉及 CRP。

手术主要是针对并发症的治疗，如脊椎旁脓肿、感染复发或进行性截瘫。手术治疗无并发症患者的价值并不明显，除了无法确诊和诊断性治疗无效的病例（图 34.6、34.7）。

有人推荐早期行器械固定或无器械固定的脊柱前路根治手术[15,16,19,32,36,38,39,43,48]。但是，联合前路根治术及原位前路内固定手术并不被大多数外科医生认可，而联合前路根治术及远离感染部位的后路内固定手术更能被接受（图 34.8）。正如前文提到的，在感染处植入生物材料会使感染延长、恶化、不可控制。诸如金属、甲基丙烯酸甲酯、碳支架、陶瓷或肽支架等的生物材料，可成为细菌黏附的培养基[5,9,11,13,15,38,42-44,55]。

脊髓压迫病情进展迅猛，如果不行手术治疗，后果不堪设想。即使目前 MRI 技术非常先进，仍没有理想的临床手段来查明进行性不可逆的脊髓损

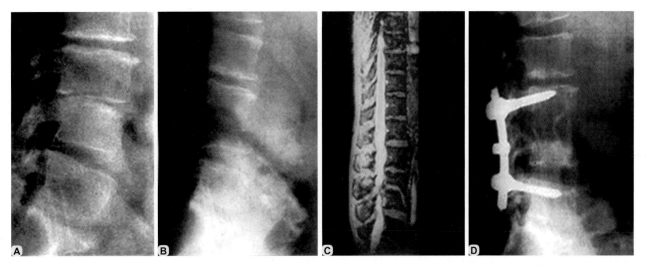

图 34.8　一例 67 岁患者 L3-L4 的血源性化脓性脊柱炎。A、B. 术前 x 线检查示狭窄的 L3-L4 椎间隙和不规则终板；C. 术前 T2 加权 MRI 显示狭窄的 L3-L4 椎间隙和前方被压迫形变的硬膜囊；D. 术后 X 线片示 L3-L4 的骨融合和 L3-L5 后路短节段经椎弓根钉内固定术

害。因此，任何有脊髓损伤的患者应进行急诊减压手术（图 34.6、34.7）。

儿童自发感染性椎间盘炎

该病的诊断常被延误，特别是年龄小的儿童，因为其首发症状与其他疾病非常相似，如化脓性关节炎、阑尾炎和脑膜炎。据报道，该病每年的发生率为每 10 000 例中 0.3~0.6 例。放射性同位素骨扫描在诊断该病早期非常有用，而普通放射性检查无异。

治疗包括卧床及脊柱制动。因所有患病儿童的发病过程显然是良性的疾病特点，故抗生素的使用仍存在争议。

医源性脊柱感染（脊柱的术后感染）

众所周知，穿刺或外科手术处理椎间盘或椎体非常容易伴随感染（表 34.4，图 34.9~34.13）。两个诱因与手术区的感染密切相关：患者和术者的相关因素。穿刺或外科手术后的感染可根据病史和体格检查做出早期诊断，并通过进行简单影像学和实验室检查来确诊。超声检查对于血肿或脓肿的定位很有用，并可指导诊断性穿刺。对于深部感染，CRP 及 CD64+ 的中性粒细胞的水平比 ESR 及白细胞计数更有诊断预测价值[33,51,52]。CRP 水平在简单

脊柱手术后第 2 天快速下降，若术后 2 周 CRP 持续维持高数值（大于 2.0 mg/dl），并伴随 ESR 大于 50 mm/h，提示可能的术后感染[33,51,60]。骨显像检查目前对于临床没有重要价值。

已有很多措施预防或减少组织感染的发生。预防使用抗菌剂是其中一个措施[74,79]。已经证明预防使用抗菌剂是减少感染发生率的一个有效措施，手术后 24 小时内短期使用抗生素证明是有效的[15,21,46,74,79]。

硬膜外和椎间盘术后的感染

不断增多的硬膜外及多种多样的椎间盘手术操作，如椎间盘测压、椎间盘造影、化学溶核、经皮髓核全切以及微创或传统的椎间盘切除术，使得像硬膜外脓肿、椎间盘炎等并发症更为频繁地发生[23,28-30,84]。硬膜外脓肿和椎间盘炎的临床表现可能是多变的。在硬膜外和椎间盘内操作后几天里的体温、ESR 及 CRP 升高是感染的首要信号，继而可能出现直立或行走困难、腹痛、腰背痛、反常脊柱姿势。

为了预防感染，对椎间盘进行的任何手术操作都要选用单次剂量的广谱抗生素。而一旦感染，抗生素很难到达椎间盘内部，导致感染难以控制。因此，我们发现术后延迟使用抗生素未能阻止或改变

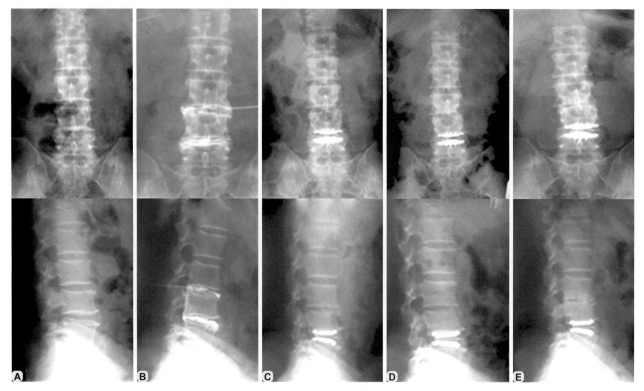

图 34.9　L3-L4 椎间隙经椎间盘造影术后感染病例：65 岁的患者因椎间盘突出症导致的下腰痛行人工椎间盘置换术。术前行 L3-L4、L4-L5 椎间盘造影，并未发现任何造影后诱发症状，故行人工椎间盘置换术。术后症状改善，之后随访中断了 7 个月。最后一次随访，患者诉在椎间盘造影和置换术后有持续性腰背痛。A. 最初的 X 线片显示 L4-L5 有轻度的关节炎；B. 椎间盘造影示 L3-L4 椎间盘分叶和 L4-L5 椎间盘裂隙；C. 被人工椎间盘替换的 L4-L5 椎间盘（Charitte）；D. 关节成形术后两周 X 线片显示 L3-L4 狭窄的椎间隙，怀疑有椎间隙感染，但是医生漏诊了；E. 术后 7 个月 X 线片显示 L3-L4 大部分融合的椎骨

椎间盘炎的进展，因为椎间盘内几何倍增长的细菌已经破坏了终板并使椎间盘退变。

继发于硬膜外麻醉和皮质激素注射的脊髓感染（椎间盘后感染）：继发于导管留置和硬膜外注射的硬膜外脓肿是一种很罕见的并发症，如果不及早诊断和治疗，可引起长期的严重后果，这种感染也可以造成脊柱骨髓炎[31]。

感染发生率预计在 1:100 000~1:400 000。据报道 45 例硬膜外麻醉病例中有 1 例发生了脊髓感染[31]。

对于那些没有神经损伤的，在大量抗生素治疗后可以得到很好的控制。而椎间盘后感染及形成脓肿的患者，翻修和脓肿引流是关键。持续性的疼痛和 / 或进展性神经损伤提示应尽快手术干预减压。

椎间盘穿刺操作后的椎间盘炎：这是由于使用受污染的器械使得细菌侵入椎间盘，发生率在 0.2%~4%。Fraser 等指出椎间盘造影继发的椎间盘炎（2.3% 的患者或 1.3%/ 椎间盘）的发生率升高[23,28-30,59,60]。为了减少盘内注射继发椎间盘炎的发生，操作必须在清洁室中进行，且要注意全程无菌。建议只使用套管针，同时推荐在一个水平使用双针的方式。在化学溶核术和椎间盘造影术后需要预防性使用抗生素[23,28-30]。早发现、早治疗是防止感染的关键，在爆发性感染和诊断学治疗的病例中更推荐使用抗生素。

手术部位感染

手术部位感染（SSI）根据发病时间（早发和迟发）、部位（浅表和深部）、严重程度和各种致

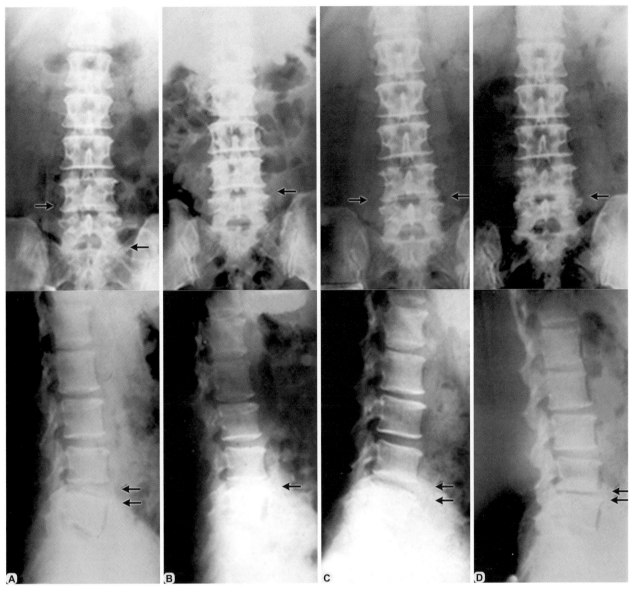

图 34.10　这是一个 47 岁家庭主妇出现的 L4–L5 椎间盘炎。A. 术后 7 天的椎间盘；B~D. 术后 X 线片表现，第 3 天（B）、4 个月（C）和 16 个月（D）的 X 线片显示逐渐变窄的椎间隙。通过保守方法治疗的患者预后好。受累节段的椎间盘逐渐吸收稳定，但是在 2 年内并没有完全融合

病微生物（简单、复杂、多重耐药生物、伴随肌坏死）、宿主的体征（正常的防御系统、多系统疾病、免疫力缺陷或严重营养不良）等分为几个临床类型。

　　在严格遵守外科手术无菌操作原则的话，伤口感染发生率并不高，而一旦发生则难以想象的棘手。如果是免疫功能低下患者，感染将更加复杂[8]。吸烟、肥胖、营养不良、糖尿病、长期使用类固醇、酗酒和术前放射均被明确为危险因素[18]。术

前血糖水平 >125 mg/dl、术后水平 >200 mg/dl 被列为危险因素。不能耐受细菌污染导致的手术部位感染主要是由于受损部位粒细胞黏附及微血管病变。

针对手术部位感染的预防策略及早期管理

　　患者的身体情况应在术前详细检查，需评估手术患者是否存在感染的风险。原则上，考虑到预防

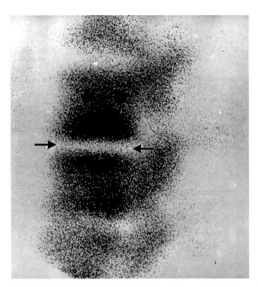

图 34.11　术后脊椎炎：侧位针眼扫描。病变终板表现出反向不对称变化；25 岁男性患者患后路椎间盘切除术后的椎间盘炎，显示在 L3 椎体下方呈半月形高密度影，在 L4 椎体终板上方呈低密度影且间隙变窄

性抗生素（AMP）应用的时效性，AMP 药物在血液和组织中的浓度必须在手术开始时达到足量。根据 Classen 等研究，药物水平应在手术开始 2 小时内达到足量，并且如果药物使用太早或仅仅术后使用，感染概率也会升高。因手术缺血性所影响到的部位，建议在手术中应用前列腺素 E1 衍生物"利马前列素 α- 环糊精包合物（利马前列素）"可减少手术部位感染[21]。

用 1% 的肥皂液低压灌溉或与洗涤剂溶液混合聚乙烯吡咯烷酮溶液清创有效时间长达 6 小时，可除掉感染后黏附于骨表面的细菌。

椎间盘切除术后椎间盘炎

任何类型的椎间盘术后都可能并发椎间盘炎[35,46,59-62]。患者通常在术后 1~2 周内是无痛的，但是接下来患者可能会在术后恢复期逐渐出现下腰痛。

经皮内镜椎间盘切除术后的椎间盘炎相关的文章较少[18,35,46,59]。手术后感染的发病率一般不到 1%，其临床症状和体征、实验室数据与其他椎间盘内穿刺操作而发生的椎间盘炎并无差异，而且预防措施和治疗方案也是一样的。

显微椎间盘切除术后椎间盘炎：任何手术都可能发生术后伤口感染，其发病率在 0.5% 以下[18,35,46]。如果手术后发生椎间盘内感染，表现为突发性的疼痛，很快变成无规律性的持续疼痛。大量典型症状如背部肌肉痉挛、发热、白细胞增多、血沉加快（60 mm/h）都提示感染的发生[33]。较短的时间内在 X 线上也会明显出现椎间隙高度变窄，骨扫描也对诊断有所帮助[2]，MRI 也可作为最敏感的检查手段[20,56-58]。

在治疗方面，强烈推荐使用的第三代头孢菌素治疗金黄色葡萄球菌感染。在 48 小时内可以看到患者症状的明显改善。如果患者的感染症状未见明显改善并超出 3~5 天，或者有开放性脓肿或神经功能障碍，就必须对椎间隙重新手术并术后引流。幸运的是，如果能早期确诊，大部分术后椎间隙感染可通过非手术方式治疗。如果错失最佳时机，感染破坏到椎体则难以根除。但是一旦椎间盘损伤，即使感染被控制，继发性骨关节炎将会出现并导致顽固性腰背痛[70,75]。在这种情况下，被感染破坏的脊柱节段应行前路融合手术，因为它很难自发融合。

推荐使用两个剂量的预防性抗生素，首剂在皮肤切口前至少 30 分钟静脉给予，第二剂量在伤口缝合后 2 小时给予。大多数外科医生选用第一代头孢菌素（例如头孢唑啉钠）。

传统椎间盘切除术后的椎间盘炎：传统的椎间盘术后感染率小于 4.0%[18,35,46,59-62]。如果患者术后镇痛持续加重，即使切口愈合良好也应该进行术后伤口感染的标准评估。椎间隙的感染常常在椎间盘切除术后数月才出现，即使切口看似正常，常伴发进行性疼痛和残疾。症状通常在术后 7~12 天出现，表现为背痛加重，并出现最典型的腿部肌肉抽搐症状。同时，C 反应蛋白和血沉指标会出现相继升高[51,52]。如果没有出现并发症，患者术后第 6 天的 C 反应蛋白水平会低于术后第 1 天[51]。

建议患者卧床休息至感觉舒服。治疗包括组织或体液培养并使用适当的抗生素。根据活检或穿刺抽液的药敏结果选择合适的抗生素。在血源性脊柱炎中，抗生素治疗方案应包括 4 周的静脉注射抗生素，随后给予口服药物，直到所有指标提示感染消失且 ESR 达到正常并持续至少 3 个月或更长的时间。推荐的抗生素为：针对葡萄球菌有头孢唑啉、万古霉素和氯唑西林，针对大肠杆菌有环丙沙星和氨苄西林，针对假单胞菌有头孢吡肟、哌拉西林、亚胺培南和头孢他定（表 34.5、图 34.10~34.15）。

椎旁脓肿可能需要开放引流和清创。如果患者在晚期病变破坏后就诊，感染十分明显，腰痛无法控制也没有采取措施，此时需要切除感染的椎间盘和骨组织并融合感染的节段。对于疼痛部位愈合但有晚期的骨破坏，建议首选融合手术。

目前，在前方感染部位植入金属植入物仍存争议。然而，即使存在感染的顾虑，仍有报道在脊椎骨髓炎治疗中，应用钛网技术重建和维持脊柱矢状曲度并获得稳定融合。但本文作者并不同意上述建议，因为植入的生物材料会导致感染的长期化，特别是在形成菌膜的多生物感染的情况下。

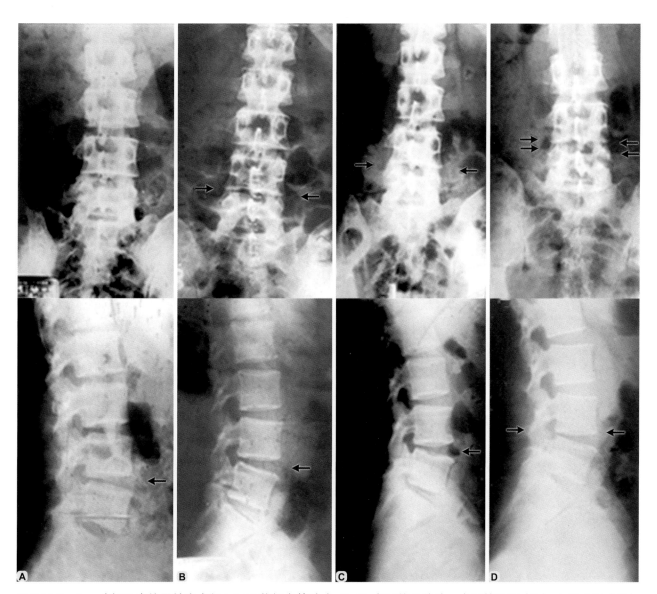

图 34.12　A. 一例 37 岁的男性患者行 L4–L5 椎间盘摘除术；B~D. 术后的 X 线片。术后第 9 天（B）、3 周 4 天（C）、1 年 2 个月（D）显示椎间隙逐渐变窄和过伸位角度的变化

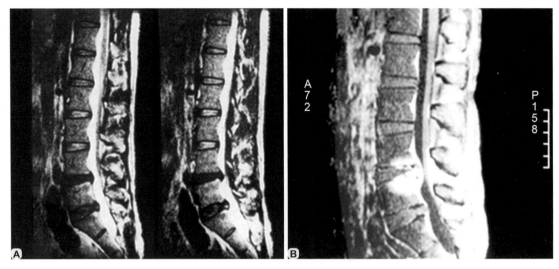

图 34.13　A. 同一患者的 L4-L5 术前 MRI 显示突出的椎间盘呈"黑盘"；B. 椎间盘切除术后 3 周的矢状 T1 加权 MRI 图像提示椎间盘内和 L4 椎体上半部分的高信号，与椎间盘炎的特征一致。尽管感染是完全控制，但患者仍有轻微的腰痛

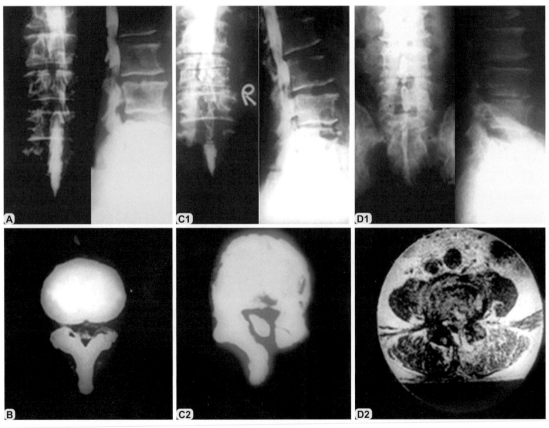

图 34.14　62 岁患者患有椎间盘突出，行 L4-L5 术前脊髓造影（A）和 CT 脊髓造影（B），于 1997 年 10 月 22 日对其进行椎间盘切除术。术后脊髓造影（C1）和 CT 脊髓造影（C2），9 周（1997 年 12 月 30 日）之后表出现快速的椎间隙变窄和 L4-L5 水平中央管部分粘连，表明了可能的椎间盘再次突出。该患者椎间盘突出复发后一直在就医，直到他来到了作者所在医院。X 线片（1998 年 2 月 2 日）（D1）和 MRI（1998 年 2 月 3 日）（D2）提示椎间盘切除术后的椎间盘炎，同时又有明确的临床表现和实验室结果。L4-L5 椎间盘几乎被吸收且似稳定，但该段并没有完全融合

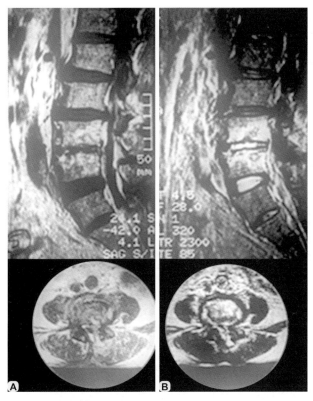

图 34.15 同一患者入院实验室数据血常规：血红蛋白 14.0 g/L；血细胞比容 39.1、白细胞 10.2×10^9/L、血沉 84 mm/h、C 反应蛋白 3.6 mg/dl。通过 1 周抗生素治疗后，白细胞 7.2×10^9/L、血沉 75 mm/h、C 反应蛋白 2.27 mg/dl。2 周后白细胞 6.5×10^9/L，血沉 60 mm/h、C 反应蛋白 1.4 mg/dl。患者背部肌肉痉挛及疼痛减轻。MRI 提示 L4、L5 和 L4–L5、L5–S1 椎间盘高信号。L4–L5 椎间盘水平椎管内信号增强，硬膜囊呈低信号表现

通常，感染后 6~12 个月内足量治疗的预后极好。某些患者在保守治疗感染后可出现自发融合。为防止术后椎间盘炎，现在和以往的专家推荐在清除椎间隙后放置庆大霉素海绵胶原，该方法在临床中被证明是有效的 [23,29,30,59-62]。

生物材料植入后的感染

生物材料植入后感染还有其他各种名称，例如生物膜介导或隐秘性感染，感染率为 1%~2%。骨科内植物感染是对身体和精神造成创伤的一种破坏性疾病。这些患者必须面对翻修和术后长期的配合治疗。

表皮葡萄球菌和金黄色葡萄球菌的繁殖对比研究表明：对所有材料的初始黏附时间上，表皮葡萄球菌（处理 4 小时）比金黄色葡萄球菌（处理 1 小时）显著降低（$P < 0.05$）。而在黏土上孵化这两种菌株明显超过 4 个小时 [13-15]。非生物性培养基（生物材料设备和一些组织移植）引入哺乳动物宿主中，它们可能成为黏附细菌繁殖的温床，尤其是对免疫功能低下的患者 [15]。

21 世纪骨科感染的主要问题仍是骨和植入物周围的感染，主要因为患病率、临床和经济重要性以及治疗困难等。总之，细菌感染是植入手术最严重的并发症之一，并最终导致手术失败 [2,5-7]。

尽管钛合金有较低的感染风险，但假体材料一般仍会增加术后感染率。所有的感染患者在术中都放置有这样的内植物 [3,6,11-13]。

目前多数临床医生认为，植入内植物术后感染的发病率比术中无内植物的高。但这并不准确，Cordero 等（1996）研究表明，用金黄色葡萄球菌噬菌体型 94/96 试验，发现无内植物的骨组织比有金属内植物（抛光的铬钴合金或钛合金和多孔涂层的钛合金）的骨组织有易受感染的可能性 [13,14]。同样，他利用金黄色葡萄球菌噬菌体 94 / 96 进行试验，发现聚甲基丙烯酸甲酯比抛光金属和多孔涂层的钛合金更易被感染，但比多孔涂层的铬钴合金、无内植物的骨组织或移植骨块则较少被感染 [13,14,42,43]。

根据 Gristina 等的相关报道，这些相似的结果可能是由于细菌菌株的骨亲和力，这就解释了为什么一些感染菌株更靠近受损骨组织，而不是金属移植物。Chang 和 Merritt 指出细菌黏附与植入材料的特性无关，而与细菌的特性和接触的常规方式有关 [11,12]。

生物材料相关感染一般与细菌在植入材料表面及邻近组织繁殖时的高适应力有关。其特点来源于细菌生长黏附及菌膜介导的方式。水化的多阴离子细菌的多糖蛋白复合体就像离子交换树脂能结合带电的抗菌分子，从而限制抗菌分子进入细胞及细胞膜 [3,6,13,16,42,43]。

内植物的加工技术能让菌膜生长。通过消毒能杀死这些菌膜内的细菌但不能去除残留的基质。机械装置被植入之前必须清除这些残留物。

临床报道明确指出这些生物材料的出现使得邻近组织容易发生即刻或延迟感染[3,11,13,26,65]。

关于复合材料、细菌的微生物黏附以及复合材料表面组织细胞融合的近期研究层出不穷。报道指出,一个可避免感染的接触面或许可以被理解为一场(生物膜)的争夺战:组织细胞生长融合与细菌黏附的争夺。

被生物材料激活的宿主防御系统是至关重要的因素。如果生物组织获胜,那么生物细胞就能在材料表面黏附生长并占有优势,从而使得细菌能侵占的表面积就减少了。

内植物术后发生感染风险的许多相关因素已经被确定,例如人工椎间盘置换、脊柱骨折或其他疾病的器械手术。基础疾病(肥胖、恶性肿瘤、糖尿病、局部放射、风湿性炎症)或应用干扰素(IFN-γ)和甘露聚糖结合凝集素缺乏都列在其中。众所周知特定的个体对机会性感染具有基因易感性。最近关于细胞因子在白介素 -6(IL-6)和急性期蛋白的重要作用也有所报道[67]。MBL(96 KDa的三聚物)是一个肝脏产生的急性期蛋白。它在固有免疫中有重要作用,其复合体包括 IL-6(由巨噬细胞刺激产生)。据研究发现,MBL 缺乏的患者极易出现关节置换术后的感染。研究认为 MBL 与金黄色葡萄球菌、白色念珠菌、曲霉菌、溶血性链球菌有高度结合性。

植入性生物材料和复合人工器官广泛应用的两大阻碍是生物材料可能引起感染,以及生物材料表面组织长入尚无成功案例。这些看似独立的现象其实都源于细胞 - 基底面的相互作用[67,81]。

黏附性感染的发病机制与噬惰性基底(基底表面未与活体细胞及细胞外聚合层结合的健康组织结合)的选择性繁殖有关。即使在健康的患者中,宿主防御机制也可能被这些生物材料所激活。

绝大多数细菌具有表面黏附能力,并且取决于复杂的有时精巧的特定的一系列事件。这些事件基于细菌的抗原决定基和特性、基底层的繁殖和外界环境。

从生物材料表面最常分离出的细菌有表皮葡萄球菌、金黄色葡萄球菌(聚合物感染中较少见)以及其他微生物(大肠杆菌、消化道球菌、绿脓杆菌、变形杆菌、β- 溶血性链球菌)。

成人骨髓炎研究表明多种微生物的感染占了2/3[88]。分离到的细菌有金黄色葡萄球菌、表皮葡萄球菌、假单胞菌、肠球菌、链球菌、芽孢杆菌和变形杆菌[15,18,37]。

混合感染似乎是基底层诱导的感染的一个重要的特点,其发生率可能比我们发现的更常见,应该被认为是翻修手术的不幸先兆。

也有一些报道称,在感染前使用钛网不仅对感染没有负面影响反而能额外的修正并维持受累节段的矢状位位置从而获得正常融合。钛网的植入与反复感染和顽固性感染并无关联[36,38,40,42,50,79,81,82,85]。同时那些作者提供了如下理由:钛相比不锈钢更能抵抗细菌感染。与不锈钢金属相比钛金属表面的电化学活性氧化物更少(不锈钢表面自由电能 >40 mV/m),因此细菌和组织细胞均能竞争性结合生物材料表面的自由基。

然而,最近学者们认为植入的金属和非金属材料均能促进感染同时减弱抗菌效果。就像众所周知的局部作用:出现破碎组织,例如死骨或损伤的软组织或器官。

在骨科植入物中,聚甲基丙烯酸甲酯被认为是最容易引起感染并发症的,骨移植同样也有高感染风险,因为它们都来自异体。有些研究者至少在过去对这些观点并不认同。选择性细菌黏附如耐甲氧西林金黄色葡萄球菌噬高分子聚合物、金葡菌噬金属、表皮葡萄球菌是混合感染的因素之一[11,42-44,79,85,86]。然后以上的研究都未经临床证实。

大多数骨科内植物(修复器械、融合器、骨水泥、人工关节)的感染都由葡萄球菌引起,其次是革兰阴性杆菌(大肠杆菌、变形杆菌、假单胞菌、克雷伯杆菌、肠杆菌、沙门氏菌）。金黄色葡萄球菌和表皮葡萄球菌是从内植物相关感染中分离出的最常见的两种球菌。皮肤腐败菌、腐生葡萄球菌对预防措施的侵袭性和敏感性均较低，已成为临床第二大感染菌[3,11]。

脊柱手术预防性使用头孢菌素的益处已被证实。因此为了预防融合术、椎体成形术、关节置换和脊柱器械术后伤口感染，需要无菌手术技术和适当的围手术期抗生素应用。术前抗生素（术前24~48h 认为是抗生素使用黄金时间）在所有脊柱手术中已常规应用[75]。

尽管有这些预防性措施，仍然有部分无明显易感因素的患者发生人工关节感染。这就提出了一种可能：或许在这类人群中有一些尚未发现的基因层面的免疫复合物参与感染的免疫应答。MBL 缺陷似乎会增加感染的可能性和严重程度[67]。

HIV 感染患者在感染期间使用生物材料是不合适的，因为他们会发生更多的机会性感染[8,18]。充分了解细菌特性和金属内植物特性是十分重要的，因为这是了解细菌对植入材料和化学疗法的基本知识。

预防术后感染的挑战依然存在。为了预防细菌感染，控制、消除感染或细菌黏附是关键[1,2]。细菌在植入材料表面的黏附是植入物手术中细菌感染的重要原因，这已成为一个不争的事实。建议采用几种预防细菌在植入物表面黏附的方法：①应用抗生素；②应用抗菌多肽；③应用表面活性剂，例如氨基水杨酸、银、右旋糖酐或聚氧化乙烯；④血清蛋白例如纤维蛋白和白蛋白（表 34.5）。那些血清蛋白在细菌生物材料黏附中起到重要作用。钛金属表面的白蛋白有助于抑制细菌黏附，同时能额外预防血小板黏附和血栓形成。

为了控制严重的内植入相关性感染，抗细菌黏附和感染应该成为生物材料的评判标准。Petty 等发现金葡菌在几种具有光滑表面的内植物（不锈钢、铬、聚甲基丙烯酸甲酯和聚乙烯）的感染发生情况并无差异，但高分子骨内植物相比光滑表面金

属更容易发生金葡菌或大肠杆菌感染[89]。Barth 等（1989）发现有金属内固定的骨骼更易被金葡菌感染[3]，而高分子骨内植物（聚甲基丙烯酸甲酯）更易被表皮葡萄球菌感染。似乎金葡菌噬金属黏附，表皮葡萄球菌噬高分子材料黏附。

预防生物膜感染的最实用方法之一就是使用能释放抗生素如周围组织和组织液的材料或外包膜。

可以通过改良生物材料的表面形态和化学特点去影响细菌黏附和生物膜的形成。有迹象表明葡萄球菌不论是在体还是离体都更倾向黏附在标准钛金属表面，钛抛光后或者钛合金（Ti-6AI-7Nb）或许能成为避免髓内钉感染的解决办法。另一种方法就是在钛金属或者不锈钢表面包裹氮离子，这样能增加材料表面的抵抗细菌黏附特性和化学形态特点。钛氮涂层诱导纤维母细胞黏附生长并抑制金葡菌、表皮葡萄球菌、变异链球菌和绿脓杆菌黏附。

其他蛋白涂层（肝素或白蛋白）通过亲水链和磷酰胆碱修饰和乙烯二元醇涂料加工的表面可以诱导生物材料表面的蛋白的吸收、细菌黏附和生物膜形成[5,7,9,80]。

生物膜介导的感染的预防方法已有阐述（表34.5），感染的发病机制也有相应阐述。生物材料和符合材料相关的脊柱感染的管理方法将会在下面阐述。

治疗必须集中在明确并清除感染组织同时保留脊柱稳定性，保护神经单元并且提供一个营养富裕的状态以利恢复。

因为不同的抗生素在生物膜中有不同的作用，联合应用抗生素或许可以促进抗感染疗效。

根据 Fujimura 的研究，克拉霉素和万古霉素的联合应用或许能有效根除葡萄球菌引起的内植物相关感染[64]。据报道有用利福平联合其他抗生素（万古霉素）根除葡萄球菌相关的生物膜感染[90]。并且一种由 Danzen、Takeda Pharm（日本）发现的水解蛋白酶 "serratiopeptidase" 被认为可以有效溶解细菌生物膜[91-99]。

手术治疗包括急性病例的引流、清创，应用

抗生素。对于慢性植入感染病例需取出内植生物材料，病灶切除，表面活性剂灌注并且需要对感染破损的椎体行重建手术。

总之可以确信，骨科手术感染不仅仅和植入材料有关，还和细菌本身有关。当有异体组织或坏死组织出现时，感染不能轻易控制。需注意的是，抗生素只能抑制感染而不能清除感染。因为抗生素本身不能杀死生植入物表面生物膜内的细菌。一旦抗生素治疗中断，这些细菌又会重新感染周围组织。

在器械术后早期感染中，外科清创术和抗菌药物的应用或许可以争取治疗过程中不必取出植入的金属材料。

单纯的内植物周围感染应该接受手术治疗，包括彻底清创，去除感染组织和坏死骨组织并去除所有前后方的内植物。彻底清除菌膜是十分必要的。当植入的前方融合金属网感染时，为了安全起见，应该从前路或者后路取出。因此，手术必须遵循尽量减少组织破坏和彻底清除会引起细菌黏附

并引起感染的异体物质（生物材料、死骨或病变组织）原则[16,37,38]。尤其当感染明确并且内固定金属元件丢失时，必须实施彻底的外科清创术来移除所有异体材料，包括骨和软组织。除了手术以外，可以使用含抗生素的丙烯酸珠链来消毒和临时填充死腔[19,74]。珠链中最常使用的抗生素是万古霉素、妥布霉素和庆大霉素。

许多问题依然需要解决，尤其是当内植物术后出现感染时如何提供最佳治疗方案。当发明一种新内植物、医学设备或生物材料时，不仅需考虑材料强度和组织相容性，同时抗菌膜物质也需考虑在内。

原发性硬膜外脓肿

一旦原发性硬膜外脓肿导致患者在抗生素治疗时出现了神经功能障碍的症状，应尽早切开引流。

参考文献

1. Bonfiglio M, Lange TA, Kim YM. Pyogenic vertebral osteomyelitis. Disk space infections. Clin Orthop. 1973;96:234-47.

2. Bahk YW, Kim OH, Chung SK. Pinhole collimator scintigraphy in differential diagnosis of metastasis, fracture, and infections of the spine. J Nucl Med. 1987;28:447-51.

3. Barth E, Berg E, Gristina AG. Biomaterial specificity of S. Aureus and S. epidermis in orthopedic infections. Trans Orthop Res Soc. 1989;14:558.

4. Buchelt M, Lack W, Kutschera HP, Katterschafka T, Kiss H, Schneider B, Kotz R. Comparison of tuberculous and pyogenic spondylitis- An analysis of 422 cases. Clin Orthop. 1993;296:192-9.

5. An YH, Stuart GW, McDowell SJ, McDaniel SE, Kang Q, Friedman RJ. Prevention of bacterial adherence to implant surfaces with a crosslinked albumin coating in vivo. J Orthop Res. 1996;14:846-9.

6. Arens S, Schlegel U, Printzen G, Ziegler WJ, Perren SM, Hansis M. Influence of materials for fixation implants on local infection: an experimental study of steel versus titanium DCP in rabbits. J. Bone Joint Surg. 1996;78B:647-51.

7. An YH, Bradley J, Powers DL, Friedman RJ. The prevention of prosthetic infection using a cross-linked albumin coating in a rabbit model. J Bone Joint Surg. 1997;79B:816-9.

8. Bono CM: Spectrum of spine infections in patients with HIV. Clin Orthop. 2006;444:83-91.

9. Adachi K, Tsurumoto T, Yonekura A, Nishimura S, Kajiyama S, Hirakata Y, Shindo H. New quantitative image analysis of staphylococcal biofilms on the surfaces of nontranslucent metallic biomaterials. J Orthop Sci. 2007;12:178-85.

10. Cierny G, Mader JT, Pennik JJ. A clinical staging system for adult osteomyelitis. Contemporary Orthopedics. 1985;10:17-37.

11. Chang CC, Merritt K. Effect of Staphylococcus epidermidis on adherence of Pseudomonas aeruginosa and Proteus mirabilis to polymethyl metacrylate (PMMA) and gentamycin-containing PMMA. J Orthop Res. 1991;9:284-8.

12. Chang CC, Merritt K. Infection at the site of implanted materials with and without pre-adhered bacteria. J Orthop Res. 1994;12:526-31.

13. Cordero J, Munuera L, Folgueira MD. Influence of metal implants on infection: an experimental study on rabbits. J. Bone Joint Surg. 1994;76B:717-20.

14. Cordero J, Munuera L, Folgueira MD. Influence of bacterial strains on bone infection. J Ortho Res. 1996;14:663-7.

15. Costerton JW. Biofilm theory can guide the treatment of device-related orthopedic infections. Clin Orthop. 2005;437: 7-11.

16. Dimar JR, Carreon LY, Glassman SD, Campbell MJ, Hartman MJ,

Johnson JR. Treatment of pyogenic vertebral osteomyelitis with anterior debridement and fusion followed by delayed posterior spinal fusion. Spine. 2004;29:326-32.

17. Christodoulou AG, Givissis P, Symeonidis PD, Karataglis D, Pournaras J. Reduction of postoperative spinal infections based on an etiological protocol. Clin Orthop. 2006;444:107-13.

18. Cunningham ME, Girardi F, Papadopoulos EC, Cammisa FP. Spinal infections in patients with compromised immune systems. Clin Orthop. 2006;444:73-82.

19. Dairaku K, Tokagi M, Kawaji H, Sakaki K, Ishii M, Ogino T. Antibiotics-impregnated cement spacers in the first step of two-stage revision for infected totally replaced hip joints: report of tentrial cases. Orop Sci. 2009;14:704-10.

20. Cousins JP, Houghton VM. Magnetic response imaging of the spine. J Am Acad Orthop Surg. 2009;17:1:22-30.

21. Demura S, Kawahara N, Murakami H, Nambu K, Kato S, Yoshioka K, et al. Surgical site infection in spinal metastasis. Spine. 2009;34:635-9.

22. Nylor PT, Jennings R, Wbb LX, Gristina AG. Antibiotic sensitivity of biomaterial-adherent Staphylococcus epidermidis and Staphylococcus aureus. Trans Orthop Res Soc. 1989;14:108.

23. Osti OL, Fraser RD, Vernon-Roberts B. Discitis after discography. The role of prophylactic antibiotics. J Bone Joint Surg. 1990;72B:271-4.

24. Norden CW. Bone and Joint infection - an update. Clin Infect Dis. 1997;25:1293-4.

25. Nishimura S, Tsurumoto T, Yonekura A, Adachi K, Shindo H. Antimicrobial susceptibility of Staphylococcus aureus and Staphylococcus epidermidis biofilm isolated from infected total hip arthroplasty cases. J Orthop Sci. 2006;11:46-50.

26. Pappou IP, Papadopoulos EC, Sama AA, Girardi FP, Cammisa FP: Postoperative infections in interbody fusion for degenerative spinal disease. Clin Orthop. 2006;444:120-8.

27. Ozuturk C, Adyinli U, Vural R, Sehirlioglu A, Mutlu M. Simultaneous versus segmental one-stage combined anterior and posterior spinal surgery for spinal infections (outcomes and complications). Int Orthop. 2007;31:363-6.

28. Fraser RD. Chemopapain for the treatment of intervertebral disc herniation. The final report of a double-blind study. Spine. 1984;9:815-8.

29. Fraser RD, Osti OL, Vernon-Roberts B. Discitis following chemonucleolysis: An experimental study. Spine. 1986;11:679-6887.

30. Fraser RD, Osti OL, Vernon-Roberts B. Discitis after discography. J Bone Joint Surg. 1987;69B:26-35.

31. Mahendru V, Bacon DR, Lema MJ. Multiple epidural abscess and spinal anesthesia in a diabetic patient. Reg Anesth. 1994;19:66-8.

32. Carragee EJ. Pyogenic vertebral osteomyelitis. J Bone Joint Surg. 1997;99A:874-80.

33. Carragee EJ, Kim D, Van der Vlugt T, Vittum D. The clinical use of erythrocyte sedimentation rate in pyogenic vertebrae osteomyelitis. Spine. 1997;22:2089-93.

34. Buchholz HW. Antibiotic-loaded acrylic cement; Current concepts. Clin Orthop. 1984;190:96-108.

35. Fernand R, Lee CK. Post-laminectomy disc space infection: A review of the literature and a report of three cases. Clin Orthp. 1986;209:215-8.

36. Eysel P, Hopf C, Vagel I, Rompe JD. Primary stable anterior instrumentation or dorsoventral spondylodesis in spondylodiscitis -- Results of a comparative study. European Spine J. 1997;6:152-7.

37. Ehrlich GD, Stoodley P, Kathju S, et al. Engineering approaches for the detection and control of orthopedic biofilm infections. Clin orthop. 2005;437:59-66.

38. Ha KY, Kim YH. Postoperative spondylitis after posterior lumbar interbody fusion using cages. Eur Spine J. 2004;13:419-24.

39. Ha KY, Shin JH, Kim KW, Na KH. The fate of anterior autogenous bone graft after anterior radical surgery with or without posterior instrumentation in the treatment of pyogenic lumbar spondylodiscitis. Spine (Phila pa 1976). 2007;32:1856-64.

40. Korovessis P, Petsinis G, Koureas G, Iliopoulos P, Zacharatos S. One-stage combined surgery with mesh cages for treatment of septic spondylitis. Clin Orthop. 2006;444:51-9.

41. Waldvogel FA, Vasey H. Osteomyelitis. The past decade. New Engl J Med. 1980;303:360-70.

42. Gristina AG, Costerton JW. Bacterial adherence to biomaterials and tissue. The significance of its role in clinical sepsis. J Bone Joint Surg. 1985;67A:264-73.

43. Gristina AG, Barth E, Webb LX. Microbial adhesion and the pathogenesis of biomaterial-centered infection. In Orthopaedic infection: Diagnosis and treatment. RB Gustilo. RP Cruninger, and DT Tsukayama Eds: Philadelphia: WB Saunders; 1987. p.325.

44. Gristina AG, Naylor PT, Myrvik QN. Mechanisms of musculoskeletal sepsis. Orthop Clin North Am. 1991;22:363-71.

45. Lindholm TS, Pylkk nnen P. Discitis following removal of intervertebral disc. Spine. 1982;7:618-22.

46. Frank AM, Trappe AE. Spondylodiscitis after lumbar spine intervertebral disc surgery. Clinical patterns, diagnosis, treatment. Neurochirurgia. 1988;31:205-9.

47. Keenan TL, Benson DR. Differential diagnosis and conservative treatment of infectious diseases. In: Frymoyer JW, (Ed.): The adult spine: principles and practice. 2nd ed. Philadelphia: Lippincott-Raven; 1997;pp.871-94.

48. Kim YT, Hwang WY, Han BH. Analysis of pyogenic spondylitis in adults. Korea Spine Surg. 1996;3:69-76.

49. Kulowski J. Pyogenic osteomyelitis of the spine. An analysis and discussion of 102 cases. J Bone Joint Surg. 1936;18:343-64.

50. Lee JS, Suh KJ. Posterior lumbar interbody fusion with autogenous iliac crest bone graft in the treatment of pyogenic spondylodiscitis. J Bone Joint Surg. 2006; 88B:765-70.

51. Waleczek H, Hozianka J, Everts H. C-reactive protein in the early diagnosis of postoperative infection following bone surgery. Chirug. 1991;62:866-90.

52. Tanaka S, Nishino J, Matsui T, et al. Neutrophil CD64 expression in the diagnosis of local musculoskeletal infection and the impact of antibiotics. J Bone Joint Surg Br. 2009;91-B:1237-42.

53. Tarkin IS, Dunman PM, Garvin KL. Improving the treatment of musculoskeletal infections with molecular diagnostics. Clin orthop. 2005;437:83-8.

54. Stoodley P, Kathju S, Hu FZ, et al. Molecular and imaging techniques for bacterial biofilms in joint arthroplasty infections.

Clin Orthop. 2005;437:31-40.

55. Donlan RM. New approaches for the characterization of prosthetic joint biofilms. Clin orthop. 2005;437:12-9.

56. Frank AM, Trappe AE. The role magnetic resonance imaging (MRI) in the diagnosis of spondylodiscitis. Neurosurg. Rev. 1990;13:279-83.

57. Maiuri F, Laconetta G, Gallicchio B, Manto A, Briganti F. Spondylodiscitis. Clinical and magnetic resonance diagnosis. Spine. 1997;22:1741-6.

58. Yoshikawa T, Maeda M, Ueda Y, Matsuyama E, Kugai A, Tamai S, Ichijima K. Magnetic resonance imaging in the early phase of pyogenic spondylitis: A report of four cases. J Orthop Sci. 1997;2:16-23.

59. Pilgoald S. Discitis (closed space infection) following removal of lumbar intervertebral disc. J Bone Joint Surg. 1969;51A:713.

60. Patgaonkar P, Cuevas G, Moheshwari S, Tampi C. Disc space infection (discitis) following interdiscal ozone therapy for acute low back pain due to prolapsed lumbar intervertebral disc; a case report. J Spinal Surgery. 2010;1:253-6.

61. Puranen J, M Kel J, L Hde S. Postoperative intervertebral discitis. Acta Orthop Scand. 1984;55:461-5.

62. Rohde V, Meyer B, Schaller C, Hassler WE. Spondylodiscitis after lumbar discectomy -- Incidence and a proposal for prophylaxis. Spine. 1998;23(5):615-20.

63. Sasso RC, Garrido BJ. Postoperative spinal wound infections. J Am Acad Orthop Surg. 2008;16:330-7.

64. Fujimura S, Sato T, Kikuchi T, Zaini J, Gomi K, Watanabe A. Efficacy of clarithromycin plus vancomycin in mice with implant-related infection caused by biofilm-forming Staphylococcus aureus. J Orthop Sci. 2009;14:658-61.

65. Patel R: biofilms and antimicrobial resistance. Clin orthop. 2005;437:41-7.

66. Marcotte AL, Trzeccak MA. Community-acquired methicilline-resistant Staphylococcus aureus: An emerging pathogen in orthopedics. J Am Acad Orhop Surg. 2008;16:98-106.

67. Longley RJ, Rowley DI. Is infection inevitable in some arthroplasty patients? Orthop and Trauma. 2008;23:2:117-21.

68. Uchida K, Yayama T, Kokubo Y, et al. Direct detection of pathogens in osteoarticular infections by polymerase chain reaction amplification and microarray hybridization. J Orthop Sci. 2009;14:475-83.

69. Tsiodras S, Falagas ME. Clinical assessment and medical treatment of spine infections. Clin Orthop. 2006;444:38-50.

70. Hadjipavlon AG, Mader JT, Necessary JT, Muffoletto AJ. Hematogenous pyogenic spinal infections and their surgical managements. Spine. 2000;25:1668-79.

71. Lin MR, Lee JY, Vaccaro AR. Surgical infections in the traumatized spine. Clin Orthop. 2006;444:114-9.

72. Matsui H, Hirano N, Sakaguchi Y. Vertebral osteomyelitis: an analysis of 38 surgically treated cases. Eur Spine J. 1998;7:50-4.

73. Nade S. Infection after joint replacement: Current Orthop. 1997;11:129-33.

74. Jeong ST, Kim JY, Park YJ, Koo KH, Song HR, Cho SH. Treatment of wound infection using antibiotics-mixed bone cement beads as complication of spine surgery. J. Korea Spine Surg.

1996;3:225-31.

75. Takahashi H, Wade A, Iida Y, et al. Antimicrobial prophylaxis for spinal surgery. J Orthop Sci. 2009;14:40-4.

76. Swanson AN, Pappou IP, Cammisa FP, Girardi FP. Chronic infection of the spine – surgical indication and treatments. Clin Orthop. 2006;444:100-6.

77. Viola RW, King HA, Adler SM, Wilson CB. Delayed infection after elective spinal instrumentation and fusion. A retrospective analysis of eight cases. Spine. 1997;22:2444-51.

78. Yang S-C, Fu T-S, Chen L-H, Niu C-C, Lai P-L, Chen W-J. Percutaneous endoscopic discectomy and drainage for infectious spondylitis. Int Orthop. 2007;31:367-73.

79. Shin JH, Ha KY, Kim KW, Lee JS, Joo MW. Surgical treatment for delayed pyogenic spondylitis after percutaneous vertebroplasty and kyphoplasty. Report of 4 cases. J Neurosurg. 2008;9:265-72.

80. Tamai K, Kawate K, Kawahara I, Takakura Y, Sakaki K. Inorganic antimicrobial coating for titanium alloy and its effect on bacteria. J Orthop Sci. 2009;14:204-9.

81. Richards BS. Delayed infections following posterior spinal instrumentation for the treatment of idiopathic scoliosis. J Bone Joint Surg. 1995;77A:524-9.

82. Dekel S, Lenthal G, Francis MJ. Release of prostaglandins from the bone and muscle after tibial fracture. An experimental study in rabbit. J Bone Joint Surg. 1981;63B:185-9.

83. Li D, Yhompson DD, Paralkar VM. Prostaglandin E2 receptors in bone formation. Int Orthop. 2007;31:767-72.

84. Robinson Y, Tschoeke SK, Kayser R, Boehm H, Heyde CE. Reconstruction of large defects in vertebral osteomyelitis with expandable titanium cage. Int Orthop. 2009;33:745-9.

85. Sanzen L, Linder L. Infection adjacent to tatanium and bone cement implants: an experimental study in rabbits. Biomaterials. 1995;16:1273-7.

86. Yu SW, Chen WJ, Lin WC, Chen YJ, Tu YK. Serious pyogenic spondylitis following vertebroplasty: a case report. Spine. 2004;29:E209-11.

87. Dunn LT, Javed A, Findlay G, Green ADL. Iatrogenic spinal infection following epidural anesthesia. Case report. Europ Spine J. 1996;5:418-20.

88. Thalgott JS, Cotler HB, Sasso RC, LaRocca H, Gardner V. Postoperative infections in spinal implants. Classification and analysis - a multicenter study. Spine. 1991;16:981-4.

89. Petty W, Spanier S, Shuster JJ, Silverthorne C. The influence of skeletal implants on incidence of infection experiments in a canine model. J Bone Joint Surg. 1985;67A:1236-44.

90. Gagnon RF, Richards GK, Wiesenfeld L. Staphylococcus epidermis biofilms: unexpected outcome of double and triple antibiotic combinations with rifampin. ASAID Trans. 1991;37(3):158-60.

91. Jahansen C, Falholt P, Gram L. Enzymatic removal and disinfection of bacterial biofilms. Appl Environ Microb. 1997;63:3724-8.

92. Koyama A. Transfer of cerotiam into pulmonary tissues and its promotion by serrapeptase. Takeda Bulletin. 1987;6:14-7.

93. Mecikoglu M, Saygi B, Yildirim Y, Karadog-saygi E, Ramadan SS, Esemenli T. The effect of proteolytic enzyme serratiopeptidase in the treatment of experimental implant-related infection. J Bone

Joint Surg. 2006;88A:1208-14.

94. Selan L, Berlutti F, Passariello C, Comodi-Ballanti MR, Thaller MC. Proteolytic enzymes: a new treatment therapy strategy for prosthetic infections? Antimicrob Agents Chemothe. 1993;37:2618-2.

95. Takeda News – special issue on Danzen (serratiopeptidase), 1983.

96. Danner RL, Hartman BJ. Update of spinal epidural abscess: 35 cases and review of the literature. Rev Infect Dis. 1987;9:265-74.

97. Mampalam TJ, Rosegay H, Andrews BT, Rosenblum ML, Pitts LH. Nonoperative treatment of spinal epidural infections. J Neurosurg. 1989;71:208-10.

98. Land IM, Hughes JPR, St Clair Forbes W, Makenna F. MRI appearances of cervical epidural abscess. Clin Radiol. 1995;50: 446-71.

99. Choi Wt, Choi BY, Lee JW, Moon MS. Pyogenic spinal epidural abscess – A case report. J Korea Orthop Assoc. 2002;37:319-23.

第35章

脊柱结核诊断和治疗的最新观点及全球标准

Myung-Sang Moon，Sung-Soo Kim，Jeong-Lim Moon，Jang-Cheol Sihn
译者：沈宇辉　梁裕

结核病依然是全球目前迫切需要解决的健康问题。全球约有 800 万结核病患者，200 万患者因结核病死亡[1-5]。95% 的结核病发生在发展中国家。据世界卫生组织统计，结核病每年导致 181 万患者死亡[1-5]。中国每年新增 140 万结核病患者[3]。在撒哈拉以南的非洲国家，艾滋病感染导致结核病出现 2~3 倍增长。HIV 阴性患者中结核累及骨组织约为 3%~5%，而在 HIV 阳性患者中比例约为 60%。艾滋病急性发作增加散播性结核分枝杆菌的感染率，当 $CD4^+T$ 淋巴细胞数量低于 100 个 $/mm^2$，则几乎必定感染散播性结核分枝杆菌。除了 HIV 感染或艾滋病，结核分枝杆菌耐药是新的健康威胁，且引发广泛关注。这些数据预示着未来骨结核可能会重燃[2-5]。虽然结核性脊柱炎发病率不高，但危害极大[1-10]。

脊柱结核占所有骨关节结核 50%，危害及风险最大，可引起椎体破坏、脊柱畸形和 / 或截瘫、胸腔畸形以及继发性肺功能不全[1,2,4,5]。一旦结核累及椎体，会造成脊柱前方和侧方不稳定，在儿童中尤其如此，且可能会引发迟发性脊柱后凸畸形导致脊髓致压[11]。

脊柱结核诊断和处理有较大进展，但依然有大量出现临床表现的病例未受到足够重视和处理。

本章着重讨论结核诊断和处理，特别是诊断新技术，包括非培养实验室技术、高压氧治疗、免疫抑制药物、脊柱畸形及神经受累手术治疗、内植物

取出时机、固定的可活动节段的结局等。

至今为止，基于数值和 / 或非数值及理论数据，很难明确鉴别伴有和不伴有并发症的脊柱结核。一般建议对于有并发症的脊柱结核可采取手术治疗。

免疫与结核

暴露在结核分枝杆菌中，大多数人感染后不会发展为活动性结核，但约 10% 的感染人群会转变为活动性结核，导致活动性结核病的机制目前尚不清楚[5,6]。结核感染后为何有些患者会进展为活动性结核病是有趣的基础研究，有人认为可能与患者的免疫状态有关。

有研究认为，免疫系统巨噬细胞是针对分枝杆菌免疫作用的关键细胞，巨噬细胞可能通过分泌细胞因子如 TNF-α，干扰素和 IL-1b，结合 T 淋巴细胞分泌 IFN-γ 协同起到免疫作用。巨噬细胞通过一氧化氮合酶（iNOS）活化后，分泌细胞因子诱发氧自由基和一氧化氮（NO），NO 及其中间产物杀死和 / 或抑制结核分枝杆菌。敲除 IFN-γ 的小鼠无法产生 NO 及其中间产物而无法免疫结核分枝杆菌，该研究证明 NO 及其中间产物对免疫结核分枝杆菌起到关键性杀灭作用。鼠科动物的巨噬细胞可产生 NO 及其中间产物免疫结核分枝杆菌，但证明人类巨噬细胞产生细胞因子、NO 及其中间产物免

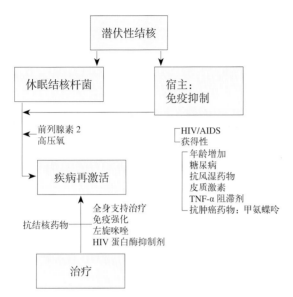

图 35.1 潜伏性结核的再激活原因和治疗

疫结核分枝杆菌者少有报道[6]。

研究发现，肺以外器官的结核病患者的外周血 T 淋巴细胞数量减少[10-15]。因此，了解 HIV/AIDS、吸毒者、老年人的免疫状态非常重要，因为结核感染与免疫状态密切相关[6,10,16-23]。除了 APC 细胞，体液免疫还需补体和免疫球蛋白[22]。细胞免疫则主要通过 B 淋巴细胞、T 淋巴细胞和巨噬细胞等免疫细胞发挥作用的[23]。

评估骨结核患者治疗前状态首先需了解如下信息：是否存在高龄、营养不良、免疫球蛋白贫乏、糖尿病、HIV 感染、恶性肿瘤、肾功能衰竭、药物滥用、长期使用抗类风湿药（激素、抗 TNF-α 制剂、B 细胞清除药物、甲氨蝶呤）和肿瘤化疗等因素[21-23]。结核往往是免疫抑制下的致命感染性疾病。

结核病的免疫是完全由细胞介导的对抗原和有丝分裂原的防御，该特征已经被广泛发现于相关的体内细胞免疫。在结核分枝杆菌感染中，T 细胞介导的细胞免疫非常重要。目前在已知的人类结核病病理中，T 淋巴细胞中分布的 TH 细胞和 TS 细胞的是不平衡的。肺外结核（1.06 ± 0.44）比肺结核（1.64 ± 0.92）的 H/S 比例更低[5]。

老年人的免疫系统一般比较低下[16,19]，老年人出现结核病容易发生复燃情况。

营养不良时会出现体液和细胞免疫抑制，主要表现在化学趋化和吞噬作用受损、白蛋白下降（<3.5 g/dl）、白细胞下降（<1 500~2 000 个 /mm³）。蛋白质营养不良会导致 T 淋巴细胞数量及其分泌的细胞因子量下降[15-17]。HIV 阳性患者后期由于腹泻会导致营养状态极差[5,17,18]。

糖尿病患者体液和细胞免疫状态均呈现下降的缺陷状态。体液免疫状态缺陷表现在缺乏补体 C3、C4 和 C1 抑制剂，并产生由抗原引发的其他抗体。细胞免疫缺陷则很复杂，涉及 TNF、IL-1b、IL-2、IL-6、IL-8、IGF-2 等因子及 T 淋巴细胞相关的因素[22-24]。

HIV/AIDS 患者由于缺乏中性粒细胞数量和功能，所以易感染结核和真菌。结核菌感染患者的 CD4⁺ 细胞计数一般少于 200 个 /mm³，MAC 感染患者 CD4⁺ 细胞计数一般少于 100 个 /mm³[2,20,21]。

抗类风湿药（激素、抗 TNF-α 制剂、B 细胞清除药物、甲氨蝶呤）会对体液免疫、细胞免疫以及骨髓抑制产生作用。TNF-α 阻断剂抑制淋巴细胞和巨噬细胞活性[5,6,18]。

临床表现

即使在结核发病活跃期，临床表现也是比较隐蔽的。常见的临床表现为不适、食欲差、消瘦、夜间盗汗。脊柱结核表现为僵硬、活动后局部脊柱部位疼痛不适。偶有患者夜啼，可能会形成冷脓肿或窦道。但在脊柱结核早期，这些症状可能均不会出现。可能会出现轻度驼背，很少出现神经损害表现。

诊断

由于各种类型的结核在全世界范围内出现增长趋势，对内、外科医生而言，提高早期诊断率是非常重要的。

起病隐匿、早期缺乏全身症状和局部体征，使脊柱结核早期诊断困难。特别是免疫抑制的患者，由于缺少明显的炎症反应和疼痛症状，临床表现延迟和诊断延误更常见[5]。

临床医生依靠一系列方法诊断脊柱结核，包括：症状体征观察、多种影像学诊断技术、涂片或培养、代谢产物检测（γ干扰素试验）、聚合酶链反应（PCR）和组织学检查。诊断耗时数天到数周，且价格昂贵、有创、操作复杂[1,2,4,5]。

目前，没有单一的诊断方法可以诊断所有的结核病例。

结核菌素皮肤试验

结核菌素皮肤试验（TST）的敏感性和特异性较低。即使在结核高发地区，反复感染结核杆菌的患者也有将近20%的人结核菌素试验持续阴性。另外，在免疫功能不全的患者，结核菌素试验敏感性降低，准确诊断潜在的结核病非常必要。在特异性方面，结核菌素试验（TST）受卡介苗接种和非结核杆菌类化脓菌感染干扰[2,5]。

影像学诊断

影像学检查包括常规X线、CT、骨扫描和MRI，但影像学不是确诊方法。当常规X线片上观察到椎间盘和终板的破坏合并有周围软组织肿胀征象，应怀疑存在脊柱感染。

磁共振弥散加权成像可用于鉴别脊柱感染和恶性肿瘤。

实验室检查

实验室检查包括全血细胞计数（包括全淋巴细胞计数和辅助T淋巴细胞计数）、ESR和CRP、涂片或培养、组织学检查、特定抗原检测、代谢产物检测、结核分枝杆菌抗体检测，以及结核分枝杆菌DNA序列聚合酶链反应（PCR）[4,5,10,18,21-23]。

传统观点认为，结核诊断金标准是样本涂片/培养，如分泌物（针吸或套管针）和组织标本（开放或经皮穿刺活检）中分离出结核分枝杆菌，结合临床表现即可诊断。但由于结核分枝杆菌生长条件苛刻以及培养阳性率低下，所以开展多种实验室检查方法非常必要。

有3种非培养实验室检测诊断方法：①免疫学试验（抗原和抗体）；②代谢产物检测，比如体外γ干扰素检测；③结核杆菌DNA扩增[23]。

AMRAD-ICT（检测结核分枝杆菌白细胞抗体的体外免疫工具）结核试验可准确地检测全血中的结核分枝杆菌，该检测快速且准确诊断结核[2,5]。

T淋巴细胞接触结核杆菌可分泌γ干扰素，利用该原理可采用体外γ干扰素检测试验检测结核，该检测尤其适用于潜伏期结核病患者。市场上有两种体外γ干扰素检测试剂：Quanti-FERON® TB Gold（QFT-G，澳大利亚Cellestis公司）和T-SPOT® TB（T-SPOT，英国Oxford Immunotec公司）[2,5]。前者采用ELISA技术，后者采用酶联免疫斑点试验（ELISPOT）技术，两种检测方法都利用结核分枝杆菌特异性抗原、ESAT-6和CFP-10作为刺激物。由于BCG（卡介苗）不含ESAT-6和CFP-10，所以上述检测方法比TST（结核菌素皮肤试验）更能准确诊断结核杆菌感染。根据宿主因素和使用方法的不同，检测灵敏度不一。有报道指出，对于免疫功能不全的受试者，T-SPOT的灵敏度高于TST。

以上方法可以检测结核杆菌感染，但不能鉴别潜伏性结核和活动性结核。因此，当TST和IFN-γ检测结果都是阳性时，潜伏性结核和活动性结核的鉴别应基于临床病史、胸部和骨骼影像学表现，以及组织学检查。

其他类型的非培养诊断方法主要是分子诊断：PCR通过扩增结核杆菌DNA，可在数小时内提供结果，从而及时有效的指导治疗，改善预后。该诊断方法使用一段含123个碱基片段、重复序列的结核杆菌复合体作为引物，复合体包含人型分枝杆菌、非洲分枝杆菌、牛分枝杆菌、卡氏分枝杆菌和田鼠分枝杆菌。该项技术发展迅速，已被用于监测机体对治疗的反应情况，同时在爆发性结核的流行病学调查中，可在耐药性和克隆性方面快速提供资料。

结核应早期明确诊断，从而确保有效治疗。

基于结核病分期的分型

疾病的分期主要用于指导临床治疗（表 35.1）。尽管提出了多种分期体系，但没有哪一种体系被广泛接受。Kumar[7]，Moon[5]，Metha、Bhojraj[24] 和 Oguz[25] 等提出了脊柱结核的治疗分类方案。但该方案无法满足临床医生对任意节段脊柱结核病变选择最恰当手术方式的需要。因为该方案关注脊柱形态学和神经功能状态，而没有考虑包括节段旁融合在内的剩余节段脊柱畸形的影响。疾病分期的类目包括疾病早期、中期、晚期，后凸和非后凸，疾病 Ⅰ ～ Ⅲ 期等。同时，椎体丢失被用于描述畸形的角度和严重度（表 35.1）。一个满意的分期系统仍有待时日。

表 35.1　脊柱结核分期（MOON，1992）

疾病分期 （疾病进展）	病变程度 （身体破坏损伤程度）	畸形 （后凸畸形角度）
Ⅰ期：最低程度 （极早期）	< 20%（2/10）	≤ 12.2°
Ⅱ期：早期	26%~50%	12.2°~22.25°
Ⅲ期：相对程度 （中度）	51%~100%	22.26°~39.0°
Ⅳ期：重度	101%~200%	39.1°~72.5°

注：保守治疗患者的脊柱后凸角度通过 Rajasekaran 公式计算：
$Y=5.5° + 30.5° ×$ 机体破坏度数

治疗

治疗的首要目的是通过根除结核感染挽救生命，其次是确保病变脊柱的稳定性、预防和矫正脊柱畸形以满足患者对外观的要求。同时，还包括预防和治疗截瘫，以及减少节段旁融合病变。理想的治疗应能满足以上所有的要求。

治疗方案须根据治疗目的个性化选择。

脊柱结核的治疗包括：一般支持治疗、化学药物治疗和手术。手术方式包括冷脓肿切开引流、病灶清除术和前路融合术[26]、减压手术（包括肋骨横突切除术、二期后路内固定术）、前路根治术[27]，前路联合根除内固定术[28,29]、截骨术、脊柱畸形矫正术（图 35.2）[2,5]。但是，单独的抗结核药物治疗无法治愈活动期结核。尽管病变椎体的融合是治疗的重要组成部分，但这并不伴随疾病的自然愈合[29,30]。

最近研究发现，在成人中，疾病治愈后融合脊柱节段的排列紊乱会增加融合部位相邻节段病变的发生率[5,30]。因此，一般认为疾病治愈后保证或恢复正常脊柱排列至关重要。

结核分枝杆菌及其生物学特性

治疗前要全面认识结核分枝杆菌的特性，了解细菌生长特点及其对化疗药物、生物材料植入物的反应[31,32]。骨结核感染率低（发生率低）。结核分枝杆菌在化脓菌中属于自由浮动（浮游）型，而非固着型，也可分泌少量黏附分子和黏液而呈静止型。由于结核分枝杆菌繁殖率相对较低，使抗结核化疗药物能及时起效和常规应用[1,2,5]。

有人认为，在结核病变中使用生物材料（钛笼、螺丝和棒、PVP 和不锈钢、陶瓷）不利于病灶的愈合或者会导致潜在性感染暴发[34-38]。同时，人们发现，细菌在钛金属材料上附着量比不锈钢材料上的少，这是因为钛表面电化学活性氧化物更少，与不锈钢材料相比具有较高的表面自由能（>40 mN/m），因此细菌细胞和组织细胞更容易配对结合，从而竞争生物材料的表面[30-34]。另外，为防止细菌黏附于植入物表面，须对植入物表面进行抛光和 / 或交联蛋白涂层的特殊处理[33]。由于不锈

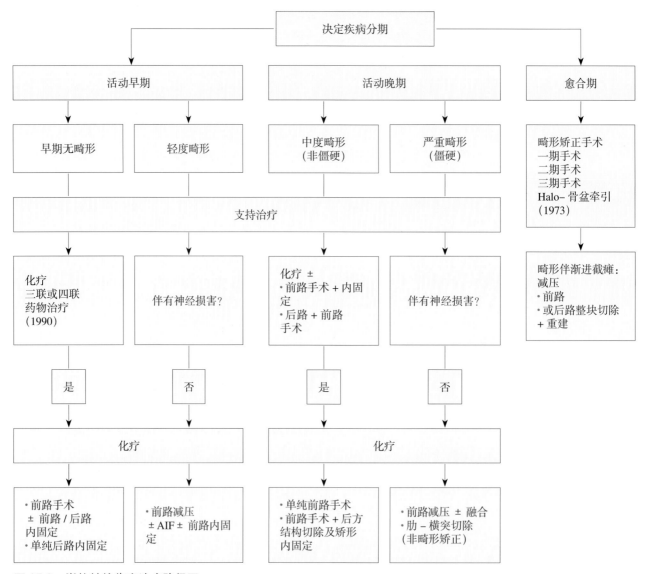

图 35.2 脊柱结核临床治疗路径图

钢植入物抗细菌黏附和抗感染能力较低，因此不能用于脊柱的固定。

总之，结核分枝杆菌的内植物黏附率低，内植物可以安全地用在结核病变患者的治疗中。但是，对于 HIV 阳性的患者，在感染部位使用生物材料并不合适，因为他们对其他类型的机会致病菌存在易感性[5,18,19]。

营养治疗

静脉输入营养液有助于使患者从治疗前身体虚弱状态恢复到患病前的健康状态。治疗目标是血清白蛋白水平 >3 g/dl，恢复或维持绝对淋巴细胞计数 > 800/mm^3，以及 24 小时尿肌酐排泄量 > 10.5 mg（男性）/5.8 mg（女性）[5,7]。

化疗

在患者早期轻度骨受累，又无明显的畸形时，可单独采用化疗药物保守治疗，化疗可在门诊进行[35,36]。在疾病的早期阶段，有效的化疗药物治疗和良好的支持护理是早期根除和减少后遗症的关键。单独保守治疗的优缺点如表

35.2 所示。

表 35.2　单独化疗的优点和缺点

优点	缺点
有效地治愈结核	无法缩短化疗的治疗时间
可在门诊进行	治愈疾病耗时更长
价格合理	无法满足外观要求
儿童畸形脊柱自发性生长	神经功能恢复较慢
避免了手术并发症和后遗症	

　　研究发现，疾病早期的保守治疗有助于预防脊柱后凸残留畸形[12]。成人患者选择保守治疗的可能出现脊柱后凸畸形[11,37]。

　　但是，尽管提出了数种治疗方案（表 35.3~35.6），目前仍没有标准的抗结核化疗方案。一些医生主张 9 个月的短期三联疗法[5,38-41]，而一些医生则认为 12 个月的三联或四联疗法效果更好[2,5,41,42]。但是，对于 12~18 个月化疗药物治疗后起效较慢或可能无效的患者应调整药物[1,2,4,5]。表 35.4 显示了各种化疗药物的推荐剂量。选择一线药物治疗结核应联合使用异烟肼、利福平、吡嗪酰胺，链霉素和乙胺丁醇两者选一。用药前要进行药敏试验，方案调整应包括至少两种敏感的药物。

表 35.3　一线和二线抗结核药物

一线药物	二线药物
异烟肼（H）	阿米卡星（AMK）
利福平（R）	卷曲霉素（CPM）
吡嗪酰胺（Z）	环丙沙星
乙胺丁醇（E）	环丝霉素（CS）
	乙硫异烟胺
	卡那霉素（K）
	氧氟沙星
	对氨基水杨酸钠（PAS）
	链霉素（S）
	利福布丁
	克拉霉素

表 35.4　结核治疗的药物推荐剂量

药物	每日剂量（mg/kg，括号内为最大剂量）	
	儿童*	成人**
异烟肼	10~20（300 mg）	5（300 mg）
利福平	10~20（600 mg）	19（600 mg）
吡嗪酰胺	15~30（2 g）	15~30（2 g）
乙胺丁醇	15~25	15~25（1.5 g）
链霉素	20~40（1 g）	15（1 g）

注：* 年龄在 12 岁以下；** 最大剂量取决于体重

表 35.5　抗结核治疗的"标准方案"

三联疗法
Davies PC（1996）：2HRZ 10HR（12 个月） 　　　　　　　耐药病例：2S（E）
Moon 等（1987,1995,1997,2004）：12RHE（Z）（12 个月）
Upadhyay 等（1999）：AIF 　　3HPaS，3HPa（6 个月） 　　3HPaS，6HPa（9 个月）
附四种药物方案：
Yilmaz C 等（1999）：2SRHZ，7RH（9 个月）
Metha IS 等（2001）：2RHEZ，4RHE，6RH（12 个月）
Govender 和 Kumor（2003）：12RHZE（12 个月）
Hassan（2003）：12RHE（至少 12 个月）
Sundaranaj 等（2003）：4RHEZ，14RHE（18 个月）

注：H，异烟肼；R，利福平；Z，吡嗪酰胺；E，乙胺丁醇；Pa，对氨基水杨酸；S，链霉素

　　对肝肾功能不全的患者，每种药物的使用剂量应根据肝、肾功能调整。

　　非甾体类抗炎药可能有助于预防疾病早期非特异性滑膜炎所引起的损伤，并抑制或减少前列腺素介导的炎症引起的骨吸收[1,2,5,12]。

　　非典型病原体如散播性结核分枝杆菌和堪萨斯分枝杆菌可能需要使用额外的抗生素。由利福平、乙胺丁醇、克拉霉素组成的三联疗法是治疗散播性结核分枝杆菌感染的首选方案。治疗散播性结核分枝杆菌感染，药物联合治疗比单药治疗效果更好。治疗的目的在于抑制而非消灭细菌，因此治疗要贯穿全程[2,5]（表 35.3）。

　　对于 HIV 阴性的患者，应至少包括 3 种起始药物（异烟肼、利福平、吡嗪酰胺），如果存在耐药，则应联合使用 4 种（在上述基础上添加乙胺丁

醇）或多种药物（表 35.6）。尽管存在细胞免疫功能减低，HIV 病毒感染的患者通常对标准的抗结核药物治疗反应良好，即使前期反应不良，也多是患者自身无法忍受，而不是耐药。

表 35.6 耐药型结核病例推荐方案

抵抗药物	推荐药物	治疗时间	备注
INH，SM，PZA	RMP，PZA，EMB，AMK	6~9 个月	100% 的有效率和复发率 < 5%
INH，EMB(±SM)	RMP，PZA，OFL/CIP，AMK	6~9 个月	效果与上述方案相同
INH，RMP(±SM)	PZA，EMB，OFL/CIP，AML	18~24 个月	考虑手术
INH，RMP，EMB（±SM）	PZA，OFL/CIP，AMK*2	24 个月	考虑手术
INH，RMP，PZA(±SM)	EMB，OFL/CIP，AMK*2	24 个月	考虑手术
INH，RMP，PZA，EMB（±SM）	OFL/CIP，AMK*3	24 个月	建议手术

注：INH，异烟肼；SM，链霉素；PZA，吡嗪酰胺；EMB，乙胺丁醇；RMP，利福平；AMK，阿米卡星；OFL，氧氟沙星；CIP，环丙沙星

HIV 感染且结核菌素试验阳性的患者，或是曾与活动期结核患者接触，不论皮肤试验结果如何，都推荐使用异烟肼预防治疗 [5]。

药物反应效果良好（快速）、效果不良（慢速）、毫无效果之间并无明确定义。药物治疗效果推荐的观察时间根据患者是否瘫痪而有所不同：对于非瘫痪患者，推荐的观察时间是化疗后 8 周（最多为 3 个月），对于瘫痪患者，推荐的时间是化疗后的 3~4 周。基于主观感觉判断患者对药物有无反应是不合理的。对有无神经功能障碍患者的药物效果确切时间的评估仍然存在争议。我们认为，这些不同的药物反应评估标准并不科学。我们是基于神经并发症比非神经并发症更有临床意义来确定截瘫和非截瘫患者的不同给药时间。因为瘫痪 1 个月以上的神经功能恢复情况比瘫痪 1 个月以内的更差。同时，我们认为在化疗至少 3 个月后，要准确评估受药物影响的疾病活动性很困难 [1,5]。

表 35.6 提出了对于耐药型结核的治疗建议。尽管有人认为 9 个月的有效化疗可以获得满意的效果，但作者认为治疗应该至少持续 12 个月以上，而且不建议在 9 个月的化疗后再行长期抑制治疗 [36-42]。

对于合并有类风湿关节炎和相关疾病的潜伏期结核患者，抗风湿治疗，比如抗 TNF-α 治疗，应该在至少 3 周抗结核化疗后才开始。对于合并有类风湿关节炎的活动期结核患者，抗 TNF-α 治疗应在至少 2 个月的抗结核化疗后开始 [2,5]。

因为大多数结核患者在生物治疗后往往会出现复发感染，而不是新发感染，因此，在行 TNF-α 受体阻滞剂治疗前进行筛查是防止复发的关键。但是，筛查价格较贵。这就提醒我们，在抗 TNF-α 治疗期间，如果出现术后寒战或发热，应注意排除其他细菌感染的可能 [5]。

判断药物治疗失败可以通过直接的临床观察：神经功能障碍进一步进展、经过 6~8 周足够疗程的化疗后炎症指标没有改善、X 射线检查显示进行性脊柱畸形 [5]。

手术治疗

单独的抗结核治疗无法治愈结核所引起的骨和关节破坏。因此，尽管有效的保守治疗效果良好 [42]，外科手术依然在脊柱结核的治疗中扮演重要角色。

手术的唯一指征是疾病所引起的并发症，比如脊柱节段不稳、畸形、神经损伤。为治疗疾病本身和疾病所引起的并发症，已开发和应用了很多外科手术并取得了巨大的成功。手术的治疗目标只有一个：治愈疾病而不留后遗症。对每例患者，应选择更加安全、有效、操作简单的手术，以满足患者的

需要^[5]。我们认为，手术仅适用于晚期严重畸形患者的观点已经过时。我们要努力减少畸形、神经损伤、畸形相关性晚期相邻关节病等后遗症的发生。

当脊柱结核出现冷脓肿、结核性病灶、截瘫、脊柱畸形时，可通过各种手术方式进行治疗。

Oguz 等提出了一项新的手术分类和治疗指南，指南中没有包括前柱结核的治疗^[25]。该治疗指南无法适用于所有的临床病例，因为没有考虑患者对外观的要求、邻近关节病变、残留畸形节段上下的代偿性过度前凸、儿童病例等情况。

表 35.7 列举了外科手术治疗的优点。脊柱后凸畸形在外观和生物力学方面的可接受角度是一个热议的话题。

表 35.7　手术治疗的优点

消除感染灶早期治愈疾病
诊断性治疗 - 确定疾病是活动性还是愈合性
缩短化疗时间
减少后期复发率
矫正和 / 或预防畸形
早期有效的神经功能恢复
通过矫正和 / 或预防畸形满足患者外观要求

当前，预防和矫正脊柱后凸畸形是根据残留畸形的预测值确定^[11,37]。预测值可通过下列公式计算：后凸畸形度数 =5.5° + 30.5° × 椎体破坏程度等级（0.1~1.0）^[11]。Rajasekaran 等最先报道的预测值百分比约为 90%^[11]，而 Jain 等报道的预测值约为 78%^[37]。作者认为治疗前椎体丢失量的估计不准确导致了结果的偏差，因为在化疗前无法准确地估计椎体丢失量。由于 10% 的椎体破坏估计不准确，导致最终的后凸畸形度数差异可以达到 6.1°（30.5°×0.2）。

脓肿引流术

多数情况下，中小型冷脓肿在单独应用抗结核药物后可以快速自行消除。在作者的研究对象中，脓肿引流（针管、套管针或开放式切口引流）

并没有改善患者的一般状况，而持续引流一段时间后常容易引起窦道。因此，即使是大型脓肿，也并不提倡将外科引流作为常规疗法。但是，对于巨大椎前脓肿压迫气管和 C4 部位以上的脊髓压迫所引起的突发的进行性呼吸困难，则应紧急外科减压引流^[5,30]。

病灶清除术

病灶清除术现如今应用较少，因为有证据表明，该方法并不能改善愈合和预防脊柱后凸畸形^[29]。对儿童患者，清除感染灶还可能会阻碍残余椎板的生长^[1,2,5,41]。尽管手术简单，但也存在风险，如硬脊膜撕裂，脊髓损伤，神经根、周围神经和自主神经损伤。

前路根治术

脊柱结核的治疗中，即使在行脓肿引流，经前路清创植骨术也是安全的。前路手术也曾被用于治疗脊柱结核^[25,28]，但后期研究发现，前路融合术唯一的优点是在一定程度上矫正畸形和预防畸形在成人患者中的进一步发展。作者的经验表明，由于经常出现植骨失败，预防和矫正畸形常无法取得预期效果，特别是在包含 2 个运动节段的融合时。

有关结核脊柱后凸畸形和脊柱侧弯治疗的文献较少。单独的非内固定前路根除术即使是非僵硬性畸形也常难以矫正，而且即便矫正也难以维持。对于僵硬畸形，则更具挑战性，并发症的概率也相对更高。在使用前路手术治疗非僵硬性脊柱侧凸畸形时，建议过度矫正，以平衡融合过程中的矫正不足。但是，如果治疗过程中矫正过度，则会出现植骨的吸收或降解，随后会出现医源性反方向脊柱侧凸。若过度侧凸畸形出现在 L4-L5，可能导致代偿性骨盆倾斜和腿部缩短^[5]。因此，应注意避免前方椎体间植骨导致的医源性过度畸形。结核性脊柱侧凸若行矫正手术，应在前路矫正后行前路或后路内固定术^[5]。应注意，儿童在前路颈椎融合术后经常出现自发性邻近节段融合。

尽管发生率较低，前路手术过程中也可能出现脊髓损伤。764 例前路手术中，2 例出现错位的支撑骨突入椎管引起脊髓挫伤。应密切关注椎体之间的植骨情况[5]。

稳定手术

脊柱矫正 / 稳定手术是治疗活动进展性和非僵硬性脊柱后凸畸形最有效的方式[42-44]。但对于早期结核病例，不建议行后路内固定术，这是因为单纯的化疗药物保守治疗即可治愈疾病而不出现明显的脊柱后凸畸形。

脊柱后凸畸形的出现大多是由于前柱的破坏，如果没有合并后柱短缩，后柱辅助性内固定矫正和固定将使前柱形成骨间隙。该间隙可通过前柱植入内固定进行重建。否则，将导致内固定脊柱塌陷或内固定失败[5,42-44]。

同时累及前后柱的儿童脊柱结核患者，由于受感染节段不稳，使脊柱畸形和瘫痪发生的风险增加。若怀疑不稳节段位于手术切除部位，则应行预防性稳定术，尤其是儿童患者[1,2,5,58]。

前路根除术和前路器械

在感染部位使用生物材料从内部重建间隙或固定病变节段存在争议。一般来说，应禁止在感染部位植入生物材料，因为生物材料使机体易于感染化脓性细菌，细菌通过分泌黏附因子附着和存留于材料表面。但是，在骨结核中，并不存在这种情况。结核分枝杆菌繁殖缓慢，能分泌少量黏液，且只有浮游型的特性，使得其对化疗药物反应良好。这被认为是在结核病中使用生物材料固定或重建而不引起材料相关性感染的原因所在。行前路内固定治疗骨结核也因此被接受，因为生物材料提供了有效的力学稳定性，而且直到疾病治愈都不影响治疗进程[1,2,5,44,45,50-54]。但是，前柱固定应符合脊柱矢状面结构特点，特别是针对多个节段的长期稳定。一些医生也尝试应用内镜下内固定手术治疗胸廓部位的病变。

后路器械和前路根除术

作者们的临床经验表明，仅依靠前路支撑骨移植来矫正畸形和维持矫正防止植入物塌陷是不明智的。认识到这一点后，从 1981 年开始，资深作者（MSM）探寻和采用了一种可以预防脊柱畸形的二期联合手术方法[1,2,4,5,8,44-49]。

广泛多节段结核病变合并累及两段以上脊椎的后凸畸形患者适用于二期手术，在化疗保护下后路矫正稳定内固定联合前路根除术。脊柱矫正稳定术是治疗活动期结核合并非僵硬脊柱畸形最有效的手术方式[1,2,4,5,65,66]。

在辅助性脊柱后路多节段内固定术中，使用长棒矫正和稳定柔软的脊柱畸形更加可靠，且不会出现内植物失败。后路辅助性内固定稳定术有多种优点，包括早期阻碍疾病进展、早期融合、矫正畸形和维持正常对线。

二期联合手术治疗后，塌陷的脊椎可以恢复原有的高度。同时，可以缩短前路椎间融合术的手术长度和范围（图 35.3），也能保护邻近未受累节段。病变椎体的剩余部分可用作移植材料（图 35.4）。在作者的研究对象中，并没有观察到移植物的破裂和吸收。另外，该手术可以缩短术后卧床时间。

多节段脊柱融合术同时也固定了正常的可活动节段，后期可能导致节段僵硬和退变。因此，目前通常在稳定的椎间融合术后 9 个月取出棒和螺钉，重新固定未受影响的节段。

对于儿童患者，在行前路刮除术时注意不要损坏其余生长板，同时，推荐使用后路内固定术或后路融合术来预防 / 矫正脊柱后凸畸形[2,5,27,44,48,49]。

总之，当前可用于治疗活动期脊柱结核并后凸畸形的外科矫正手术方式有：一期胸膜外前外侧入路；二期前后入路并内固定；前路椎体次全切除后柱缩短后内固定术；一期经椎弓根切除、重建和内固定。

重度僵硬性脊柱后凸畸形的外科矫正治疗

在过去，如果仅为了美观，不提倡使用矫正手

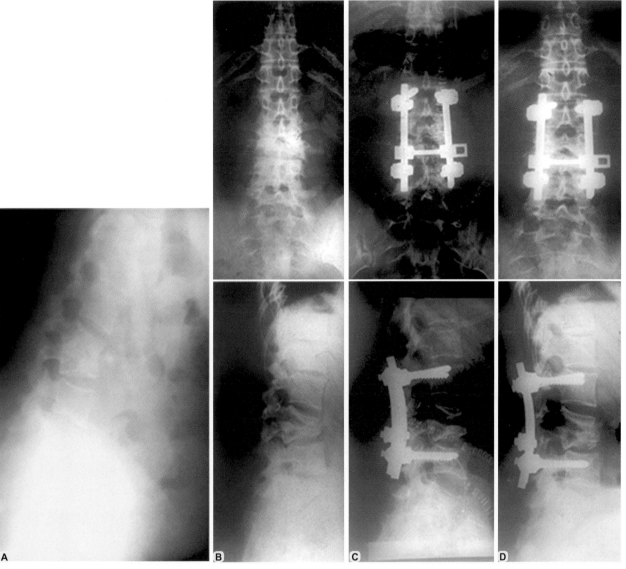

图 35.3　一个 L3-L4 结核病例。应用后路短节段固定和 L2-L5 椎间融合。A、B. 初期（A）和术前（B）影像可见进行性后凸畸形；C. 前路椎间融合术后；D. 最终影像可见 L3-L4 椎体坚强融合

术治疗神经功能正常的脊柱后凸畸形，因为神经系统并发症发生率高，尤其是 T11 节段水平以上。联合手术，即前路矫正内固定术和后路重建固定术，是治疗活动性脊柱后凸畸形和确定性非僵硬残留凸畸形最有效的方式[5,31,46,47,50-54]。

最近，非截瘫重度僵硬性脊柱后凸畸形的年轻患者对外观要求较高。这使得安全有效的脊柱后凸畸形矫正手术得以发展，但是对每个患者应该个性化考虑[5]（图 35.5、35.6）。

位于脊髓部位的重度结核愈合后的后凸畸形，骨结构畸形严重，该部位脊髓缺血、变形和活动度减低。后凸畸形往往受限于变形、狭窄、发育不全的脊髓腔，并黏附于硬脊膜[5,52]。

脊柱后凸僵硬畸形可采用多种手术治疗，可分为一期和多期手术，包括后路截骨术、松质骨去除术、一期半 / 全脊椎切除术[1,2,5,45,46]。

最近，一些文章报道，对合并严重脊柱后凸畸形的截瘫患者，使用前路椎体次全切除术和后柱缩短内固定术的联合手术治疗预后良好[5,45-49,52,54]。

多节段固定和融合被认为是重度僵硬性畸形矫

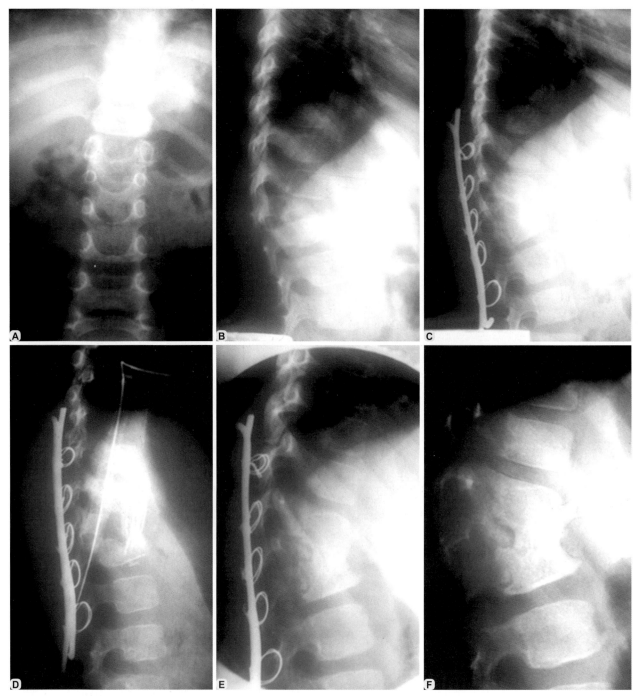

图 35.4　术前影像。A. 正位观；侧位观。6 岁男童，L1 结核伴后凸畸形累及邻近椎间盘；C. 后路固定术后即刻侧位影像示后凸畸形有部分纠正；D. 前路椎体间融合术后即刻影像片示三根肋骨植骨，其中一根偏出植骨床；E. 术后 6 个月随访影像。虽然有些许矫正丢失，后凸矫正总体维持良好；F. 术后 1 年 3 个月随访，节段完全融合，伴有部分后凸的自然矫正

正术的关键。但是应注意，在成人中，后期会出现以往未被注意的邻近关节病变[5]。因此，必须重视这一现象。

任何手术方式的选择都须权衡并发症和再手术率与预期效果。因此，手术应取得患者及家属的知情同意。患者要充分了解手术风险和并发症，并在承担手术风险和改善生活质量间做出选择。外科医生可以提供选择和可能性，但手术的后果必须由患

者承担。

作者们的最新建议是，利用真实大小的脊柱模型，使患者充分理解脊髓复杂的病理生理学特点。这些模型使复杂的脊柱手术能取得预期或更好的效果。使用这些模型，可以进行更加准确地进行截骨和螺钉固定[52,53]。

脊柱短缩手术

与脊髓功能相关的脊柱畸形矫正术中纵向脊椎的理想规格很少被讨论，也没有达成共识。在正常脊柱、脊髓长度下，脊髓腔和脊柱前柱的长度是相等的。但是，在青少年特发性脊柱侧凸患者中，前柱长度比脊髓腔、后柱更长。因此，单独使用纵向牵引矫正侧凸脊柱，脊髓可能被牵拉而导致瘫痪。Lehemer 等建议单节段截骨脊柱后凸畸形矫正角度不超过 35°。另外，纵向牵引可导致硬脊膜褶皱，可能需要持久的牵引。

脊柱肿瘤行全脊椎切除术时，应维持脊髓和前柱长度在手术前状态。有时，在前柱重建和内固定时，脊柱可被拉长或缩短，前者会导致脊髓受牵拉，后者会导致脊髓受压，这都会引起脊髓缺血以致瘫痪。

Kawahara 等报道指出，在行脊柱缩短术的患者中，40 例患者中 22.2% 出现骨缺损（平均 7 mm），但没有观察到硬脊膜扭结，也没有出现术后神经性退变。因此，他们认为脊柱肿瘤手术时 20% 的脊柱缩短是安全的[54]。

Kobayashi 等报道了对犬行纵柱缩短术的结果：小于 7.2 mm 的缩短没有引起硬脊膜或脊髓的形态变化。如果缩短在 7.2~12.5 mm，即使硬脊膜出现"皱褶"，脊髓也能保持正常。12.5 mm 以上的缩短，脊髓将出现扭结。缩短分别在 15 mm 和 20 mm 时，可记录到异常的诱发电位，分别使 3 只犬中的 1 只和 4 只犬中的 3 只出现了后肢不完全瘫痪。纵柱缩短在 5 mm、10 mm、15 mm、20 mm 时，脊髓血流量相比术前分别改变了 146%、160%、102%、93%。中柱缩短少于 15 mm 时前脊动脉

的直径明显增宽，而大于 15 mm 时则引起血流量减少。他们认为安全的柱缩短上限是 12.5 mm（62.5%）。

Tanaka 等报道了对伴有脊髓栓系综合征的成年患者行 L1 部位半缩短全脊椎切除术（14~23 mm，平均为 20 mm）的结果：脊柱缩短后症状有所改善。该手术安全和有效，但是没有

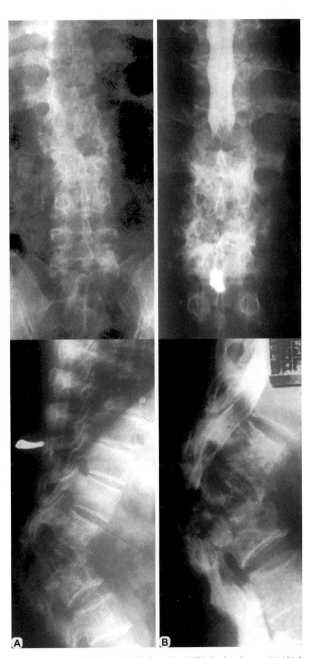

图 35.5 术前影像 [平片（A）；造影片（B）]。47 岁女性，T2-L2 结核伴截瘫。初期后凸畸形 60°。造影片显示 T10 水平以下椎管闭塞

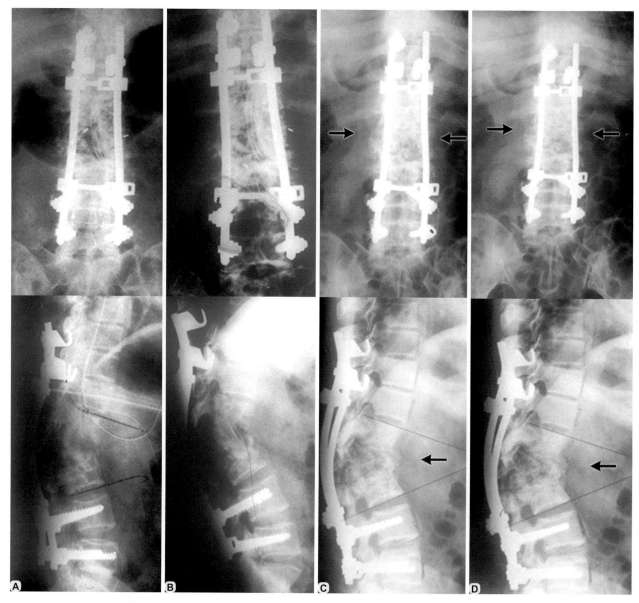

图 35.6　系列术后随访影像显示 0 个月（A）、3 个月（B）、6 个月（C）和 18 个月（D），后凸分别为 30°、42°、43° 和 43°，总体后凸矫正为 13°

讨论脊椎的大小[56]。

残留脊柱畸形和融合邻近节段病

维持病变脊柱节段的正常结构和恢复畸形节段的正常结构对减少近端和远端活动节段的不良反应至关重要（图 35.7、35.8）。因此，从 2001 年开始学者们就强烈建议：单节段融合病例残留脊柱后凸畸形角度应少于 10°；双节段融合病例应少于 5°[5,32]。

固定后失败（螺钉和棒松动 / 断裂）和畸形加重

由固定物 / 螺钉松动和 / 或断裂所致后路固定失败的情况较少见，但是，一旦出现，则属于严重并发症，尤其是对合并快速进展性脊柱畸形的儿童患者（图 35.9）。

儿童结核性脊柱后凸畸形

对于儿童脊柱结核病，其晚期脊柱后凸畸形

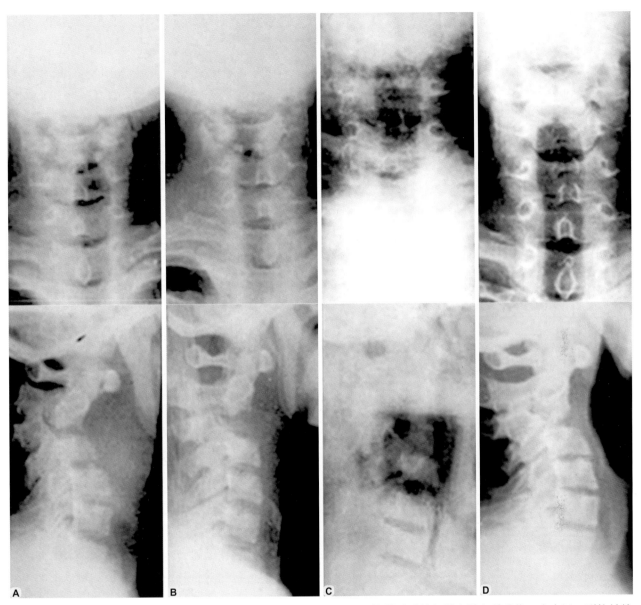

图 35.7　A. 治疗前影像。29 岁男性患者，C2–C4 结核伴后凸畸形，椎前脓肿伴气管食管向前移位。患者以三联抗结核化疗 12 个月；B. 通过牵引矫正后凸，脓肿完全吸收；C. 在牵引和化疗后应用 Minerva 石膏固定 2 个月；D. 治疗后 12 个月，前方出现自发融合，未见残留后凸

的风险大小取决于：年龄（<5 岁）、受累水平（胸部）、病变范围（>2 节椎体）、终板损伤、治疗方式、椎体残留外形。小关节脱位，病变节段退变，头侧脊椎塌陷提示脊柱后凸畸形进行性恶化[1,4,5,11]。在儿童脊柱结核中，下胸椎、胸腰椎椎体的压缩（内陷成角）塌陷非常独特。值的庆幸的是，上述情况从未出现在早期脊柱结核患者。但是，当成人患者腰椎受累，脊椎塌陷的模式在本质上不同于胸椎[11,12]。因此，强烈建议脊柱后凸畸形的角度不应

大于 45°，因为这样的畸形将使后脊柱肌肉处于增加变形力的力学状态[5,13,14]。这不但会导致脊柱后凸畸形进一步恶化，而且容易引起截瘫。因此，预防性稳定 / 纠正手术一定要考虑遏止儿童脊柱后凸畸形的进一步恶化[5]。

儿童病例在化疗期间，脊柱节段很少发生椎体间融合，在疾病治愈后发生的比例也低于成人[1,2,5,11,38,43,57]。目前还不能很好的解释这种现象。对结核病变周围组织的骨形成蛋白（BMP）和抗

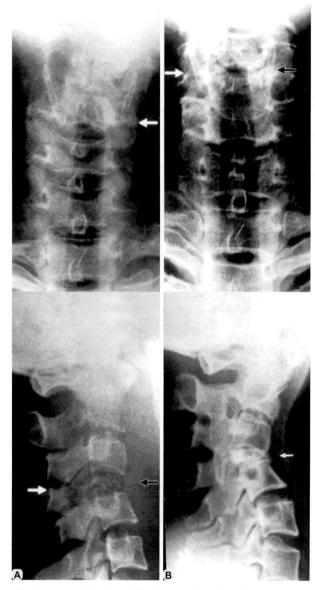

图 35.8　A. 治疗前正侧位片。32 岁女性患者，多发性结核病灶分别位于 C3–C5，T6–T7，L1–L2 和肋骨。C4 椎体完全破坏，椎前脓肿伴局部后凸 15°；B. 患者接受三联抗结核化疗 12 个月。4 年后随访见 C3–C5 融合，后凸畸形增加至 37°。远端代偿性前凸增加并轻度向后移位，C5 过伸

BMP 因素以及其他炎性细胞因子进行研究也许能解释清楚[12,30]。

在儿童患者，通过剩余生长板的骨重建，畸形可以自发矫正。生长板很重要，因为其具有骨生长和使破坏椎体再生的能力[5]。然而，大多数儿童患者尽管疾病已经治愈，合并生长板破坏的椎体融合和未融合患者，脊柱畸形却逐渐增加。当未融合椎体节段不稳时，畸形的进展比融合椎骨更加迅速[5,11,59]。

在成长过程中，关于楔形单块残留椎体和融合椎骨在后凸畸形发展中的作用，存在着两种相反的观点。

据 Upadhyay 等报道，儿童患者行根治性手术治疗后畸形矫正彻底，这种状态能一直持续到成年以后，他们因此得出结论：在引起畸形加重的前路融合术后，没有出现比例失调的后脊柱生长[38]。相反，据 Schultz 等报道，他们在合并椎骨融合的儿童患者观察到进行性脊柱后凸畸形[9]。Rajaskaran 等也报道，对于椎骨未融合的结核性脊柱后凸畸形的儿童患者，在结核治愈后出现后柱过度生长和后纵韧带增生[11,57]。学者们当前支持后一种观点。

外观丑陋的后凸畸形使儿童、他们的父母和医生都非常烦恼。从 20 世纪 70 年代开始，学者们最初采用了后路棘突间钢丝固定和融合术，之后发展为棘突间钢丝固定和骨水泥以稳定所感染节段和限制后脊柱的生长。两种方式都因钢丝和骨水泥松动而失败，这些手术方式也被现代的后路内固定术所取代[8,42,44,47]。在儿童结核性脊柱后凸畸形的治疗中，10~11 岁以下儿童在使用后路内固定术后会通过限制后柱生长而逐渐矫正后凸畸形。在限制生长作用上 Luque 棒固定和椎弓根螺钉内固定系统之间存在不同[5]。

综上所述，利用数个栓系装置的后路内固定 / 后外侧融合术被认为是最好的手术方式。

老年脊柱结核

机体的免疫功能随着年龄增大而日渐减退，这可能会使先前曾感染的个体再次出现结核感染。预期寿命的快速增加，内源性和外源性感染再激活，使得结核病在老年人中的发生率日渐增长[18,22]。3~4 种药物治疗方案被广泛接受。

但是，老年患者常伴有其他疾病。据报道，总体上药物的不良反应在老年患者中更高。伴随疾病如肝肾功能损伤可能迫使调整某些治疗药物的剂

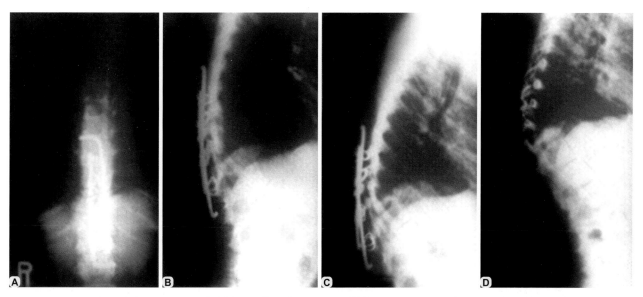

图 35.9　A~C. 应用改良 Luque 器械病例。6 岁男童，T12–L2 结核；D. 在取出移位的斯氏针和钢丝后，由于椎体和生长板被破坏，后凸畸形逐渐加重

量[5,18,23]。

链霉素和乙胺丁醇主要经肾脏代谢。对合并肾功能不全的患者使用这两种药物时，应相应的调整药物剂量。链霉素血清药物浓度不应超过 5 mg/ml。若患者在透析，则药物应在透析前 5 小时使用。若肌酐清除率在 30~50 ml/min，乙胺丁醇的使用剂量为 25 mg/kg，每周 3 次。其他种类的抗结核药物为肝源性，对于酒精中毒或乙肝抗原携带者，应使用异烟肼和利福平，联合一种非肝脏代谢性药物，以确保治不需要延长治疗的时间。

结核性截瘫

结核性截瘫的 3 个主要病因是：①脓肿和赘生物压迫脊髓；②后凸畸形部位死骨片和椎体后缘骨块压迫脊髓；③后凸畸形部位以上脊柱变形造成的脊柱椎管狭窄及脊髓部位结核瘤[5,59]；④脊髓内结核瘤[63,64]。

结核性截瘫的预后受多种因素影响。这些因素包括：

- 患者的一般情况和年龄
- 脊髓状态
- 病变部位和数量

- 脊柱畸形严重程度（后凸畸形角度在 60°以上的患者，即使在有效的减压手术后也基本没有恢复可能）
- 截瘫的持续时间和严重性
- 治疗是否及时
- 治疗方式和药物敏感性

结核性截瘫有 2 种治疗方式：保守治疗和根除治疗。由脓肿和赘生物所引起的结核性截瘫在疾病早期进行单独化疗效果较好，但恢复慢而持久[5,59-62]。手术减压的指征包括：上颈椎结核出现急性截瘫伴快速进行性神经、呼吸功能障碍；骨刺所致硬膜外粘连和脊髓压迫；脊髓腔狭窄所致慢性脊髓压迫。

手术时机取决于神经功能障碍程度，严重和进行性神经功能障碍需要尽早手术治疗[5,59-61]，因为在及时减压后截瘫症状通常会快速消失。因此，许多学者相信，希望通过保守治疗治愈而让患者瘫痪数周到数月是不合理的，学者们倾向选择直接减压和 / 或稳定的内固定。

尽管除合并神经解剖异常的重度僵硬性脊柱畸形的病例外，手术并发症发生率较低，但在前路或后路减压手术期间，所有类型的手术并发症都有可能发生[5]。

在一项研究中，调查了 33 例结核性截瘫合并重度脊柱畸形的患者。7 例（2 例儿童，5 例成人）结核已治愈的瘫痪患者接受了手术。2 例儿童恢复相对良好，5 例成人相对较差。在 26 例合并活动性结核的瘫痪患者中，10 例（3 例儿童，7 例成人）行单独化疗，16 例（3 例儿童，13 例成人）进行了手术。在单独化疗的患者中，3 例儿童全部恢复到了正常水平，7 例成人恢复也相对良好。手术治疗的 3 例儿童患者，术后不久就出现了神经功能障碍，尽管神经功能在后期提升了一个 Frenkel 等级。手术治疗的 13 例成人患者，术后恢复也较差。因此，即使是有效的减压手术，神经功能恢复失败的概率在成人也更高。功能未恢复不被认为是由于手术创伤，而被认为是由于原有脊髓病继发脊髓缺血、慢性硬膜外纤维化、椎管狭窄，特别是脊柱后凸畸形大于 60° 的病例。脊柱后凸畸形越严重，预后越差。Tuli 认为 60° 脊柱后凸畸形似乎是减压术后神经功能能否恢复的转折点[14,37]。

总之，神经功能恢复在儿童病例相对较好，在成人则相对较差。尽管治疗中瘫痪的严重度在保守治疗组和手术治疗组有所不同，但是保守治疗和儿童病例的神经功能恢复较好[52,60]。

手术治疗中，总是存在损伤脊髓的风险，若正常的解剖标志被病变掩盖，则无论在哪一个水平，广泛前柱减压术风险更大。正因为如此，为了在解剖结构严重异常时鉴别出硬脊膜囊，在手术中要细控出血量。在手术视野下，手术医生可以识别出神经根，顺着神经根中央直到安全地识别出硬脊膜和脊髓。另一种方法是在未感染区域行减压术，顺着硬脊膜直到手术区域[5]。

如果神经功能恶化，合并严重脊柱畸形的结核截瘫患者即使正在化疗，也提倡行减压手术以遏制瘫痪的发展，而且有望保存正常的神经功能，在过去，一些外科医生在减压时同时行矫正术[5]。通过手术恢复神经功能只有部分可能，所有的患者都应当被告知这一点。最大的神经风险可能是通过截骨矫正重度稳定性后凸畸形，应当在术前告知患者及家属手术可能加重脊髓的损伤。

在 Moon 等报道的 67 例合并轻到中度后凸畸形的截瘫患者中，13 例保守治疗患者和 54 例中 47 例（87%）手术治疗患者恢复良好。两组间神经功能恢复速度的差异取决于病变部位、治疗时机和手术并发症[59]。

根据作者们的经验，不论病变部位和 / 或畸形严重度，即使未行直接减压术，在抗结核化疗同时仅行后路内固定稳定术可以加速神经功能恢复[5]。

髓内结核瘤

有 4 种类型的结核瘤：硬膜外型、硬膜内型、髓内型、髓外型。在过去，因为没有其他的治疗方式，脊髓结核瘤通常通过手术切除。由于结核瘤手术切除后存在严重的后遗症，因此，关于脊髓结核瘤属于内科疾病还是外科疾病存在争议。最近一些学者提倡显微外科手术和抗结核化疗[63,64]。但是，作者建议在诊断性穿刺检查后使用联合的抗结核化疗和脱粒剂治疗（抗 TNF-α 受体阻滞剂；依那西普皮下注射 25 mg，每周 2 次，用 6~8 周）[5]。这可以避免使用全切除手术治疗结核瘤。

内固定范围和内植物取出时机

畸形脊柱在内固定辅助矫正术后，应行包括 3~4 个正常活动节段在内的多节段固定。但短节段内固定是单节段病变的首选。多节段内固定限制了正常节段的活动，后期可能会使这些节段出现僵硬和退变。因此，尽管没有公认的标准化方案，医生们通常在术后 9 个月在融合稳定后取出内植物以使这些固定节段重新活动[2,5,65]。

强烈建议保留近端和远端正常活动节段，以恢复和 / 保持接近正常活动脊柱的功能，特别是颈椎和腰椎。

对于存在难以接受的残留后凸畸形的儿童患者，应保留后路内固定直到成年，以通过植入物的限制作用而使畸形在逐渐增长过程最大化矫正。

结论

脊柱结核是一种经化疗后可以治愈的疾病。通过早期诊断、规范化疗和改进的手术治疗，日常生活中脊柱后凸畸形的患者已经少见。疾病愈合后脊柱残留畸形的治疗方式的选择不应只强调为了满足外观要求，也应强调减少节段旁融合的发生。截瘫患者进行早期诊断和有效治疗可以获得良好效果而后遗症较少。后路脊柱稳定内固定可以加速神经功能恢复。通过联合抗结核药物和抗 TNF-α 受体阻滞剂可以有效地治疗脊髓结核瘤而后遗症较少，且无需根治性切除。

参考文献：

1. Moon MS. Tuberculosis of the spine: controversies and a new challenges: spine update. Spine. 1997;22:1791-7.
2. Moon MS. Managing tuberculosis of spine. Med Progress. 2004;593-602.
3. China Tuberculosis Control Collaboration: The effect of tuberculosis control in China. Lancet. 2004;364:417-22.
4. Moon MS. Development in the management of tuberculosis of the spine. Curr Orthop. 2006;20:132-40.
5. Moon MS. Tuberculosis of spine – Contemporary thoughts on current issues and perspective views. Curr Orthop. 2007;21: 364-79.
6. Kwon OJ. The role of nitric oxide in the immune response of tuberculosis. J Korea Med Sci. 1997;12:481-7.
7. Kumar K. Tuberculosis of spine: natural history of disease and its judicious management. J Western Pacific Orthop Assoc. 1988;15(1):1-8.
8. Moon MS. Treatment of spinal infections. Commemoratvie issue. 3rd Spinal Section Congress, WPOA. J Western Pacif Orthop Assoc. 1983;7-11.
9. Schultz K, Kothe R, Leong J, Wehling P. Growth changes of solidly fused kyphotic bloc after surgery for tuberculosis; comparison of four procedures. Spine. 1997;22:1150-5.
10. Jeong GY, Yang YS, Oh WI. Peripheral lymphocyte subsets in patients with pulmonary and extrapulmonary tuberculosis. Korea J Clin Pathol. 1999;19:696-701.
11. Rajasekaran S, Shammugasundaram TK. Prediction of the angle of gibbus deformity in tuberculosis of the spine. J Bone Joint Surg Am. 1987;69:503-9.
12. Moon MS, Moon YW, Moon JL, Kim SS, Sun DH. Conservative treatment of tuberculosis of the lumbar and lumbosacral spine. Clin Orthop. 2002;398:40-9.
13. Tuli SM: Tuberculosis of the skeletal system (bone, joints, spine and bursal sheath), 3rd Ed. New Delhi; Jaypee Brother Medical publishers pvt. Ltd.; 2004.
14. Tuli SM. Severe kyphotic deformity in tuberculosis of the spine. Internat Orthop (SICOT). 1995;19:327-31.
15. Arora A. Basic science of host immunity in osteoarticular tuberculosis. Indian J Orthop. 2006;40(1):1-5.
16. Maeda Y, Izawa K, Nabeshima T, Yonenobu K. Tuberculous spondylitis in elderly Japanese patients. Internat Orthop. 2008;13:16-20.
17. Cunningham ME, Girardi F, Papadopulos EC, Cammisa FP. Spinal infections in patients with compromised immune systems. Clin Orthop. 2006;444:73-82.
18. Govender S, Parbhoo AH, Kumar KPS, Annamalai K. Anterior spinal decompression in HIV-positive patients with tuberculosis. J Bone Joint Surg. 2001;83-B:864-7.
19. Davies P DO. Tuberculosis in the Elderly: Epidemiology and optimal management. Med Prog. 1996;25-8.
20. Kim HA, Yoo CD, Back HJ, et al. Mycobacterium tuberculosis infection in a corticosteroid-treated rheumatic disease patient. Clin Exp Rheumatol. 1998;16:9-13.
21. Genestier L, Paillet R, Fournel S, Ferrero C, Miossec P, Revillard J. Immunosuppressive properties of methotrexate: apoptosis and clonal deletion of activated peripheral T cells. J Clin Invest. 1998;102:322-8.
22. Cole RA, Lu HM, Shi YZ, et al. Clinical evaluation of a rapid immunochromatographic assay based on the 38 KDa antigen of Mycobacterium tuberculosis on patients with pulmonary tuberculosis in China. Tubercle Lung Dis. 1996;77:363-8.
23. Brisson-Noel A, gicqual B, Lecossier D, et al. Rapid diagnosis of tuberculosis by amplification of mycobacterial DNA in clinical samples. Lancet. 1989;334:1069-71.
24. Mehta JS, Bhojraj SY. Tuberculosis of the thoracic spine. A classification based on the selection of surgical strategies. J Bone Joint Surg. 2001;83-B:859-63.
25. Oguz E, Sehirlioglu A, Altinmakas M, Ozturk C, Komureu M, Solakoglu C, Vaccaro AR. A new classification and guide for surgical treatment of spinal tuberculosis. Internat Orthop. 2008;32:127-33.
26. Hodgson AR, Stock FE: Anterior spine fusion for the treatment of tuberculosis of the spine: the operative findings and results of treatment in the first 100 cases. J Bone Joint Surg. 1960;42A:295-310.
27. Moon MS: Combined posterior instrumentation and anterior interbody fusion for active tuberculous kyphosis of the thoracolumbar spine. Current Orthop. 1991;5:177-9.
28. Zhao J, Lian XF, Hou TS, Ma H, Chen ZM. Anterior debridement and bone grafting of spinal tuberculosis with one-stage instrumentation anteriorly or posteriorly. Internat Orthop. 2007;31:859-63.
29. Nagariya S, Patgaonkar P, Chhabra S, Agrawal V, Franke J.

Single stage anterior decompression and instrumentation for spinal tuberculosis. J Spinal Surg. 2010;2(2):373-82.

30. Moon MS, Moon JL, Kim SS, Moon YW. Treatment of tuberculosis of the cervical spine. Clin Orthop. 2007;460:67-77.

31. Oga W, Arizono T, Takasita M, et al. Evaluation of the risk of instrumentation as a foreign body in spinal tuberculosis: clinical and biologic study. Spine. 1993;18:1890-4.

32. Ha KY, Chung YG, Ryoo SJ. Adheaence and biofilm formation of staphylococcus epidermis and mycobacterium tuberculosis on various spinal infections. Spine. 2004;29(24):1-6.

33. An YH, Stuart GW, McDowell CJ, McDaniel SE, Kang O, Friedman RJ. Prevention of bacterial adherence to implant surfaces with a crosslinked albumin coating in vitro. J Orthop Res. 1996;14:846-9.

34. Kim YY, Yoon YS. Replacement arthroplasty using Charnley prosthesis in old tuberculosis of the hip. Intenat Orthop. 1979;3;81.

35. Medical Research Council Working Party on Tuberculosis of Spine: Results at three years of a study in Korea. J Bone Joint Surg. 1993;75B:240-8.

36. Griffith DLI: Short-course chemotherapy in the treatment of spinal tuberculosis. J Bone Joint Surg. 1986;68B:158.

37. Jain AK, Aggarval PK, Arora A, Singh S: Behavior of the kyphotic angle in spinal tuberculosis. Int Orthop. 2004;28(2):110-4.

38. Upadhyay SS, Saji MJ, Yau CMC. Duration of antituberculous chemotherapy in conjunction with radical surgery in the management of spinal tuberculosis. Spine. 1996;21:1898-903.

39. Moulding T, Dutt AK, Reichman LB. Fixed-dose combinations of antituberculous medications to prevent drug resistance. Ann Intern Med. 1995;122(12):951-4.

40. Upadhyay SS, Sell P, Saji MJ, Sell B, Yau ACMC, Leong JCY. 17-year prospective study of surgical management of spinal tuberculosis in children. Spine. 1993;18(12):1704-11.

41. Moon MS, Kim I, Woo YK, et al. Conservative treatment of tuberculosis of the thoracic and lumbar spine in adults and children. Internat Orthop (SICOT). 1987;11:315-22.

42. Moon MS, Rhee SK, Kang YK. Harrington rods in treatment of active spinal tuberculosis with kyphosis. J Western Pacif Orthop Assoc. 1986;23:53-8.

43. Kloeckner C, Valencia R. Sagittal alignment after anterior debridement and fusion with or without additional posterior instrumentation in the treatment of pyogenic and tuberculous spondylodiscitis. Spine. 2003;28:1036-42.

44. Moon MS, Yoo YK, Lee KS, et al. Posterior instrumentation and anterior interbody fusion for tuberculosis kyphosis of dorsal and lumbar spine. Spine. 1995;20:1910-6.

45. Bhojraj S, Patel T, Kalkotwar S, Prasad G. Transpedicular approach: A gateway to the spine. J Spinal Surg. 2010;2(2):420-5.

46. Lee S, Sung J, Park Y. Single stage transpedicular decompression and posterior instrumentation in treatment of thoracic and thoracolumbar spinal tuberculosis. J Spinal Disorder Tech. 2006;19(8):595-602.

47. Benli IT, Maya A, Acaroglu E. Anterior instrumentation in tuberculous spondylitis. Clin. Orthop. 2007;460:108-16.

48. Jain AK, Dhammi IK, Jain S, Mishra P. Kyphosis in spinal tuberculosis - prevention and correction. Indian J Orthop. 2010;44(2):127-36.

49. Jain AK: Tuberculosis of the spine - A fresh look at an old disease. J Bone Joint Surg. 2010;92B:905-13.

50. Yau AMC, Hsu LCS, O'Brien JP, et al. Tuberculous kyphosis: correction with spinal osteotomy, halopelvic distraction, and anterior posterior fusion. J Bone Joint Surg. 1974;56A:1419-34.

51. Lehman SM, Kappler L, Biscup RS, et al. Posterior transvertebral osteotomy for adult thoracolumbar kyphosis. Spine. 1994;19:2060-7.

52. Shimode M, Kojima T, Sowa K: Spinal wedge osteotomy by a single posterior approach for correction of severe and rigid kyphosis or kyphoscoliosis. Spine. 2002;27(20):2260-76.

53. Van Dijk M, Smit TH, Jiya TW, Waisman PI. Polyurethan real-size models used in planning complex spinal surgery. Spine. 2001;26(17):1920-6.

54. Kawahara N, Tomita K, Murakami H, Akameru M, Hata T. Spinal Shortening in total enbloc spondylectomy. Japan Orthop. Congress Book. 2005;3A-P9-4.

55. Kobayashi T, Kawahara N, Murakami H, et al. An experimental study on the influence of spinal shortening on the spinal cord. Japan Orthop. Assoc. Congress Book, 2005;3A-P9-1.

56. Tanaka Y, Kokubun S, Ozawa K, et al. Shortening spinal osteotomy for tethered cord syndrome. Japan Orthop. Assoc Congress Book. 2005;3A-P9-2.

57. Rajasekaran S. The natural history of post-tubercular kyphosis in children: radiological signs which predict late increase in deformity. J. Bone Joint Surg. 2001;83B:954-62.

58. Jain AK, Sinha S: Evaluation of systems of grading of neurological deficit in tuberculosis. Spinal Cord. 2005;43:375-80.

59. Moon MS, Ha KY, Sun DH, et al. Pott's paraplegia: 67 cases. Clin Orthop. 1996;323:122-8.

60. Moon MS, Moon JL, Moon YW, Kim SS, Sun DH. Pott's paraplegia in patients with severely deformed dorsal or dorsolumbar spines: treatment and prognosis. Spinal Cord. 2003;41:164-71.

61. Wong YW, Leong JCY, Luk KDK. Direct intenal kyphectomy for severe angular tuberculous kyphosis. Clin Orthop. 2007;480:124-9.

62. Laheri VJ, Badhe NP, Dewnany GT. Single stage decompression, anterior interbody fusion and posterior instrumentation for tuberculous kyphosis of the dorsolumbar spine. Spinal Cord. 2001;39:429-36.

63. Harsha CKS, Shetty AP, Rajasekaran S. Intradural spinal tuberculosis in the absence of vertebral or meningeal tuberculosis: a case report. J Orthop Surg. 2006;14(1):71-5.

64. Liu YD, Wang FY, Xu JM, Guan Y, Guan H. Intramedullary thoracic tuberculoma (a case report) Spinal Cord. 2010;48:80-2.

65. Kahanovitz N, Arnoczky SP, Levine DB, Otis JP. The effects of internal fixation on the articular cartilage of unfused canine facet joints. Spine. 1984;9:268-72.

第 *36* 章

骶椎-骨盆固定术

Ioannis Avramis，Nicholas Pirnia，Munish Gupta

译者：吕飞舟

前言

骶骨是脊柱的终末节段，通过骶髂关节将来自腰椎的垂直应力传导至髂骨，承受着较大的应力。除在手术治疗中需要额外处理外，这样的生物力学环境也导致了骶骨的某些特征性病理改变。与其他下段脊柱区域的固定术相比，骶骨固定更有挑战性。骶骨椎体相对较小，且其松质骨骨质常常较差导致可用于固定的区域较小，常常仅 S1 和 S2 可用于置钉。除此之外，骶骨上的固定可能是跨越胸腰椎的长节段固定末端，因而在骶骨上的一组或者两组螺钉承受着巨大的应力。基于上述原因，临床上常常使用附加固定系统来避免骶骨固定失败、骶骨应力性骨折和降低融合失败率。尽管腰骶部固定存在诸多问题，但目前仍然有许多固定方法可供选择，比如骶骨椎弓根螺钉、骶翼螺钉、骶骨后方钢板以及 S1 螺钉联合骶骨棒、髂骨螺栓。

历史背景

虽然早在 20 世纪 40 年代就有人提出腰骶融合内固定，但有效的骶骨固定还是一项相对较新的技术。1948 年，King 报道使用了术后可早期活动的双侧关节突螺钉进行腰骶融合 [1]。然而，因为这种技术的固定失败率及假关节形成率较高，在一定程度上限制其在临床的广泛应用 [2]。最早常规用于脊柱

内固定系统的是 Harrington 棒，其被应用于需要融合至骶骨的多种场合，但同时也证明成功的骶骨融合并非易事。S1 椎板骨质非常薄，常无法稳固支持 Harrington 钩，而椎板上的钩刃尖端也会对 S2 神经根产生刺激 [3]。这些问题也促进了 Harrington 骶骨棒的开发，成为了第一代有效的髂骨固定系统。这些经髂骨的连接棒通过桥接髂后上棘，为固定至骶骨的 Harrington 系统提供了坚强的支持 [4]。这类 Harrington 棒对骨质会有更好的把持力，但也存在诸多局限性，如随着时间的推移这些棒会产生移位；在术中需要另外做皮肤切口进行植入因而可能会导致诸多伤口相关并发症；同时，在髂骨中这些棒可自由转动且对屈伸活动毫无固定效果 [5]；此外，采用此类撑开系统进行至骶骨的长节段融合术后假关节形成率高达 40% [6]，也会因为降低了患者的腰椎前凸从而造成目前大家已所熟知的"平背综合征" [7]。由于这些原因，大部分医生会尽可能地避免延至骶骨的长节段固定和短节段的腰骶固定。Harrington 系统在后期做了一些改进，如可对棒进行折弯以及改变下位钩的角度来保持腰椎的生理前凸。虽然这些改进产生了一些效果，但腰椎前凸的丢失以及平背畸形仍然发生率较高 [8]。

骶骨前路固定比腰椎更困难。20 世纪 60 年代末期发明的 Dwyer 装置以及 70 年代的 Zielke 系统 [9] 被用在腰椎矫形中以利长节段融合 [10]。虽然早期使用的一些患者常出现腰椎前凸丢失，但此类系统疗效显著并在腰椎畸形患者中广泛应用。然而，骶骨

的形态及髂嵴的位置妨碍了这些内固定系统跨过腰骶关节向远端延伸应用。一些学者尝试采用多系统的混合使用：在腰椎部分采用 Zielke 或者 Dwyer 系统，在 L5-S1 水平行前路椎体间融合术并且使用骑缝钉固定[11]。骑缝钉在设计概念上类似于现代的前路腰骶钢板系统，但是因为他们并没有螺纹及锯齿设计，因而在早期容易出现移位与松动，其固定强度也较差，因而无法提供足够的稳定性，在此类手术后假关节出现率较高。

自 1951 年由 Verbiest 首次报道以来，对于椎管狭窄的治疗在 20 世纪 70 年代成为广泛关注热点。众多脊柱外科医生认为在多节段减压术后还需要对脊柱进行融合[12]。当时可用于脊柱融合术的系统选择较少，手术医生常常选择 Harrington 棒及 Knodt 棒对减压节段进行融合[13,14]。然而事实上这些系统均存在缺陷。首先，它们均属牵开系统，术后会导致的腰椎前凸丢失。其次，这两个系统均依赖挂钩加上椎板下钢丝进行固定，但脊柱的后方结构在减压术中被破坏，失去了用于置钩或者钢丝的区域，这也使得术者不得不将钩或者钢丝置于减压节段以上的正常脊椎[15]。在脊柱融合的远端，此类系统的固定装置常常由固定于 S1 椎板上或者置入髂翼的钩子组成，而所附加的钢丝则环绕固定于 S1 或者 S2 的椎板上，或通过所钻的小孔固定，又或者穿过背侧骶孔进行固定。但需要重申的是，采用此类系统，术后手术内植物的移位、断裂以及术后假关节的形成率仍然非常高。

直到椎弓根螺钉的出现，骶骨才开始获得有效的固定。Roy-Camille 是首先尝试采用钉板系统[16]进行骶骨固定的学者之一，此时 Harrington 正在通过 L5 拉力螺钉联合钢丝固定 Harrington 撑开棒来治疗严重的腰椎滑脱症[17]。而在 20 年后，主要是在 20 世纪 80 年代，由 Arthur Steffee 设计的钉板系统才在北美得到广泛应用及接受[18]。椎弓根螺钉是首个通过骶骨优质骨，从后路提供有效固定的装置。此类新型系统与前期钩 - 钢丝系统相比能够提供更为坚强的固定，此外还能实现畸形矫形的多向控制及维持正常腰椎前凸[19]。

S1 螺钉是唯一能够实现双皮质固定的椎弓根螺钉，能够大幅度提高抗拔出力[20]。然而，虽然 S1 螺钉能实现双皮质固定，其仍然是腰骶融合装置中最为薄弱的连接点，这是因为骶骨有大量的松质骨且其骨皮质较薄；与腰椎相比，S1 椎弓根螺钉尺寸较大但总体来说把持力仍然较低。这些缺陷的存在使得医生采用了一些附加固定装置来加强 S1 螺钉的固定，包括骶骨钢板（Chopin 钢板 / Colorado 系统）、S2 骶翼螺钉、Jackson 骶骨棒，常规使用的骶骨前方支持系统以及在固定至骶骨的长节段融合术中采用辅助的髂骨钉（3 节段以上）。

髂骨钉或者髂骨栓的发明最初用于神经肌肉性侧弯的治疗，也是 Galveston 棒系统的改进装置。采用万向钉作为髂骨钉通过接棒器连接上位融合装置可避免应用 Galveston 技术对棒进行复杂的折弯。因为经髂骨内固定较为容易，因此髂骨栓 / 钉的使用也并不复杂。髂骨栓 / 钉在高度滑脱、跨腰骶关节的长节段融合、因肿瘤或外伤所需要的骶骨重建的患者中已常规使用。

骶骨及骨盆解剖

在中轴骨结构中，骶骨的生理及解剖结构较为独特。它将力从活动的脊柱传递到髂骨，从而将来自腰椎的轴向压缩力转化为骶髂关节的剪切力。其作用类似一个三脚架，力从骶岬进入后开始分散并最终从骶翼和骶髂关节传导而出。这种独特的力学传导方式决定了骶骨的特殊解剖结构，也因此决定了骶岬与骶翼较大的承受力，并最终也决定了骶骨骨质结构在宏观及微观层面的特殊性。

虽然骶骨的表面解剖较为特殊，但也能从中看出一些类似头侧脊椎的典型解剖特点。骶骨由 5 个骶椎融合组成，但是在拥有骶椎独有特征的同时仍然保留了一些活动脊椎的共同特征（图 36.1）。

骶椎椎体为锥形结构，其横截面积从头端向尾端迅速缩小。S1 的平均前后径长度在男性中为

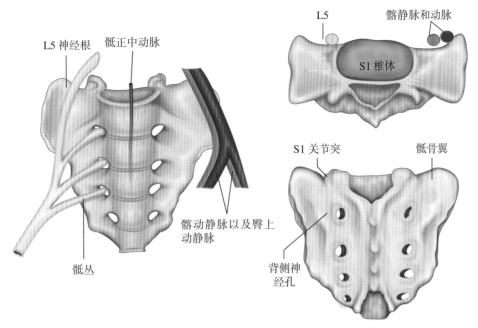

图 36.1　髂骨骨性解剖——内固定植入解剖标示。A. 髂骨前面观；B. 髂骨后面观；C.S1 椎体及骶翼轴向观

50 mm，女性中为 47 mm，而在 S2 中此数据分别迅速降低为 31 mm 与 28 mm[21]。骶椎椎体相对比较小，且冠状面比矢状面大。

S1~S3 的前侧肋突及后侧横突大且宽，并融合为两侧骶翼，其包含了骶骨中骨质较为致密的一部分。因为前段肋突与后侧横突的融合，骶椎的每一节段均包含了穿过腹侧及背侧脊神经的两个骶孔。腹侧骶孔相对更大是因为有形成坐骨神经的主要分支穿过。相对小的背侧神经根板伴行着窦椎动脉分支，因此可能是手术切除中出血的主要来源。

虽然骶骨需要承受及传导较大的应力，但其大部分松质骨的骨密度均较低且骨质量较差。事实上这也与骶骨在功能上类似于三脚架一致：密度最高的骨质集中于骶岬与双侧骶翼，骶骨剩余的骨质作为松质骨可起到应力缓冲作用。

骶骨前方有许多重要脏器结构存在，包括双侧髂总、髂内动静脉，双侧 L5 神经根，乙状结肠，骶正中动脉以及交感神经丛。所有这些结构均接近腰骶关节且在手术中很容易损伤。骶前最安全的区域为 S1 椎体的旁正中部分。重要的动脉在 S1 椎体上方分支并向两侧走行，因而横向距离 S1 中线水平较远。L5 神经根也向两侧走行，位于 S1 椎体

与骶翼的交界处。在 S1 中线区域唯一的结构为骶正中动脉，因此，内植物最为安全的植入位置为离 S1 椎体中线稍远的旁中央区域，而在骶翼区域内植入需穿透骨皮质的内植物则最有可能损伤血管神经结构。S1 螺钉因为能够保证钉尾位于 S1 椎体的内侧部分因而成为最为安全的双皮质固定器械（图 36.1、36.2）。

骶髂关节有人体内强度最高的韧带，且关节活动度非常小，而髂翼则通过骶髂关节固定于骶骨上。然而其固定的角度变化较大，特别是男性与女性相比变化较大：男性髂翼更为前倾而女性则更倾向两侧。自髂后上棘置入的髂骨螺栓钉道应为向下大约 30°，而向外倾斜的程度则决定于上文所述的骨盆总体形态（图 36.3、36.4）。螺钉钉道应位于坐骨大切迹以上，否则很有可能造成臀上动脉的损伤，而穿破内侧壁则有可能导致骨盆内脏器及血管结构的损伤。

生物力学

在选择骶椎固定尤其是长节段融合时需要遵守几个重要的生物力学原理。其中最重要的是 McCord 等提出的腰骶轴心点（lumbosacral pivot

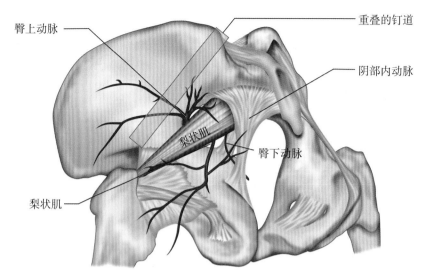

图 36.2 骶骨及骨盆前方的神经血管解剖。坐骨大切迹和相关神经血管结构，髂骨栓钉道重叠。需查看骶骨前方大血管及神经根相对位置，请看图 36.1A

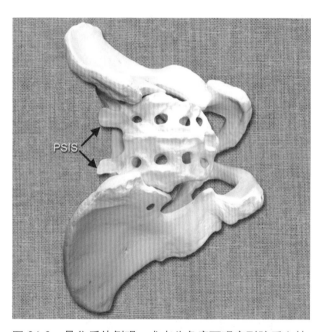

图 36.3 骨盆后外侧观，术者此角度可观察到髂后上棘

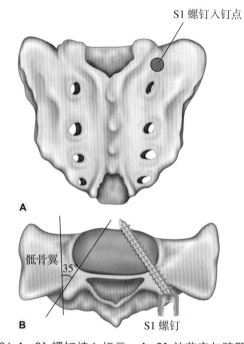

图 36.4 S1 螺钉植入标示。A. S1 关节突与髂翼融合处的背侧进钉点；B. S1 的轴向观：S1 椎弓根螺钉钉道内侧成角情况

point）的概念。腰骶轴心点位于 L5-S1 椎间盘水平的后纵韧带内，是腰骶固定效果的一个有效的评判标准。当内植物延伸至腰骶轴心点前方越远，内植物整体结构刚度越大，所受到的应力越高，因而也越容易导致融合失败，而位于腰骶轴心点后方的内植物所能提供稳定性很小。内植物（如髂骨螺栓）

置入位置越向前，抵抗屈曲力矩越大，进而生物力学优势较大。由于健康成人骨盆入射角的存在，标准 S2 椎弓根螺钉的置入无法固定至腰骶椎枢轴点前方，而 S2 骶翼螺钉的置入位置却能到达此位置，因而成为生物力学上的首选。在众多用于髂骨固定的内植物和技术中，只有 S1 椎弓根螺钉、S2 骶骨

翼螺钉、S2骶髂螺钉和髂骨螺栓能达到或者超过腰骶椎枢轴点。内植物的成角置入大大增加了螺钉的抗拔出力。髂骨螺钉和S2骶髂螺钉的优势在于其植入轨迹并不在腰椎椎弓根螺钉的同一水平面上。施加在腰椎椎弓根螺钉上的拔出力会引发骨盆固定装置的拔出，但后者固定失败率低，因而能有效降低脊柱整体固定装置失败的概率。Ruland等发现向内成角、双侧交叉的S1椎弓根螺钉的置入均优于椎板钩系统和单纯椎弓根螺钉系统[23]。这进一步加强了内向成角的S1椎弓根置入在生物力学方面对髂骨翼螺钉或骶骨钩系统的优势。

骶骨固定

S1椎弓根螺钉

S1椎体内置入椎弓根螺钉仍是现代脊柱外科中骶椎直接固定的最主要方式。大多数脊柱外科医生对该技术十分熟悉，因为它与腰椎椎弓根螺钉固定的方法类似，如果置入正确固定效果较好。它可以和腰椎后路内固定完美连接，直接固定骶椎，也相对安全。S1椎弓根螺钉作为上至L3的下腰椎融合的尾端固定点作用良好。如果长节段固定上方达到或超过L2，S1螺钉需附加髂骨固定，这二者的结合是在生物力学上最坚强的后路内固定系统。

S1椎弓根螺钉的置入与腰椎弓根螺钉的置入很像，但由于一些解剖因素的差异，因而与上位节段相比，置入理想的S1椎弓根螺钉显得更困难。S1椎弓根间的距离较大，螺钉尖端内聚的需要，同时骶岬密质骨的分布特点也同样决定了双侧S1椎弓根螺钉需极度内聚。S1椎弓根螺钉的进钉点位于骶翼和S1关节突的汇合处，进钉角度比腰椎椎弓根螺钉更内聚，尤其对于双皮质螺钉来说，不仅是因为进钉点更偏外，也是由于需要控制螺钉对准中线的进钉方向。然而，髂嵴往往妨碍了螺钉的理想进钉路径，尤其是髂嵴较大的部分男性。在这种情况下，使用Steffe探针将有所帮助，它比Lenke探针相比成角幅度更大，向内侧引导更为便利。骶骨尤其是

S1的骨折，骶骨椎弓根破坏或强度减低是S1椎弓根螺钉置入的相对禁忌证（图36.4、36.5）。

应该根据完善的影像学资料，如MRI或CT进行术前设计。影像学检查对椎弓根大小，进钉轨迹和螺钉长度的评估都很有帮助。对于双皮质螺钉，螺钉长度和进钉轨迹都非常重要。使用直径6.5 mm的双皮质螺钉，其拔出强度比单皮质螺钉大31%，影像学资料还可以显示S1椎体前的神经血管结构[20]。由于S1椎弓根比腰椎弓根大，通过影像学资料也可以评估以期置入更粗的S1螺钉，进而实现皮质骨固定来增加扭力矩，从而提高螺钉的把持力。通过影像学还可以发现如隐性脊柱裂、L5骶化或S1腰化等解剖变异。

S1椎弓根螺钉可以通过几个不同的方式置入，包括后正中入路、Wiltse入路（椎旁肌间隙入路）和微创入路等，但是无论采用哪种方式，其进钉点都是相同的，即骶骨翼和S1关节突的交叉点。如果需要进行融合，则应该进行髂骨去皮质，通常在螺钉植入前进行去皮质更为容易。在剥离时需要考虑S1后孔的位置，如果暴露S1后孔，可能出血较多。此外，L5-S1的椎板间隙较大，术者如果在此区域中操作失误则有可能误伤硬膜；同样的，S1和S2椎板中央区域的缺失也可能导致在暴露的过程中电刀误伤硬膜。

当手术入路完成，骶骨翼和S1关节突显露后，

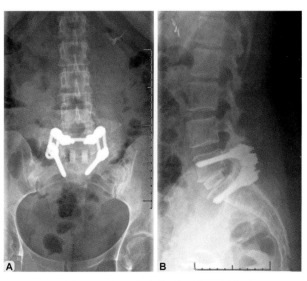

图36.5 双皮质S1椎弓根螺钉的骶椎正侧位片

需要清除 L5-S1 关节突周围的骨赘，以便更为清晰地显露 S1 螺钉的进钉点。先使用高速骨钻磨出一个定位孔，再插入探针并使探针相对骶骨背侧轴线向内成角 30°~35°及向头端成角 15°~25°，探入深度约 30~40 mm。如果探入早期即遇到明显的阻力，则需要向头侧或者内侧调整探针方向。如果探入 30~40 mm 后即到达孔底，则须用槌子敲击探针使其穿过骶骨前缘皮质。置钉过程中可能出现的危险包括因为钉道过于偏外导致的髂血管和 S5 神经根的损伤，向尾端探查有损伤 S1 神经根的风险，向头端探查可能会进入到 L5-S1 椎间盘区域内。

Jackson 骶椎连接棒技术

Jackson 骶椎连接棒技术是一种在不固定髂骨的情况下降低 S1 椎弓根螺钉应力的一种有效方法。此种装置螺钉切迹低，非常适合软组织条件较薄的患者，能有效避免术后髂骨螺栓外露的问题。此系统的技术要求较高，需要对连接棒进行理想的折弯且从尾端向头端置入。此外，此系统也包括特制的 Jackson 刮匙以及单向锁头椎弓根螺钉。如果用于融合至骶骨的长节段融合术时，将连接棒从尾端向头端置入较为困难。在此情况下术者可使用分开的头端和尾端的连接棒，再通过 Domino 或其他装置将其连接起来。Jackson 系统的生物力学测试表明，相比抗旋转效果，此系统的抗屈曲力更强，但同时也非常依赖于骶骨的骨量。应用 Jackson 系统需要进行术中透视并且应用低切迹的闭口 S1 椎弓根螺钉，只有这样才能有利于螺钉整体置入骶骨，并引导连接棒进入骶骨的恰当位置。

使用骶椎连接棒技术的第一步即按前文所述准备好 S1 椎弓根螺钉道。之后选取适当长度的闭口椎弓根螺钉穿过螺钉道前进并将螺钉头部埋入到骶骨，直到螺杆的顶端与骶骨的背侧表面几乎平齐。用刮匙清理骨面以露出螺钉头端，包括其余与棒连接的部分。在透视引导下使用特制的 Jackson 刮匙或直角锥穿过螺钉头并向尾端用力使螺钉进入骶骨。在

矢状面，刮匙应沿着骶骨的长轴，在冠状面上稍微偏向外侧。采用恒定的压力推进刮匙，直到抵达骶骨下层皮层及骶髂关节的远端部分的内侧，并最终穿破皮质。采用探针触探钉道并测量这一通道长度。将连接棒切成所需长度并妥善折弯使其能与螺钉头部相匹配，稍微转动棒体以利置入。置入完毕后便锁定 S1 螺钉以固定整个系统（图 36.6~36.8）。在对侧重复上述过程并将连接棒推向尾侧。从尾端向头端的锁紧步骤可极大地帮助腰骶前凸的重建。

S2 骶骨翼螺钉

S2 的椎体比 S1 小得多，通常只有 S1 椎体前后径的 60% 左右[21]。S2 骨质量也较差，这使外科医生常常对把持度较低的短螺钉的选择存在犹豫。因为存在上述限制，大多数医生选择 S2 骶骨翼螺钉作为 S2 螺钉，进钉方向更加偏上外以增加进钉长度，并将螺钉主要把持于骶骨翼骨质中。一些生物力学研究已将 S2 螺钉作为一种固定方法进行报道，大部分尸体实验结果认为 S2 螺钉不如髂骨钉[20-24]。但 S2 螺钉仍然是 S1 椎弓根螺钉的有效补充，尤其是对于那些不能进行髂骨固定的患者——如曾大量髂骨取骨用于自体植骨。S2 螺钉固定也适用于 S1 固定失败的情况，包括 S1 螺钉拔出，S1 的外伤性骨折或应力性骨折[25]。

S2 骶骨翼螺钉置入的第一步是从中线至 S2 骶后孔的暴露。侧方暴露应延伸到骶骨翼的顶端和侧方骶骨嵴。骨表面应仔细清理以便骨性标志的识别，尤其是背侧旁中间嵴和骶后孔。S1 和 S2 骶后孔被认为是螺钉置入位置最重要的标志，但必须小心操作以避损伤伴行的窦椎动脉的分支而导致出血。使用高速磨钻磨出一个导向孔，钻孔点位于 S1 和 S2 骶后孔外侧缘的中间，之后将椎弓根探针探入导向孔伸向上外侧至骶骨翼的顶点。钉道角度因人而异，但通常是与头端成 50°~60° 并与侧方成 30°~40° 角。一旦碰到远端皮质，可用锤轻击椎弓根探针以穿过骨皮质（图 36.9~36.11）。典型螺钉

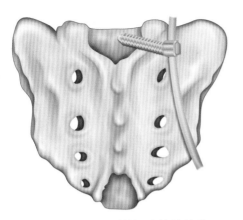

图 36.6　Jackson 骶骨间连接棒的背面观

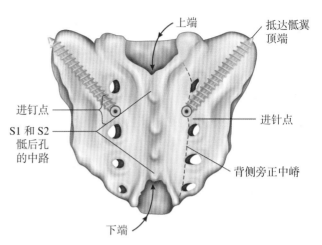

图 36.9　S2 骶骨翼螺钉的理想进钉点，位于 S1 与 S2 骶后孔之间

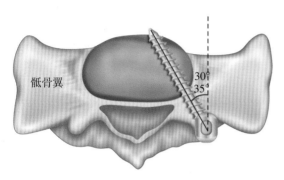

图 36.7　Jackson 骶骨间连接棒的轴向观

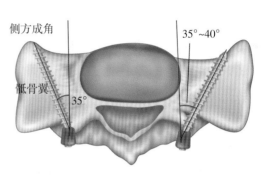

图 36.10　S2 骶骨翼螺钉的理想钉道轴面观

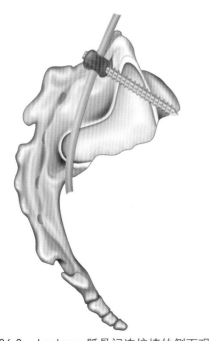

图 36.8　Jackson 骶骨间连接棒的侧面观

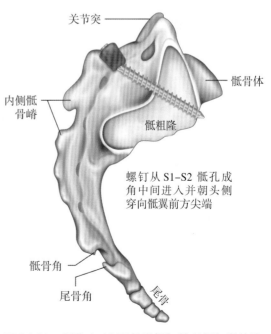

图 36.11　侧位上 S2 骶骨翼螺钉的理想钉道轨迹

长度在双皮质固定下为 35~50 mm 并且应在术前就测量好螺钉长度。术中使用透视有助于骶骨翼螺钉的置入。骶翼螺钉的双皮质固定在生物力学方面更具优势，但其损伤神经血管结构的风险比使用 S1 双皮质螺钉的风险更大。螺钉通道太短通常是因为螺钉方向向头端或外侧的倾斜度不够。

Chopin 钢板 /Colorado Ⅱ骶骨钢板

S1 椎弓根螺钉或骶骨翼螺钉单独使用的局限性促成了最初被命名为 "the sacral block" 的混合系统。在 1991 年，Chopin 开发并报道了这一内植物系统，此系统结合了一枚 S1 椎弓根螺钉和一枚骶翼螺钉、含有一个固定点的骶骨钢板。这种将两种不同骶骨螺钉应用在同一个骶骨钢板上的概念已在生物力学上得到肯定，与单一 S1 椎弓根螺钉相比，这种装置具有更大的刚度及力学强度[26]。Colorado Ⅱ钢板系统（Medtronic™）采用了 Chopin 钢板作为 S1 椎弓根螺钉的可选替代品，并仍然将其与骶骨螺钉结合使用。Chopin 钢板的缺点包括软组织剥离较多，S1 螺钉和骶翼螺钉置入难度较大。此外此螺钉钢板系统基于传统非锁定设计，与单独螺钉一样有螺钉拔出及固定失败的风险，然而，该系统仍然优于单用 S1 椎弓根螺钉或单用骶骨翼螺钉。

Chopin 钢板置入需要暴露的程度与 S1 螺钉植入一样，只是在此基础上扩大暴露至骶骨翼以与 Chopin 钢板印记贴合，而骶骨翼上方突出的髂翼会增加置入钢板和螺钉的难度。一旦 S1 钉道完成，Chopin 或 Colorado Ⅱ骶骨钢板可纵向置于骶骨上并使其与骶骨面保持齐平。钢板近端孔应与 S1 螺钉钉道的引导孔相匹配，然后将 S1 螺钉经钢板拧入，但应当避免过紧以致钢板上翘。钢板本身即可帮助确定骶骨翼螺钉进钉方向。首先使用开路锥开引导口，之后使用探针穿过钢板进入骶骨翼确定钉道，椎弓根探针应采取前外侧 30°~35°，但不应穿透腰骶关节。在确认钉道长度后将骶翼螺钉经钢板置入骶骨翼。将 S1 螺钉及骶骨翼螺钉交互拧紧，以确保钢板很好地与骨相贴合（图 36.12~36.14），之后即可将骶骨钢板与其余的内固定装置用常规方法连接起来。

骶骨固定的并发症

有些骶骨固定的并发症是上述手术技术独有的，也有一些并发症是所有骶骨固定技术所共有的。大部分并发症是由于骶骨前方皮质穿破从而损伤骶骨前方结构造成的，而一些特定结构的损伤

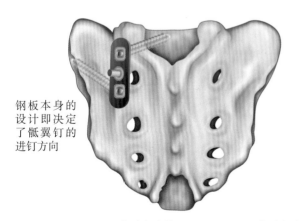

钢板本身的设计即决定了骶翼钉的进钉方向

图 36.12　Chopin 钢板系统 /Colorado Ⅱ钢板系统的背面观。注意用于钢板的 S1 椎弓根螺钉为传统的标准进钉点，而 S2 螺钉的进钉点由钢板本身的设计决定，因此出现了两个方向不同的螺钉

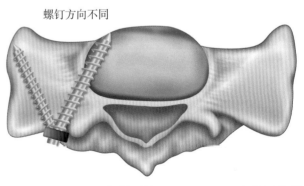

螺钉方向不同

图 36.13　Chopin 钢板系统 /Colorado Ⅱ钢板系统轴位观

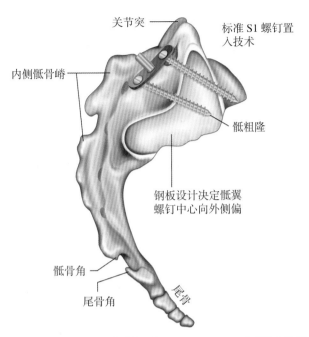

图 36.14　Chopin 钢板系统 /Colorado Ⅱ 钢板系统的侧面观。可以看到 2 枚螺钉方向类似，而 S2 螺钉的方向指向髂骨翼顶端。

也与内植物的钉道有关。S1 螺钉的内聚置入可能损伤骶正中动脉、骶正中静脉及上腹下神经丛。将 S1 螺钉直接向前置入可使得所有的前方组织受到威胁，尤其是左侧髂总静脉，受损结构的不同取决于进钉点。不同方向指向骶骨翼的 S1 螺钉有损伤髂总动静脉、髂内动静脉的风险。所有 S1 螺钉置入骶骨时会在椎弓根层面发生骨折。这可通过附加 S1 椎弓根螺钉及 S2 骶翼螺钉、S2 髂骨翼螺钉或髂骨栓，从而获得最为坚强的内固定方法来避免。S2 螺钉内聚或过长会穿破骶骨前缘皮质，损伤下腹下神经丛或者结肠。

骨盆固定

髂骨螺栓

　　髂骨螺栓由骶骨内固定和腰骶关节固定失败——即假关节形成和骶骨骨折演变而来。Galveston 钉棒系统是最早、最普及的可以加强骶骨固定、将纵向内固定器械锚定于骨盆的系统之

一。应用 Galveston 系统需要进行复杂的折弯使得其可被置于髂骨翼的内外侧骨板间。采用万向钉植入骶骨翼可避免对连接棒进行复杂的折弯过程，因为纵向连接棒位置的调整可通过螺钉上端的钉棒连接头完成。

　　髂骨螺钉的适应证包括延至骶骨的长节段融合，L2 或更高节段的长节段融合，神经肌肉型脊柱侧弯或平背畸形需行截骨矫形术的患者。其他适应证包括Ⅲ度或者以上的脊柱滑脱，因为这些患者中 S1 螺钉应力较高[27-29]；伴随脊柱骨盆脱位的骶骨骨折；成年人脊柱侧弯伴骨质疏松而需行腰骶融合的患者。

　　在标准正中入路暴露至脊柱后，使用一或两把巾钳将切开的两侧筋膜固定在一起。从中线向两侧延筋膜层表面分离，通过触摸髂后上棘引导和确定切开平面及剥离程度，软组织剥离越少越好（图 36.15），在髂后上棘上筋膜用电刀切开长约 5 cm，将髂后上棘骨膜向内外侧剥离（图 36.16、36.17），内侧一直到与正中切口汇合，外侧止于采用骨膜剥离器可暴露出沿髂骨螺栓钉道的外层骨板。这样的暴露可帮助引导开道和打钉，暴露过程中可触及一弓行骨质，钉道应位于此弓形骨结构内（图 36.18）。

　　暴露髂后上棘，分离外侧骨板，可对螺钉钉道的开口及开道进行触诊和直视后即可完成髂骨螺钉置入。使用一较大刮匙将约 1 mm³ 的骨质从髂后上棘刮除，以利于螺钉及万向钉螺钉头进入骨松质以降低内固定切迹。接下来，在直视髂骨外侧骨板和触及弓形骨结构的条件下引导钉道，使用 T 字柄或 Lenke 探针扩张钉道（图 36.19）。该弓形骨结构代表了骨盆区域的骨质最厚部分，将髂骨栓置于此处可降低穿破内侧或外侧骨板的机会。多旋转用力结合少量纵向力将开道器进入约 8 cm。采用球形探针进行触探及测量，以确保形成一个底部完整的圆柱形钉道。夯实钉道后置入螺钉，螺钉大小一般在成年人和青少年中为 8 mm 直径、80 mm 长，年纪更小的少儿中拟使用 6 mm 螺钉，长度通过球形

俯卧位上采用正中切口直至筋膜层，图示为3个切口

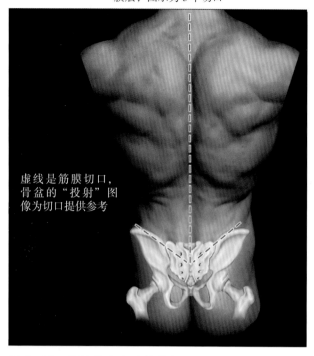

虚线是筋膜切口，骨盆的"投射"图像为切口提供参考

图 36.15　俯卧位患者髂骨螺钉置入的中线和两侧筋膜切口

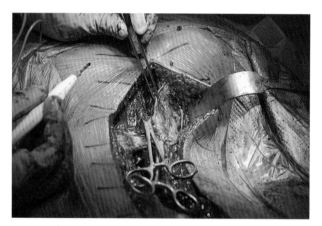

图 36.16　中线切口的筋膜用毛巾钳固定，切口向外侧延伸为髂骨螺钉置入做准备

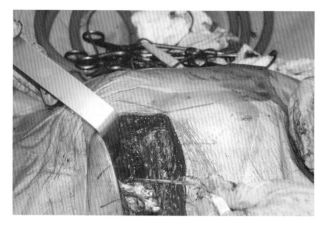

图 36.17　暴露的髂后上棘作为髂骨螺钉进钉点可通过筋膜被轻易触及，并用来引导两侧的筋膜切口

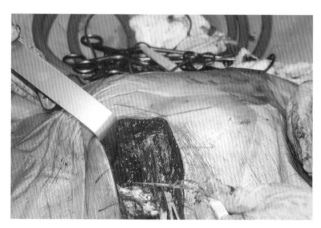

图 36.18　暴露外侧髂骨壁可见髂骨螺钉钉道，而触及坐骨大切迹上方的柱状骨结构也可引导螺钉置入该结构

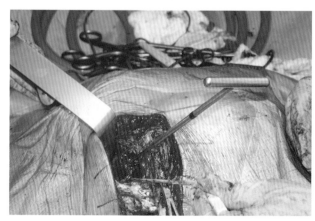

图 36.19　插入 T 字柄开道器

探针和尺进行测量（图 36.20）。

　　在置入髂骨螺栓时易损伤髋臼及坐骨切迹。坐骨切迹内含有臀上动脉和坐骨神经。充分暴露髂骨外板即可在直视下观察并触碰，从而避免伤及坐骨切迹内结构。切迹处内容物可以在软组织覆盖下用手指触诊；在开道过程中也可以将一个手指置于坐骨大切迹处以确保开道方向始终位于坐骨大切迹以

上。在开道过程中多使用旋转而不是纵向用力能有效地保护髋臼，而髋臼穹顶较厚的皮质骨也可用手指触及，在开道过程中也很容易与松质骨进行分辨

（特别是采用圆头探针时）。在皮质骨质量较差、与松质骨难以分辨的骨质疏松症患者中，可交换使用圆头探针和开道器。

由于骶髂（SI）关节并无融合，所以无须对骶骨外侧进行去皮质。在重复冲洗伤口后及植骨之前，使用高速磨钻对骶骨翼及 S1 椎板去皮质。

螺钉置入以后，侧方切口的筋膜可被放置在髂骨螺钉之上，在切开髂后上棘内侧骨膜后，螺钉头可在中线切口显露（图 36.21）。髂骨螺钉必须采用万向钉以方便与棒纵向连接，常常辅以 40 mm 的连接头（图 36.22、36.23）。有时候（如在纵向棒被修剪过短时）需要对连接头本身进行折弯以利钉棒连接。侧方切口筋膜缝合较为困难，应先于中线切口闭合。

S2 髂翼螺钉

由于切迹较低且可将螺钉头置于纵向连接棒的走行位置上，因而相比髂骨螺栓，S2 髂翼螺钉显得更有优势并且受到广大临床医师欢迎。该螺钉进钉点位于 S1 孔向外 2~4 mm、向下 4~8 mm 处。使用 2.5 mm 的钻头用于钻透 S2 翼，穿过骶髂关节并进入髂骨。在进入髂骨后，将 2.5 mm 钻头换成 3.2 mm 钻头，防止钻头断裂。进钻方向是向外倾斜 40°，向下倾斜 20°~30°，距离坐骨切迹上 20 mm（图 36.24、36.25）[30]。术中透视有利于了解螺钉位置——术中需通过透视得到半骨盆的泪滴位图像，而钉道应位于其中。

骨盆固定的并发症

在髂骨螺栓植入时易损伤的结构为髋臼及坐骨切迹，后者内部含有臀上动脉和坐骨神经。在容纳髂骨钉道的骨质下方可触及坐骨大切迹上部。清楚地暴露、触及这部分骨质，以及明确坐骨大切迹位置能有效地防止开道中损伤坐骨大切迹内结构。如

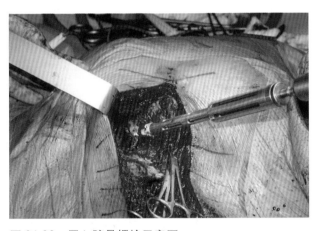

图 36.20　置入髂骨螺栓示意图

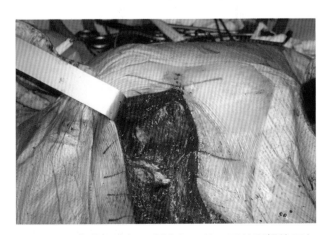

图 36.21　将处于中间及侧方切口的、覆盖于螺栓万向头表面的浅筋膜片翻起，以在中线切口处显露螺钉头部

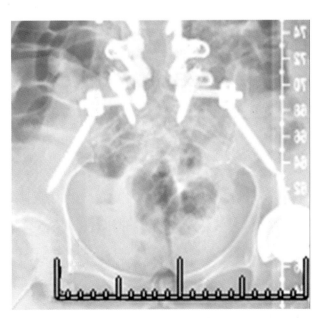

图 36.22　使用连接器将髂骨螺钉与 L5 钉上垂直方向的连接棒相连

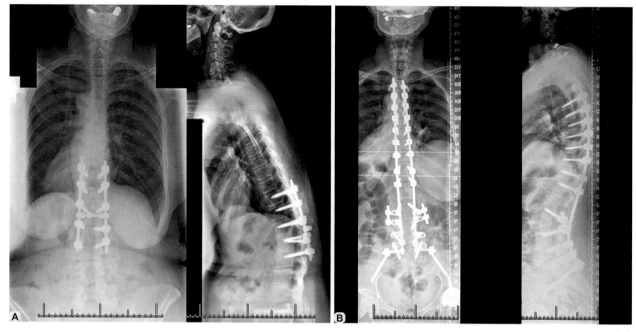

图 36.23　A. 术前；B. 使用髂骨螺钉纠正平背畸形术后的 X 线片

果髂骨螺钉突破内侧壁将有髂内动脉和静脉损伤的风险，同时也会损伤腰丛或坐骨神经。内侧壁轻度损伤也可引起髂肌血肿。

　　内固定高切迹是引起的疼痛和软组织激惹的最常见原因。一旦确认腰骶融合，髂螺钉即可拔除。据报道髂骨螺钉拔除率约占 22%~34%[31-33]。然而，在完全融合前拔除髂骨螺钉可能会导致后凸畸形及残留内固定物断裂。

　　腰骶骨性融合后出现内固定松动可能导致出现临床症状，因而需要取出螺钉。髂骨松动可能与骶髂关节的运动有关，而骶髂关节运动也可能导致棒间的连接头松动；但如果腰骶已经完全融合即不存在上述问题。与其他任何内固定融合节段一样，腰骶关节也会出现融合失败及内固定松动及断裂情况。一些学者建议在 L4-L5 和 L5-S1 使用椎间融合增加前柱支撑。这些内植物位于腰骶椎轴心点之前，从而能承受轴向压力、促进融合并减少因假关节形成和疲劳应力导致的髂螺钉松动或断裂[34-37]。骶髂关节融合后的假关节形成率为 5%~17%，取决于个体因素及内固定器械两方面因素，如 S1 椎弓根钉和前路融合的应用均能有效降低假关节发生

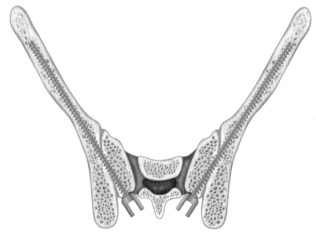

图 36.24　S2 髂骨翼螺钉

率[38,39]。有报道称腰骶融合术后感染率高达 4%，而感染率的增加可能是由于术中必要的软组织切除及覆盖造成的[40]。

结论

　　经腰骶关节内植物已随着时间推移及对该处的生物力学和应力学环境的理解而不断进步。在上述的许多技术中，目前 S1 椎弓根螺钉和髂骨螺钉的

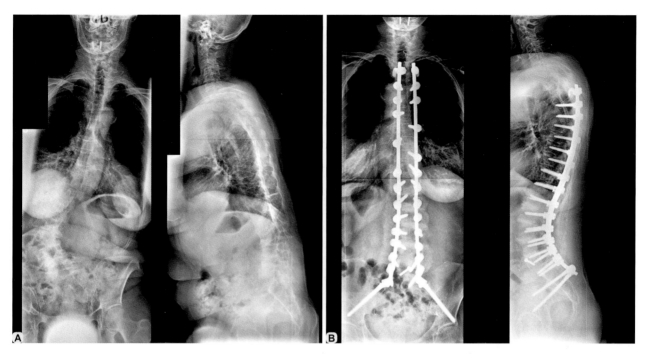

图 36.25　A. 术前；B. 使用 S2 髂翼螺钉纠正平背畸形的术后 X 线片

使用最为普遍。对于那些需要固定、融合至下腰椎（L3）的患者，单独 S1 螺钉的使用已经被临床上接受且生物力学测试结果优异。更长节段的融合已被认为需要 L4-L5 和 L5-S1 前路支撑或辅以髂骨螺栓，从而减轻 S1 椎弓根钉应力，降低假关节形成风险。随着类似 S2 髂翼螺钉等新技术的出现，在未来外科医生将继续寻求以获益于风险更小、并发症更少的改良骶骨盆固定技术。

参考文献

1. King D. Internal fixation for lumbosacral fusion. J Bone Joint Surg Am. 1948 Jul;30A(3):560-5.

2. Thompson WAL, Ralston EL. Pseudarthrosis following spine fusion, J. Bone Joint Surg. 1949;31A:400.

3. White AH, Zucherman JF, Hsu K. Lumbosacral fusions with Harrington rods and intersegmental wiring. Clin Orthop Relat Res. 1986;(203):185-90.

4. Harrington PR. Treatment of scoliosis: correction and internal fixation by spine instrumentation. J Bone Joint Surg Am. 1962;44:591-610.

5. Olsson TH, Selvik G, Willner S. Mobility in the lumbosacral spine after fusion studied with the aid of roentgen stereophotogrammetry. Clin Orthop Relat Res. 1977;(129):181-90.

6. Balderston RA, Winter RB, Moe JH, Bradford DS, Lonstein JE. Fusion to the sacrum for nonparalytic scoliosis in the adult. Spine. 1986;11:824-9.

7. Kostuik JP. Treatment of scoliosis in the adult thoracolumbar spine with special reference to fusion to the sacrum. Orthop Clin North Am. 1988;19:371-81.

8. Casey MP, Asher MA, Jacobs RR, Orrick JM. The effect of Harrington rod contouring on lumbar lordosis. Spine (Phila Pa 1976). 1987;12(8):750-3.

9. Moe JH, Purcell GA, Bradford DS. Zielke instrumentation (VDS) for the correction of spinal curvature. Analysis of results in 66 patients. Clin Orthop Relat Res. 1983;(180):133-53.

10. Kostuik JP. Recent advances in the treatment of painful adult scoliosis. Clin Orthop Relat Res. 1980;(147):238-52.

11. Kostuik JP, Hall BB. Spinal fusions to the sacrum in adults with scoliosis. Spine (Phila Pa 1976). 1983;8(5):489-500.

12. Wiltse LL, Kirkaldy-Willis WH, McIvor GW. The treatment of spinal stenosis. Clin Orthop Relat Res. 1976;(115):83-91.

13. White AH, Wynne G, Taylor LW. Knodt rod distraction lumbar fusion. Spine (Phila Pa 1976). 1983;8(4):434-7.

14. White AH, Zucherman JF, Hsu K. Lumbosacral fusions with Harrington rods and intersegmental wiring. Clin Orthop Relat Res. 1986;(203):185-90.

15. Selby D. Internal fixation with Knodt's rods. Clin Orthop Relat Res. 1986;(203):179-84.

16. Roy-Camille R, Roy-Camille M, Demeulenaere C. Osteosynthesis of dorsal, lumbar, and lumbosacral spine with metallic plates

screwed into vertebral pedicles and articular apophyses. Presse Med. 1970;78(32):1447-8.

17. Harrington PR, Dickson JH. Spinal instrumentation in the treatment of severe progressive spondylolisthesis. Clin Orthop Relat Res. 1976;(117):157-63.

18. Steffee AD, Sitkowski DJ, Topham LS. Total vertebral body and pedicle arthroplasty. Clin Orthop Relat Res. 1986;(203):203-8.

19. Krag MH, Beynnon BD, Pope MH, Frymoyer JW, Haugh LD, Weaver DL. An internal fixator for posterior application to short segments of the thoracic, lumbar, or lumbosacral spine. Design and testing. Clin Orthop Relat Res. 1986;(203):75-98.

20. Zindrick MR, Wiltse LL, Widell EH, et al. A biomechanical study of intrapedicular screw fixation in the lumbosacral spine. Clin Orthop. 1986;203:99-112.

21. Asher MA, Strippgen WE. Anthropometric studies of the human sacrum relating to dorsal transsacral implant designs. Clin Orthop Relat Res. 1986;203:58-62.

22. McCord DH, Cunningham BW, Shono Y, Myers JJ, McAfee PC. Biomechanical analysis of lumbosacral fixation. Spine (Phila Pa 1976). 1992;17(8 Suppl):S235-43.

23. Ruland CM, McAfee PC, Warden KE, Cunningham BW. Triangulation of pedicular instrumentation. A biomechanical analysis. Spine (Phila Pa 1976). 1991;16(6 Suppl):S270-6.

24. Nagel DA, Edwards WT, Schneider E. Biomechanics of spinal fixation and fusion. Spine 1991;16(suppl):151-4.

25. Alegre GM, Gupta MC, Bay BK, Smith TS, Laubach JE. S1 screw bending moment with posterior spinal instrumentation across the lumbosacral junction after unilateral iliac crest harvest. Spine (Phila Pa 1976). 2001;26(18):1950-5.

26. Leong JC, Lu WW, Zheng Y, Zhu Q, Zhong S. Comparison of the strengths of lumbosacral fixation achieved with techniques using one and two triangulated sacral screws. Spine (Phila Pa 1976). 1998;23(21):2289-94.

27. Bridwell KH, Kuklo T, Edwards CC II, et al. Sacropelvic Fixation. Memphis, TN. Medtronic Sofamor Danek; 2004.

28. Chewning SJ Jr. Pelvic fixation. Spine State Art Rev. 1992;6: 359-68.

29. Potter BK, Kuklo TR, O'Brien MF. Sacro-iliac fixation for treatment of high-grade spondylolisthesis. Semin Spine Surg. 2004;16:119-25.

30. Kebaish KM. Sacropelvic Fixation Techniques and Complications. Spine (Phila Pa 1976). 2010;35:2245-51.

31. Emami A, Deviren V, Berven S, et al. Outcome and complications of long fusions to the sacrum in adult spine deformity: Luque-Galveston, combined iliac and sacral screws, and sacral fixation. Spine (Phila Pa 1976). 2002;27:776-86.

32. Tsuchiya K, Bridwell KH, Kuklo TR, et al. Minimum 5-year analysis of L5–S1 fusion using sacropelvic fixation (bilateral S1 and iliac screws) for spinal deformity. Spine (Phila Pa 1976). 2006;31:303-8.

33. Weistroffer JK Perra, JH, Lonstein JE, Schwender JD, Garvey TA, Transfeldt EE, et al. Complications in long fusions to the sacrum for adult scoliosis minimum five-year analysis of fifty patients. Spine (Phila Pa 1976). 2008;33(13):1478-83.

34. Allen BL Jr, Ferguson RL. The Galveston technique of pelvic fixation with L-rod instrumentation of the spine. Spine (Phila Pa 1976). 1984;9:388-94.

35. Allen BL Jr, Ferguson RL. A pictorial guide to the Galveston LRI pelvic fixation technique. Contemp Orthop. 1983;7:51-61.

36. Allen BL Jr, Ferguson RL. The Galveston experience with L-rod instrumentation for adolescent idiopathic scoliosis. Clin Orthop Relat Res. 1988;229:59-69.

37. Farcy JPC, Margulies JY. Iliosacral screw fixation. In Margulies JY, Floman Y, Farcy JP, et al. (eds): Lumbosacral and Spinopelvic Fixation. Philadelphia, PA: Lippincott-Raven;1996. pp 601-9.

38. Kim YJ, Bridwell KH, Lenke LG, Cho KJ, Edwards II CC, Rinella AS. Spinal deformity following multisegmental instrumentation and arthodesis. JBJS. 2006;88A,4:721-8.

39. Kim YJ, Bridwell KH, Lenke LG, Rinella AS, Edwards II C. Pseudarthrosis in primary fusions for adult idiopathic scoliosis: Incidence, Risk Factors, and Outcome Anaylsis. Spine (Phila Pa 1976). 2005;30:468-74.

40. Kuklo TR, Bridwell KH, Lewis SJ, et al. Minimum 2-year analysis of sacropelvic fixation and L5–S1 fusion using S1 and iliac screws. Spine (Phila Pa 1976). 2001;26:1976-83.

第37章

骶骨肿瘤的外科治疗

Mehmet Zileli

译者：*虞佩　张伟滨*

原发性骶骨肿瘤较为罕见，包括良性肿瘤，如骨软骨瘤、骨巨细胞瘤和骨样骨瘤，也包括更常见的恶性肿瘤病变如脊索瘤、骨肉瘤和骨髓瘤[1,2]。由于症状较轻，骶骨肿瘤常不能在疾病早期就诊断出来。这些肿瘤在确诊时已经长得很大了，从而变成了具有技术挑战性的外科问题。无论是良性肿瘤还是恶性肿瘤，对于侵袭性的骶骨肿瘤施行瘤内手术切除极少能治愈，因为其局部复发率很高[1,3]。根治性手术如部分或全部的骶骨切除术，同时切除骶神经根，通常能够实现完整切除[4]。骶骨切除术的风险包括感染、大量失血、伤口并发症和神经功能障碍。全骶骨切除术后，脊柱与骨盆完全分离，脊柱和骨盆需要进行固定恢复稳定性，技术上也是很大的挑战[5]。在本章中，我们会展示一系列手术治疗的原发性骶骨肿瘤患者，并讨论与骶骨切除术相关的一些问题。

根治性骶骨手术和骶骨切除术耗时长且复杂，需要良好的团队合作。需要解决的问题如大出血，伤口问题以及合适的稳定性，对于这些问题需要采用新的技术解决。尽管有这些问题，相对于活动的脊柱，骶骨肿瘤仍然可能进行边界外肿瘤切除而获得治愈。

病理学

在骶骨最常见的原发肿瘤是脊索瘤[6]。他们起源于原始脊索，具有非常强的侵袭性行为。近

1/3 的脊索瘤位于颅底处，还有 50% 位于骶骨尾骨区域。发生在可活动的脊柱上的脊索瘤很罕见（15%~20%）[7,8]。

由于脊索瘤在很长时间内都不会引起任何症状，所以骶骨脊索瘤能够长得非常巨大，切除这些肿瘤可能极为困难。肿瘤可能侵犯骶神经根，根治性手术有损伤神经根的风险。虽然脊索瘤十分罕见，但仍有可能转移到肺和其他骨骼。脊索瘤局部复发很常见，虽然组织学类似良性肿瘤，但他们的行为却是非常恶性的[9]。

骶骨脊索瘤是侵袭性的恶性肿瘤，可能远处转移，尽管其组织病理学是良性的。

由于生存时间主要是由肿瘤切除边缘的情况决定，因此广泛手术切除是必要的。

临床

最常见的症状是局部轴性痛。到晚期会出现括约肌问题、勃起障碍、远处运动瘫痪。如果肿瘤巨大，也会导致肠梗阻和下肢静脉水肿。

手术

通常决定手术前必须要进行活检。如果活检显示有转移或组织学上对化疗敏感，应先行放疗或化疗。如果原发肿瘤是脊索瘤，软骨肉瘤或骨巨细胞

瘤，就应该先进行根治性手术。

对于原发恶性肿瘤或侵袭性良性肿瘤，手术目标是边缘外切除而不能进入瘤体内[10-13]。然而，由于这种手术方式损伤大，并发症多且会导致严重的手术创伤，患者可能不能接受；故对于大多数患者，瘤内手术和刮除是常用的方式。脊索瘤对放疗和化疗都不敏感[4,14,15]，因此，大多数外科医生认为，应该进行边缘外根治性手术，术后病例确认边界完好[4,14,15]。就像之前提到的那样，手术切除的范围与功能的缺失相关[15,16-20]。所以需要有更好的手术计划，手术前将可能出现的功能障碍与患者进行商讨。

原发骶骨肿瘤的根治性切除目前有三种手术入路。是否保留上三根骶神经是主要的争论点。

1. 后路：从 S2 水平远端的肿瘤只能选择后路手术。手术时间短且功能缺失较少。大出血和盆腔脏器损伤是最主要的风险。

骶骨远端和尾骨的肿瘤可以经会阴或经尾骨入路。但是这么小的肿瘤很少见，而且仅有 10% 的原发性骶骨肿瘤位于这个区域。有些医生认为后路手术仅适合 S3 远端水平[21]。我认为虽然有瘤内手术的潜在风险，后路手术可适用于 S2 及其尾端的肿瘤。切除双侧 S2 神经根会导致严重的大小便失禁。

2. 前后路联合：对于侵犯 S1 的肿瘤，如果不能控制腹侧大血管，那么切除肿瘤时将无法避免大出血的可能。另外也有可能发生盆腔脏器的穿破。在开始后路骶骨切除前，必须先对腹腔内的直肠、输尿管、髂血管进行分离和松解。结扎髂内动脉和骶正中动脉能够减少出血。然后才可以进行后路手术。

3. 一期腹部骶骨入路：一些医生推荐侧卧位时的同时进行前后手术。在髂嵴和肋骨下缘之间做斜切口可以进入腹腔[22]。分离结肠和直肠，游离左输尿管，暴露盆腔结构直到肛提肌。结扎骶正中动脉和骶外侧动脉。同一个体位下，剥离后方连接骶骨的肌肉和韧带，切除骶骨。

作者倾向先从前方分离后腹膜，再从同一切口行后路骶骨切除术。

被称为骶骨切除术的原发骶骨肿瘤根治性手术是可行的[19,23-30]，但是仍然会面临问题如骶神经、血管和脏器结构的保留，防止大出血，切口问题和感染，维持腰骶和骶髂关节的稳定性（表 37.1）。

对于低度恶性，非创伤性治疗耐受的侵袭性良性骶骨肿瘤，根治性切除术是最合适的治疗方式。因为该手术技术上十分困难，部分或全部骶骨切除术会面临一些复杂的情况，所以需要不同专业专家的通力合作。

表 37.1　骶骨切除术的相关问题

1. 保留血管结构
2. 保留内脏结构
3. 保留神经根和骶丛
4. 大出血
5. 切口问题和感染
6. 腰骶关节和骶髂关节稳定性

骶骨根治性手术和骶骨切除术中的问题

1. 保留血管结构：由于前方有髂血管，故全骶骨切除无法通过单纯后路手术实现。后腹膜或经腹膜分离前方结构，从骶骨上游离动静脉是该手术重要的一环。需要在后路手术之前完成它。通过仔细的分离技术可以保护这些结构，可由血管外科医生处理腹侧压迫的血管。作者个人推荐结扎骶正中动静脉、髂内动静脉和髂腰动脉来阻断骶骨和肿瘤的血供。

2. 保留内脏结构：需要非常仔细的保护内脏结构，包括输尿管、膀胱、小肠和直肠。由于结构偏前，所以保留输尿管和膀胱比较简单。但是骶骨肿瘤常紧贴甚至侵犯直肠壁。在处理原发肿瘤前推荐行选择性结肠造口术避免直肠损伤。同理术前肠道准备很重要。这一手术过程中需要腹部外科或血管外科医生的帮助。

3. 保留神经根和骶丛：切除骶神经根导致的神经功能障碍范围广且是永久的。骶骨切除术后神经功能障碍主要有两个原因：

（1）骶骨切除术中切除骶神经根。众所周知，

S2~S4 的神经根包含括约肌的传入和传出神经，控制排便功能。这个区域的关键神经是 S2。保留双侧 S2 神经根意味着括约肌问题不会太严重。另外损失单侧的 S2、S3、S4 神经根，也不会导致非常严重的括约肌功能障碍[26,31]。但是切除双侧 S2、S3、S4 神经根会导致患者排便意识下降，不能分辨粪便和气体，也不能感受膀胱的充盈。

（2）髂棘中上部或坐骨切迹中腰骶丛的损伤或牵拉。这时，神经功能障碍主要表现为类似 L5 神经根损伤后引起的足下垂。

骶神经根缺失后功能障碍如下：

（1）尿失禁。由膀胱麻痹导致。患者需要使用尿不湿或永久膀胱导尿管。

（2）大便失禁。这种失禁类似腹泻。但是若大便很硬，则会表现为便秘。需要增加腹内压或用手指帮助排便。

（3）男性患者勃起障碍。大部分男性患者都会发生。一般不会发生在单侧神经根切除的患者。

全骶骨切除术时，需要切除肿瘤侵犯的大部分骶神经，这会导致失去膀胱功能和性功能以及肠道控制[32,33]。多数情况下，腰神经根是能够保留的，患者可以行走。保留双侧 L5 神经根完全可以完成足跖屈[17]。在术前对未发生括约肌功能障碍的患者探讨牺牲骶神经是个伦理问题。患者必需被详细告知手术后所带来对功能缺失情况。

4. 大出血：骶骨肿瘤手术中一个重要问题是大量出血。原因是骶骨前方区域血供非常丰富，硬膜外静脉，大块截骨以及大量肌肉的剥离。根治性手术大出血有可能危及生命。有报道称出血量相当大（一些病例有 7~80 L）[34,35]。

针对大出血问题有一些不同的方法。用单极电刀进行精细的出血控制以及肌肉分离可显著减少出血，但是会延长手术时间。另外有一些处理大出血的方法包括截骨面使用骨蜡封闭，止血海绵、纱布压迫，使用骨水泥[36]、液氮[37-40]、苯酚、过氧化氢酶和热水。应用的止血材料有止血纱布、纤维蛋白胶，或者使用大网膜瓣覆盖在瘤床上止血，以及冷冻治疗[41]。大量出血后也可以使用自体血回输，但是不能用于恶性肿瘤患者。最好在进入瘤体前使用，如在肿瘤切吸时使用，肿瘤细胞会播散到全身。

在我们的团队中也使用通过股动脉在腹主动脉远端放置球囊扩张导管来阻断血流以减少出血[42,43]。切开皮肤之后，使用造影剂充盈球囊扩张导管来达到血流到完全阻断。我们认为该方法解决了因大量出血导致的血流动力学问题，以及大量输血带来的继发性并发症。

5. 切口问题和感染：很多患者会发生切口愈合问题，有时术后数天或数周后皮肤发生坏死[29]。这有很多原因：之前手术的切口应当切除以避免复发；大量肌肉和骨的切除破坏了皮肤的血供；广泛的肌肉和骨的切除增加皮肤张力。这些潜在的并发症会带来另外的问题[21,44-46]。

因此，我们需要整形外科医生通过旋转皮瓣来减少张力，增加皮肤的血供。带血管蒂的皮瓣也可以减少广泛切除后的空洞。手术时应该尽量减少皮肤张力，并重建皮肤下方的软组织和肌肉。

为了便于伤口愈合，可以使用不同类型的肌瓣和切口。对于部分骶骨切除术或有原切口时，我们使用中央纵行切口。全骶骨切术时缺损的组织会很巨大，我们使用向下的 C 形切口，其顶端向中央纵行延伸。我们使用臀肌瓣来填充缺损，一些患者使用的是岛形腹直肌皮瓣[47]。

另外一个问题是骶骨切除后带来的空腔。可以使用不同的组织来填充空腔和进行骶骨重建，如使用钛笼来防止直肠向后脱垂，使用同种异体骨加骶骨骨盆固定来填充。

对于这样一个时间长、出血多的手术的另一个问题就是感染。术后感染的原因有很多，如直肠周围手术，过度的组织牵拉，残留的组织没有血供以及大量输血。

为了防止感染，外科医生必需遵守严格的无菌原则。术前必需肠道准备使得结肠排空。直肠受到浸润时，在切除前需要行造口术。必须预防性使用抗生素。一些学者使用 Vicryl 网袋包裹庆大霉素链珠来填充空腔，来防止感染和疝直到肉芽组织形成。

6. 腰骶关节和骶髂关节稳定性：脊柱 - 骨盆的稳定性是全骶骨切除术要面临的另外一个难题，部分原因是腰骶关节要承受较大的负荷，以及骶骨成角的位置。这个区域是活动的脊柱向固定的髂骨移行的区域。

骶髂关节远端的切除不会导致不稳定。即使从 S1 的骶孔切除也不会导致不稳定，因为骶髂关节上 1/3 是保留的。该关节的前后骨间韧带非常强韧，从而托住骶骨。即使骶髂关节仅留下很短的节段，髂腰韧带也足够强韧而不会发生不稳定。所有到 S1 的骶骨切除术都会破坏骶骨骨盆环的稳定性，需要进行固定手术。全部甚至一侧的骶髂关节的破坏都会发生严重的不稳定 [32,35,48,49]。对于骶骨完整并轻度脊柱骨盆不稳定的患者，骶骨和髂骨螺钉固定就足够了。

如果骶骨切除术累及 S1，则必须要做固定。骨盆环被切除后，脊柱和骨盆的联系中断。当这些患者直立时，骨盆倾斜度被破坏，腰椎会发生沉降，患者会感到剧烈疼痛，行走时会发生不稳定。如果单侧骶髂关节被破坏，一侧当骨盆平衡会丢失，其步态会类似长短腿。

手术最后一步是需要获得稳定。但是，如果手术的时间过长，或者因大量出血而输了很多血，又或者整形外科医生需要进行皮瓣手术保护皮肤，那么此时稳定手术可以二期进行。

目前有很多不同的稳定技术。不过最常用的为人所知的脊柱骨盆稳定技术是使用 Galveston 棒 [25,27,29,50]。该技术使用特殊的折弯器弯曲波形钢棒置入髂骨。使用椎弓根螺钉将棒与椎体固定 [29,46,51-55]。在土耳其，我们开发了专门的系统来实现这一目的。

固定系统

腰椎 - 髂骨 L 形棒固定即 Galveston 技术，是第一个用在骶髂骨固定上的技术，是由 Allen 和 Ferguson[56] 提出用于治疗侧弯和骨盆倾斜。这些作者提出的使用椎板下钢丝技术需要完整的椎板，但不能提供像螺钉那样的强度。Shikata 等 [57] 首次提出了用于骶骨切除术的腰椎髂骨固定系统，该系统结合使用了 Harrington 勾棒系统、骶骨棒和大量植骨。髂骨与骶骨棒连接，L5 下降 2 cm 并向前移动。该技术不能提供脊柱水平向上的旋转稳定，而且骶骨棒连接较软的后方髂翼无法提供坚强固定 [59]。Gokaslan 等 [58] 改良了之前提到的技术。他们用椎弓根螺钉取代了 Galveston 技术中使用的椎板下钢丝技术和哈氏棒。2 个 L 形 Galveston 棒用来连接椎弓根和髂翼，一侧经髂骨的螺纹棒用来重建骨盆环，在髂骨之间使用异体胫骨移植加强内固定。Jackson 和 Gakaslan[24] 也提出将棒插入髂骨翼。Gokaslan 等改良了 Galveston 技术，比钢丝固定更坚强，但是其缺点是需要弯棒，耗时更多，难度更高 [24]。

定制系统也能够用于腰骶部重建 [3,41,60]。Wuisman 等使用三维真实大小的模型来设计和检测骶骨假体 [3]。该假体包括一个 L 形的钢板覆盖 L5 的椎体和 L5 终板表面。髂翼轮廓覆盖并连接髂翼残留的前外部分。为了提供旋转稳定，Althausen 等 [41] 使用髂骨螺钉和螺栓，重建钢板，以及不同长度的横连接等连接腰椎椎弓根螺钉和棒。Salehi 等使用的重建系统还包括横形的髂骨棒和髂骨螺钉，但是髂骨棒穿过一个网状融合器，该融合器位于 L5 椎体的下终板 [60]。该系统提供了脊柱骨盆的即时稳定性，使因肿瘤转移而进行次全切的患者能够早期下床活动。

我们最初的固定系统是半刚性的，包括使用舟状螺钉固定的髂骨钢板 [29]。由于在术中需要做很大的折弯，在最近的 2 个病例中我们改进了设计。我们使用 2 个横行棒通过特殊的连接器连接腰椎棒和腰椎椎弓根螺钉，这与 Gokaslan 等的方法相似 [58]。该改良系统不需要弯棒，并且比之前的髂骨钢板和螺钉系统更稳定。

手术技术

对于在 S2 或 S3 处肿瘤，后路手术就足够了（图 37.1、37.3）。然而，累及 S1 的肿瘤需要行前后联合入路手术（图 37.2、37.4 和 37.5）。

我们的手术团队包括一名脊柱外科医生、一名腹部外科或血管外科医生，在某些病例中还需要一名整形外科医生。如果肿瘤侵犯髋关节，需要行半骨盆切除术，那么就需要一名骨科医生。骶骨切除术可以使用两个连续的入路[28]，这是我们推荐的，也可以在侧卧位时同时使用前后联合入路[31,61]。

我们推荐一期的两部分骶骨切除术：

1. 前路：前路手术从一个保留腹直肌的 U 形切口开始。经后腹膜分离下腰椎和骨盆区域。游离双侧髂动静脉，结扎髂内动脉。我们建议这部分手术由普外科医生完成。接下来把骨盆的内脏和血管结构和肿瘤分离。分离出直肠后，切断进入瘤体内的骶神经根。如果我们计划做较高的骶骨切除，我们可以做 L5-S1 的前路髓核切除和部分椎体骶髂截骨术。否则我们在 S1-S2 前方保留 S2 神经根。在椎体骶骨和游离直肠之间放置一片无菌纱布，关闭腹部切口。

2. 后路：患者翻转至俯卧位，做 Y 或反 C 形

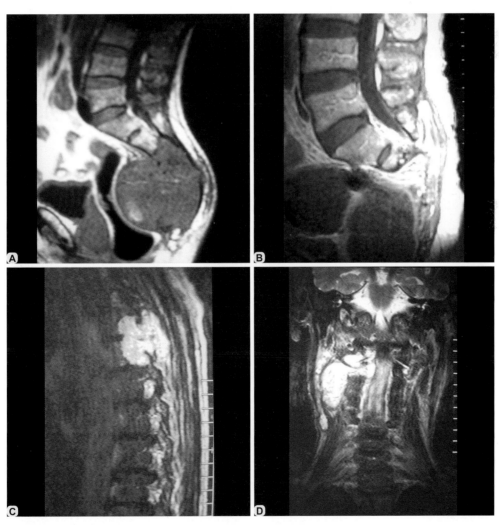

图 37.1 66 岁男性患者因左髋部肿物就诊，局部疼痛，左足无力。骶脊索瘤行远端骶骨切除术，出现远处转移。A. 后路远端骶骨切除术切除 S2 下方肿瘤，大小 80 cm × 14 cm；B. 术后 6 个月复查 MRI 未见复发；C. 3 年后出现胸椎转移（T4–T5），手术解除脊髓压迫；D. 5 年后出现 C1–C2 至 C5 棘旁区域转移，再次手术。他虽然出现了肿瘤转移，但在初次手术后已存活 10 年

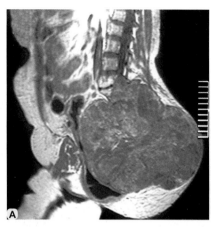
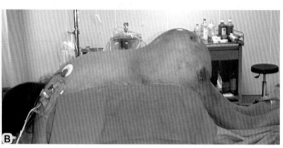

图 37.2　45 岁女性患者，巨大骶骨脊索瘤行后路瘤内手术，骶骨肿大 2.5 年但未治疗。A. MR 显示肿瘤大小达到 18 cm×32 cm。严重的括约肌问题导致肾功能衰竭，活检显示脊索瘤。患者双足下垂，肛门无张力，肛周麻木；B. 进行瘤内次全切手术，同时进行结肠造口。术后予以放疗。3 年后又进行了一次手术，她初次手术 7 年后复发但仍健在。肾功能不全变为代偿

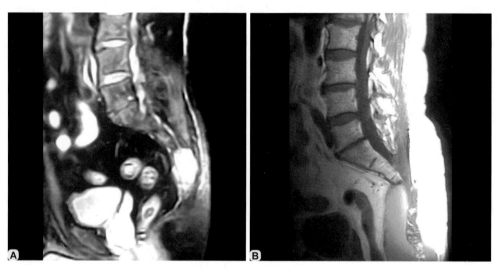

图 37.3　S3 脊索瘤行后路远端骶骨切除术。S3 水平小的脊索瘤通过远端骶骨切除术切除。MR 显示 1 年后无复发，但是 2 年后患者死于心肌梗死

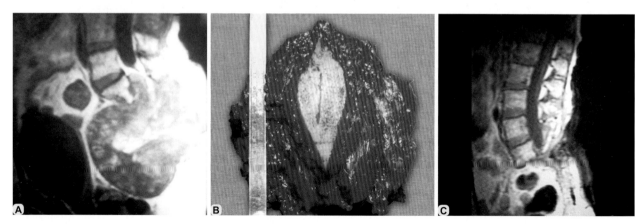

图 37.4　S1 脊索瘤行前后联合入路的全骶骨切除。A. 58 岁女性，主诉局部疼痛，肛周麻痹，括约肌障碍；B. 实行前后联合入路的全骶骨切除术。术中切除之前活检切口；C. 术后予以放疗。术后 6 个月原发肿瘤部位无残留，术后 2 年复发并再次手术。5 年后因肿瘤死亡

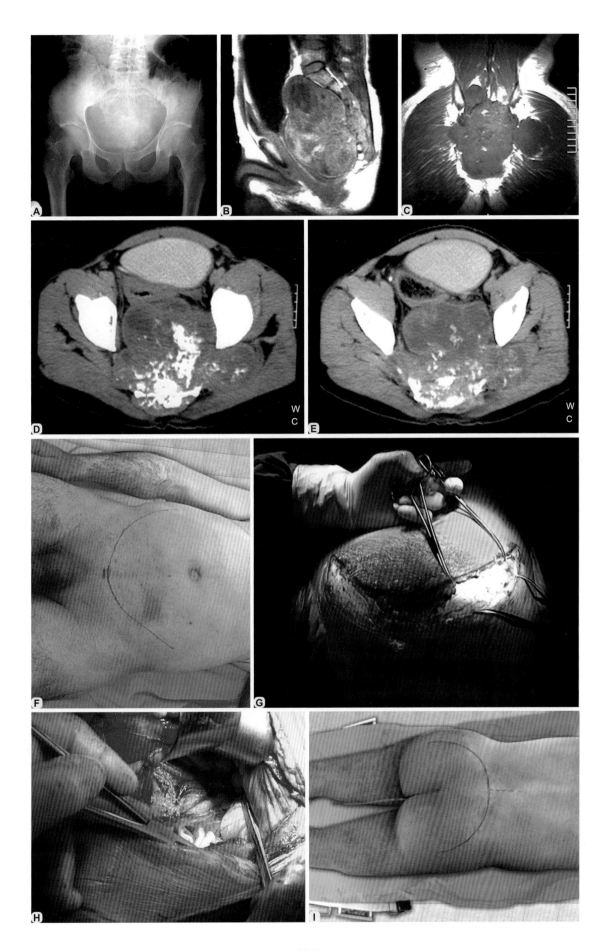

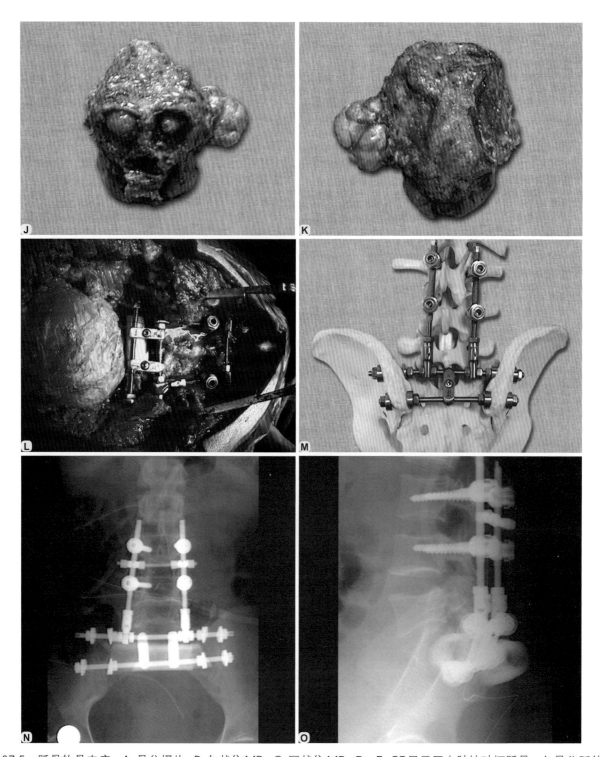

图37.5　骶骨软骨肉瘤。A. 骨盆摄片；B. 矢状位MR；C. 冠状位MR；D、E. CT显示巨大肿块破坏骶骨，向骨盆延伸。取活检做病理检查。在CT上可发现瘤内有钙化软骨肉瘤，是典型的软骨肉瘤。从腹侧入路；F. 做一个U形切口；G、H. 双侧后腹膜分离，游离小肠，结扎髂内动静脉和骶正中动脉。然后从背侧入路；I. 做反C形切口；J、K. 后路截骨切除骶骨，同时予以后路腰椎骨盆固定；L. 同时植入定制系统，异体股骨移植支撑自体骨移植，在直肠和髂骨棒之间放置钛笼。该定制系统（TIPSAN Co., Izmir, Turkey）包含2根连接两侧髂翼的螺纹侧方棒；M. 矢状棒连接横向棒；N. 固定后拍术后前后位片；O. 侧位X线片。患者术后8年无复发

切口。如果之前做过手术，可以使用正中垂直切口，并切除原切口。分离牵开臀肌后，辨别坐骨切迹行后路截骨术。

切除 L5 椎板，在分清硬脊膜囊和 L5-S1 神经根后，结扎 L5 远端的硬膜和骶神经根。在完成截骨术后，将肿块完整切除。如果需要，放置闭式引流。在很多病例中需要肌皮瓣闭合。

如果我们计划切除高位骶骨，我们先切除 L5 椎板，通过骶翼进行后路截骨术，越靠近内侧越好。根据肿瘤在髂骨的生长情况，我们可以进行部分或全骨盆切除。现在就需要分离和辨别硬膜和神经根。凡是进入瘤体的神经根都要切除。如果计划高位骶骨切除，S1 神经根分出之后的硬膜和神经根都要结扎，然后切除远端。然后根据肿瘤的走向，在骶髂关节的内侧或外侧进行后路截骨术。在这个时候必须暴露坐骨切迹，显露并保护坐骨神经和臀动静脉。梨状肌是坐骨神经走形的标志。当剥离腹部肌肉和韧带时后路截骨术结束，可以移除骶骨。

后路腰椎骨盆固定可以一期或二期进行，根据手术时间和出血量决定。

表 37.2~37.5 显示了作者从 1991~2003 年进行过手术的患者的情况[29]。

表 37.2　34 例进行原发骶骨肿瘤切除患者的一般情况及临床资料

年龄：14~71 岁（平均 42 岁）	
性别：男 14 例 / 女 20 例	
症状持续时间：7 天至 10 年（平均 20 个月）	
疼痛（例）	
单侧坐骨神经痛	15
双侧坐骨神经痛	6
仅仅局部疼痛	11
没有疼痛	2
神经功能情况（例）	
单侧肢体轻瘫痪	4
马尾综合征	6
括约肌功能障碍	18
无神经症状	16

表 37.3　34 例进行原发骶骨肿瘤切除患者的组织学情况

肿瘤类型	患者数量（例）
恶性肿瘤	20
脊索瘤	8
软骨肉瘤	3
骨肉瘤	2
脂肪肉瘤	1
孤立性浆细胞瘤	2
室管膜瘤	3
恶性血管外皮细胞瘤	1
良性肿瘤	14
骨巨细胞瘤	6
巨大神经鞘瘤	6
动脉瘤样骨囊肿	1
血管瘤	1

表 37.4　34 例进行原发骶骨肿瘤切除患者的手术治疗方式

手术方式	患者数量（例）
全骶骨切除（病变在 S2 以上——前后联合切除）	9
脊索瘤	5
软骨肉瘤	3
骨肉瘤	1
远端骶骨切除术（病变在 S2 以下——仅后路手术）	2
脊索瘤	2
整体切除	12
瘤内次全切	6
瘤内部分切除	5
3	34

表 37.5　预后和术后并发症

预后（例）	
存活	27
死亡	6
术后早期死亡	3
术后随访死亡（3 个月、13 个月、5 年）	3
失访	1

（续表）

复发（例）	
局部复发	17
远处转移	5
脂肪肉瘤	1
浆细胞瘤	2
脊索瘤	1
骨肉瘤	1
无复发	12
骶骨切除术后11例患者出现并发症（例）	
术后早期死亡（1个月）	3
脂肪栓塞	1
直肠破裂	2
血管损伤	0
运动功能障碍（足下垂）	3
局部感染、切口问题	5
硬膜撕裂、脑脊液漏	1

放疗和化疗

如果病理提示放疗敏感，或者是肿瘤部分切除时，可以加做放疗。对于所有切除范围不够的患者，一些医生推荐辅助放疗[62]。但是报道显示放疗很少能获得显著的效果。虽然脊索瘤对放疗耐受，但是一些研究表明常规放疗能够延长无病生存期并减轻症状[4,8,50,63-65]。有种特殊形式放疗——质子束放疗能够延长生存率[66]。因此，如果肿瘤切除不完整，或者骶骨切除术后病理显示切缘阳性，都需要进行放疗。如果复发，也应进行放疗。但是对于骶骨脊索瘤放疗的疗效一直存在争议[4,14,44,63,67,68]。脊索瘤患者化疗基本无效。

治疗效果

骶骨肿瘤手术治疗的效果主要是由肿瘤生物学本身决定。即使做了骶骨切除术和辅助治疗，骶骨脊索瘤的复发率仍很高。虽然脊索瘤是低度恶性肿瘤，但生存时间仍然不长[71]。预后较差主要有两个原因：①症状持续时间长，诊断较晚；②肿瘤直径很大。

不同的研究显示5年生存率在45%~77%，而10年生存率在28%~50%[44,66,69,70]。15年随访死亡率超过50%。

局部复发是影像预后的最坏因素，5年复发率为46%，10年复发率为54%[10,13,71-73]。

远处转移也是预后不良因素。不同研究显示转移率在10%~40%[74]。Samson等报道10年转移率为50%[44]。Sarsik等研究了脊索瘤复发的可能性[75]。

结论

对于那些对手术治疗无效的肿瘤，如原发良恶性肿瘤或侵袭性肿瘤，根治性手术能够延长总体生存时间。虽然骶骨切除术能够带来较低死亡率及可接受的致残率，但手术复杂，对于外科医生和肿瘤科医生来说仍然是个挑战，需要不同领域的专家通力合作。手术的潜在并发症包括感染风险、神经功能障碍和腰椎骨盆不稳定。虽然，患者的生活质量取决于骶神经切除范围和骶髂稳定性的建立，本研究认为骶骨切除术是可行的，也是治疗原发性骶骨肿瘤重要术式。

参考文献

1. Capanna R, Briccoli A, Campanacci LC, et al. Benign and malignant tumors of the sacrum, in Frymoyer JW (ed): The Adult Spine: Principles and Practice, ed 2. Philadelphia: Lippincott-Raven. 1997;pp.2367-405.

2. Raque GH Jr, Vitaz TW, Shields CB: Treatment of neoplastic diseases of the sacrum. J Surg Oncol. 2001;76:301-7.

3. Wuisman P, Lieshout O, van Dijk M, et al. Reconstruction after total en bloc sacrectomy for osteosarcoma using a custom-made prosthesis: a technical note. Spine. 2001;26:431-9.

4. Cheng EY, Ozerdemoglu RA, Transfeldt EE, Thompson RC Jr.

Lumbosacral chordoma. Prognostic factors and treatment. Spine. 1999;24:1639-45.

5. Gunterberg B, Petersen I. Sexual function after major resections of the sacrum with bilateral or unilateral sacrifice of sacral nerves. Fertil Steril. 1976;27:1146-53.

6. Pitcher JD, Springfield DS. Benign primary bony lesions of the sacrum. In: Surgical Disorders of the Sacrum. JR Doty, SS Rengachary (eds), Thieme Med Pub, New York. 1994;pp.221-9.

7. Sung MS, Lee GK, Kang HS, Kwon ST, Park JG, Suh JS, et al. Sacrococcygeal chordoma: MR imaging in 30 patients. Skeletal Radiol. 2005;34(2):87-94.

8. Unni KK. Dahlin's bone tumors: general aspects and data on 11,087 cases. 5th ed. Philadelphia: Lippincott-Raven. 1996;pp. 291-305.

9. Fan F, Templeton K, Damjanov I. Epithelioid cellular chordoma of the sacrum: a potential diagnostic problem. Ann Diagn Pathol. 2005;9(3):139-42.

10. Bergh P, Kindblom LG, Gunterberg B, Remotti F, Ryd W, Meis-Kindblom JM. Prognostic factors in chordoma of the sacrum and mobile spine: a study of 39 patients. Cancer. 2000;88:2122-34.

11. Kaiser TE, Pritchard DJ, Unni KK. Clinicopathologic study of sacrococcygeal chordoma. Cancer. 1984;53:2574-8.

12. Krol G, Sze G, Arbit E, Marcove R, Sundaresan N. Intradural metastases of chordoma. AJNR Am J Neuroradiol. 1989;10:193-5.

13. Ozaki T, Hillmann A, Winkelmann W. Surgical treatment of sacrococcygeal chordoma. J Surg Oncol. 1997;64:274-9.

14. Chandawarkar RY. Sacrococcygeal chordoma: review of 50 consecutive patients. World J Surg. 1996;20:717-9.

15. Soo MY. Chordoma: review of clinicoradiological features and factors affecting survival. Australas Radiol. 2001;45:427-34.

16. Gunterberg B, Kewenter J, Petersen I, Stener B. Anorectal function after major resections of the sacrum with bilateral or unilateral sacrifice of sacral nerves. Br J Surg. 1976;63:546-54

17. Gunterberg B, Norlen L, Stener B, Sundin T. Neurourologic evaluation after resection of the sacrum. Invest Urol. 1975;13:183-8.

18. Gunterberg B, Romanus B, Stener B. Pelvic strength after major amputation of the sacrum. An experimental study. Acta Orthop Scand. 1976;47:635-42.

19. Stener B. Technique of high sacral amputation. in: Sundaresan N, Schmidek HH, Schiller AL, Rosenthal DI (eds): Tumors of the Spine: Diagnosis and Clinical Management. Philadelphia: WB Saunders. 1990;pp.411-6.

20. Todd LT Jr, Yaszemski MJ, Currier BL, Fuchs B, Kim CW, Sim FH. Bowel and bladder function after major sacral resection. Clin Orthop Relat Res. 2002;397:36-9.

21. Gennari L, Azzarelli A, Quagliuolo V. A posterior approach for the excision of sacral chordoma. J Bone Joint Surg Br. 1987;69:565-8.

22. Huth JF, Dawson EG, Eilber FR. Abdominosacral resection for malignant tumors of the sacrum. Am J Surg. 1984;148:157-61.

23. Harrison SJ, McDonnell DE. Sacrectomy. In: Surgical Disorders of the Sacrum. JR Doty, SS Rengachary (eds), Thieme Med Pub, New York. 1994;pp.279-93.

24. Jackson RJ, Gökaslan ZL. Spinal-pelvic fixation in patients with lumbosacral neoplasms. J Neurosurg (Spine). 2000;92:61-70.

25. McGee AM, Bache CE, Spilsbury J, et al. A simplified Galveston technique for the stabilisation of pathological fractures of the sacrum. Eur Spine J. 2000;9:451-4.

26. Nakai S, Yoshizawa H, Kobayashi S, et al. Anorectal and bladder function after sacrifice of the sacral nerves. Spine. 2000;25:2234-9.

27. Neff JR. Technique of subtotal and total sacral amputation for neoplasm. In: Surgical Disorders of the Sacrum. JR Doty, SS Rengachary (eds). Thieme Med Pub: New York. 1994;pp.266-78.

28. Stener B, Gunterberg B. High amputation of the sacrum for extirpation of tumors. Principles and technique. Spine. 1978;3:351-66.

29. Zileli M, Hoscoskun C, Brastianos P, Sabah D. Surgical treatment of primary sacral tumors: complications associated with sacrectomy. Neurosurg Focus. 2003;15(5):Article 9.

30. Zileli M. Sacral Chordomas. J Surg Medical Sci. 2007;3(51):123-9.

31. Localio SA, Eng K. Sphincter-saving operations for cancer of the rectum. New Engl J Med. 1979;300:1028-30.

32. Gunterberg B. Effects of major resection of the sacrum. Clinical studies on urogenital and anorectal function and a biomechanical study on pelvic strength. Acta Orthop Scand Suppl. 1976;162:1-38.

33. Karakousis CP. Sacral resection with preservation of continence. Surg Gynecol Obstet. 1986;163:270-3.

34. Dahlin DC, Cupps RE, Johnson EW Jr. Giant-cell tumor: a study of 195 cases. Cancer. 1970;25:1061-70.

35. Tomita K, Tsichiya H. Total sacrectomy and reconstruction for huge sacral tumors. Spine. 1990;15:1223-7.

36. O'Donnell RJ, Springfield DS, Motwani HK, et al. Recurrence of giant-cell tumors of the long bones after curettage and packing with cement. J Bone Joint Surg Am. 1994;76:1827-33.

37. Malawer MM, Bickels J, Meller I, et al. Cryosurgery in the treatment of giant cell tumor. A long-term follow up study. Clin Orthop. 1999;359:176-88.

38. Marcove RC, Lyden JP, Huvos AG, et al. Giant-cell tumors treated by cryosurgery. A report of twenty-five cases. J Bone Joint Surg Am. 1973;55:1633-44.

39. Marcove RC, Sheth DS, Brien EW, et al. Conservative surgery for giant cell tumors of the sacrum. The role of cryosurgery as a supplement to curettage and partial excision. Cancer. 1994;74:1253-60.

40. Marcove RC, Weis LD, Vaghaiwalla MR, et al. Cryosurgery in the treatment of giant cell tumors of bone. A report of 52 consecutive cases. Cancer. 1978;41:957-69.

41. Althausen PL, Schneider PD, Bold RJ, et al. Multimodality management of a giant cell tumor arising in the proximal sacrum: case report. Spine. 2002;27:E361-5.

42. Mi C, Lu H, Liu H. Surgical excision of sacral tumors assisted by occluding the abdominal aorta with a balloon dilation catheter: a report of 3 cases. Spine. 2005;30:E614–6.

43. Ozgiray E, Cagli S, Zileli M, Cinar C, Oran I. Occlusion of the Abdominal Aorta by Balloon Dilation Catheter Assisting Surgical Excision of a Sacrum Chordoma: Case Report. Turkish Neurosurgery. 2009;19/3:265-8.

44. Samson IR, Springfield DS, Suit HD, Mankin HJ. Operative treatment of sacrococcygeal chordoma. A review of twenty-one cases. J Bone Joint Surg Am. 1993;75:1476-84.

45. Simpson AH, Porter A, Davis A, et al. Cephalad sacral resection with a combined extended ilioinguinal and posterior approach. J Bone Joint Surg Am. 1995;77:405-11.

46. Sung HW, Shu WP, Wang HM, Yuai SY, Tsai YB. Surgical treatment of primary tumors of the sacrum. Clin Orthop Relat Res. 1987;215:91-8.

47. Alper M, Bilkay U, Kececi Y, et al. Transsacral usage of a pure island TRAM flap for a large sacral defect: a case report. Ann Plastic Surg. 2000;44:417-21.

48. Bohinski RJ, Mendel E, Rhines LD. Novel use of a thread wire saw for high sacral amputation. Technical note and description of operative technique. J Neurosurg Spine. 2005;3(1):71-8.

49. Doita M, Harada T, Iguchi T, Sumi M, Sha H, Yoshiya S, Kurosaka M. Total sacrectomy and reconstruction for sacral tumors. Spine. 2003;1;28(15):E296-301.

50. Kamada T, Tsujii H, Tsuji H, Yanagi T, Mizoe JE, Miyamoto T, et al. Working Group for the Bone and Soft Tissue Sarcomas. Efficacy and safety of carbon ion radiotherapy in bone and soft tissue sarcomas. J Clin Oncol. 2002;20:4466-71.

51. Fourney DR, Gokaslan ZL. Current management of sacral chordoma. Neurosurg Focus. 2003;15;15(2):E9.

52. Fourney DR, Rhines LD, Hentschel SJ, Skibber JM, Wolinsky JP, Weber KL, et al. En bloc resection of primary sacral tumors: classification of surgical approaches and outcome. J Neurosurg Spine. 2005;3(2):111-22.

53. Fuchs B, Dickey ID, Yaszemski MJ, Inwards CY, Sim FH. Operative management of sacral chordoma. J Bone Joint Surg Am. 2005;87(10):2211-6.

54. Gallia GL, Haque R, Garonzik I, Witham TF, Khavkin YA, Wolinsky JP, et al. Spinal pelvic reconstruction after total sacrectomy for en bloc resection of a giant sacral chordoma. Technical note. J Neurosurg Spine. 2005;3:501-6.

55. Randall RL, Bruckner J, Lloyd C, Pohlman TH, Conrad EU 3rd. Sacral resection and reconstruction for tumors and tumor-like conditions. Orthopedics. 2005;28(3):307-13.

56. Allen BL Jr, Ferguson RL. The Galveston technique for L rod instrumentation of the scoliotic spine. Spine. 1982;7:276-84.

57. Shikata J, Yamamuro T, Kotoura Y, et al. Total sacrectomy and reconstruction for primary tumors. Report of two cases. J Bone Joint Surg Am. 1988;70:122-5.

58. Gokaslan ZL, Romsdahl MM, Kroll SS, et al. Total sacrectomy and Galveston L-rod reconstruction for malignant neoplasms. Technical note. J Neurosurg. 1997;87:781-7.

59. Thomson J, Doty JR. Sacral biomechanics and reconstruction. In Doty JR, Rengachary SS (eds): Surgical Disorders of the Sacrum. New York: Thieme Medical; 1994;pp.253-6.

60. Salehi SA, McCafferty RR, Karahalios D, et al. Neural function preservation and early mobilization after resection of metastatic sacral tumors and lumbosacropelvic junction reconstruction. Report of three cases. J Neurosurg (Spine 1). 2002;97:88-93.

61. Localio SA, Eng K, Ranson JH. Abdominosacral approach for retrorectal tumors. Ann Surg. 1980;191:555-60.

62. Keisch ME, Garcia DM, Shibuya RB. Retrospective long-term follow-up analysis in 21 patients with chordomas of various sites treated at a single institution. J Neurosurg. 1991;75:374-7.

63. Catton C, O'Sullivan B, Bell R, Laperriere N, Cummings B, Fornasier V, et al. Chordoma: long-term follow-up after radical photon irradiation. Radiother Oncol. 1996;41:67-72.

64. Cummings BJ, Hodson DI, Bush RS. Chordoma: the results of megavoltage radiation therapy. Int J Radiat Oncol Biol Phys. 1983;9:633-42.

65. Rich TA, Schiller A, Suit HD, Mankin HJ. Clinical and pathologic review of 48 cases of chordoma. Cancer. 1985;56:182-7.

66. Austin-Seymour M, Munzenrider J, Goitein M, et al. Fractionated proton radiation therapy of chordoma and low-grade chondrosarcoma of the base of the skull. J Neurosurg. 1989; 70: 13-7.

67. Azzarelli A, Quagliuolo V, Cerasoli S, Zucali R, Bignami P, Mazzaferro V, et al. Chordoma: Natural history and treatment results in 33 cases. J Surg Oncol. 1988;37:185-91.

68. Breteau N, Demasure M, Favre A, Leloup R, Lescrainier J, Sabattier R. Fast neutron therapy for inoperable or recurrent sacrococcygeal chordomas. Bull Cancer Radiother. 1996;83(suppl.)142s-5s.

69. Smith J, Ludwig RL, Marcove RC. Sacrococcygeal chordoma. A clinicoradiological study of 60 patients. Skeletal Radiol. 1987;16:37-44.

70. Sundaresan N. Chordomas. Clin Orthop Relat Res. 1986;204: 135-42.

71. Ishii K, Chiba K, Watanabe M, Yabe H, Fujimura Y, Toyama Y. Local recurrence after S2-3 sacrectomy in sacral chordoma. Report of four cases. J Neurosurg. 2002;97(1 Suppl):98-101.

72. Sar C, Eralp L. Surgical treatment of primary tumors of the sacrum. Arch Orthop Trauma Surg. 2002;122:148-55.

73. York JE, Kaczaraj A, Abi-Said D, Fuller GN, Skibber JM, Janjan NA, et al. Sacral chordoma: 40-year experience at a major cancer center. Neurosurgery. 1999;44:74-80.

74. Torelli T, Campo B, Ordesi G, Pirovano C, Azzarelli A, Zanolla R. Sacral chordoma and rehabilitative treatment of urinary disorders. Tumori. 1988;74:475-8.

75. Sarsik B, Doganavsargil B, Basdemir G, Zileli M, Sabah D, Oztop F. Chordomas: Is it possible to predict recurrence? Skull base, vertebral and sacral chordomas. Turkish J Pathology www.logos. com.tr/pataloji.asp 2009.

第38章

新型椎板间动力性非融合系统（IntraSPINE）治疗腰椎轻度和严重退变性疾病

Darwono A Bambang

译者：虞佩

腰椎退变的级联过程

Kirkaldy-Willis 等描述了从前柱 - 椎间盘开始到中柱 - 椎间关节的腰椎退变病理演变过程（图38.1）[1]。

Baastrup Cl [2-4] 描述了棘突的退行性改变，随着年龄增长棘突的高度和宽度增加，导致棘间韧带断裂，邻近棘突产生新关节，引起棘突和 / 或椎板的接触导致腰椎前凸消失而形成平背（图38.2）。

Aucklan 研究（Aylott 等）[2] 表明从 20 岁到 80岁棘突宽度增加 50%，高度增加 30%，从而导致腰椎前凸消失（图 38.3）。

前凸消失不仅仅是因为椎间盘高度降低（Kirkaldy-Willis），同时也与棘突增大有关（Baastrup）[1-4]（图 38.4）。

腰椎退变病理演变级联过程的解剖学三部曲可以首先发生于脊柱三柱中的任意一柱：前方椎间盘、中间 - 椎间关节、后方 - 棘突，虽然终末期都会累计三柱。三柱可单独累及或全部累及，表现为从炎症到致压反应 [2-4]。

腰椎退变病理演变级联过程的治疗

由于退变累及了脊柱的三柱，治疗的范畴就显得很宽泛，针对不同的病理过程，从保守治疗到各种类型的手术治疗。由于该级联过程改变了脊柱运动节段（SMS）的生物力学特性，而保守治疗的缺点在于无法修复这些改变 [1,4,5-17]。

从微创手术到切开手术，不同的手术方式可应用于不同的腰椎退变病理演变阶段，但是不能阻断退变本身。固定和融合术可以解决早期和晚期腰椎退变级联过程。对于累及三柱的终末期退变（成人退变性脊柱侧凸、滑脱、椎管和侧隐窝狭窄），减压和融合固定术是金标准。该技术能够解决脊柱运动节段中的静力和动力性问题，但可能引起邻近节段的腰椎退变 [12,18-28]。长节段的融合在某种程度上可以治疗畸形，但是另一方面会妨碍某些活动如深蹲、席地而坐等。

动力固定术被设计用于纠正脊柱运动节段中静力成分而保留动力成分，但是腰椎退变过程仍然会继续到相同程度。椎间盘置换和各种棘间装置可以治疗单柱退变，总体水平仍受限制。在退变终末期时可以选择在减压同时使用类似于Dynesis 的动力棒系统进行固定，而不受总体水平限制。对中柱的椎弓根进行固定，使用棒作为椎弓根螺钉的连接器。

中柱

前柱最主要的组成是椎间盘 [39]，它吸收了前方80% 的撞击能量。后柱包括棘突、棘间韧带、肌肉

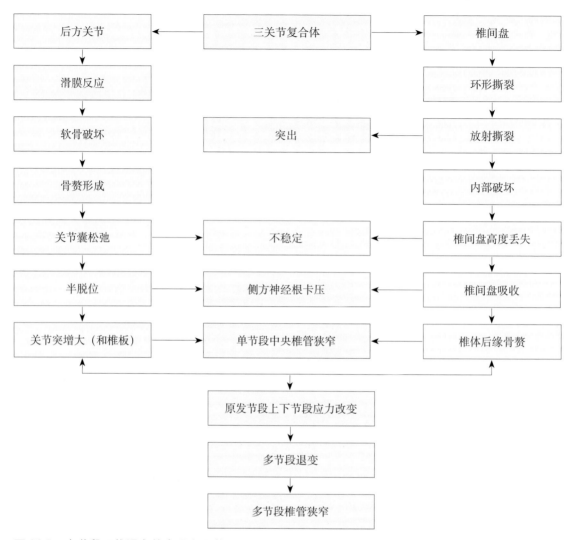

图 38.1　多节段腰椎退变的病理生理学

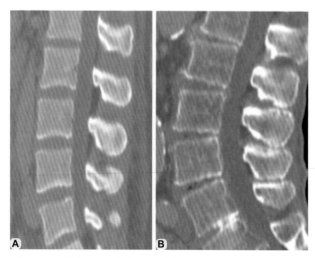

图 38.2　棘突。A. 青年；B. 老年

和棘上筋膜复合体[39]。其功能是限制屈曲，以及在后伸时的肌肉收缩。Rauschning[40]认为棘突的上方不是韧带，而是多种肌腱的止点称为棘上筋膜复合体（CFS）（图 38.5）。后柱的 CFS 起到了自然的连接作用类似前纵和后纵韧带。理论上保留这些自然连接对脊柱的稳定性起到重要作用。

中柱[39]包括椎弓根、椎板、横突和控制背部肌肉收缩的神经节。中柱控制前柱和后柱的负荷平衡，类似于吊车——理论上中段控制前后部分（图 38.6）。依靠肌肉中柱操控可活动组件的移动，并根据脊柱不同位置的变化调整负荷[41-49]。

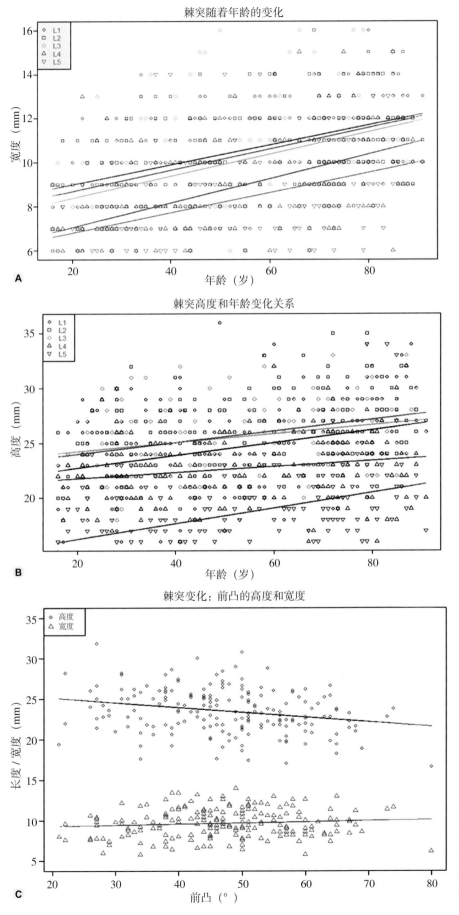

图 38.3　A. 宽度增加 50%，P=0.000 4（Aylott, et al.）；B. 高度增加 30%，P=0.2（Aylott, et al.）；C. 前凸丢失（Aylott, et al.）

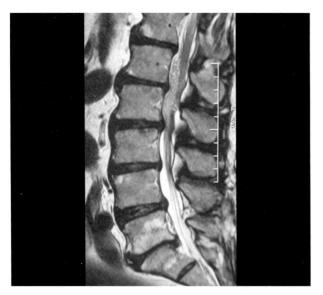

图 38.4　前凸丢失：椎间盘退变及棘突增大

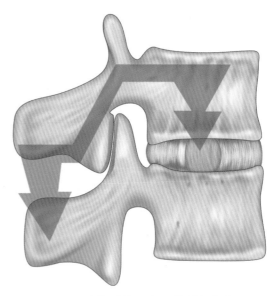

图 38.6　中柱类似吊车以控制负荷分配

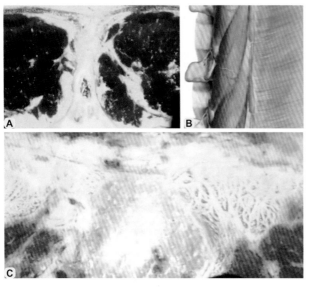

图 38.5　棘上筋膜复合体：多股肌腱嵌入。由 Rauschning 教授惠赠

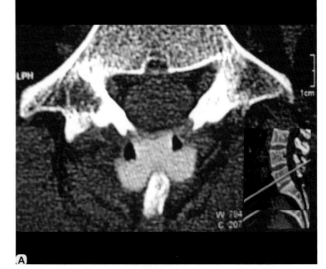

　　骨性的椎弓是中柱唯一坚强的部分，这里放置器械可以控制负荷分布，椎板靠近位于椎间盘的后方瞬时旋转轴（图 38.7）[42-46]。

椎板间动力装置

　　IntraSPINE 装置（Cousin Biotech）由带有聚对苯二甲酸乙二醇酯（PET）涂层的硅胶 65 制成。

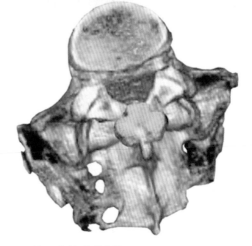

图 38.7　装置安放在椎板间

对于韧带强度不足或松弛的患者，可使用半坚强的韧带用来加强 CFS（图 38.8）[41-49]。

1. 前部。尖部位于椎板间（中柱），大小由椎板间距离决定。这部分减少了椎间盘和关节突关节的负荷，调节前后柱之间的负荷分布。

2. 后部。翼位于后柱帮助稳定装置，头端的角位于头端椎板，尾端的角位于尾端的椎板。

3. 由于该装置后部孔起到了缓冲的作用，该装置不会限制 SMS 的活动范围。

椎板间装置可以用于退变晚期减压术后作为动力固定，也可以用在未减压的退变早期（图 38.10）[42-46]。

棘上筋膜复合体是天然的后柱连接装置，保留远比手术切除的意义重大。在晚期退变导致的 CFS 韧带强度不足或松弛的患者，半坚强韧带能够加强腰椎前凸的上弧和（或）下弧（图 38.11）[40,42-46]。

使用椎板间动力性稳定装置的目的是 [42-46]：

1. 稳定节段不稳定。

2. 维持脊柱矢状位平衡。

3. 允许活动节段的生理活动和负荷分散。

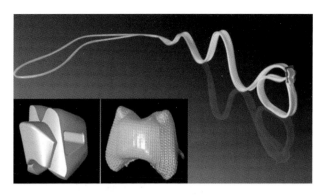

图 38.8　InstraSPINE 装 置 和 半 坚 强 韧 带（Cousin Biotech）

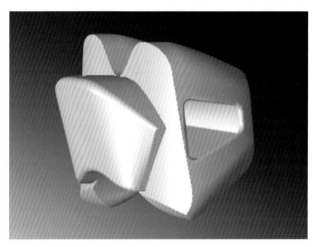

图 38.9　装置（Cousin Biotech）的鼻、翼和孔

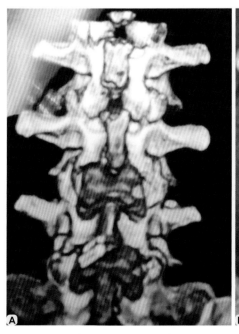
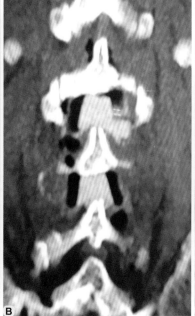
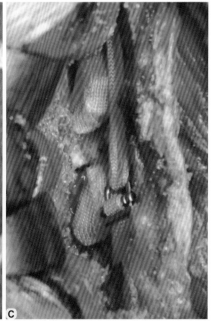

图 38.10　椎板间装置的最终位置

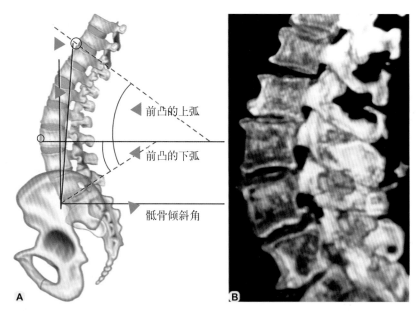

图 38.11　上腰椎（L1–L3）和下腰椎（L3–L5）的前凸弧

适应证 [41-49]

1. 早期退变
- 伴不稳定（在切除脱出椎间盘以后自然发生）的大块椎间盘脱出的年轻患者
- 伴不稳定（通常不做减压）的软性椎管狭窄和 / 或椎间孔狭窄
- 伴有不稳定及小关节紊乱的黑椎间盘病（椎间关节阻断试验阳性之后）

2. 晚期退变
- 伴有不稳定的多节段退变
- 椎管狭窄，侧隐窝狭窄
- 1 度或以下滑脱（侧方、前方、反向）
- 关节突增生
- 椎间盘突出，吸收
- 黄韧带增厚，皱褶
- De novo 脊柱侧凸

禁忌证 [41-49]

- 2 度或 3 度腰椎滑脱
- 目标节段骨折
- 脊柱肿瘤
- 目标节段的先天性骨骼畸形

- 严重的骨质疏松
- 感染
- 对某一组件的过敏
- 药物和 / 或酒精依赖，或心理问题
- 吻椎和 / 或椎板接触

手术技术

IntraSPINE 的基本器械（图 38.12）[41-46]：

- 棘突牵开器
- 探子测量装置
- IntraSPINE 抓持与置入装置
- 底部推进器
- 半坚强韧带植入器
- 半坚强韧带收紧器

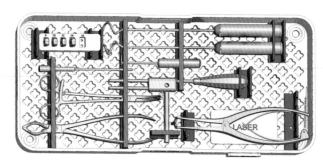

图 38.12　基本器械盒（Cousin Biotech）

步骤

- 俯卧位，目标节段屈曲
- 全麻
- C 臂／图像增强器
- 用针在目标节段棘突尖端定位，在皮肤上画标记（图 38.13）
- 从皮下向侧方分离显露胸腰筋膜（图 38.14）
- 离中线 1 cm 切开筋膜保留 CFS（图 38.15）
- 牵开 CFS（图 38.16）
- 从肌肉上剥离 CFS（图 38.17）
- 暴露解剖标志：棘突、椎板、关节突、棘间韧带、黄韧带、CFS（图 38.18）
- 使用棘间牵开器扩大减压空间，也可以增加 CFS 和韧带（前纵韧带、后纵韧带、椎间盘最外层纤维环）的张力（图 38.19）
- 减压：使用骨刀部分凿除增大的下关节突（图 38.20）

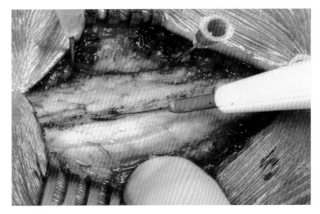

图 38.15　中线旁开 1 cm 切开胸腰筋膜保留 CFS

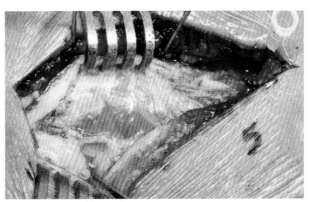

图 38.16　用拉钩牵开 CFS

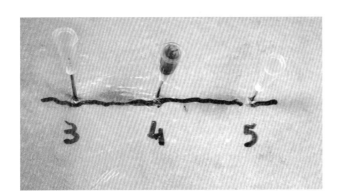

图 38.13　L3–L5 的棘突用针做标记

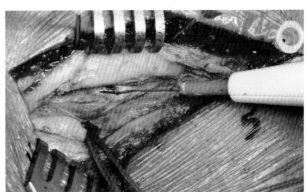

图 38.17　从 CFS 上分离多裂肌

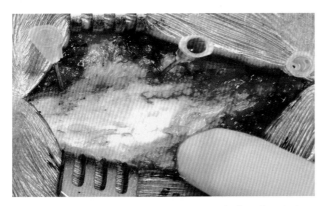

图 38.14　正中皮肤切口，向侧方拉开皮肤及皮下组织

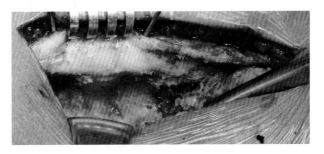

图 38.18　牵开肌肉后显露棘突、椎板、关节突、黄韧带

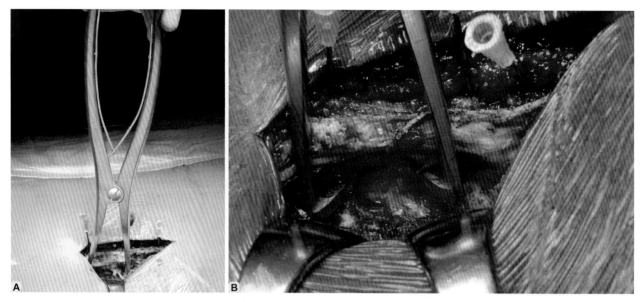

图 38.19　A. 撑开棘突间隙，提供 CFS 适合的张力；B. 后纵韧带和外层纤维环

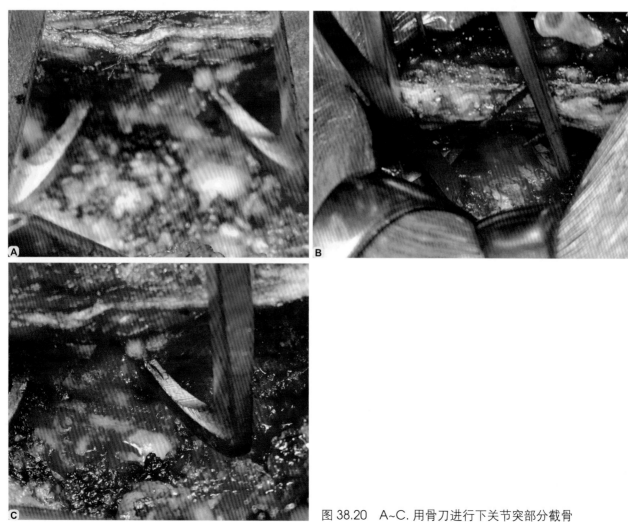

图 38.20　A~C. 用骨刀进行下关节突部分截骨

• 黄韧带切除术：使用 11 号刀片和专用弯咬骨钳去除皱褶的黄韧带（图 38.21）

• 使用骨刀部分凿除增大的上关节突（图 38.22）

• 使用探子测量椎板间隙（图 38.23）

• 使用植入器和底部推进器置入 IntraSPINE

（图 38.24）

• 如果 CFS 缺陷或松弛可以使用半坚强韧带收紧。收紧前有个很重要的步骤——手术台需要从屈曲位变为水平或轻度过伸（图 38.25、38.26）

• 关闭 CFS 和皮肤：1 个节段 3 cm、2 个节段 5 cm、3 个节段 7 cm、4~5 个节段 10 cm（图 38.27）

病例研究

对于 3 年内应用 IntraSPINE 动态稳定装置治疗 60 例早期和晚期脊柱退变患者进行非随机前瞻性随访研究。在术后 2 周，1、2、3 和 6 个月进行随访。所有手术都由一个医生实施。对术前和术后使用动态 X 线、MRI、CT 和 VAS 评分进行评估。

使用 IntraSPINE 治疗了 22 例男性和 38 例女性患者，平均年龄 56.9 岁（27~85 岁）。动态稳定装置治疗的退变节段数量包括 1~5 个节段，从 L1-L2 到 L5-S1。皮肤切口长度 3~10 cm，单节段减压手术时间 45 分钟，4~5 节段为 4 小时。经过 6 个月的随访结果优良：VAS 平均从 8.3 分降到 1.2 分，动力位 X 线片稳定，患者能够进行正常的日常生活[7-11]。

病例 1

50 岁女性，活动时出现下腰痛。MRI 显示

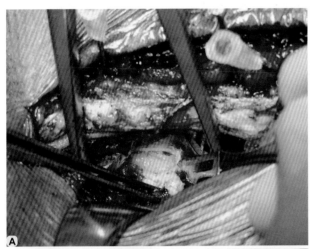

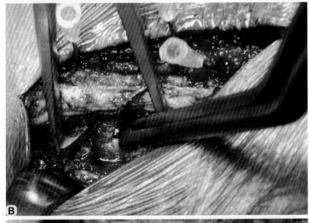

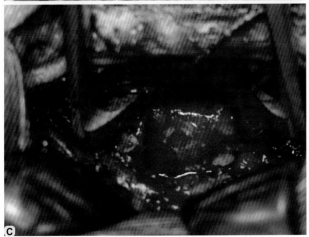

图 38.21　A~C. 使用 11 号刀片和 Kerison 咬骨钳去除黄韧带

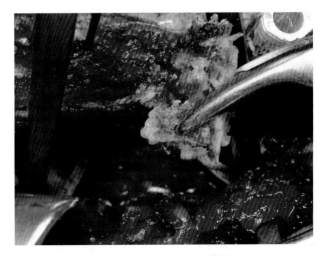

图 38.22　用骨刀进行上关节突部分截骨

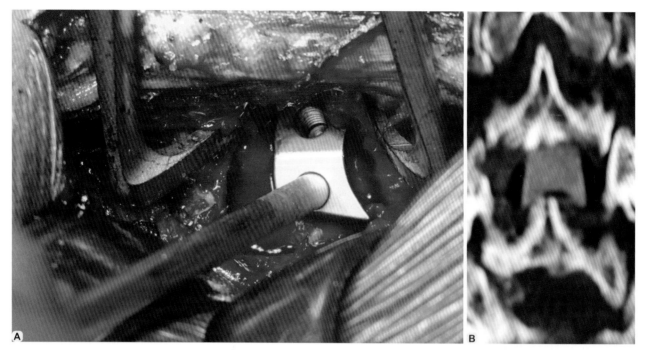

图 38.23　A、B. 探针测量大小

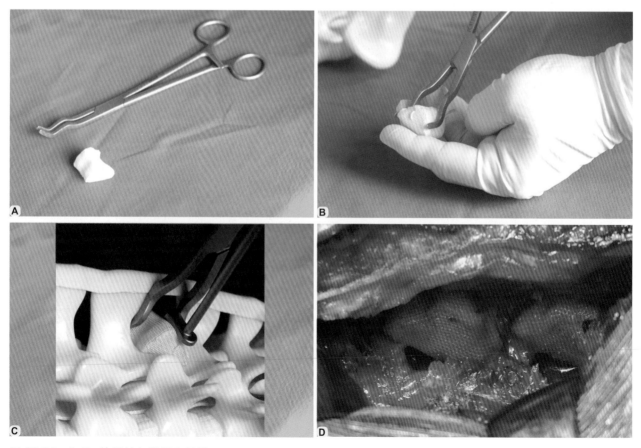

图 38.24　A~D. 使用植入器置入装置

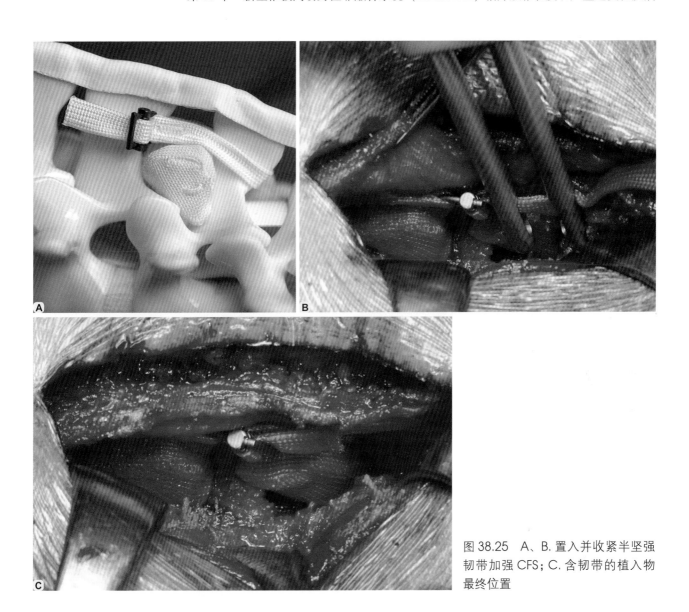

图 38.25　A、B. 置入并收紧半坚强韧带加强 CFS；C. 含韧带的植入物最终位置

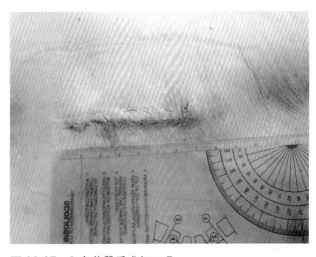

图 38.26　无韧带时内植物最终位置　　　　图 38.27　3 个节段手术切口 7 cm

L3-L4，L4-L5 和 L5-S1 早期退变和椎间盘凸出（图 38.28）。2 年前曾在外院行 IDET 但是疼痛持续存在。L5-S1 行 PELD，L3-L4 和 L4-L5 行 IntraSPINE，未行减压术。术后 3 个月患者脊柱活动恢复正常，无下腰痛，MRI 复查结果良好（图 38.29）。

病例 2

女性 70 岁主诉严重的下腰痛及间歇性跛行。动力位摄片示 L4-L5 1 度滑脱伴侧向滑移。MRI 示 L4-L5 巨大椎间盘突出伴椎管狭窄。L4-L5 行 IntraSPINE 和椎间盘切除减压术。术后 3 个月患者生活质量良好，活动时无疼痛（图 38.30）。

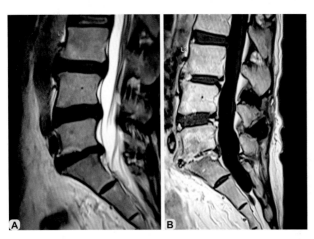

图 38.28　A、B. 术前 MRI

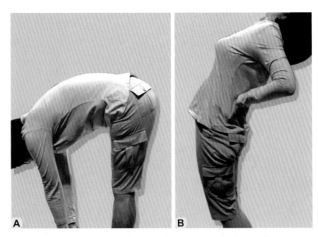

图 38.29　A、B. 术后脊柱活动度

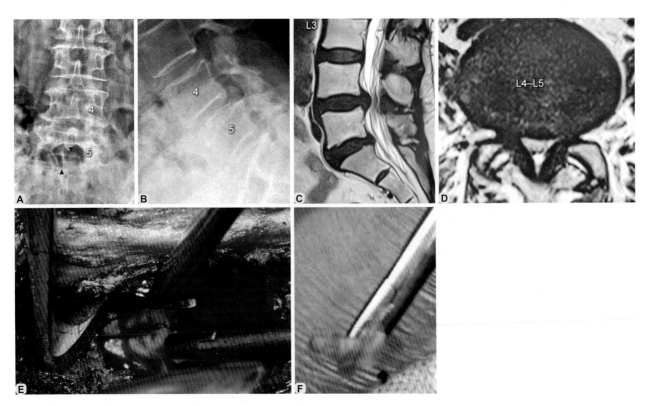

图 38.30　A、B. 摄片示 L4–L5 1 度滑脱；C、D. MRI 示 L4–L5 巨大椎间盘凸出；E、F. 减压术和椎间盘切除术

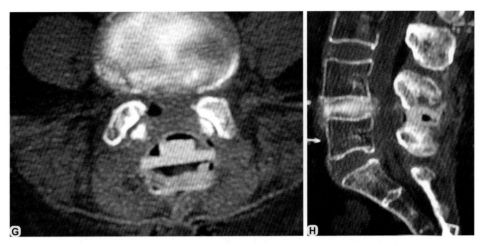

图 38.30（续）　G、H. 术后 MRI

病例 3

　　53 岁男性患者诉下腰痛及双侧坐骨神经痛。坐位及前屈时跛行及疼痛加剧。动力位摄片示 L3-L4 和 L4-L5 不稳定。2 年前接受了 2 个节段的棘突间装置手术，但是疼痛仍然存在。移除棘突间装置，用 2 个节段的 IntraSPINE 和 1 根韧带替代。术后 3 个月患者活动度良好，无下腰痛及坐骨神经痛（图 38.31）。

病例 4

　　85 岁老年女性主诉下腰痛，双侧坐骨神经痛

和跛行。患者因矢状位失衡使用轮椅。夜间和躯干活动时疼痛加剧。动力位摄片示脊柱侧凸和退变性侧凸，L2-L3，L3-L4，L4-L5，L5-S1 不稳定。MRI 示多节段椎管狭窄，椎间盘凸出和黄韧带皱褶。4 个节段使用 IntraSPINE 同时进行减压。术后 3 个月患者恢复日常生活良好，无不适主诉（图 38.32）。

总结

　　IntraSPINE 新型装置的基本设计理念是解剖

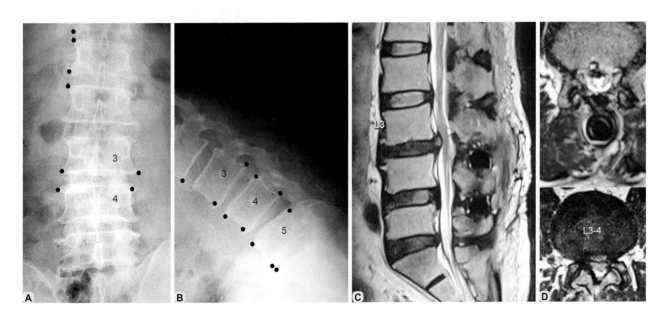

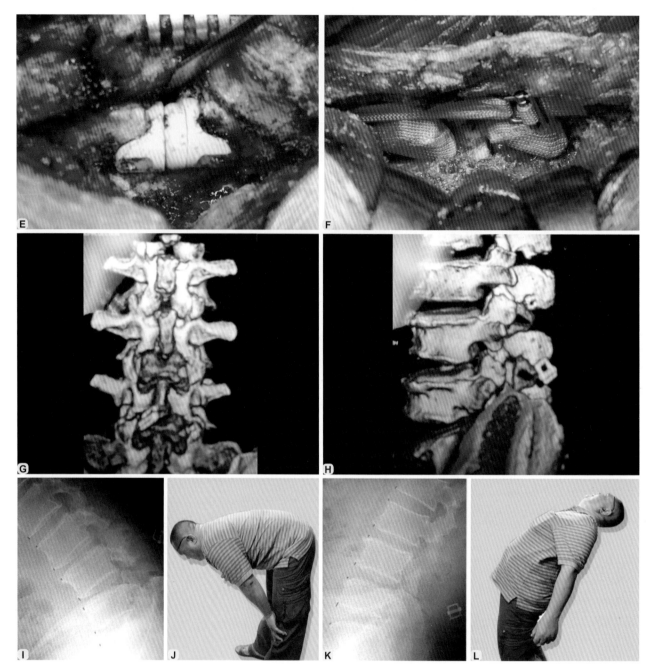

图 38.31　A~D. 术前 X 线片和 MRI；E、F. 置入 Intraspine 韧带；G、H. 术后影像学；I、J. 前屈无问题；K、L. 后伸无问题

重建 SMS，根据倒转铁砧的形态，前部（鼻尖部）放置在椎板间（中柱）来调整负荷分布达到矢状平衡。椎板间的区域更加接近 SMS 的瞬时旋转轴。棘上筋膜复合体（CFS）是该系统的天然连接器，与椎弓根螺钉系统的金属连接器完全不同。如果 CFS 有缺陷和松弛，可以使用半坚强韧带来强化脊柱前凸的上和 / 或下弧。IntraSPINE 是由带有 PET 涂层的医学级的硅胶制成，由十二翼的孔的缓冲效应而不会限制活动范围。

该系统符合动态稳定的目标：①稳定节段不稳定；②维持矢状位的稳定；③恢复了 SMS 的生理运动[6-11,19-21]。

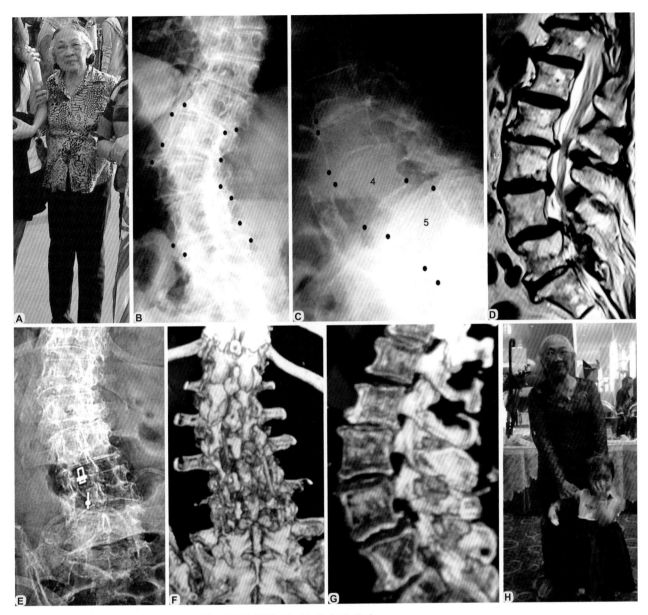

图 38.32　A. 患者；B~G. 术前术后临床影像学资料；H. 恢复的患者

参考文献

1. Kirkaldy-Willis WH, Wedge JH, Yong-Hing K, et al. Pathology and pathogenesis of lumbar spondylosis and stenosis. Spine. 1978;3:319-28.

2. Aylott CEW, Puna R, Robertson PA, et al. Spinous process morphology: the effect of ageing through adulthood on spinous process size and relationship to sagittal alignment. Eur Spine J 2012;21:1007-12.

3. Baastrup C. On the spinous processes of the lumbar vertebrae and the soft tissues between them, and on pathological changes in that region. Acta Radiol. 1933;14:52-4.

4. Kwong Y, Roan N, Latief K. MDCT findings in Baastrup disease: Disease or normal features of the aging spine ? Am Journal of Roentgenology. 2011;196(5).

5. Frymoyer JW, Krag MH. Spinal stability and instability: Definitions, classification, and general priciples of management. In Kahn A (ed): The Unstable Spine. New York: Grune & Stratton; 1986.

6. Frymoyer JW, Selby DK. Segmental instability: Rationale for treatment. Spine. 1985;10:280-6.

7. Fujiwara A, Lim TH, An HS, et al. The effect of disc degeneration and facet joint osteoarthritis on the segmental flexibility of the lumbar spine. Spine. 2000;25:3036-44.

8. Fujiwara A, Tamai K, An HS, et al. The relationship between disc degeneration, facet joint osteoarthritis, and stability of the

degenerative lumbar spine. J Spinal Disord. 2000;13:444-50.

9. Jinkins JR. Acquired degenerative changes of the intervertebral segments at and suprajacent to the lumbosacral junction. A Radioanatomic analysis of the nondiskal structures of the spinal column and perispinal soft tissues. Radiol Clin N Am. 2001;39(1).

10. KCE Reports, Spinal Dynamic Stabilization Implants, Bruxelles, 29 october, 2009.

11. Keller TS, Hanson TH, Abram AC, et al. Regional variations in the compressive properties of lumbar vertebral trabeculae. Effect of disc degeneration. Spine. 1989;14:1012-9.

12. Lee CK. Accelerated degeneration of the segment adjacent to a lumbar fusion. Spine. 1988;13:375-7.

13. Moore RJ, Vernon-Roberts B, Fraser RD, et al. The origin and fate of herniated lumbarintervertebral disc tissue. Spine. 1996;21: 2149-55.

14. Paajanen H, Tertti M. Association of incipient disc degeneration and instabilityin spondylolisthesis. A magnetic resonance and flexion-extension radiographic study of 20-year-old low back pain patients. Arch Orthop Trauma Surg. 1991;111:16-9.

15. Pearcy MD, Tibrewal SB. Lumbar intervertebral disc and ligament deformations measured in vivo. Clin Orthop. 1984;191:281-6.

16. Seligman JV, Gertzbein SD, Tile M, et al. Computer analysis of spinal segment motion in degenerative disc with and without axial loading. Spine. 1984;9:566-73.

17. Simpson EK, Parkinson IH, Manthey B, et al. Intervertebral disc disorganization is related to trabecular bone architecture in the lumbar spine. J Bone Miner Res. 2001;16:681-7.

18. Barrick WT, Schofferman JA, Reynolds JB, et al. Anterior lumbar fusion improves discogenic pain at levels of prior posterolateral fusion, Spine. 2000;25:853-7.

19. Bono CM, Bawa M, White K, et al. How much radiographic motion is present after solid fusion. Presented at the Annual Meeting of the International Society for the Study of the Lumbar Spine, Vancouver, BC, 2003.

20. Brantigan JW, Stefee AD, Lewis ML, et al. Lumbar interbody fusion using the Brantigan I/F cage for posterior lumbar interbody fusion and the variable pedicle screw placement system. Spine. 2000;25:1437-46.

21. DePalma AF, Rothman RH. Surgery of the lumbar spine. Clin Orthop. 1969;63:162-70.

22. Eck JC, Humphreys SC, Hodges SD. Adjacent-segment degeneration after lumbar fusion. A review of clinical, biomechanical, and radiologic studies. Am J Orthop. 1999;28: 336-40.

23. Etebar S, Cahill DW. Risk factors for adjacent-segment failure following lumbar fixation with rigid instrumentation for degenerative instability. J Neurosurg. 1999;90:163-9.

24. Molz F, Partin J, Kirkpatrick J. The acute effect of L3/L4 fusion on the motion of vertebrae in a whole lumbar cadaveric spine. Presented at the Annual Meeting of the International Society for the Study of the Lumbar Spine, Vancouver, BC, 2003.

25. Parker LM, Murrell SE, Boden SD, et al. The outcome of posterolateral fusion in highly selected patients with discogenic low back pain. Spine. 1997;21:1909-16.

26. Patel C, Truumees E, Gittlin J, et al. Symptomatic spinal stenosis adjacent to a previous lumbar fusion. Spine J. 2002;2(Suppl):54S-55S.

27. Schecter NA, France MP, Lee CK. Painful internal disc derangements of the lumbosacral spine: Discographic diagnosis and treatment by posterior lumbal interbody fusion. Orthopaedics. 1991;14:447-51.

28. Weinhoffer SL, Guyer RD, Herbert M, et al. Intradiscal pressure measuments above an instrumented fusion. A cadaver study. Spine. 1995;20:526-31.

29. Kanayama M, Hasshimoto T, Shigenubu K, et al. Adjacent-segment morbidity after Graft ligamentoplasty compared with posteroleteral lumbar fusion. J Neurosurg. 2001;95:5-10.

30. Kanayama M, Hashimoto M, Shigenobu K, et al. Non-fusion surgery for degenerative spondylolisthesis using artificial ligament stabilization: Surgical indication and clinical results. Spine. 2005;30:588-92.

31. Lindsey DP, Swanson KE, Fuchs P, et al. The effects of an intrespinous implant on the kinematics of the instrumented and adjacent levels in the lumbar spine. Spine. 2003;28:2192-7.

32. McAfee PC, Cunningham BW, Devine J, et al. Classification of heterotopic ossification (HO) in the artificial disk replacement. J Spinal Disord Tech. 2003;16:384-9.

33. Mulholland RC, Sengupta DK. Rationale, principles and experimental evaluation of the concept of soft stabilization. Eur Spine J. 2002;11(Suppl 2):S198-205.

34. Okawa A, Shinomiya K, Komori H, et al. Dynamic motion study of the whole lumbar spine by videofluoroscopy. Spine. 1998;23:1743-9.

35. Putzier M, Schneider SV, Funk JF, et al. The surgical treatment of the lumbar disc prolapse nucleotomy with additional transpedicular dynamic stabilization versus nucleotomy alone. Eur Spine J. 2003;12:108-16.

36. Sengupta DK, Demetropoulos CK, Herkowitz HN, et al. Instant centre of rotation and intradiscal pressure study to identify load-sharing property of dynamic stabilization devices in the lumbar spine without fusion—a biomechanical study in cadaver spine. Presented at World Spine II, Chicago, Aug 2003.

37. Stoll TM, Dubois G, Schwarzenbach O. The dynamic neutralization system for the spine: A multi-center sudy of a novel non-fusion system. Eur Spine J. 2002;11:170-8.

38. Swanson KE, Lindsey DP, Hsu KY, et al. The effects of an interspinous implant on intervertebral disc pressure. Spine. 2003;28:26-32.

39. Roy-Camille R, Massin P. Traitement des fractures du rachis dorsolombaire par la method de Bohler. Rev Chir Orthop. 1989;75:479-89.

40. Rauschning W. Department of Orthopaedic Surgery Academic University Hospital, SE-75185 UPPSALA, Sweden, Personal Communication, 2013.

41. Brochure IntraSpine, Cousin Biotech, France.

42. Darwono B. The role of IntraSpine in the treatment of late degenerative problems, COA 2012 Meeting, Beijing, 15-17 October, 2012.

43. Darwono B. The role of Interlaminar (IntraSpine) in the treatment of early and late degenerative problems, IntraSpine Users Meeting,

Nice, France, 21-23 February, 2013.

44. Darwono B. The role of interlaminar (IntraSpine) device in the treatment of early & late degenerative problems, ISMISS, Turkey, 11-14 April, 2013.

45. Darwono B. The role of new interlaminar device (IntraSPINE) in the treatment of early & late degenerative problems, Indonesian Spine Society Meeting, Palembang, Indonesia, 28-30 June, 2013.

46. Darwono B. The role of interlaminar stabilization device (IntraSPINE) in the treatment of early & late degenerative problems, 13th Annual Meeting PASMISS, Miyazaki, Japan, 1-3 August, 2013.

47. Guizzardi G, Petrini P. DIAM Spinal Stabilization Systeem,

Chapter 68 in Motion Preservation Surgery of the Spine, Advanced Technique and Controversies, Saunders Elsevier. 2007;519-22.

48. Guizzardi G, Morichi R, Mattioli CM, et al. Italian Multicentre study on the use of A New Interlaminar Prosthesis (INTRASPINE) in DDD of The Lumbar Spine. Preliminary Report, Deutscher Wierbelsaulenkongress, Congress Centrum, Ulm, 27-29 November, 2008.

49. Guizzardi G, Petrini P. Interspinous versus Interlaminar devices in DDD: Biomechanic Tests, Deutscher Wierbelsaulenkongress, Internationales Congress Centrum, Munchen, 10-12 December, 2009.

附录

中英文缩略词对照

ADL	activities of daily living	日常生活能力
ASD	adjacent segment degeneration	邻近节段退变
AIS	adolescent idiopathic scoliosis	青少年特发性脊柱侧弯
ASIA	american spinal injury association	美国脊柱损伤协会
ACCF	anterior cervical corpectomy and fusion	颈椎前路椎体切除融合术
ACDF	anterior cervical discectomy and fusion	颈椎前路椎间盘切除融合术
ALL	anterior longitudinal ligament	前纵韧带
ALIF	anterior lumbar interbody fusion	腰椎前路椎体间融合术
BIS	bispectral index	脑电双频指数
BMP	bone morphogenetic protein	骨形态发生蛋白
CVSL	central vertical sacral line	骶骨中线
CSF	cerebro-spinal fluid	脑脊液
CSM	cervical spondylotic myelopathy	脊髓型颈椎病
DVT	deep vein thrombosis	深静脉血栓形成
DDD	degenerative disk disease	退变性椎间盘疾病
DLK	degenerative lumbar kyphosis	退变性腰椎后凸
DLS	degenerative lumbar scoliosis	退变性腰椎侧弯
DLIF	direct lateral interbody fusion	经腰椎侧方椎体间融合术
DRG	dorsal root ganglion	背侧神经节
EEG	electroencephalograph	脑电图
EMG	electromyography	肌电图
EF	extraforaminal approach	椎间孔外入路
XLIF	extreme lateral interbody fusion	极外侧椎体间融合术
FSU	functional spinal unit	脊柱功能单位
GPS	grid positioning system	网格定位系统
IAR	instantaneous axis of rotation	瞬时旋转轴
IL	interlaminar approach	椎板间入路
IDET	intradiscal electrothermal therapy	椎间盘内电热疗法
LLIF	lateral lumbar interbody fusion	腰椎侧路椎体间融合术
LTA	lateral trans-psoas access	侧方经腰大肌入路

LTIF	lateral trans-psoas interbody fusion	侧方经腰大肌椎体间融合术
LBP	low back pain	腰痛
LL	lumbar lordosis	腰椎前凸角
LSS	lumbar spine stenosis	腰椎管狭窄
LDH	lumber disk hernia	腰椎间盘突出
LSA	lumbosacral angle	腰骶角
MD	microdiskectomy	显微椎间盘切除术
MED	microendoscopic discectomy	显微内镜腰椎间盘切除术
MIC	minimally inhibitory concentration	最低抑制浓度
MISt	minimally invasive spine stabilization	微创脊柱稳定术
MISS	minimally invasive spine surgery	脊柱微创手术
MEP	motor evoked potentials	运动诱发电位
NSAIDs	nonsteroidal anti-inflammatory drugs	非甾体消炎镇痛药
OPLL	ossification of posterior longitudinal ligament	后纵韧带骨化
OVCF	osteoporotic vertebral compression fractures	骨质疏松性椎体压缩性骨折
ODI	Oswestry disability index	Oswestry 功能障碍指数
PSO	pedicle subtraction osteotomy	经椎弓根缩短截骨术
PI	pelvic incidence	骨盆入射角
PT	pelvis tilt	骨盆倾斜角
PELD	percutaneous endoscopy lumbar discectomy	经皮内镜椎间盘切除术
PPS	percutaneous pedicle screws	经皮椎弓根螺钉
PT	physical therapy	物理治疗
PMMA	polymethyl methacrylate	聚甲基丙烯酸甲酯
PF	posterior fusion	后方融合
PLIF	posterior lumbar interbody fusion	腰椎后路椎体间融合术
PLF	posterolateral fusion	后外侧融合
QOL	quality of life	生活质量
ROM	range of motion	活动度
RLN	recurrent laryngeal nerve	喉返神经
SIA	sacral inclination angle	骶骨倾斜角
SS	sacral slope	骶骨倾斜角
SIJ	sacroiliac joint	骶髂关节
SVA	sagittal vertical axis	矢状面垂直轴
SPO	Smith-Peterson osteotomy	Smith-Peterson 截骨术
SSEP	somatosensory evoked potentials	体感诱发电位
SCI	spinal cord injury	脊髓损伤
SMS	spinal motion segment	脊柱运动节段

SAP	superior articular pillar	上关节突
LTN	surgical laser thermoneurectomy	激光神经热切断术
SSI	surgical site infections	手术部位感染
TK	thoracic kyphosis	胸椎后凸角
TLSO	thoracolumbosacral orthosis	胸腰骶支具
TDR	total disk replacement	人工椎间盘置换术
TF	transforaminal approach	经椎间孔入路
TAL	transverse atlantal ligament	寰椎横韧带
UMN	upper Moter Neurons	上运动神经元
VCR	vertebral column resection	全脊椎切除术
VEPTR	vertical expandable prosthesic titanium rib	可垂直撑开型人工假体钛肋
VAS	visual ananog scale	视觉模拟评分